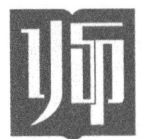

教育部 财政部职业院校教师素质提高计划成果系列丛书
职教师资培养资源开发项目（VTNE066）
"营养与食品卫生"专业主干课程教材

项目牵头单位：哈尔滨商业大学
项目负责人：郑昌江

# 饮食营养与烹饪工艺卫生

张培茵 主编

科学出版社
北　京

## 内 容 简 介

本教材由饮食营养与饮食卫生两部分组成。饮食营养由营养与营养学、人体需要的营养与能量、食物的营养价值与烹饪过程营养素变化、特殊人群的营养与膳食、平衡膳食与科学配餐五大部分组成，阐述饮食营养学基础理论，以及运用该理论进行营养咨询、膳食设计、营养配餐的技术；饮食卫生包括食品安全的现代问题、烹饪原料卫生、烹饪工艺卫生、餐饮企业卫生管理，重点以烹饪工艺卫生为主线，阐述烹饪工艺过程涉及的饮食安全问题。

本教材可作为烹饪与营养教育本科专业的教材，也可以作为承担本门课程教学的中等、高等职业技术教育教师的参考书。

**图书在版编目（CIP）数据**

饮食营养与烹饪工艺卫生/张培茵主编. —北京：科学出版社，2017.6
教育部　财政部职业院校教师素质提高计划成果系列丛书
ISBN 978-7-03-053425-5

Ⅰ.①饮… Ⅱ.①张… Ⅲ.①饮食营养学-高等职业教育-教材
②食品卫生-高等职业教育-教材　Ⅳ.①R155

中国版本图书馆CIP数据核字（2017）第133773号

责任编辑：王玉时　文　茜／责任校对：杜子昂
责任印制：吴兆东／封面设计：迷底书装

科学出版社 出版
北京东黄城根北街16号
邮政编码：100717
http://www.sciencep.com
北京虎彩文化传播有限公司 印刷
科学出版社发行　各地新华书店经销
\*

2017年6月第 一 版　开本：787×1092　1/16
2021年1月第四次印刷　印张：22 3/4
字数：540 000
定价：69.80元
（如有印装质量问题，我社负责调换）

## 教育部 财政部职业院校教师素质提高计划
## 职教师资培养资源开发项目专家指导委员会

**主　任**　刘来泉

**副主任**　王宪成　郭春鸣

**成　员**　（按姓氏笔画排序）

　　　　　刁哲军　王乐夫　王继平　邓泽民　石伟平　卢双盈　刘正安
　　　　　刘君义　米　靖　汤生玲　李仲阳　李栋学　李梦卿　吴全全
　　　　　沈　希　张元利　张建荣　周泽扬　孟庆国　姜大源　夏金星
　　　　　徐　朔　徐　流　郭杰忠　曹　晔　崔世钢　韩亚兰


## 职教师资培养资源开发项目（VTNE066）
## "营养与食品卫生"专业主干课程教材编委会

**顾　问**　杨铭铎　王新驰　陈道海　张海林

**主　任**　郑昌江

**副主任**　张培茵　张传军

**委　员**　冯玉珠　马兴胜　杜险峰　刘树萍　杨雪欣　孙　莹　刘训龙
　　　　　卢亚萍　崔震昆　钟　宝　魏　登　陈海云　芦健萍　李　越

# 《饮食营养与烹饪工艺卫生》编委会

**主　编**　张培茵
**副主编**　杨雪欣　孙　莹
**编　者**（按姓氏拼音排序）
　　　　　卢亚萍（黑龙江旅游职业学院）
　　　　　孙　莹（哈尔滨商业大学）
　　　　　杨雪欣（哈尔滨商业大学）
　　　　　张培茵（哈尔滨商业大学）

# 出 版 说 明

《国家中长期教育改革和发展规划纲要（2010—2020年）》颁布实施以来，我国职业教育进入到加快构建现代职业教育体系、全面提高技能型人才培养质量的新阶段。加快发展现代职业教育，实现职业教育改革发展新跨越，对职业学校"双师型"教师队伍建设提出了更高的要求。为此，教育部明确提出，要以推动教师专业化为引领，以加强"双师型"教师队伍建设为重点，以创新制度和机制为动力，以完善培养培训体系为保障，以实施素质提高计划为抓手，统筹规划，突出重点，改革创新，狠抓落实，切实提升职业院校教师队伍整体素质和建设水平，加快建成一支师德高尚、素质优良、技艺精湛、结构合理、专兼结合的高素质专业化的"双师型"教师队伍，为建设具有中国特色、世界水平的现代职业教育体系提供强有力的师资保障。

目前，我国共有60余所高校正在开展职教师资培养，但由于教师培养标准的缺失和培养课程资源的匮乏，制约了"双师型"教师培养质量的提高。为完善教师培养标准和课程体系，教育部、财政部在"职业院校教师素质提高计划"框架内专门设置了职教师资培养资源开发项目，中央财政划拨1.5亿元，系统开发用于本科专业职教师资培养标准、培养方案、核心课程和特色教材等系列资源。其中，包括88个专业项目，12个资格考试制度开发等公共项目。该项目由42家开设职业技术师范专业的高等学校牵头，组织近千家科研院所、职业学校、行业企业共同研发，一大批专家学者、优秀校长、一线教师、企业工程技术人员参与其中。

经过三年的努力，培养资源开发项目取得了丰硕成果。一是开发了中等职业学校88个专业（类）职教师资本科培养资源项目，内容包括专业教师标准、专业教师培养标准、评价方案，以及一系列专业课程大纲、主干课程教材及数字化资源；二是取得了6项公共基础研究成果，内容包括职教师资培养模式、国际职教师资培养、教育理论课程、质量保障体系、教学资源中心建设和学习平台开发等；三是完成了18个专业大类职教师资资格标准及认证考试标准开发。上述成果，共计800多本正式出版物。总体来说，培养资源开发项目实现了高效益：形成了一大批资源，填补了相关标准和资源的空白；凝聚了一支研发队伍，强化了教师培养的"校—企—校"协同；引领了一批高校的教学改革，带动了"双师型"教师的专业化培养。职教师资培养资源开发项目是支撑专业化培养的一项系统化、基础性工程，是加强职教教师培养培训一体化建设的关键环节，也是对职教师资培养培训基地教师专业化培养实践、教师教育研究能力的系统检阅。

自2013年项目立项开题以来，各项目承担单位、项目负责人及全体开发人员做了大量深入细致的工作，结合职教教师培养实践，研发出很多填补空白、体现科学性和前瞻性的成果，有力推进了"双师型"教师专门化培养向更深层次发展。同时，专家指导委员会的各位专家以及项目管理办公室的各位同志，克服了许多困难，按照两部对项目开发工作的总体要求，为实施项目管理、研发、检查等投入了大量时间和心血，也为各个项目提供了专业的咨询和指导，有力地保障了项目实施和成果质量。在此，我们一并表示衷心的感谢。

教育部 财政部职业院校教师素质
提高计划成果系列丛书编写委员会
2016 年 3 月

# 前　言

　　《饮食营养与烹饪工艺卫生》是教育部、财政部"营养与食品卫生"本科专业职教师资培养资源开发项目的特色教材之一。本教材根据本专业职教师资本科专业发展的需要，在教材呈现模式、教材内容及教材效果三个方面探索写作方式上的创新。

　　在教材呈现模式方面，本教材在知识应用性和"专业性与师范性的有机融合"两个方面进行探索。教材各章节均由教学目标、问题导入、知识内容和对问题的解答四大部分组成。教学目标是指在每一节中对知识教学目标、能力培养目标进行定位，以突出教学重点；问题导入是针对不同部分教学内容的特点，选择现实生活中有关的营养卫生热点与疑难问题引入内容，激发学生的学习兴趣；知识阐述后，设有对问题的解答部分，通过对开篇问题导入中问题的解答，培养学生应用知识的能力，缩短学习过程中理论与现实问题之间的距离，启发学生在理解知识的同时学习传授知识的方法，使得本专业教学法在本课程教学中实现具体运用。

　　在教材内容方面，本教材由饮食营养和饮食卫生两部分组成。饮食营养由营养与营养学、人体需要的营养与能量、食物的营养价值与烹饪过程营养素变化、特殊人群的营养与膳食、平衡膳食与科学配餐五个模块组成；饮食卫生包括食品安全的现代问题、烹饪原料卫生、烹饪工艺卫生、餐饮企业卫生管理四部分，重点以烹饪工艺卫生为主线。本教材通过增加问题导入和对问题的解答这两部分，将营养卫生学的基础理论、基本知识与现实生活的疑难问题相结合，培养学生应用知识解决实际问题的能力。

　　在教材效果方面，本教材面向职教师资本科教育类专业，关注知识的传授方法。使用本教材的教师可以将传授知识的能力融入专业课教育中，注重受教育者传授该部分知识的能力的培养。本教材对"专业性与师范性的有机融合"进行了初步探索。

　　本教材由哈尔滨商业大学旅游烹饪学院张培茵教授主编，由哈尔滨商业大学旅游烹饪学院杨雪欣、孙莹担任副主编，黑龙江旅游职业学院餐饮系卢亚萍教授参加编写。其中，第一篇第一章、第二章、第三章第一节、第四章、第五章第一和第二节由张培茵教授编写；第一篇第三章第二至第五节和第五章第三节由卢亚萍教授编写；第二篇第六至第七章由杨雪欣老师编写；第二篇第八至第九章由孙莹老师编写。

　　本教材在编写过程中得到了教育部、财政部职业院校教师素质提高计划项目管理办公室及专家指导委员会的支持和帮助。在此一并表示诚挚的谢意。

编　者

2017 年 1 月 8 日

# 目　　录

## 第一篇　饮食营养 ... 1

### 第一章　营养与营养学 ... 3
　第一节　人类的健康与生存 ... 3
　第二节　营养学与烹饪营养学 ... 10
　主要参考文献与推荐阅读 ... 13

### 第二章　人体需要的营养与能量 ... 14
　第一节　蛋白质 ... 14
　第二节　脂肪 ... 29
　第三节　碳水化合物 ... 43
　第四节　能量 ... 55
　第五节　矿物质 ... 65
　第六节　维生素 ... 86
　主要参考文献与推荐阅读 ... 120

### 第三章　食物的营养价值与烹饪过程营养素变化 ... 121
　第一节　食物营养价值的评价 ... 121
　第二节　常见动物性烹饪原料的营养价值 ... 130
　第三节　常见植物性烹饪原料的营养价值 ... 146
　第四节　常见调味品的营养价值 ... 155
　第五节　烹饪过程营养素变化 ... 158
　主要参考文献与推荐阅读 ... 165

### 第四章　特殊人群的营养与膳食 ... 166
　第一节　孕妇的营养需要与膳食干预 ... 166
　第二节　乳母的营养需要与膳食干预 ... 172
　第三节　婴儿的营养需要与喂养 ... 175
　第四节　幼儿的营养需要与膳食干预 ... 181
　第五节　儿童的营养需要与膳食干预 ... 183
　第六节　青少年的营养需要与膳食干预 ... 185
　第七节　老年人的营养需要与膳食干预 ... 189
　主要参考文献与推荐阅读 ... 192

### 第五章　平衡膳食与科学配餐 ... 193
　第一节　膳食结构与人体健康 ... 193

第二节　平衡膳食的理论与实践 ............................................. 200
　　第三节　营养食谱设计 ............................................................. 209
　　主要参考文献与推荐阅读 ........................................................ 239

## 第二篇　饮食卫生 ............................................................. 241

### 第六章　食品安全的现代问题 ............................................. 243
　　第一节　食品污染与食品安全 ................................................. 243
　　第二节　生物性污染对食品安全性的影响 ............................. 251
　　第三节　化学性污染对食品安全性的影响 ............................. 258
　　第四节　食源性疾病及其预防 ................................................. 275
　　主要参考文献与推荐阅读 ........................................................ 292

### 第七章　烹饪原料卫生 ............................................................. 293
　　第一节　肉禽蛋类原料卫生与安全 ......................................... 293
　　第二节　水产类原料卫生与安全 ............................................. 300
　　第三节　粮食谷物与豆类原料卫生与安全 ............................. 304
　　第四节　果蔬类原料卫生与安全 ............................................. 310
　　主要参考文献与推荐阅读 ........................................................ 313

### 第八章　烹饪工艺卫生 ............................................................. 315
　　第一节　烹饪初加工工艺卫生 ................................................. 315
　　第二节　蒸煮工艺卫生 ............................................................. 323
　　第三节　煎炸工艺卫生 ............................................................. 327
　　第四节　烟熏烤制工艺卫生 ..................................................... 333
　　第五节　冷菜工艺卫生 ............................................................. 335
　　主要参考文献与推荐阅读 ........................................................ 340

### 第九章　餐饮企业卫生管理 ..................................................... 341
　　第一节　餐饮业的卫生管理 ..................................................... 341
　　第二节　HACCP 餐饮食品安全管理体系 .............................. 347
　　主要参考文献与推荐阅读 ........................................................ 352

# 第一篇 饮食营养

# 第一章 营养与营养学

## 第一节 人类的健康与生存

❖ **教学目标**：了解人类生存、健康、饮食、营养的关系；理解营养学知识对于健康与预防疾病的作用；了解营养学的发展。

（一）知识教学目标
1. 理解人类生存、健康与饮食营养的关系。
2. 理解膳食营养对于疾病预防的作用。

（二）能力培养目标
1. 初步具备判断人类与饮食相关问题的能力，学会理论联系实际进行相关营养咨询。
2. 通过具体案例学会理论联系实际设计教学内容。

❖ **问题导入**：
1. 人类生活中的哪些问题可能与膳食营养状况有关？
2. 膳食营养对于疾病预防究竟有多大作用？
3. 当前中国人的健康与生存危机是什么？
4. 为什么当前中国人存在较为普遍的亚健康状态？

### 一、营养与人体健康

营养（nutrition）是机体摄取、消化、吸收和利用食物中营养素，以维持生长发育、组织更新和良好的健康状况的过程。营养素是指生物体维持正常的生命活动及保证生长和生殖所需的外源性物质（nutrient）。人体所需要的营养素包括六大类，它们是蛋白质、脂类、碳水化合物、无机盐、维生素及水。人体的健康与这些营养素息息相关，供给与需要量的过多或过少都会产生健康问题。同时，营养素在人体的新陈代谢过程中，既相对独立，又相互影响；既有协同作用，也可以出现拮抗作用，对人体的健康共同发挥作用。

一个人是精力充沛地工作和生活，还是郁闷消沉；是开朗积极，还是懒散怠倦；是心理和生理年轻，还是未老先衰；是皮肤有弹性和光泽，还是灰暗或有痤疮；是心情平和，还是暴躁心烦；是智力与灵感处于最佳状态，还是反应迟钝，这些都与其膳食营养状况有关。生命就是活着的过程，最佳营养供给就是为人类的生存提供最好的营养物质，使人的身体尽可能地处于最佳的生活和工作状态。

人从胚胎期开始到生命结束都离不开营养素。随着科学的发展，人们开始探讨并掌握了部分生老病死的规律，明确了营养素在生命过程中的重要作用。合理营养和平衡膳食不但能提高一代人的健康水平，而且还可以造福子孙后代，提高整个民族的素质。

营养是人类优生学的基础。新生儿死亡率高的地区，妊娠妇女的营养不良发病率比较普遍；营养素供给不足的妇女生下的新生儿体重比较轻，死亡率也高；新生儿体重越轻，死亡率越高；某些先天性畸形的发生也与母亲的营养状态有密切的关系；妊娠妇女膳食中缺乏锌，或者维生素A的供给过多，都会引起胎儿畸形。

营养对人体健康的影响，集中表现在寿命上。生长、发育、衰老、死亡是生命的必然过程，长生不老、万寿无疆是不可能的，但延缓衰老出现的时间、减慢衰老的速度、延长寿命则是当代科学家研究的一个热点，并已取得了令人瞩目的成果。营养素的缺乏或过多，对人体的健康会产生直接或间接的影响。例如，碘缺乏引起的地方性甲状腺肿与儿童克汀病（cretinism）；铁缺乏引起的缺铁性贫血；维生素D与钙缺乏引起的佝偻病等，都属于营养素供给不足对人体健康产生的直接影响。

目前由于人们生活水平的提高，以上所列的各种典型的营养素缺乏病已不多见，而营养与健康的关系更多地体现为能量与营养素供给不均衡导致的功能性疾病问题。例如，一个人的营养状况比较好，则精力充沛，劳动生产率高；当一个人营养状况不良，某种营养素供给不足时，就可能出现对疾病的抵抗力下降，易患各种疾病；或热能与营养素的摄入过多，则体重过高、肥胖，并进一步引发各种心血管疾病、糖尿病，产生严重的后果。

今天的科学家已经不再把人体看作一台机器，把疾病看作必须用药物或手术进行清除的破坏因素，相反，是把人体看作复杂的自适应系统。身体只有具备了适宜的内部环境，它的各个器官的功能才能达到理想状态，也才能受到运行良好的免疫系统的保护。人体的健康状况是其先天继承的适应能力和所处的环境相互作用的结果，如果人体所处的环境非常恶劣，如不平衡的营养供给、污染、病毒，内环境就会恶化，一旦超出身体自身调节的限度，就可能产生各种不良后果。基因、生活方式与健康状态关系图见图1-1-1。

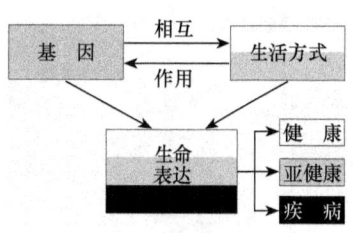

图1-1-1 基因、生活方式与健康状态关系图

饮食的选择从长远看对身体健康会产生深远的影响，但我们也必须明确饮食、基因、环境和疾病的关系。不良饮食自然是一系列慢性疾病如心脏病、糖尿病、骨质疏松症等的诱发因素，但应该指出的是，尽管饮食对这些疾病的影响很大，但这些疾病并非单靠合适的饮食就能治愈和预防。这些疾病在一定程度上也取决于一个人的遗传组成、环境因素和生活方式等综合因素。人们通常会高估或低估饮食对于预防疾病的作用，准确地指出饮食在其中到底起什么样的作用不仅对于一般人是困难的，对于那些毕生致力于饮食与疾病研究的科研工作者也是一个艰难的命题。因为遗传和营养对于不同的疾病和个体的影响方式也不同。不同的疾病受饮食的影响是不同的，有些疾病纯粹是由遗传所致，如幼年型糖尿病；另一些则可能是纯饮食型，如维生素或矿物质缺乏引起的营养素缺乏症；也有些既是遗传的，也受饮食的影响，如成年型糖尿病。

人与人在遗传方面千差万别，某个人的饮食需要可能完全与众不同，它取决于很多因素，包括先天的优势与不足及现在所处的环境。某个人所患的心脏病或癌症可能与营养有关，而换一个人则未必，个体的基因在个体所处的不同环境（饮食、生活环境、情绪）会有不同表现，在已确定的遗传状况下，饮食选择会影响健康；营养与某些疾病无关而与另一些疾病有关，营养可以极大地影响健康。

## 二、健康、亚健康

健康是指人体自然环境与社会环境的动态平衡，是一个人在物质上与精神上的完满状态，一个健康的人具有如下特征。

在生理方面：体重适当、身材匀称、反应灵敏、头发有光泽、能抵抗一般性感冒和传染病，有充沛的精力，能从容不迫地负担日常生活和繁重的工作，而且不感到过分的紧张与疲劳。

在心理方面：处事乐观、态度积极、能保持正常的人际关系，在自己所处的环境中有充分的安全感，能受到别人的欢迎和信任。

在社会适应方面：心理活动和行为能适应外在环境的各种复杂变化，具有机智风趣的幽默感，能化干戈为玉帛。

健康是人与生俱来的权利，它表现为持续、清晰、充沛的精力，稳定的情绪，敏锐的头脑。健康身体的免疫系统能顺利地排出和摧毁任何病毒，它不仅意味着远离疾病，还意味着充满活力，是一种生活的喜悦。美国著名营养学家阿德勒·戴维斯曾说过："健康乃生活的本质，就是让我们拥有最丰富的生活和最良好的贡献。"

亚健康状态是指机体虽无明显疾病，却呈现生理活性降低，适应能力呈现不同程度减退的一种状态，有疲惫无力、烦躁失眠、情绪低落、食欲缺乏、排泄障碍等症状，是由于机体各系统的生理功能低下所致，使用各种医学仪器和临床生化检查却又不能诊断出生理疾病，但此后却有可能发展成某种疾病，是介于健康和疾病之间的状态，称灰色状态，医学上称为第三状态，是健康和疾病的中间状态（过渡状态）或临界状态。

无数人一直致力于疾病研究，但很少有人研究健康，有多少人健康，找不到统计资料，所谓健康保险其实是疾病保险，健康计算及调查其实是疾病的计算及调查，调查的结果往往是脑卒中、高血压、糖尿病、心血管疾病等的比例在增加。

在现代社会里，人们很少死于衰老，而是死于身体某器官或某些器官功能丧失而导致的退化。心脏病、脑卒中、癌症、糖尿病等，已经被接受为正常死亡的原因。人们已经把流感、关节炎、消化不良、便秘等看成了生活的一个重要组成部分，甚至把冠状动脉搭桥术、助听器、轮椅、义齿等视为生活中正常的部分。

汉斯·塞利博士在其著作《生活中的应激》中谈到人类的寿命问题，他说道："完全可以肯定，大自然赋予人类的寿命远远超出目前的实际寿命，在我做的1000多例尸体解剖中，还从未发现一个死于衰老的病例，都是因为身体的一个重要器官过早地衰竭了，所以，死亡就不可避免了。"

人类的健康问题不断增多。患有被称为现代文明病即肥胖、高血压、高脂血症、糖尿病、心脏病的人在不断增加。曾经被认为消灭了的疾病重新出现，原来罕见的疾病忽然流行起来，相当一部分疾病无法用药物治疗。当代科学家基本同意，人的理论寿命可以达到120岁，但今天平均寿命只有75岁左右。那么，当代人类的生存状态如何？

## 三、当代中国人面临的健康与生存危机

当代中国人面临着较为严重的健康与生存危机，其原因有如下7个方面：膳食结构突变带来国民体质下降、垃圾食品泛滥严重危害青少年健康、膳食纤维不足血糖负荷过

大、严重的矿物质缺乏导致代谢障碍、钠钾比例过高引发高血压问题、动物蛋白与人造奶油问题、食品安全危机空前严峻。

**1. 膳食结构突变带来国民体质下降**

我国正处于经济高速发展的时期，中国居民营养状况显著改善，平均膳食质量得到提高。中国居民营养状况变迁的速度也在加快。在过去的50年里，中国的膳食变迁经历了大约三个时期。1949～1985年，由吃不饱向能吃饱转变，这时的特征是各种食物（包括谷类、蔬菜、动物性食品）的摄入量都在增加，总能量也在增加。1985～1990年属第二个阶段，膳食开始向多样化转变。总能量和谷类不再增加，转而开始下降，动物性食品继续增加，其中禽、蛋、奶的比例也在增加。1990年以后，膳食转变进入后期阶段，最显著的改变是随着收入水平的提高人们更趋向于消费动物性食物，而且特别趋向于消费畜肉类食品和蛋类食品，而不太倾向于摄入水产、禽肉和奶类动物性食品。在动物性食物消费量增加的同时，植物性食物，特别是谷类和根茎类食物消费量下降。肥胖增加，膳食能量密度增加，谷类摄入量急剧减少，膳食相关性慢性病急剧增加。

国家卫生和计划生育委员会发布《中国居民营养与慢性病状况报告（2015年）》，分析评估了10年（2005～2015年）来我国居民营养和慢性病状况的变化。报告显示，10年间，我国居民膳食营养状况总体改善，2012年居民每人每天平均能量摄入量为2172kcal[①]，蛋白质摄入量为65g，脂肪摄入量为80g，碳水化合物摄入量为301g，三大营养素供能充足，能量需要得到满足。与2002年相比，成人营养不良率为6.0%，降低了2.5个百分点。儿童青少年生长迟缓率和消瘦率分别为3.2%和9.0%，比2002年分别降低了3.1和4.4个百分点。但农村老年人的营养不良率仍然较高，城市青年女性的营养不良状况有加重趋势。在儿童青少年群体中，消瘦仍然是6～17岁儿童青少年主要的营养不良问题，大城市、中小城市、普通农村和贫困农村依次加重。

监测发现，我国居民超重、肥胖问题凸显，全国18岁及以上成年男性和女性的平均体重分别为66.2kg和57.3kg。全国18岁及以上成人超重率为30.1%，肥胖率为11.9%，比2002年分别上升了7.3和4.8个百分点，6～17岁儿童青少年超重率为9.6%，肥胖率为6.4%，比2002年分别上升了5.1和4.3个百分点。不论成人还是青少年，超重率和肥胖率增长幅度都高于发达国家。而超重、肥胖是引发高血压、糖尿病、心血管疾病等许多慢性病的重要因素，儿童时期的肥胖对健康的影响往往会持续到成年期，因此，加强对儿童超重、肥胖的防控尤为重要。此外，我国居民膳食中，谷类、蔬菜类相对欠缺，但脂肪摄入量明显增加，居民脂肪类饮食已经超过30%，而食物营养指南推荐的标准是25%～30%，已经超过上限很多。

报告还显示，2012年我国居民慢性病死亡率为533/10万，占总死亡人数的86.6%。心血管疾病、癌症和慢性呼吸系统疾病为主要死因，占总死亡人数的79.4%，其中心血管疾病死亡率为271.8/10万，癌症死亡率为144.3/10万（前5位分别是肺癌、肝癌、胃癌、食道癌、结直肠癌），慢性呼吸系统疾病死亡率为68/10万。在各种慢性病中，高血压、糖尿病、慢性阻塞性肺病在全国18岁及以上成年人中的患病率分别为25.2%、9.7%和9.9%，癌症发病率年平均增长约4%，2013年发病率为235/10万。

---

① 1cal≈4.184J

**2. 垃圾食品泛滥严重危害青少年健康**

在20世纪末欧洲的黑色食品运动中，有些健康饮食的崇尚者把一些以"高能量、高脂肪、高糖、低纤维、低无机盐和维生素"为特点的快餐扔到垃圾站，导致垃圾食品概念的出现。广义的垃圾食品是指提供高热量、低无机盐和维生素的一类食物。

1987年，首家"洋快餐"店落户京城，历经多年来的发展，西式快餐纷纷进军中国，在各地"火"起来，并在各大中城市的黄金地段站稳了脚，来自西方的商业文化闯入中国，向中国的传统饮食文化发起挑战，其对中华民族传统饮食习惯的冲击绝不可低估。

据调查，出入"洋快餐"店的顾客大多数是儿童，"洋快餐"形形色色的促销手段大都以儿童为对象，简单的儿童游乐设施以及种种小礼物在吸引和打动着孩子们。"洋快餐"中的各种甜食也在引诱着儿童。儿童喜欢"洋快餐"，然而"洋快餐"典型的高热量、高糖、高脂肪、低纤维、低无机盐和低维生素的营养结构对发育中的孩子十分不科学。近年来，我国少年儿童中肥胖人数呈明显上升趋势，毫无疑问，儿童饮食结构不合理，经常食用"洋快餐"这类"三高"食品是造成这种局面的主要原因之一。"洋快餐"对于儿童健康的影响及饮食观念错误的导向值得重视。

事实上，"三高"食品不仅致人肥胖，还直接危及人的健康，因为很多疾病都起源于肥胖。在美国，由于快餐的盛行，很多人每天大量摄入"三高"食品，而进食纤维素太少，因此，消化道疾病、肠癌和胃癌的发病率远远高于中国。正是由于看到了这一利害所在，在"洋快餐"大举进入中国，并很快成为中国人特别是孩子们的美食的同时，那些"洋人"却把对快餐的热情转移到了中国式的饭菜上，仿效起中国人的饮食习惯来了。这一现象在中西方饮食文化激烈碰撞的今天，的确颇有讽刺意味。

**3. 膳食纤维不足血糖负荷过大**

当今人类过多摄入精制的碳水化合物，使得人类有较高的血糖负荷，成为导致心血管疾病和代谢性慢性病的原因之一；现代农业和食品加工技术都使得人类膳食中膳食纤维含量下降，是对于健康最为不利的因素（详见第二章第三节）。

**4. 严重的矿物质缺乏导致代谢障碍**

植物利用太阳的能量、空气中的气体以及土壤中的水分和矿物质，来合成动物和人类生存所需的营养物质。因此，天然食物中的矿物质含量与作物接受光照的时间及土壤的矿物质含量有关。在同一土地年复一年地种植同一种作物会使土壤缺少某些矿物质，土壤贫瘠会使其生长的作物营养素含量减少。矿物质在人体内参与酶的构成，成为酶活性的核心成分，矿物质缺乏导致的人体代谢障碍是现代人诸多慢性病的病因之一（详见第二章第五节）。

**5. 钠钾比例过高引发高血压问题**

目前的研究普遍认为，人类早期的膳食含有更高的钾钠比值，人类膳食演变的结果是钾钠比值的逆转，这个问题对现代高血压与慢性病的发生起到推动作用（详见第二章第五节）。

**6. 动物蛋白与人造奶油问题**

动物蛋白的毒性问题正在显现，人造奶油导致的反式脂肪酸问题成为人类慢性病的原因之一（详见第二章第一和第二节）。

**7. 食品安全危机空前严峻**

人类正处在一个历史上前所未有的发展昌盛时期。在进入20世纪以来，世界人口增加了将近三倍，人类的历史已进入了一个具有较高的工农业生产力、发达的科学技术文化、经济空前繁荣、信息交流频繁的崭新时代。现代社会的发展进步，为人类解决天灾、饥荒、瘟疫的长期困扰，以及克服贫困、落后、战乱等问题带来了新的机会。但是现代科学在给人类带来舒适的同时，其产生的反面作用也为人类带来极大的危机与灾难，如环境污染、噪声污染、辐射污染、生态环境平衡遭破坏所造成的公害污染，世界性人口膨胀、资源掠夺、生态破坏也正引发一场新的人类生存危机。这突出地表现为食物、水源、能源短缺，生态环境恶化，环境污染物通过环境及食物链而危及人类饮食健康。无机污染物中的汞、镉、铅等重金属及一些放射性物质，有机污染物中的苯、邻苯二甲酸酯、磷酸烷基酯、多氯联苯等工业化合物及二噁英等工业副产物，都具有在环境和食物链中富集、难分解、毒性强等特点，对食品安全威胁极大。在人类环境持续恶化的情况下，食品安全危机更加严峻，并严重地影响着人类的健康与生存。

### ❖ 对问题的解答

**问题解答1**：人类生活中的哪些问题可能与膳食营养状况有关？

一个人是否能以充沛饱满的体力和精力投入工作和生活中，与其健康状况有关。人类生活中的许多问题与膳食营养状况有关。例如，皮肤光滑还是有痤疮，情绪低落还是积极乐观，是否便秘，睡眠状况如何，是否经常有体力不佳或疲劳感，是否经常感冒、食欲缺乏、头晕或饭后食困等现象，都与一个人的健康状况有关（各种情况的具体原因见第二章营养素部分）。

**问题解答2**：膳食营养对于疾病预防究竟有多大作用？

在已确定的遗传状况下，饮食选择会影响健康，营养与某些疾病无关而与另一些疾病有关，营养可以极大地影响健康。多数疾病是饮食与非饮食因素综合作用的结果。在过去的25年间，一度在历史上极为罕见的"富贵病"相当流行，我们的遗传密码不可能在不足100年的时间内发生如此大的变化，证明基因的表达主要受环境和饮食因素影响，营养可以控制有毒化学物质的不良反应；营养学就是要研究好的基因表达、坏的基因关闭的饮食规律。

**问题解答3**：当前中国人的健康与生存危机是什么？

当前中国人的健康与生存危机有7方面：膳食结构突变带来国民体质下降、垃圾食品泛滥严重危害青少年健康、膳食纤维不足血糖负荷过大、严重的矿物质缺乏导致代谢障碍、钠钾比例过高引发高血压问题、动物蛋白与人造奶油问题、食品安全危机空前严峻。

**问题解答4**：为什么当前中国人存在较为普遍的亚健康状态？

现代人普遍处于亚健康状态，其原因有三个重要方面：普遍的营养不良、生活方式疾病及环境与食品安全危机。关于环境与食品安全问题见本节三、中的7.处的相关描述。

#### （一）较为普遍的营养不良的原因

营养不良是指营养素缺乏、过剩或不均衡，这里重点讨论营养素缺乏的原因。

**1. 天然食物中的营养素正在减少**

植物利用太阳的能量、空气中的气体以及土壤中的水分和矿物质来合成动物和人类生存所需的营养物质。因此，天然食物中的营养素含量与作物接受光照的时间及土壤的矿物质含量有关。在同一土地年复一年地种植同一种作物会使土壤缺少某些矿物质，土壤贫瘠会使其生长的作物营养素含量减少。

**2. 食物加工与烹饪加工的损失**

在文明世界里，人类食用的天然食物越来越少，食物正在失去自然属性。今天人类的很多营养问题来源于摄取了过多的精制碳水化合物，现代食品工业生产的食物往往具有可以快速释放能量的浓缩糖分，而天然食物不是这样，人体还不习惯于应付大量突如其来的快速释放能量的糖类。

人类在40万年前才发现火，但是即使在那个时候，大多数食物还是生食的。在那之前的数百万年，所有的食物都是生食的。烹饪破坏了很多有价值的营养物质和消化酶，而这些消化酶可以将食物分解成为能够被身体利用的成分。食品的烹饪方法可以改变其中营养物质和抗营养物质之间的平衡。例如，油煎炸食物会产生自由基，它是非常活泼的化学成分，可以破坏食物中的必需脂肪酸、维生素A及维生素E。因此自然的饮食应该包括大量生食的食物和少量轻微烹制的食物。

**3. 人体需要量增加**

最佳营养供应不仅仅是研究吃什么，同样重要的是不能吃什么。自20世纪50年代以来，已有3500多种人造的化学制品被应用于加工食品，包括杀虫剂、抗生素以及动物饲养中的药物残留。这些化学制品中有很多是"抗营养物质"，因为它们会阻碍营养物质的吸收和利用，或者增加其排泄，导致营养物质的流失，现在，人类比从前需要更多营养素来保护身体不受已被污染的食物、空气和水带来的有毒物质的影响。

**（二）生活方式疾病是21世纪的瘟疫**

在19世纪，威胁人类健康的疾病是传染病，如天花、疟疾、肺结核、伤寒、鼠疫等。20世纪开始，由于医药的发达，主要的传染病得到了控制，人类的机能性疾病上升到首位，即非传染性的心血管疾病、糖尿病、癌症等，这些疾病与人类具有毁灭性的生活方式相关，预防非传染性疾病的有效手段是自我保健。世界卫生组织经多年调查宣布，个人的健康与寿命60%取决于个人的生活方式，15%取决于遗传因素，10%取决于社会因素，8%取决于医疗条件，7%取决于气候条件。

目前及将来，生活方式疾病是头号杀手，生活方式疾病指的是与生活方式选择有关的疾病，产生原因常包括不良饮食习惯、精神紧张、缺乏运动，以及吸烟、酗酒等不良嗜好和习惯。在生活方式疾病中，饮食行为位于第一位。

我国在饮食教育方面较为落后，与韩国、日本等倡导保持传统饮食文化的亚洲国家不同，我国似乎正在丢失传统。例如，韩国电视台每天都在黄金时间播放节目"我的村庄"，介绍各地的饮食习惯和食品，并鼓励大家消费传统食品，还通过各种媒体宣传"身土一体"（a body and a land are not 2 different things），教育人们多消费生我养我的土地所生产的粮食。我们的电视里很少看到鼓励消费传统饮食的节目，也很少能看到指导居民合理膳食的节目。

引起人类退化的第二个因素是缺乏体育锻炼。锻炼具有重要意义，它可以改善循环，提高身体代谢的整体效益。身体状态良好时，身体可以轻松地矫正饮食错误，消除其他导致衰老的不良生活方式因素影响。因此，饮食越不合理，越应重视体育锻炼。

现代生活让我们有最完善的设施、最好的医院、最进步的医药、多彩多姿的休闲活动。但是现代化的生活也带来了经济结构的变革、生活方式的变化，我们又是处在一个充满压力的世界里。因此在心智活动的领域里许多人受到精神心理压力的影响，情绪紧张，心神不安，以致形成各种成人慢性病，甚至是精神异常的病症。

现代医学进一步证实，心理压力、情绪紧张对健康长寿的影响，在某种程度上比自然的老化更严重，人类健康的恶化与衰老，很多是受了精神心理压力的影响。适者生存的法则是根据心理力量来衡量的，心理力量是由身体健康和生活哲学共同组成的。

## 第二节 营养学与烹饪营养学

❖ **教学目标**：了解营养学与烹饪营养学的发展。

（一）知识教学目标
1. 了解营养学的发展。
2. 理解烹饪营养学研究的主要内容。

（二）能力培养目标
1. 初步具备获取科学的营养学信息的能力。
2. 通过具体案例学会理论联系实际设计教学内容。

❖ **问题导入**：
1. 为什么营养学不被重视？
2. 如何获取科学的营养学信息？

### 一、营养学的发展

营养学是研究如何科学地获取生命活动的各类物质的科学。

从营养的定义来看，它是人体一种最常见、最基本的生理过程，因而营养学是一门古老的科学，这一点，在全世界都是如此。

在我国，几乎从有文字记载开始，人们就发现了营养这一过程，朴素的营养学说源远流长。我国最古老的古籍《黄帝内经·素问》总结了人们的生活实践经验，提出了"五谷为养、五果为助、五畜为益、五菜为充"的符合现代营养学观念的膳食模式；我国古代就有"医食同源"的思想，并将各种食物分为"温、热、寒、凉"四性和"酸、辛、苦、咸、甘"五味，还有关于各种食物的归经、主治的论述。在漫长的二三千年的发展过程中，我国对营养现象的认识与分析，主要限于食物的营养作用的经验汇总和阴阳五行学说的抽象演绎，缺乏科学基础，所以当西方近代的营养学传到中国以后，很快就形成我国的近代营养学。

西方营养学的发展也可分为古典营养学和现代营养学两个主要历史阶段。西方古典营养学同样受当时人们对营养这一基本过程理解的局限性限制，在很长的一段时间内也是由几种粗浅的要素构成：中国古典营养学提出阴阳五行的学说，西方古典营养学理论是以地、水、火、风为基础的四大要素学说。现代营养学起源于19世纪末。当时正值自然科学崛起阶段，能量守恒定律与燃烧理论的发现，推动了生理学、生物化学的发展，在此基础上也逐渐产生了现代营养学。

现代营养学发展分为三个阶段。

第一个阶段主要特点是化学、物理学等基础学科的发展为近代营养学打下了科学的理论基础。特别是能量守恒定律的发现、化学元素周期表和关于呼吸是氧化燃烧的理论。

第二个阶段的发展是在上述的基础上，大量的营养学实验研究充实了营养学本身的理论体系。例如，氮平衡的学说、热能代谢的体表面积法则、生热系数的测定，特别是分析手段的提高，使人们对营养素的认识从三大类营养素发展到20多种。

第三个阶段是在第二次世界大战结束以后，营养科学的发展进入鼎盛时期，分子生物学的理论与实验方法的发展使营养科学的认识进入了分子水平、亚细胞水平。同时营养工作的社会性得到不断加强，营养学研究更明显地重视如何将营养学的研究成果应用于提高广大人民群众的健康水平。

由此可见，一个多世纪以来，营养学的发展大体是从宏观到微观，然后在社会需要的促进下又重新开始重视宏观调控的过程；在这一过程中，营养学的研究也出现了许多分支，使其研究更加完善。例如，基础营养学的研究着重从生命科学和基础医学的角度揭示营养与人体间的一般规律，并向着营养与免疫、营养与优生、营养与抗衰老、营养素平衡等方面发展；公共营养学所涉及的范围十分广泛，人群的营养状况调查与监测、营养素供给量标准的制订、膳食结构的调整、营养性疾病的预防、营养教育、营养宣传等都属于它的研究范围；临床营养学则反映了新的营养治疗技术、危重患者的营养支持、营养监护等方面的最新研究成果，成为临床医学不可缺少的一部分。

营养学理论确信所有的疾病都可以被消除，不是通过药物和手术，而是通过最佳营养学。以心脏病为例，目前人类在一生中患心脏病的可能性是50%。65岁之前死亡的人中有1/4是死于心脏病，4个人中就会有一个人在退休之前有过心脏病发病史。高血压被普遍认为是严重心血管问题的最主要的征兆。对此，传统医学会建议减肥并推荐降低高血压的药物，但是很少有人注意已知的众多可以达到同样效果的食物要素。1000mg的维生素C就可以显著地降低高血压，然而很少有人推荐这个方法。在剑桥大学医学院进行的大范围的无效对照剂控制试验结果表明，仅500mg的维生素E就可以使心血管疾病患者心脏病发病率降低75%。

营养学作为一门科学与其他诸如物理及数学不同的是，营养学的历史还相对较短，营养学的绝大多数研究是在1900年以后。食物、营养素和非营养素对人体的作用还知之甚少，还有许多问题等待人们去探索，营养学还在不断变化和发展，人们会发现很多研究结果相互矛盾，也会发现许多看似矛盾冲突的多种解释。营养学已经确定的理论与事实和有待进一步探索的问题多得这本书容纳不下。作为一名教师，最重要的是如何理解及告诉学生这些。

## 二、烹饪营养学

烹饪营养学是烹饪科学的一个重要的组成部分，也是营养学科的一个分支。

烹饪营养学的研究范围包括：各类烹饪原料的营养价值；烹饪加工方法造成原料营养素的变化及规律；烹饪工艺对食物营养价值的影响；合理烹饪；合理膳食与健康；营

养膳食设计与制作等。

中国烹饪古老而悠久，劳动人民在长期的生活实践过程中，细心观察，不断总结，积累了丰富的经验，使中国烹饪在原料的选择、烹饪方法，以及菜肴的色、香、味、形等方面都带有鲜明的中国特色，使中国成为了"烹饪王国"之一。

随着人们生活水平和生活质量的提高，对食物的要求从吃饱到吃好；从物质享受到精神享受；并发展到从健康的角度对食物提出新的要求，这些都对中国烹饪的发展提出了新的挑战，体现出中国烹饪与现代科学相结合的迫切要求。

烹饪工作者在工作中与食物和就餐者直接接触，是将现代营养科学的研究成果与生活实践相结合的重要桥梁，因而在烹饪专业开设烹饪营养学课程是营养科学社会实践性的重要体现，也是中国烹饪与现代科学相结合的迫切需要。

烹饪营养学是一门与其他许多学科有着广泛联系的综合性学科，化学、生物化学、分析化学、微生物学、食品卫生学、烹饪原料学、烹饪美学、中医饮食保健学等都为烹饪营养学的研究提供了研究资料与理论基础。

烹饪营养学的研究方法包括营养调查研究与实验研究。

### ❖ 对问题的解答

**问题解答1**：为什么营养学不被重视？

营养学不受到重视的原因很多，尽管许多人都懂得饮食对保证一个人充沛的精力和创造力的作用，但人们在饮食活动中往往是不理性的。

营养知识不足或一知半解使得许多人以为营养学应该像数学一样呈现几乎绝对的规律，难以正确理解现实生活中饮食与疾病之间复杂甚至自相矛盾的现象。例如，当一个人通过绝对不吃高脂肪食物来预防冠心病，却看到一个报道说一个长寿老人爱吃肥肉时，作为一个没有营养学知识的人就会得出结论说，也就是说我吃肉也没事了，饮食就那么回事，就应顺其自然，还是想吃什么就吃什么吧，信念就这样被放弃了。

营养学知识不足导致一些人缺少判断正确与谬误的能力，结果奉行了错误的实践，导致了出乎其预期的结果，从而导致对营养学失去信心。有时，人们对于某种食物的作用过于迷信，不知保持健康与许多因素有关，这些因素包括遗传、体能、环境、心理、饮食和生活方式等，饮食不是唯一影响因素，它只是众多影响因素之一。

**问题解答2**：如何获取科学的营养学信息？

营养学是一门科学，即由事实组成的科学知识体系。每件事实的确定都经过了许多不同的实验。正确的营养学知识来自于科学研究。营养学信息必须来自学术研究论文或教材，而不能是网络或新闻媒体的一切可能的传播形式。

要学会以专业的眼光评判媒体的报道，请谨记以下几点。

（1）这项研究应该发表在由其他科学家审阅的杂志上，如《营养学报》等。一项没有发表过的或来源不太可信的研究结果其正确性就很难说，读者对其正确性无从考究，因为它尚未被该领域的其他专家批评或审阅过。

（2）报道中应该描述该研究的目的和获取数据的方法，也应指出其局限性。例如，受试者的数目是8个还是8000个就很不一样，或者研究者是亲自观察受试对象的行为还是通过其他方式获取的数据。

（3）研究的对象可能是单个的细胞、动物或是人，所以报道中应该明确说明这一点。如果研究对象是人，那么你自己和他们的共同点越多（如年龄和性别），这些研究结果就越适合你。

（4）真实的报道也应说明一下先前的研究情况，而且还应对当前研究的一些背景加以介绍。有些记者能定期地追踪某一领域的发展状况从而具备对此领域进行真实报道时所需的相关背景知识，而另一些记者则只是为了一篇报道才临时做一些简单的了解。

### 讨论题

1. 我们喜欢吃的和我们需要的是什么关系？
2. 人们往往高估或低估饮食营养的作用，两者是否都不对，为什么？
3. 不良的饮食习惯有哪些，为什么？
4. 通过本章学习，你认为营养学适合运用怎样的教学方法？

### 主要参考文献与推荐阅读

罗斯·霍恩. 2005. 现代医疗批判——21世纪的健康与生存. 姜学清，译. 上海：上海三联书店

罗斯·霍恩. 2007. 健康革命. 姜学清，译. 北京：中国书籍出版社

帕特里克·霍尔福德. 2006. 营养圣经. 徐玲，译. 北京：中国友谊出版公司

Bowman BA, Russel RM. 2004. 现代营养学. 8版. 荫士安，汪之顼，译. 北京：化学工业出版社

Sizer FS, Whitney EN. 2004. 营养学——概念与争论. 王希成，译. 北京：清华大学出版社

# 第二章　人体需要的营养与能量

## 第一节　蛋　白　质

❖ **教学目标**：认识人类饮食生活中关于蛋白质营养供给的难点问题，学会理论联系实际进行相关营养咨询，并领悟作为教师如何设计相关教学内容。

**（一）知识教学目标**
1. 了解蛋白质的生理功能。
2. 掌握食物蛋白质营养价值的评价及改善。
3. 掌握人体的氮平衡及蛋白质的食物供给相关知识。

**（二）能力培养目标**
1. 具备蛋白质的食物选择能力。
2. 掌握应用蛋白质知识解决实际生活中问题的能力。
3. 通过具体案例学会理论联系实际设计教学内容。

❖ **问题导入**：
1. 饮食中蛋白质过低可能会导致严重后果，但是过量却没有什么副作用，对吗？
2. 蛋白质含量越高的食物营养价值越高，对吗？食物之间蛋白质营养价值的差异是什么？
3. 动物性食物是人体最佳的蛋白质来源，因为植物性食物蛋白质的营养价值都很差，我们吃动物性食物的主要目的是获取蛋白质，对吗？
4. 多食用蛋白质能否使肌肉发达？怎样看待蛋白质补品与氨基酸补品？

　　蛋白质是对人体细胞的结构和功能所不可缺少的复杂有机化合物，它主要是由碳、氢、氧和氮组成，大多数还含有硫、磷，在少数情况下还含有锌、铁、铜、锰等元素。在植物中，蛋白质大多集中在生长旺盛的部分，特别是叶和种子。植物具有利用太阳能把土壤和空气中比较简单的化合物，如二氧化碳、水、氮和硫，合成自身蛋白质的能力。因此，植物和一些能够合成这些产物的细菌是所有蛋白质的最初来源。在动物体内，蛋白质的分布比植物广泛得多，机体蛋白质是很多结构和防护组织如骨骼、韧带、头发、指甲、皮肤和软组织（包括器官和肌肉）的主要成分。除了细菌在反刍动物（牛、羊）的瘤胃中作用外，动物包括人类都缺乏植物那种从简单物质合成自身蛋白质的能力，而必须依靠植物和其他动物作为饮食蛋白质的来源。因此，人类饮食中必须含有一定量的蛋白质。

### 一、蛋白质的组成与结构

**（一）蛋白质的构成单位——氨基酸**

　　蛋白质是由氨基酸组成的高分子化合物，蛋白质的分子质量很大，结构相当复杂，但无论哪种蛋白质，经水解以后，它的最终产物都是 20 种氨基酸，氨基酸是组成蛋白质的基本单元。构成蛋白质的氨基酸见表 2-1-1。

表 2-1-1  构成蛋白质的氨基酸

| 分类 | 氨基酸名称 | 结构式 |
|---|---|---|
| **中性氨基酸** | | |
| 一羧基一氨基氨基酸: | 甘氨酸（glycine, Gly） | H—CH(NH$_2$)COOH |
| | 丙氨酸（alanine, Ala） | CH$_3$—CH(NH$_2$)COOH |
| | 缬氨酸（valine, Val） | (CH$_3$)$_2$CH—CH(NH$_2$)COOH |
| | 亮氨酸（leucine, Leu） | (CH3)$_2$CHCH$_2$—CH(NH$_2$)COOH |
| | 异亮氨酸（isoleucine, Ile） | CH$_3$CH$_2$CH(CH$_3$)—CH(NH$_2$)COOH |
| 一羟基一氨基一羧基氨基酸: | 苏氨酸（threonine, Thr） | CH$_3$CH(OH)—CH(NH$_2$)COOH |
| | 丝氨酸（serine, Ser） | CH$_2$(OH)—CH(NH$_2$)COOH |
| 含硫氨基酸: | 半胱氨酸（cysteine, Cys） | HSCH$_2$—CH(NH$_2$)COOH |
| | 胱氨酸（cystine, Cys） | S—CH$_2$—CH(NH$_2$)COOH <br> &#124; <br> S—CH$_2$—CH(NH$_2$)COOH |
| | 甲硫氨酸（methionine, Met） | CH$_3$SCH$_2$CH$_2$—CH(NH$_2$)COOH |
| 含环氨基酸: | 苯丙氨酸（phenylalanine, Phe） | C$_6$H$_5$—H$_2$C—CH(NH$_2$)COOH |
| | 酪氨酸（tyrosine, Tyr） | HO—C$_6$H$_4$—H$_2$C—CH(NH$_2$)COOH |
| | 色氨酸（tryptophan, Trp） | (indole)—H$_2$C—CH(NH$_2$)COOH |
| | 脯氨酸（proline, Pro） | CH$_2$—CH—COOH <br> &#124;      &#124; <br> H$_2$C    NH <br> \_CH$_2$\_/ |
| | 羟脯氨酸（hydroxyproline, Hyp） | CH$_2$—CH—COOH <br> HOHC    NH <br> \_CH$_2$\_/ |
| | 组氨酸（histidine, His） | (imidazole)—H$_2$C—CH(NH$_2$)COOH |
| **酸性氨基酸** | | |
| 一氨基二羧基氨基酸: | 天冬氨酸（aspartic acid, Asp） | HOOCCH$_2$—CH(NH$_2$)COOH |
| | 谷氨酸（glutamic acid, Glu） | HOOCCH$_2$CH$_2$—CH(NH$_2$)COOH |
| **碱性氨基酸** | | |
| 二氨基一羧基氨基酸: | 精氨酸（arginine, Arg） | NH$_2$C(NH)NH(CH$_2$)$_3$—CH(NH$_2$)COOH |
| | 赖氨酸（lysine, Lys） | H$_2$N(CH$_2$)$_4$—CH(NH$_2$)COOH |

氨基酸的分子中含有两种基团，氨基（—NH$_2$）和羧基（—COOH）。这两种基团一

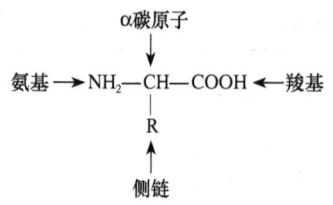

图 2-1-1 氨基酸的结构

一般都连接在称为 α 碳原子的同一原子上，其通式如图 2-1-1 所示。

最简单的氨基酸是甘氨酸，又称氨基乙酸，它的侧链由氢原子构成，其次是丙氨酸，其侧链由甲基构成。

当氨基酸分子中有一个氨基和一个羧基时称中性氨基酸，这些氨基酸一般是含有非极性的烃侧链，如缬氨酸、亮氨酸和异亮氨酸；当氨基酸分子中有一个氨基、两个羧基时称酸性氨基酸，如谷氨酸；当氨基酸分子中有两个氨基、一个羧基时称碱性氨基酸，如赖氨酸。

每种特定的蛋白质都由几十个乃至几万个氨基酸按一定顺序排列而成，一般的蛋白质都由 100 个以上的氨基酸组成。试想在一个蛋白质分子中有数百个，有时是数千个氨基酸单元，而氨基酸本身又有 20 种，因而可以想象，可能存在的蛋白质的数目几乎是无限的。例如，已经计算出一个含有 288 个氨基酸单元和 12 种不同氨基酸的中等大小的蛋白质分子，可有 $10^{100}$ 种不同的排列顺序，这几乎是一个无限的数字组合。自然界中蛋白质是一个极其庞大的家族。生物界存在的蛋白质有百亿种以上，人体内至少也有 10 万种蛋白质。

### （二）蛋白质的结构

蛋白质的分子很大，而且各种蛋白质都有一定的空间结构，即构象。由于构象极其复杂，因此在描述时要用四级结构来描述，即一级结构、二级结构、三级结构、四级结构。

蛋白质的一级结构是指氨基酸按一定顺序呈线形排列连接而成的多肽链。肽键是一个氨基酸的羧基与另一个氨基酸的氨基脱水缩合而成的结合键，当许多这样的氨基酸以肽键连接在一起时，形成含有数十个或数百个氨基酸残基的多肽链。一个蛋白质的一级结构就是它的氨基酸排列顺序，描述了主链的长度和侧链的排列。图 2-1-2 以血红蛋白分子的一条肽链（β链）为例，来说明蛋白质的一级结构。一级结构对蛋白质的性质具有决定性的意义，一级结构的破坏，就是蛋白质的分解过程。

| 缬 | 组 | 亮 | 苏 | 脯 | 谷 | 谷 | 赖 | 丝 | 丙 | 缬 | 苏 | 丙 | 亮 | 色 | 甘 | 赖 | 缬 | 天冬 |
|---|---|---|---|---|---|---|---|---|---|---|---|---|---|---|---|---|---|---|
| 1 | 2 | 3 | 4 | 5 | 6 | 7 | 8 | 9 | 10 | 11 | 12 | 13 | 14 | 15 | 16 | 17 | 18 | 19 |
| 缬 | 天冬 | 谷 | 缬 | 甘 | 甘 | 谷 | 丙 | 亮 | 甘 | 精 | 亮 | 亮 | 缬 | 缬 | 酪 | 脯 | 色 | 苏 |
| 20 | 21 | 22 | 23 | 24 | 25 | 26 | 27 | 28 | 29 | 30 | 31 | 32 | 33 | 34 | 35 | 36 | 37 | 38 |
| 谷 | 精 | 苯丙 | 苯丙 | 谷 | 丝 | 苯丙 | 丙 | 天冬 | 亮 | 丝 | 苏 | 脯 | 天冬 | 丙 | 缬 | 甲硫 | | |
| 39 | 40 | 41 | 42 | 43 | 44 | 45 | 46 | 47 | 48 | 49 | 50 | 51 | 52 | 53 | 54 | 55 | | |
| 甘 | 天冬 | 脯 | 赖 | 缬 | 赖 | 丙 | 组 | 甘 | 赖 | 赖 | 缬 | 亮 | 甘 | 丙 | 苯丙 | 丝 | 天冬 | |
| 56 | 57 | 58 | 59 | 60 | 61 | 62 | 63 | 64 | 65 | 66 | 67 | 68 | 69 | 70 | 71 | 72 | 73 | |
| 甘 | 亮 | 丙 | 组 | 亮 | 天冬 | 天冬 | 亮 | 赖 | 苏 | 苯 | 丙 | 苏 | 亮 | 丝 | 谷 | 亮 | 组 | |
| 74 | 75 | 76 | 77 | 78 | 79 | 80 | 81 | 82 | 83 | 84 | 85 | 86 | 87 | 88 | 89 | 90 | 91 | 92 |
| 半胱 | 天冬 | 赖 | 亮 | 组 | 缬 | 天冬 | 脯 | 谷 | 天冬 | 苯丙 | 精 | 亮 | 亮 | 甘 | 天冬 | 缬 | | |
| 93 | 94 | 95 | 96 | 97 | 98 | 99 | 100 | 101 | 102 | 103 | 104 | 105 | 106 | 107 | 108 | 109 | | |
| 亮 | 缬 | 半胱 | 缬 | 亮 | 丙 | 组 | 组 | 苯丙 | 甘 | 赖 | 谷 | 苯丙 | 苏 | 脯 | 脯 | 缬 | 谷 | |
| 110 | 111 | 112 | 113 | 114 | 115 | 116 | 117 | 118 | 119 | 120 | 121 | 122 | 123 | 124 | 125 | 126 | 127 | |
| 丙 | 丙 | 酪 | 谷 | 赖 | 缬 | 缬 | 丙 | 甘 | 缬 | 丙 | 天冬 | 亮 | 丙 | 组 | 赖 | 酪 | 组 | |
| 128 | 129 | 130 | 131 | 132 | 133 | 134 | 135 | 136 | 137 | 138 | 139 | 140 | 141 | 142 | 143 | 144 | 145 | 146 |

图 2-1-2 血红蛋白分子的一条肽链（β链）

虽然一级结构仅仅是了解蛋白质结构的开始，但它决定着人体蛋白质的功能。在组成蛋白质分子的众多氨基酸中，如果有一个氨基酸发生了变化，就完全可能改变蛋白质的特性，影响它的生物学功能。例如，镰状细胞贫血就是由于红细胞的蛋白质即血红蛋白发生缺陷而引起的。在该蛋白质分子的 300 多个氨基酸中，只有一个氨基酸（谷氨酸）被另一个氨基酸（缬氨酸）所取代，这种患者的血红蛋白就有了缺陷。如果氧压变低，则红细胞变成了镰刀形，并且变脆，引起溶血，产生贫血病。

蛋白质的二级结构就是蛋白质分子的"脊骨"（主链部分）所呈现的有规则的形状，这种规则的形状是由氢键、盐键等次级键维系的。因此，蛋白质的二级结构是指多肽链借助氢键按螺旋状折叠卷曲成为较紧密的结构，包括 α 螺旋、β 片层和胶原螺旋三种构型。

蛋白质的三级结构指的是多肽链借助于各种次级键缠绕成紧密的球状结构的构象，即螺旋的再螺旋，折叠的再折叠。

蛋白质的四级结构指由多个具有三级结构的单体或亚基组合而成。其中每个亚基有各自的一、二、三级结构。

虽然有数千种植物和动物蛋白质的精确结构尚属未知，幸运的是，在研究蛋白质食物的营养价值时，可以不需要这种知识，因为不论结构多么复杂的蛋白质，在人体消化道内的消化过程中都水解成其组成单元——20 种氨基酸，所以对蛋白质食物营养价值的研究可以简化成研究水解时产生的各种氨基酸的数量和比例特征。

## 二、蛋白质的消化吸收与代谢

### （一）食物蛋白质的消化与吸收

1）胃内的消化　　食物蛋白质消化从胃开始，经胃酸的作用，使食物蛋白质变性以利消化；同时胃酸还可激活胃蛋白酶原，转变为具有消化活性的胃蛋白酶；而有活性的胃蛋白酶也能进一步激活胃蛋白酶原，生成新的具有活性的胃蛋白酶。胃蛋白酶主要作用于由甲硫氨酸、亮氨酸等组成的肽键，因此，对蛋白质的消化不完全。

胃蛋白酶对奶类的酪蛋白具有凝乳作用，乳液凝成乳块后，在胃中停留的时间延长，有利于婴儿的消化。食物蛋白质经胃蛋白质酶消化的最终产物为长链多肽、短链多肽和少量氨基酸。

2）小肠内的消化　　肠是消化蛋白质的最重要的场所。小肠内消化食物蛋白质的酶主要包括胰腺分泌的胰蛋白酶，如内肽酶和外肽酶，分别作用于食物蛋白质分子的内部和肽链末端的肽键，将食物蛋白质分解为寡肽、二肽、三肽和氨基酸；在小肠细胞表面还存在寡肽酶、二肽酶、三肽酶，分别将寡肽、二肽和三肽分解成氨基酸单体。

氨基酸通过主动转运系统被小肠黏膜细胞吸收，然后释放进入血流。少量二肽、三肽甚至更大的分子有时会逃逸消化而直接进入血流。

### （二）氨基酸的代谢

**1. 氨基酸池**

人体各组织、器官和体液中的游离氨基酸统称为氨基酸池。氨基酸池中的游离氨基酸除了来自于食物外，大部分来自体内蛋白质的分解产物。这些氨基酸主要被用来重新合成人体蛋白质，少数用于合成体内含氮化合物，以达到机体蛋白质的不断更新和修复。未被利用的氨基酸则经代谢转化为糖原和脂肪，氨基酸上的含氮基团则代谢为尿素、氨、尿酸和肌酐等，由尿排出体外。所以，由尿排出的氮包括食物氮和内源性氮。图2-1-3是人体氨基酸代谢示意图。

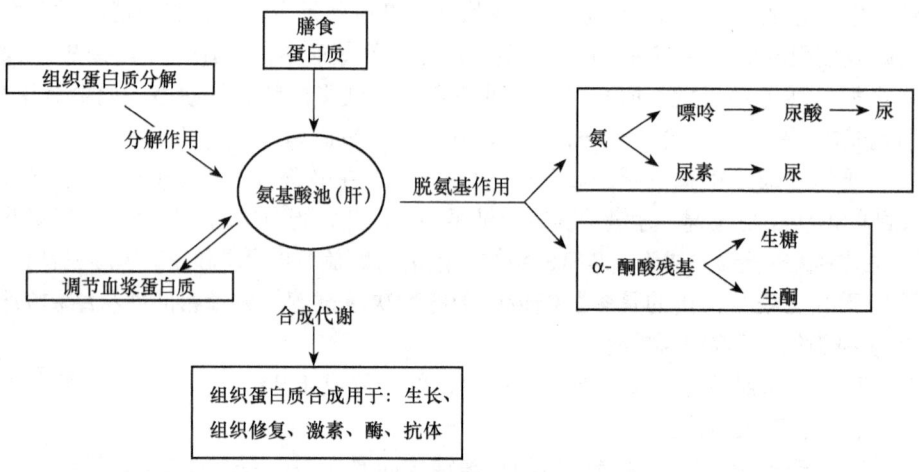

图 2-1-3  人体氨基酸代谢示意图

### 2. 机体蛋白质的合成与分解

机体内的蛋白质不是静止不变的，总是处于分解、合成之中。不同蛋白质更新率相差很大，有些蛋白质为人体组织的结构蛋白质，如胶原蛋白和心肌纤维蛋白等，它们具有相对长的寿命，而一些作为信号因子的蛋白质，或新陈代谢旺盛的组织细胞蛋白质，如血红蛋白，半衰期比较短，更新率比较快。但正常成年人蛋白质合成与分解总是处于平衡中。例如，体重70kg的健康成年人，在正常情况下摄入的蛋白质与排出的蛋白质几乎相等。

1）氮平衡　　氮平衡是指氮的摄入量和排出量的关系。由于至今尚无直接定量测定蛋白质的方法，故通常采用测定氮的方法推算蛋白质的量，因此氮平衡实际是体内蛋白质营养状况和代谢的反映，也是测定蛋白质更新和氨基酸动力学使用最早和最为广泛的方法。机体每天排出20g以上的蛋白质。这种排出是蛋白质新陈代谢的结果，是机体不可避免的氮消耗，称为必要氮损失。机体氮的排出主要通过尿、粪和皮肤。因此，氮平衡可以用下列关系式表示：

$$B=I-(U+F+S)$$

式中，$B$代表氮平衡；$I$代表氮摄入量；$U$代表尿氮；$F$代表粪氮；$S$代表皮肤氮。

2）氮平衡状态　　当摄入氮与排出氮相等时为零氮平衡。健康成年人应维持零氮平衡，并使摄入氮较排出氮多5%。

摄入氮多于排出氮为正氮平衡。生长发育期的儿童、孕妇、康复期的患者以及需要增加肌肉的运动员等，应保持适当的正氮平衡，以满足机体对蛋白质的额外需要。

摄入氮少于排出氮为负氮平衡。人在饥饿或患病时及老年期一般处于负氮平衡。

实际上，肠道中的蛋白质不仅来源于食物（外源性蛋白质），还来源于肠道脱落的黏膜细胞和分泌的消化液等内源性蛋白质。每天约有70g内源性蛋白质进入消化道，其中大部分被消化和重吸收。而未被吸收的蛋白质由粪便排出体外。

存在于人体各组织、器官和体液中的游离氨基酸除来自食物外，大部分来自体内蛋白质的分解产物。这些氨基酸主要被用来重新合成人体蛋白质，以使机体蛋白质不断更新和修复。未被利用的氨基酸，则经代谢转变成尿素、肌酐、氨、尿酸等含氮物质，由尿排出体外，或转变成碳水化合物和脂肪。

因此，在氮平衡中，摄入氮主要指食物氮；而排出氮则包括：粪氮，肠道中未被吸收的氮和内源性氮，由粪便排出的氮；尿氮，经机体代谢转变未被机体利用，由尿排出的氮；其他氮，由表皮细胞、毛发、各种分泌物、月经失血、射精等丧失的氮。

健康成年人尿氮的排出量受膳食蛋白质摄入量影响比较大。每日摄入的蛋白质若在一定范围内增多或减少，则体内蛋白质分解速度及尿氮的排出量也随之增减。所以，多吃蛋白质，则体内蛋白质分解增多，由尿排出的含氮物质也增多；少吃则减少。换言之，在一定范围内，多吃蛋白质未必能使体内各种组织无限增大，少吃蛋白质也未必能使体内各种组织无限消瘦。人体在一定范围内能调节蛋白质的代谢速度，以维持氮平衡。但这只能在一定范围内调节，若摄入的蛋白质远远高于人体的需要量，则不仅使消化器官负担加重，氮的代谢器官肝脏和排泄器官肾脏的负担也必然加重；反之，若完全不摄入蛋白质，则氮平衡的调节机制也不能阻止组织蛋白质的分解，严重的情况下会导致机体极度衰弱，甚至死亡。

一般成年人每日损失的氮相当于 20.2g 蛋白质。

3) 影响氮平衡的因素　　氮平衡除与机体蛋白质代谢状况有关外，以下因素也会影响氮平衡状态：①能量供给可影响蛋白质的利用，当能量的供给低于需要时，摄入的部分蛋白质将作为能量的来源而被消耗，必然影响氮平衡的结果。②机体如从原来的低蛋白质膳食进入高蛋白质膳食，或者从高蛋白质膳食突然进入低蛋白质膳食时，氮平衡状态虽不会立即作出反应，但一段时间后会有所影响。③机体处于病态、应激状态，甚至精神过度紧张均可增加氮的排出量。

## 三、蛋白质对人体的生理功能

### （一）构成机体、修补组织

人体的任何一个细胞、组织和器官中都含有蛋白质，人体的肌肉、血液、皮肤、毛发、牙齿等无一不是由蛋白质组成的。以骨骼为例，它是蛋白质和矿物质的一种独特的结合物。骨骼的结构骨架是胶原蛋白，羟磷灰石在胶原蛋白内形成结晶体，构成一种高强度的复合体，胶原蛋白为骨骼提供韧性和弹性，是人体支持组织和结缔组织的主要成分，羟磷灰石则赋予骨骼刚性和硬度。

蛋白质又是人体新陈代谢过程中修补组织的主要原料。在三大营养素中，脂肪和碳水化合物不含有氮，因此，蛋白质是人体氮的唯一来源。蛋白质约占人体重量的18%。

### （二）调节生理功能

蛋白质不仅是人体的主要成分，而且人体的生命现象和生理活动往往都是通过它来实现的，换句话说，人体许多具有重要生理作用物质的主要组成成分，或构成上述物质必需的原料，都是由蛋白质提供的。

1) 肌肉收缩功能　　肌肉是一种高效率的能量转换装置，它直接将化学能转换成机械能，由糖、脂肪氧化产生的能量，首先储存在高能化合物腺苷三磷酸中，再作用于肌肉中的主要成分肌动蛋白和肌球蛋白，使肌肉产生机械运动。人体的一切机械运动和体内各种器官的重要生理机能，如肢体的运动、心脏的跳动、胃肠蠕动、肺的呼吸等，都是通过肌肉的收缩和松弛实现的。

　　2）催化功能　　人体内的各种化学反应都是在生物催化剂酶和激素的催化下进行的，人体的所有组织、细胞中都含有各种酶，激素是由人体内分泌腺分泌的少量物质，酶和激素本身就是一种蛋白质，它们的催化效率极高，是一般催化剂的10亿倍，正是由于酶和激素的催化作用，人体的新陈代谢才得以进行。

　　3）免疫功能　　外界微生物一旦进入人体，体内即本能地产生一种相应的免疫反应，以消除它的影响，使人体具有防御疾病和抵抗外界病原体侵袭的能力，这种能力的产生是通过一种被称为免疫球蛋白的抗体来实现的。

　　4）运载功能　　蛋白质承担很多营养素在体内的转运任务。例如，脂类不溶于水，血液运输脂肪是由蛋白质与脂肪形成脂蛋白的形式输送的；人体吸进的氧、体内一些物质分解产生的二氧化碳都是由血液中的血红蛋白来输送的。

### （三）提供能量

　　蛋白质作为三大产能营养素之一，当机体需要时，可以被分解释放能量。但蛋白质的这种供给能量的功能在正常情况下往往由脂肪和碳水化合物所替代，因此，供给能量是蛋白质的次要功能。每克蛋白质在体内完全氧化，可释放16.72kJ的热能。

　　虽然蛋白质在体内的主要生理功能并非提供能量，但由于机体在新陈代谢的过程中，已经破损的组织中的蛋白质将发生分解，分解后的部分氨基酸可以重新被利用合成人体组织蛋白质，但有一部分氨基酸不能利用，此外，膳食蛋白质中也有部分氨基酸在合成组织蛋白质过程中没有被利用，这两部分氨基酸将分解提供能量，占人体总能量供给的14%。

　　需要指出的是，利用蛋白质作为能量来源是不经济和不科学的。一方面，它使膳食蛋白质不能够被有效地合成人体组织蛋白，甚至不能维持人体蛋白质的平衡而需要消耗组织蛋白；另一方面，氨基酸在分解释放能量的过程中，首先经过脱氨基作用产生有毒产物氨，需要经过肝脏的代谢解毒作用将其转化成尿素和尿酸从肾脏排出。氨基酸的分解将给肝脏和肾脏增加负担。若人体每日膳食中含有充足的碳水化合物和脂肪，用以提供能量，则膳食中的蛋白质就可以不被用于热量消耗，从而发挥其修复组织和调节生理功能的作用，肝脏和肾脏也不会因为氨基酸的分解而负担过重。有关三大营养素在人体能量供给中应占的最佳比例将在本章第四节中详细探讨。

## 四、食物蛋白质营养价值的评价

　　评价食物蛋白质的营养价值，通常以下4个方面为依据：食物中蛋白质的含量、氨基酸模式、消化率和利用率。

### （一）食物中蛋白质的含量

　　蛋白质含量是评价食物蛋白质营养价值的重要指标之一。作为人体蛋白质的来源，只有当食物中的蛋白质达到一定的含量时才具有实际意义，因此，食物蛋白质的含量是评价蛋白质营养价值的基础。

　　一般使用微量凯氏定氮法测定食物中的氮含量，再乘以蛋白质的换算系数，就可以得到食物蛋白质的含量。换算系数是根据氮占蛋白质的百分比而计算出来的。大多数食物总氮量占蛋白质含量的16%，因此，根据测定结果计算食物蛋白质的含量的折算系数为 6.25（100/16）。但有些食物中含有一些非蛋白质氮，因此测定的氮含量不一定都是蛋白质的含量，所以折算系数也会有一定的差异。

**（二）食物蛋白质的氨基酸模式**

**1. 必需氨基酸**

氨基酸是组成蛋白质的最小单元，无论结构多么复杂的蛋白质，经水解后，最终产物都是 20 种氨基酸，在组成蛋白质的 20 种氨基酸中。并不是所有的氨基酸都必须由食物蛋白质来提供，有的氨基酸可以在体内由其他氨基酸转化，但有 8 种氨基酸在体内不能合成，必须由食物蛋白质来提供，我们将体内不能合成或合成速度极慢不能满足人体需要，而必须由食物蛋白质提供的氨基酸称必需氨基酸，它们是：赖氨酸、色氨酸、苯丙氨酸、甲硫氨酸、苏氨酸、亮氨酸、异亮氨酸、缬氨酸，对婴幼儿，组氨酸和精氨酸也是必需氨基酸。

然而，在非必需氨基酸中，如果酪氨酸和胱氨酸摄入不足，也会影响必需氨基酸苯丙氨酸和甲硫氨酸的需要量，因此有时将其称为半必需氨基酸，组氨酸和精氨酸在体内合成量很少，也称半必需氨基酸。

**2. 氨基酸模式**

食物中各种必需氨基酸间的相互比例称氨基酸模式。

食物蛋白质被机体利用的程度取决于组成食物的蛋白质必需氨基酸含量及相互比例，这是因为，人体蛋白质的合成，并不是一定数目的氨基酸合在一起的一个随机过程，而是有周详的预定程序。蛋白质的合成必须具备三个条件：一是合适的氨基酸种类；二是合适的氨基酸数量；三是氨基酸在形成的蛋白质链中的合适顺序。具备以上条件之后，才能合成具有专门功能特性的蛋白质。当膳食中蛋白质所提供的必需氨基酸的数量比例与人体组织蛋白质的氨基酸构成比例相近时，食物蛋白质才能达到最高的利用率，如果食物蛋白质中一种或几种必需氨基酸含量偏低，则合成人体组织蛋白质时，只能进行到这一氨基酸用完为止，其他氨基酸虽然含量丰富，其利用率也将受到限制。所以，一种食物蛋白质必须同时具备种类齐全、数量充足、比例适当的必需氨基酸，才具有较高的营养价值。

图 2-1-4 说明了合成组织蛋白质时，必需氨基酸必须存在的相对量，为了满足蛋白质合成的要求，各种必需氨基酸之间应有一个适宜的比例。

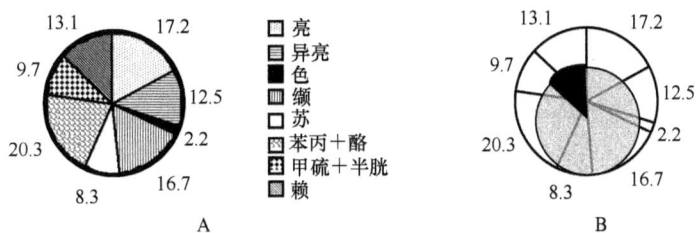

图 2-1-4　合成组织蛋白质时必需氨基酸必须存在的相对量

A. 图中数字为必需氨基酸的相对量（%）；B. 如果一氨基酸含量减少（黑色部分），则其他氨基酸相应变化

如果一种或几种必需氨基酸缺乏，就会使食物蛋白质合成为机体蛋白质的过程受到限制，这一种或几种氨基酸就称为限制氨基酸。

蛋白质的生物价是食物蛋白质被人体吸收的氮与吸收后在体内储留氮的比值，表示蛋白质被吸收后在体内被利用的程度。

### （三）蛋白质的消化率

蛋白质的消化率是指消化道内被吸收的蛋白质占摄入蛋白质的百分数。这一指标不仅反映了蛋白质在消化道内被分解的程度，同时还反映消化后的氨基酸和肽被吸收的程度。测定食物蛋白质的消化率时，先对实验期内摄入的食物氮、排出体外的粪氮进行测定，然后用以下公式进行计算：

$$蛋白质的表观消化率 = \frac{食物氮 - 粪氮}{食物氮} \times 100\%$$

粪便中的氮不只是食物中未被消化吸收的食物蛋白质中的氮，也有一部分是人体脱落的肠道黏膜细胞和肠道内细菌所含的氮，这部分氮称粪内源性氮，如果在进行蛋白质消化率测定时将这部分氮去除，这时所计算的食物蛋白质的消化率为真消化率：

$$蛋白质的真消化率 = \frac{食物氮 - (粪氮 - 粪内源性氮)}{食物氮} \times 100\%$$

由于粪内源性氮测定十分烦琐，且很难准确测定，因此在实际工作中常常不考虑粪内源性氮，特别是当膳食中膳食纤维的含量比较少时，可以忽略不计；当膳食中膳食纤维的含量比较高时，成年男性的粪内源性氮可按 12mg/（kg·d）计算。

食物蛋白质的消化率受许多因素的影响，除与蛋白质的性质和受试人本身消化道的生理状况有关外，还与食物中其他因素有密切的关系，如膳食纤维的含量、多酚类物质的含量等。食物的加工与否及加工方法的不同，也会影响蛋白质的消化率。表2-1-2是几种常见食物的蛋白质消化率。

表 2-1-2　几种常见食物的蛋白质消化率

| 食物 | 真消化率/% | 食物 | 真消化率/% | 食物 | 真消化率/% |
| --- | --- | --- | --- | --- | --- |
| 鸡蛋 | 97±3 | 大米粉 | 88±4 | 大豆粉 | 87±7 |
| 牛奶 | 95±3 | 面粉（精） | 96±4 | 菜豆 | 78 |
| 肉、鱼 | 94±3 | 燕麦 | 86±4 | 花生酱 | 88 |
| 玉米 | 85±6 | 小米粉 | 79 | 中国混合膳食 | 96 |

资料来源：WHO，1985

由表2-1-2可见，动物性食物的蛋白质消化率一般高于植物性食物，植物性食物加工后去除过多的膳食纤维，也会使蛋白质的消化率有所增加。

### （四）蛋白质的利用率

蛋白质的利用率指食物蛋白质被消化吸收后在体内被利用的程度，是食物蛋白质营养评价常用的生物学方法。衡量和测定食物蛋白质利用率的方法很多，各指标是从不同的角度反映食物蛋白质的利用程度，主要有以下几种方法。

**1. 生物价**

蛋白质的生物价（biological value，BV）是反映食物蛋白质消化吸收后，被机体利用的程度：

$$生物价 = \frac{储留氮}{吸收氮} = \frac{吸收氮 - (尿氮 - 尿内源性氮)}{食物氮 - (粪氮 - 粪内源性氮)} \times 100\%$$

生物价越高，说明蛋白被机体利用的程度越高，蛋白质的营养价值越高，最高值为100。通常采用人或动物进行实验。实验期内分别测定食物、粪便、尿液的含氮量；在实验前给实验动物吃无氮饲料，收集无氮饲料期粪、尿样品，测定氮含量，得粪内源性氮和尿内源性氮数据，人体实验时，可按成人全日尿内源性氮2~2.5g、粪内源性氮0.91~1.2g计。

食物蛋白质的生物价对肝脏及肾脏疾病患者的膳食具有很好的指导意义。生物价越高，表明膳食中蛋白质被人体利用合成蛋白质的程度越高，经肝脏及肾脏代谢和排泄的氮越少，因而可以减少肝脏和肾脏的负担。表2-1-3是几种常见食物蛋白质的生物价。

**表2-1-3　常见食物蛋白质的生物价**

| 食物蛋白质 | 生物价 | 食物蛋白质 | 生物价 | 食物蛋白质 | 生物价 |
| --- | --- | --- | --- | --- | --- |
| 鸡蛋全蛋 | 94 | 大米 | 77 | 小米 | 57 |
| 鸡蛋蛋白 | 83 | 小麦 | 67 | 玉米 | 60 |
| 鸡蛋蛋黄 | 96 | 生大豆 | 57 | 白菜 | 76 |
| 脱脂牛奶 | 85 | 熟大豆 | 64 | 红薯 | 72 |
| 鱼 | 83 | 扁豆 | 72 | 马铃薯 | 67 |
| 牛肉 | 76 | 蚕豆 | 58 | 花生 | 59 |
| 猪肉 | 74 | 白面粉 | 52 | | |

资料来源：葛可佑，2005

**2. 蛋白质的净利用率**

蛋白质的净利用率（net protein utilization，NPU）是反映食物中蛋白质被人体利用的程度，因此是将食物蛋白质的消化与生物价两个方面都包括了，能更加全面地反映食物蛋白质的营养价值。

$$蛋白质的净利用率 = 消化率 \times 生物价 = 储留氮/食物氮 \times 100\%$$

**3. 蛋白质功效比值**

蛋白质功效比值（protein efficiency ratio，PER）是以体重增加为基础来评价蛋白质营养价值的基本方法；指实验期内，动物平均每摄入1g蛋白质时所增加的体重克数。例如，常作为参考蛋白质的酪蛋白的PER为2.5，即每摄入1g酪蛋白，使动物体重增加2.5g。由于体重的增加与年龄和生长阶段有着十分密切的关系，因此一般选择处于生长阶段的幼年动物，如刚断奶的雄性大鼠来进行蛋白质的功效比值测定。由于所测蛋白质主要用于提供生长的需要，因此此指标被广泛用于婴儿食品中蛋白质营养价值的评价。

$$蛋白质的功效比值 = \frac{动物增加的体重（g）}{摄入食物蛋白质的量（g）}$$

实验时被测蛋白质是唯一蛋白质来源，占能量的10%，实验期为28d。

**4. 氨基酸评分**

氨基酸评分（amino acid score，AAS）是一种最为简单的评价蛋白质营养价值的方法，也称为蛋白质化学评分。基本方法是将被测蛋白质的必需氨基酸组成与推荐的理想蛋白

质或参考蛋白质氨基酸模式进行比较,并按下式计算氨基酸评分:

$$AAS = \frac{被测食物蛋白质每克氮或蛋白质氨基酸含量(mg)}{参考食物每克氮或蛋白质氨基酸含量(mg)}$$

参考蛋白质参照标准蛋白质的氨基酸模式,也可以参照几种常见食物的氨基酸模式,或用不同人群需要的氨基酸模式,见表 2-1-4。

表 2-1-4 几种食物和不同人群需要的氨基酸模式

| 氨基酸 | 食物/(mg/g 蛋白质) | | | 人群/(mg/g 蛋白质) | | | |
| --- | --- | --- | --- | --- | --- | --- | --- |
| | 鸡蛋 | 牛奶 | 牛肉 | 1 岁以下 | 2~5 岁 | 10~12 岁 | 成人 |
| 组氨酸 | 22 | 27 | 34 | 26 | 19 | 19 | 16 |
| 异亮氨酸 | 54 | 47 | 48 | 46 | 28 | 28 | 13 |
| 亮氨酸 | 86 | 95 | 81 | 93 | 66 | 44 | 19 |
| 赖氨酸 | 70 | 78 | 89 | 66 | 58 | 44 | 16 |
| 甲硫氨酸+半胱氨酸 | 57 | 33 | 40 | 42 | 25 | 22 | 17 |
| 苯丙氨酸+酪氨酸 | 93 | 102 | 80 | 72 | 63 | 22 | 19 |
| 苏氨酸 | 47 | 44 | 46 | 43 | 34 | 38 | 9 |
| 缬氨酸 | 66 | 64 | 50 | 55 | 35 | 25 | 13 |
| 色氨酸 | 17 | 14 | 12 | 17 | 11 | 9 | 5 |

资料来源:WHO,1985

在实际计算某种氨基酸评分时,首先将被测食物蛋白质中必需氨基酸与参考蛋白质中的必需氨基酸进行比较,比值较低者,为限制氨基酸。由于限制氨基酸的存在,食物蛋白质的利用受到限制;被测食物蛋白质的第一限制氨基酸与参考蛋白质中同种必需氨基酸的比值乘以 100,即为该种蛋白质的氨基酸评分。

例如,小麦蛋白质的化学分可用其限制性氨基酸——赖氨酸的化学分来表示,因为赖氨酸为第一限制氨基酸,所以小麦蛋白质的氨基酸分为 46.7,见表 2-1-5。

表 2-1-5 小麦蛋白质氨基酸评分

| 氨基酸 | 小麦粉(标准粉)/(mg/g 蛋白质) | FAO/WHO(1973)氨基酸评分模式/(mg/g 蛋白质) | AAS |
| --- | --- | --- | --- |
| 异亮氨酸 | 37.5 | 40 | 93.8 |
| 亮氨酸 | 70.5 | 70 | 100.7 |
| 赖氨酸 | 25.7 | 55 | 46.7 |
| 甲硫氨酸+半胱氨酸 | 36.1 | 35 | 103.1 |
| 苯丙氨酸+酪氨酸 | 78.3 | 60 | 130.5 |
| 苏氨酸 | 28.3 | 40 | 70.8 |
| 色氨酸 | 12.4 | 10 | 124.0 |
| 缬氨酸 | 47.2 | 50 | 94.4 |

资料来源:葛可佑,2005

氨基酸评分有许多可取之处，因为它可以明确其限制氨基酸，也可以看出其他氨基酸的不足，对于应当补充或强化的氨基酸也比较清楚。

## 五、食物蛋白质营养价值的改善

### （一）食物蛋白质氨基酸不平衡对蛋白质利用的影响

食物蛋白质营养价值的高低直接影响其在体内合成组织蛋白质的效率，即合成一定数量组织蛋白质所需食物蛋白质的数量。合成同样数量组织蛋白质时，质量较好的食物蛋白质所需的数量就少，而质量较差的蛋白质所需数量较多。影响食物蛋白质营养价值的因素很多，若单从食物蛋白质本身的因素来讲，则主要取决于其氨基酸构成情况。

根据氨基酸模式，在营养学上通常把食物蛋白质分为三类。

1）完全蛋白质　　当食物蛋白质所含的必需氨基酸种类齐全、数量充足、比例适当，不仅能维持人体健康，也能促进生长发育，此种食物蛋白质称完全蛋白质，如乳类、蛋类、瘦肉的蛋白质都属此类。

2）半完全蛋白质　　当食物蛋白质所含的必需氨基酸种类齐全，但含量多少不均、比例不合适，若膳食只食用此种蛋白质，可以维持生命，但不能促进生长发育，此种食物蛋白质称半完全蛋白质，如米、麦等谷物中的蛋白质。

3）不完全蛋白质　　当食物蛋白质所含的必需氨基酸种类不全、不能维持人体正常发育和健康，此种食物蛋白质称不完全蛋白质，如玉米、肉皮的蛋白质。

植物蛋白质在人体内的利用率低除了由于氨基酸构成不平衡外，还可能由于氨基酸的拮抗作用，即食物中某种氨基酸过多，可降低在结构上与其近似的其他氨基酸的利用率。例如，玉米和高粱中亮氨酸过高，可使异亮氨酸利用率降低。小米中与赖氨酸结构近似的精氨酸含量过多，影响了赖氨酸的利用，成为小米蛋白质利用率较低的原因之一。

### （二）提高食物蛋白质营养价值的措施

一般植物蛋白质除大豆外，营养价值都较低，我国膳食蛋白质来源中，植物蛋白质占有较大的比例。为了改善我国人民的膳食营养状况，除设法适当增加动物蛋白质外，改善植物性食物蛋白质的营养价值也十分重要，主要措施就是利用蛋白质的互补作用。

蛋白质的互补作用是指将两种或两种以上限制氨基酸不同的蛋白质混合食用，可以互相取长补短，使其氨基酸构成比例有所改进，提高蛋白质的营养价值。

一般来说，虽然大多数植物蛋白质的营养价值都很低，但由于各种食物蛋白质的氨基酸构成比例不同，因此从营养价值角度分析，仍然各有优缺点。例如，一般豆类蛋白质缺少含硫氨基酸，但富含赖氨酸，而大多数谷物蛋白质却与此相反，混合食用，可以提高蛋白质利用率10%～30%，不同蛋白质的互补作用实际上是所含氨基酸成分相互补充的结果。我国民间早就有混食的习惯，如杂合面（玉米面和豆面）、腊八粥（大米、小米、高粱米、大豆、小豆、枣等）都具有蛋白质互补的优点。如图 2-1-5 所示，甲种食物蛋白质中，氨基酸1较多，2较少；乙种食物的蛋白质中，氨基酸3较多；丙种食物的蛋白质中氨基酸1、3较少，2较多，三种食物混合食用时，各种蛋白质的氨基酸能得到互补。将多种食物混合食用，会提高蛋白质的生物价。

利用蛋白质互补的原理进行蛋白质互补时应遵循以下原则。

（1）食物种类越多越好，提倡饮食多样化，食物搭配的品种越多，蛋白质的互补效

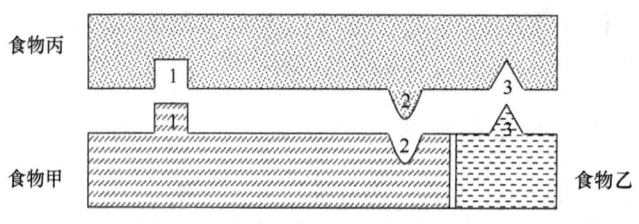

图 2-1-5 蛋白质互补作用模式图

果越好。

(2) 食物种属越远越好,动植物之间搭配比单纯植物性食物间搭配更有利于提高蛋白质的生物学价值。因为有些植物性食物限制氨基酸相同,蛋白质的互补效果不明显,而食物种属较远时,食物蛋白质氨基酸构成上才能相差较大,有利于氨基酸构成上的相互补充。

(3) 同时食用,不得超过 5h。这是因为氨基酸在体内易降解,不能储留,若摄取时间间隔长,其互补效果就会受到影响。

## 六、蛋白质营养不良对人体健康的影响

在正常情况下,人类成年之后,机体蛋白质含量稳定不变,虽然通过蛋白质的分解与合成,组织细胞在不断地更新,但机体蛋白质的总量维持动态平衡。一般认为,机体全部蛋白质每天约有 3% 进行更新,这些蛋白质先分解为氨基酸,然后又大部分重新合成蛋白质分子,只有一小部分分解为尿素以及其他代谢产物排出体外。根据测定结果,一个体重为 65kg 的成年人每天从体内排出 3.5g 氮,其中尿液 2.4g、粪氮 0.8g、皮肤 0.2g、其他 0.1g,按一般蛋白质含氮 16% 计,相当于 22g 蛋白质,即每日至少通过膳食供给 22g 蛋白质,才能维持成年人体内的蛋白质平衡状态,当人体摄入机体的氮的数量与排出机体氮的数量相等时,称为氮平衡状态。对于正在生长发育的婴幼儿和青少年,为了满足新增组织细胞形成的需要,有一部分蛋白质将在体内储留,即摄入蛋白质的数量大于排出量,此种情况称为正氮平衡;反之,在某些疾病情况下,可能由于大量组织细胞被破坏分解,由机体排出氮的数量超过摄入的数量,称为负氮平衡,氮平衡可用下式表示:

$$摄入氮 = 尿氮 + 粪氮 + 皮肤排出氮$$

如果膳食中蛋白质长期摄入不足,将出现负氮平衡。负氮平衡的出现表示组织蛋白质分解的同时,不能进行相应的蛋白质合成,以维持组织细胞的更新。有些更新速度较快的组织将首先受到影响,如小肠黏膜,1~2d 即更新一次,当蛋白质供给不足时,肠黏膜及分泌消化液的腺体将首先受到影响,可以出现消化吸收不良、慢性腹泻等。肝脏也将不能维持正常结构与功能,可出现脂肪浸润,血浆蛋白合成障碍,以致血浆蛋白质浓度,特别是白蛋白浓度下降,此后,还可出现水肿。肌肉由于蛋白质合成更新不足,逐渐不能维持正常结构而出现肌肉萎缩,肌肉蛋白质分解增加。由于免疫抗体合成减少,将对一些传染病(如结核病)的抵抗力下降。蛋白质营养不良对中枢神经系统功能也有影响,在幼年更易表现出来,可出现智力发育障碍,此外,生殖机能也将受影响。总之,膳食中蛋白质长期摄入不足,幼儿和青少年表现为生长发育迟缓、消瘦、体重过轻,甚至有智力发育障碍;成人则出现疲倦、体重显著下降、肌肉萎缩、贫血、血浆蛋白质含量尤其是白蛋白含量降低,并可逐渐发展成为营养性水肿。

## 七、蛋白质的食物来源与供给量

蛋白质的食物来源可分为两类：一是动物性原料，有畜肉类、禽肉类、鱼虾类、乳类、蛋类等，它们的蛋白质含量较为丰富，且蛋白质质量好，属于完全蛋白质；另一类是植物性原料，有豆类、谷类和坚果类。大豆蛋白质含量较高，且富含谷类普遍缺乏的赖氨酸，花生、核桃等坚果类蛋白质含量也比较高，质量也比较好，谷类蛋白质含量仅为6%～10%，而且氨基酸构成比例较差，但它是我国人民膳食中很重要的蛋白质来源，在以谷类蛋白质为主的地区，应适当考虑优质蛋白质（动物蛋白质和大豆蛋白质）的量，通过多样化的粮食、杂粮的搭配提高主食蛋白质质量。

### ❖ 对问题的解答

**问题解答1**：饮食中蛋白质过低可能会导致严重后果，但是过量却没有什么副作用，对吗？

蛋白质过量的副作用至少有以下两个方面：其一，人体无法储存蛋白质，身体只吸收了必需的蛋白质，过剩的蛋白质为身体提供能量或转化成脂肪储存于体内，这个转化过程产生的有毒副产品必须排出体外，如果蛋白质数量积累到了身体无法处理的程度，尿酸和氨类的毒素就会留于血液中，引发敏感部位发炎，容易引发关节炎、肾病和肝病等。其二，若蛋白质摄取多，加上不运动，则易引起骨质疏松症。骨质疏松症是一种退化疾病，发病人群主要为老年人，骨质疏松症是指骨骼重量变轻、密度减低、脆弱易折。人们通常认为饮食缺钙是骨质疏松症的主要病因，其实不然，骨质疏松症有两大病因，一是饮食摄取了过量的蛋白质，就会形成大量酸性物质，身体只好动用身体储备的钙来中和；二是缺乏锻炼。蛋白质对人体的主要营养意义是构成机体与修补组织，就是实现组织蛋白质的更新，但人体每日组织蛋白质更新的量基本是固定的，每日只有占机体全部蛋白质3%左右的组织蛋白质进行更新。

人体用于组织蛋白质合成的蛋白质每日需要量是有限的，多余摄入的蛋白质便分解释放能量，在这个过程中，首先经脱氨基作用产生有毒产物氨，需经肝脏的代谢解毒作用将其转化成尿素和尿酸从尿中排出，因此，氨基酸的分解、排泄，将给肝脏、肾脏等器官增加负担。假如人体每天饮食中含有充足的糖类提供能量，则膳食中的蛋白质就可以不被用于能量的消耗，从而发挥其构成机体、修补组织和调节生理功能的作用，肝脏、肾脏等器官也不会因为过多氨基酸的分解而负担过重。

值得特别指出的是，目前对于发达城市的大多数人来说，饮食危险不是摄入的蛋白质太少而是太多。

**重要提示**：目前发达国家和地区的人类饮食中，蛋白质和脂肪的摄取量已经达到了损害身体的程度。

**问题解答2**：蛋白质含量越高的食物营养价值越高，对吗？食物之间蛋白质营养价值的差异是什么？

最适合食用的蛋白质食物不一定是那些蛋白质含量最高的食物，因为我们不能仅通过一种营养素选择食物，还要考虑该种食物中其他营养物质的含量和种类（详见本书第三章食物营养价值的评价部分）。例如，一块羊排中，蛋白质提供的能量占25%，其余的75%来自脂肪，且多是饱和脂肪。而在大豆中，蛋白质提供总热量的1/2，但是其真正的价值是其余的热量来自对身体有益的碳水化合物，且不含任何饱和脂肪，因此，作为蛋白质来源，大豆优于羊排。

可以用评价食物蛋白质营养价值的四方面标准来评价食物之间蛋白质营养价值的差异。

**问题解答3：** 动物性食物是人体最佳的蛋白质来源，因为植物性食物蛋白质的营养价值都很差，我们吃动物性食物的主要目的是获取蛋白质，对吗？

人类选择食物的原则是，这种食物不仅可以提供最佳营养，而且可以产生最少的有毒副产品，多数人只关注了前者。

从理论上讲，除大豆外的植物性食物，尤其是粮谷类多数属于半完全蛋白质，当粮谷类单独作为蛋白质来源时，蛋白质的生物利用率不如动物性来源的完全蛋白质高。但是，由此得出结论我们膳食中的蛋白质应该来自动物性食物则不够明智。因为，若我们在膳食设计中充分利用蛋白质互补原理把不同的粮食与杂粮混合食用，就可以在极大程度上改善植物性食物蛋白质的生物利用率。最重要的是，植物性食物的脂肪和胆固醇含量远远低于动物性食物，若人体的蛋白质来源以动物性食物为主就会造成脂肪与胆固醇的过量摄入，脂肪的过量摄入导致的肥胖是现代人类群体性的营养问题。从中国营养学会2007年颁布的《中国居民膳食指南》的第四条"常吃适量鱼、禽、蛋、瘦肉"可以看出，动物性食物是"常吃适量的"，而不是"每天吃大量的"，我们吃动物性食物的重要营养目的是获取微量元素铁、锌等，因为这类微量元素植物性来源的生物利用率远远低于动物性食物来源。

**问题解答4：** 多食用蛋白质能否使肌肉发达？怎样看待蛋白质补品与氨基酸补品？

运动员和健美爱好者能够通过摄入更多的蛋白质来刺激肌肉发达吗？或者换一种说法，食物或补品中添加额外的蛋白质能刺激肌肉细胞中的基因以产生更多的肌肉蛋白质吗？答案是否定的，更精确一点说应该是"或许"这取决于锻炼的程度。促使肌肉发达应该是通过锻炼，而不是仅仅摄入蛋白质。体育锻炼能产生细胞信号激发DNA产生肌肉纤维（肌肉纤维由蛋白质构成）。过量的氨基酸或其他的营养素并不能产生这种信号。

理论上说，运动员如果仅仅选择高糖类的饮食则有可能造成蛋白质营养不良。不过这种情况很容易避免，只要平衡饮食，注意增加牛奶、鸡蛋、大豆和鱼等食物，并且保证总的食物能够满足体育锻炼所增加的能量需要即可。绝大多数人都不需要专门食用某种特殊的食物或补品来获得足够的蛋白质。甚至大多数素食主义者只要一般食物能够保证均衡也同样能获取进行体育锻炼所需的蛋白质。

当然，特殊情况下，例如，一个年轻的男性健身运动员要以其最大的生理极限锻炼其肌肉的话，作为营养干预需要推荐的蛋白质摄入量增加一倍才可能有用处。关于是否需要专门补充蛋白质，以及推荐的蛋白质摄入量也有个体差异，每个人都是独一无二的。其实即使是运动员可能也没有必要专门补充蛋白质。只要采用合适的饮食能够满足其较高的能量需要，也就可以充分满足其增加的蛋白质需要，而不需要服用任何补品。总之，强壮肌肉的途径就是艰苦的体力训练加上营养食物提供足够的蛋白质以供肌肉生长。食物同时也提供能量、纤维、水和其他必需营养素，以及其他活动及运动所需要的其他物质成分——这些都是补品所不能做到的。对于绝大多数的锻炼者，如果饮食正常，再额外加入过量的蛋白质或氨基酸则只会为身体增加脂肪而不是肌肉。

我国的保健品市场上有许多蛋白粉类的保健品，有些节食者为了在减肥的同时保存体内的蛋白质而服用蛋白粉，或家长看到学习中的孩子食欲不好就将这种蛋白质补品作为食物给孩子吃，还有人服用某种单一的氨基酸、两种或更多的氨基酸混合物，或是氨基酸和其他营养素混合产品，这样做绝对是不科学的，因为经过加工的蛋白质补品比高蛋白食物难以消化，人体的消化系统最适宜处理整个蛋白质，将其分解成二肽或三肽这种便于消化的片段，然后再逐次分解同时吸收进入血液。这种逐步缓慢的分解吸收方式是很理想的方式，可以避免化学上结构类似的氨基酸互相竞争进入血液的位点。某种氨基酸的过量可能会独占一个位点从而使得另一种相似的氨基酸暂时无法被吸收，因此当某种或某几种氨基酸过量时，其他一些人体所需的氨基酸就无法被吸收而浪费掉。结果造成这种营养的缺乏，这在营养学上称为氨基酸的拮抗作用。人体在进化的过程并没有经历过像补品这样所含的非平衡的高浓度氨基酸，因此也缺乏相应的处理它们的能力。尤其是如下人群，由于其生化代谢特点而最容易受到氨基酸补品的伤害：①所有高龄女性；②分娩期或哺乳期的女性；③婴儿、儿童和青少年；④老年人；⑤氨基酸代谢先天性缺陷的人；⑥吸烟者；⑦低蛋白质饮食者。

❖ **现象辨析：关于蛋白质的食物选择**

关于食物蛋白质的选择，尤其是对于动物蛋白、植物蛋白、酪蛋白等食物蛋白质对于人体健康的影响，这方面的研究是近年来蛋白质与人体健康关系的研究重点。对于这方面最新研究结果的关注涉及膳食蛋白质的食物选择问题。值得关注的是由T·柯林·坎贝尔和托马斯·M·坎贝尔著，张宇晖译的《中国健康调查报告》（吉林文史出版社），作者在书中的重要观点是：环境和膳食决定基因（好的和坏的）是否表达，处于生化惰性的基因对人类没有影响。例如，癌症基因受膳食蛋白质种类和数量的影响，改变蛋白质的摄入量和种类，能激活或关闭癌症基因的表达。作者根据多年的人群疾病与膳食蛋白质种类关系的调研和试验结果支持的这一个重要观点值得重视。教师可将这本书作为关于蛋白质的食物选择这部分知识的拓展内容，在掌握相关背景资料的前提下，与学生讨论膳食蛋白质选择的问题。

## 第二节　脂　肪

❖ **教学目标**：认识人类饮食生活中关于脂肪营养供给的难点问题，学会理论联系实际进行相关营养咨询，并领悟作为教师如何设计相关教学内容。

### （一）知识教学目标

1. 了解脂肪的生理功能。
2. 掌握食物脂肪营养价值的评价。
3. 掌握脂肪酸与人体健康的关系。

### （二）能力培养目标

1. 具备脂肪的食物选择能力。

2. 掌握应用脂肪知识解决实际生活中问题的能力。
3. 通过具体案例学会理论联系实际设计教学内容。

❖ **问题导入：**
1. 血脂和血胆固醇是哪类疾病的预测因子？
2. 高脂食物为什么会有较长时间的饱腹感？
3. 如何理解脂肪与人体健康的功与过？
4. 植物油中饱和脂肪酸的含量都不高吗？
5. 人造奶油究竟是植物油还是动物油？反式脂肪酸对人体健康有什么影响？
6. 怎样选择膳食脂肪？

## 一、脂类的组成和分类

脂类（lipids）是脂肪（fat）和类脂（lipid）的总称，是生物体内不溶于水而溶于有机溶剂的一类化合物。食物中的脂类 95% 是脂肪，5% 是类脂；人体内储存的脂类中，脂肪高达 99%。脂肪通常按其在室温下所呈现的状态不同而分为油和脂，室温下呈液态为油，呈固态则为脂，二者统称为油脂。

### （一）脂肪

脂肪是指甘油和脂肪酸组成的三酰甘油（triglyceride，TG），又称中性脂肪。水解后产生一分子甘油和三分子脂肪酸。大部分构成食物的脂肪和动物的体脂是以三酰甘油的形式存在，如猪油、豆油、菜籽油及花生油等。三酰甘油的结构式如下：

$$\begin{matrix} & & & & O \\ & & & & \| \\ & & CH_2 & -O-C-R_1 \\ & O & | & \\ & \| & | & \\ R_2-C-O-CH & & \\ & & | & O \\ & & | & \| \\ & & CH_2 & -O-C-R_3 \end{matrix}$$

**1. 脂肪酸**

脂肪的特性和功能与脂肪酸有着很大的关系，构成脂肪的脂肪酸的种类很多，脂肪酸的分类方法也不完全一样。脂肪酸按其碳链长短即链上所含碳原子数目，可分为长链脂肪酸（碳原子数 14 以上）、中链脂肪酸（碳原子数 8~12）及短链脂肪酸（碳原子数 2~6）。

根据脂肪酸的化学结构，按其碳链中的双键，将其分为饱和脂肪酸和不饱和脂肪酸。

饱和脂肪酸其特点是分子结构中碳碳之间以单键的形式相连，按脂肪酸碳原子的数目多少可分为低级饱和脂肪酸和高级饱和脂肪酸。低级饱和脂肪酸分子中的碳原子数在 10 个以下，由于这类脂肪酸的分子质量低，易于挥发，又称挥发性脂肪酸或低级脂肪酸。其常温下为液态，如丁酸、己酸、辛酸等。这些脂肪酸存在于奶油、椰子油中。

高级饱和脂肪酸分子中含有 10 个以上的碳原子，由于在常温下呈固体，因此也称固体脂肪酸，如月桂酸、豆蔻酸。动物脂肪中的饱和脂肪酸含量多，主要为长链饱和脂肪酸，膳食摄入过高时，饱和脂肪酸与胆固醇形成酯，容易在动脉内膜沉积形成粥样斑块而促进动脉硬化的形成。

不饱和脂肪酸是指脂肪酸分子中碳碳之间有一个以上双键，称为不饱和脂肪酸。分子中含一个双键的脂肪酸为单不饱和脂肪酸；有两个或两个以上的双键的脂肪酸为多不饱和脂肪酸，在植物种子和鱼油中含量最多。植物油中不饱和脂肪酸含量比较高，可以增加胆酸合成而促进胆固醇的消耗，从而具有降低血脂的作用。

脂肪酸的命名和表达方式可以用碳的数目和不饱和键的数目来表示。脂肪酸分子上的碳原子用阿拉伯数字编号定位通常有两种系统。Δ编号系统从羧基碳原子算起；n 或 ω 编号系统则从离羧基最远的碳原子算起。

示例：　　　　　　　$CH_3$—$CH_2$—$CH_2$—$CH_2$—$CH_2$—$CH_2$—$CH_2$—$CH_2$—$CH_2$—COOH

Δ编号系统　　　　10　　9　　8　　7　　6　　5　　4　　3　　2　　1

n 或 ω 编号系统　　1　　2　　3　　4　　5　　6　　7　　8　　9　　10

不饱和脂肪酸按 n 或 ω 编号系统分为 4 类（表 2-2-1）。每一类都由一系列脂肪酸组成。该系列的各个脂肪酸均能在生物体内从母体脂肪酸合成。例如，花生四烯酸（C 20:4, n-6）由 n-6 类母体亚油酸（C 18:2, n-6）合成。但生物体不能把某一类脂肪酸转变为另一类脂肪酸，即油酸类（n-9）的脂肪酸不能转变为亚油酸或 n-6 类任何一种脂肪酸（表 2-2-2）。

表 2-2-1　不饱和脂肪酸类别

| 母体脂肪酸 | 类别 |
| --- | --- |
| 棕榈油 | n-7（ω-7） |
| 油酸 | n-9（ω-9） |
| 亚油酸 | n-6（ω-6） |
| 亚麻酸 | n-3（ω-3） |

表 2-2-2　常见的脂肪酸

| 名称 | 代号 |
| --- | --- |
| 丁酸（butyric acid） | C 4:0 |
| 己酸（caproic acid） | C 6:0 |
| 辛酸（caprylic acid） | C 8:0 |
| 癸酸（capric acid） | C 10:0 |
| 月桂酸（lauric acid） | C 12:0 |
| 肉豆蔻酸（myristic acid） | C 14:0 |
| 棕榈酸（palmitic acid） | C 16:0 |
| 棕榈油酸（palmitoleic acid） | C 16:1, n-7 *cis* |
| 硬脂酸（stearic acid） | C 18:0 |
| 油酸（oleic acid） | C 18:1, n-9 *cis* |
| 反油酸（elaidic acid） | C 18:1, n-9 *trans* |
| 亚油酸（linoleic acid） | C 18:2, n-6, 9 all *cis* |
| α-亚麻酸（α-linolenic acid） | C 18:3, n-3, 6, 9 all *cis* |
| γ-亚麻酸（γ-linolenic acid） | C 18:3, n-6, 9, 12 all *cis* |
| 花生酸（arachidic acid） | C 20:0 |
| 花生四烯酸（arachidonic acid） | C 20:4, n-6, 9, 12, 15 all *cis* |
| 二十碳五烯酸（timnodonic acid, EPA） | C20:5, n-3, 6, 9, 12, 15 all *cis* |
| 芥子酸（erucic acid） | C 22:1, n-9 *cis* |
| 二十二碳五烯酸鳕鱼酸（clupanodonic acid） | C 22:5, n-3, 6, 9, 12, 15 all *cis* |
| 二十二碳六烯酸（docosahexenoic acid, DHA） | C 22:6, n-3, 6, 9, 12, 15 all *cis* |
| 二十四碳单烯酸（神经酸）（nervonic acid） | C 24:1, n-9 *cis* |

资料来源：吴坤，2004

脂肪酸的结构不同，其功能也不完全一样。目前营养学上认为最具价值的脂肪酸主要有：① n-3（或 ω-3）系列不饱和脂肪酸，即从甲基端数，第一个不饱和键在第三和第四碳原子之间的各种不饱和脂肪酸。② n-6（或 ω-6）系列不饱和脂肪酸，从甲基端数，第一个不饱和键在第六和第七碳原子之间的不饱和脂肪酸。

根据脂肪酸的空间结构，可分为顺式脂肪酸（cis-fatty acid）和反式脂肪酸（trans-fatty acid）。在自然状态下，大多数不饱和脂肪酸为顺式脂肪酸，只有少数的是反式脂肪酸（主要存在于牛奶和奶油中）。不饱和脂肪酸的不饱和键能与氢键结合变成饱和键，随着饱和程度的增加，油类可由液态变为固态，这一过程称为氢化。氢化作用一方面可提高脂肪的抗氧化作用（饱和脂肪酸对氧化的耐受性高于不饱和脂肪酸），另一方面可改变食物的结构，如植物油发生氢化后可以加工为人造奶油。在氢化过程中，其中仍会有一些未被饱和的不饱和脂肪酸，这些脂肪酸空间构象可以发生变化，由顺式转化为反式，成为反式脂肪酸。

脂肪一般不溶于水，但能微溶于热水，易溶于有机溶剂。脂肪的相对密度小于水，因此，浮于水的表面。一般含有不饱和脂肪酸的脂肪，在室温下通常是液体，因其熔点比较低，通常称为油；而含有饱和脂肪酸的脂肪，在室温下呈固态，因其熔化温度点比较高，通常称为脂。

脂肪在人体内的消化吸收率与脂肪的熔点密切相关。凡是脂肪的熔点低于人体的温度（37℃）者，就比较容易被人体吸收。例如，花生油、芝麻油的熔点都低于37℃，消化率高达98%；而羊油的熔点为50℃左右，它在体内的消化率只有81%。

**2. 必需脂肪酸**

早在1929年，有人（Burr）提出，必需脂肪酸（essential fatty acid，EFA）能够治疗和预防饲以无脂肪饲料所造成的大鼠脂肪酸的缺乏症，并指出亚油酸（十八碳二烯酸）、亚麻酸（十八碳三烯酸）和花生四烯酸（二十碳四烯酸）是必需脂肪酸。

近年来，一般认为必需脂肪酸是人体生理功能不可缺少的，但是在体内不能合成，必须由食物供给，能够预防和治疗脂肪酸缺乏所造成症状的一类脂肪酸。目前被确认的人体必需脂肪酸是 n-3 系列中的 α-亚麻酸和 n-6 系列中的亚油酸。过去曾将花生四烯酸列为必需脂肪酸，但由于它可以从亚油酸衍生而来，已不再列为必需脂肪酸。二十碳五烯酸（timnodonic acid，EPA）和二十二碳六烯酸（docosahexenoic acid，DHA）可由亚麻酸（n-3）衍生。

**（二）类脂**

类脂是一类性质类似于油脂的物质，包括磷脂（phosphatide）、固醇类（sterols）。磷脂主要包括卵磷脂、脑磷脂、磷脂酰肌醇等。磷脂是指三酰甘油中一个或两个脂肪酸被含磷酸的其他基团所取代的一类脂类物质。磷脂按其组成结构可分为磷酸甘油酯和神经鞘脂。所有细胞都含有磷脂，它们是细胞膜和血液中的化合物，在脑、神经和肝脏中含量最高。其中卵磷脂是膳食和体内最丰富的磷脂之一，由甘油、脂肪酸、胆碱组成。脑磷脂也是由甘油、脂肪酸组成的磷脂，与卵磷脂有密切关系。神经鞘脂主要存在于脑和神经组织中，不含甘油，由脂肪酸、磷酸、胆碱及神经氨基醇组成。磷脂较丰富的食物有蛋黄、瘦肉、脑、大豆、麦胚、花生及肝脏、肾脏等内脏。

固醇类为一些类固醇激素的前体，主要有胆固醇、麦角固醇、雄激素、雌激素等。

固醇类是一类含有同样多个环状结构的脂类化合物，因其环外基团不同而不同。主要有动物固醇和植物固醇。动物固醇主要是指胆固醇，是人体中主要的固醇类化合物，存在于动物组织内，胆固醇含量丰富的食物是动物脑、蛋黄及肝、肾等内脏，肉类及奶油等食物也含有一定量的胆固醇。

## 二、脂类的消化、吸收、转运和代谢

### （一）脂肪的消化吸收

脂类的消化主要在小肠中进行。小肠中存在胰液、胆汁、小肠液。在非消化期，胰液几乎是不分泌或很少分泌的。进食开始后，食物的形状、气味，食物对口腔、食管、胃的刺激都可通过神经反射（条件、非条件）引起胰液分泌；同时，胰液的分泌还受体液因素的影响。体液因素主要有促胰液素、胆囊收缩素两种。前者是在酸性食糜刺激下，由小肠黏膜释放的一种多肽激素，主要作用于胰腺小导管的上皮细胞，使胰液分泌量增加，但酶很少。后者是小肠黏膜释放的另一种多肽激素，主要作用是促进胆囊收缩和促进胰液中各种酶的分泌。

胆汁是由肝细胞生成的。生成后由肝管流出，经胆总管而至十二指肠；或由肝管转入胆囊管而储存于胆囊，当消化时再由胆囊排出至十二指肠。胆汁和胰液、肠液密切配合在一起，对小肠内的食糜进行化学性消化。

胆汁的作用主要是胆盐或胆汁酸的作用。胆盐、胆固醇和卵磷脂都可作为乳化剂乳化脂肪，降低脂肪的表面张力，使脂肪乳化成微滴，分散于水溶液中，这样，便增加了胰脂肪酶的作用面积；胆汁酸还可与脂肪酸结合，形成水溶性复合物，促进脂肪酸的吸收。它对脂肪的消化、吸收具有重要的意义。

脂类在小肠中，由于肠蠕动所引起的搅拌作用和胆盐微团的渗入，分散成细小的乳胶体。胰液和小肠液中的脂肪酶使食物中的三酰甘油水解，生成脂肪酸和二酰甘油，然后继续水解成一分子的脂肪酸和单酰甘油。

脂肪水解后的小分子如甘油、短链和中链脂肪酸，容易被小肠细胞吸收，直接进入血液。单酰甘油和长链脂肪酸被吸收后，在肠黏膜细胞中又被酯化为三酰甘油，并与磷脂、胆固醇及特定的蛋白质结合，成为水溶性物质，即乳糜微粒，由淋巴系统进入血液循环。血液中的乳糜微粒是一种颗粒最大、密度最低的脂蛋白，是膳食脂肪的主要运输形式，随血液循环流遍全身，以满足人体对脂肪和能量的需要。

### （二）胆固醇的消化吸收

食物胆固醇主要来源于动物性食物。自由状态的胆固醇可以从小肠黏膜上皮细胞吸收，而结合状态的胆固醇则需经过胰胆固醇酯酶水解成自由胆固醇才能被吸收。胆固醇的吸收受很多因素的影响，包括食物中的因素、人体的生理因素等。胆固醇的吸收一般是不完全的，影响它消化、吸收的因素有以下几方面。

1）食物中的饱和脂肪酸　食物中饱和脂肪酸特别是长链脂肪酸被吸收后，在肠黏膜细胞中主要组成乳糜微粒在血液中运行。乳糜微粒的形成需要胆固醇的参与。所以，食物中饱和脂肪酸增加时，可促进食物胆固醇的吸收。

2）食物中胆固醇的含量　大量的实验和观察表明，食物中胆固醇的吸收率随着食物中胆固醇含量的增高而降低。肠道本身吸收胆固醇是不完全的，吸收量较低，一般在

30%左右。当食物中胆固醇含量增高,导致胆固醇摄入量增加时,其吸收率更低,如每天摄入2~3g胆固醇时,其吸收率仅为10%左右。

3）食物中胆固醇的状态　食物中胆固醇的状态也可影响胆固醇的吸收。自由状态的胆固醇和被酯化的胆固醇相比,自由胆固醇更易被消化吸收。禽卵中的胆固醇大多是非酯化的自由胆固醇,所以,它比其他食物中的胆固醇容易吸收进入人体。

4）食物中与胆固醇相似的成分　食物中还含有很多与胆固醇相似的成分,如植物中含有的谷固醇、豆固醇、麦角固醇等。因为它们的结构与豆固醇极为相似,在肠道中对转运胆固醇的载体产生了竞争性抑制作用,从而降低了胆固醇的吸收。

5）食物中的膳食纤维　食物中的膳食纤维含量较高时,也可影响胆固醇的吸收,故有降低血脂的作用。

## 三、脂类的生理功能

1）构成机体组织细胞　脂类是人体组织的重要组成成分,在维持细胞结构和功能中起着重要作用。脂类在体内以多种形式存在于人体的各种组织细胞中,如脑髓及神经组织含有磷脂和糖脂。细胞膜是由磷脂、糖脂和胆固醇等组成的类脂层,特别是磷脂和固醇是所有生物膜的重要组成成分,而且参与脂肪的吸收、转运,对脂肪酸特别是不饱和脂肪酸起着重要的作用。

胆固醇也是所有体细胞的组成成分。胆固醇是胆酸、7-脱氢胆固醇、维生素$D_3$、肾上腺皮质激素等重要的生理活性物质和激素的前体物,是机体不可缺少的营养物质。胆固醇参与体内皮质激素的合成,皮质激素与人体的代谢有着密切的关系,如糖皮质激素中的皮质醇主要影响蛋白质、脂肪、糖的代谢;盐皮质激素的醛固酮可促进水和电解质的代谢,性激素也是皮质激素,所以胆固醇也参与激素的合成。由此可见,胆固醇对人体有着很重要的作用,尤其对维持人体的生长发育及代谢非常重要。

2）供给能量和储存能量　一切生物均须储存脂肪以供能。人体内储脂常处于分解（供能）与合成（储能）的动态平衡中。三酰甘油是人体能量重要的来源,每克三酰甘油在体内氧化可提供能量37.7kJ（9kcal）,比等量蛋白质和碳水化合物产生的能量多两倍。在正常人体内脂肪含量占体重的10%~20%。当人体摄入能量不能及时被利用或过多时,就转变为脂肪储存起来;当人体消耗能量大于摄入量时,储存的脂肪可随时补充机体所需的能量。

3）提供必需脂肪酸,促进脂溶性维生素的吸收　人体所需的必需脂肪酸及其他具有特殊营养学意义的多不饱和脂肪酸主要而且只靠膳食脂肪来提供。必需脂肪酸是组织细胞的主要成分,维持细胞膜的结构与功能;必需脂肪酸与胆固醇的代谢关系密切;亚油酸是合成前列腺素的前体,前列腺素在体内有着多种生理功能。脂溶性维生素A、维生素D、维生素E、维生素K等只存在于脂肪中,同时脂溶性维生素也只有在脂肪存在的环境中才能被吸收。

4）保护机体,滋润皮肤　存积在体内的大量脂肪组织（皮下、肌纤维间）,像软垫一样,有缓冲机械的冲击作用;分布于腹腔周围的脂肪组织,对内脏器官及组织、关节起着固定和保护作用,如肾脏周围脂肪组织太少,易发生肾下垂。因此患内脏下垂的人中,瘦人多于胖人。

脂肪是一种不良的导体，可阻止身体表面的热量散失。在冬天对保持人体的正常体温有着重要的作用，有助于御寒。体脂在皮下适量储存，可滋润皮肤，增加皮肤弹性，延缓衰老。

5）其他作用　膳食中的各种营养素在消化道内消化的速度不完全一样，碳水化合物在胃中迅速排空，蛋白质排空较慢，而脂类在胃中停留的时间较长，因而使人具有较高的饱腹感；油脂烹调食物可以改善食物的感官性质，促进食欲，有利于营养素的消化吸收。

## 四、脂肪营养价值的评定

食物脂肪的营养价值受很多因素的影响，通常取决于脂肪的消化率、食物脂肪中脂肪酸的种类与含量、脂溶性维生素的含量及油脂稳定性等。

1）脂肪的消化率　食物脂肪的消化率与其熔点关系密切，熔点越低越容易消化；熔点与食物中所含的不饱和脂肪酸的种类和含量有关，含不饱和脂肪酸和短链脂肪酸越多的脂肪，熔点越低，越容易消化。一般来说，植物油中不饱和脂肪酸含量高，熔点较低，所以易于消化，而动物油与此相反，其消化率较低。

2）必需脂肪酸的含量　脂肪的营养价值与脂肪酸的种类、含量和相互比例有关。不饱和脂肪酸，特别是必需脂肪酸，只能从食物中得到，因此，含必需脂肪酸的脂肪，其营养价值较高。一般植物油中含有较多的不饱和脂肪酸（亚油酸），是人体必需脂肪酸的重要来源。植物脂肪中的必需脂肪酸含量高于动物脂肪，其营养价值优于动物脂肪，动物脂肪含饱和脂肪酸较多，饱和脂肪酸与胆固醇可形成酯，易在动脉内膜沉积，而引起动脉硬化。但椰子油例外，其亚油酸含量很低，不饱和脂肪酸含量也少。

3）脂溶性维生素的含量　天然食物中的脂溶性维生素往往存在于食物的脂肪中，所以食物脂肪是人体脂溶性维生素的重要来源。一般脂溶性维生素含量高的脂肪其营养价值也高。脂溶性维生素存在于多数食物脂肪中，动物的储存脂肪中几乎不含脂溶性维生素，器官脂肪组织中含有少量，其中肝脏含维生素 A、维生素 D 较丰富，以鲨鱼肝油中的含量最多，奶油次之，猪油中几乎不含维生素 A、维生素 D。海产鱼类肝脏脂肪中维生素 A、维生素 D 含量丰富，植物油中含有较多的维生素 E，特别是谷类种子的胚油，如麦胚油、花生油、菜籽油等维生素 E 含量更为突出。

此外，油脂的稳定性对其营养价值的影响日益受到重视，脂类在食品加工和保藏过程中可能出现脂肪的水解、氧化、分解、聚合或其他的降解作用，而导致脂肪的理化性质变化，在某些情况下可以降低能值，改变酶体系而呈一定的毒性和致癌作用。影响油脂稳定性的因素很多，主要与油脂本身所含的脂肪酸、天然抗氧化剂，以及油脂的贮存条件和加工方法等有关。

植物油中含有丰富的维生素 E，它是天然的抗氧化剂，能够使油脂不易氧化变质，有助于提高植物油脂的稳定性。

## 五、膳食脂类与人体健康的关系

膳食中脂类的摄入不足直接影响人体的健康。膳食中必需脂肪酸缺乏可引起生长迟缓、生殖障碍、皮肤损伤（出现皮疹等）及肝脏、肾脏、神经和视觉方面的多种疾病。磷脂的缺乏会造成细胞膜结构受损，出现毛细血管的脆性和通透性增加，皮肤细胞对水的通透性增高而引起水代谢紊乱，产生皮疹等。

胆固醇广泛存在于动物性食物中，人体自身也可利用内源性胆固醇，所以，一般不存在胆固醇缺乏。相反胆固醇与高脂血症、动脉粥样硬化、心脏病等相关，人们因此很关注体内过多胆固醇的危害性。

膳食中摄入过多脂肪对人体有许多危害。膳食中脂肪总摄入量与动脉粥样硬化的发病率和死亡率呈正相关，与乳腺癌的发病率也呈正相关。女性约70%的癌症与脂肪有关，男性约40%的癌症与脂肪有关。摄入脂肪过多还会引起大量脂肪在肝脏存积而形成脂肪肝，脂肪肝可引起肝细胞功能损伤。

摄入过多的多不饱和脂肪酸，也可使体内有害的氧化物、过氧化物等增加，同样对机体产生多种慢性危害。

## 六、脂类的主要食物来源和供给量

我国1988年营养学会修订的《推荐的每日膳食营养素供给量》中只列出了脂肪能量占总能量的百分比，对成人为20%～25%，儿童青少年为25%～30%，其中未规定脂肪酸的供给量。2000年中国营养学会在制订《中国居民膳食营养素参考摄入量》时，提出了脂肪适宜摄入量，见表2-2-3。

表2-2-3 中国居民膳食脂肪适宜摄入量（AI）

| 年龄（岁） | 脂肪能量占比/% | SFA | MUFA | PUFA | n-6∶n-3 | 胆固醇/mg |
|---|---|---|---|---|---|---|
| 婴儿 | | | | | | |
| 0～ | 45～50 | | | | 4∶1 | |
| 0.5～ | 35～40 | | | | 4∶1 | |
| 幼儿 | | | | | | |
| 2～ | 30～35 | | | | (4～6)∶1 | |
| 儿童 | | | | | | |
| 7～ | 25～30 | | | | (4～6)∶1 | |
| 青少年 | | | | | | |
| 14～ | 25～30 | 10 | 8 | 10 | (4～6)∶1 | |
| 成人 | 20～30 | <10 | 10 | 10 | (4～6)∶1 | <300 |
| 老年人 | 20～30 | 6～8 | 10 | 8～10 | 4∶1 | <300 |

注：SFA表示饱和脂肪酸，MUFA表示单不饱和脂肪酸，PUFA表示多不饱和脂肪酸

对成人每日膳食脂肪的推荐摄入量少于总能量的30%，我国规定为20%～30%，饱和脂肪酸少于总能量的10%，单不饱和脂肪酸占总能量的10%。胆固醇每日摄入量不超过300mg。重体力劳动者为避免食物体积过大，保证热量的供应可以适当提高脂肪的摄入量，儿童和青少年可达25%～30%。健康食用油基本要求为饱和脂肪酸∶单不饱和脂肪酸∶多不饱和脂肪酸为1∶1∶1。健康食用油辅助要求：ω-3脂肪酸∶ω-6脂肪酸为1∶4。其中的饱和脂肪酸应由动物油提供：动物油∶植物油为1∶4。

膳食脂类的主要来源包括烹调油脂和食物本身含有的脂类。动物性食物如猪油、牛脂、羊脂、肥肉、奶脂、蛋类及其制品的脂肪，主要含饱和脂肪酸和单不饱和脂肪酸；

植物性食物如菜籽油、大豆油、芝麻油、玉米油、花生油等各种植物油，以及大豆、花生、芝麻、核桃仁、瓜子仁等食物含有大量的脂肪，特别是植物油中含有大量的必需脂肪酸亚油酸。水产品的多不饱和脂肪酸含量最高，深海鱼如鲱鱼、鲑鱼的脂肪中富含二十碳五烯酸（EPA）和二十二碳六烯酸（DHA）。

磷脂较丰富的食物有蛋黄、瘦肉、脑、大豆、麦胚、花生及肝、肾等内脏。胆固醇含量丰富的食物是脑、蛋黄及肝、肾等内脏，肉类及奶油等食物也含有一定量的胆固醇。

### ❖ 对问题的解答

**问题解答1：血脂和血胆固醇是哪类疾病的预测因子？**

血脂和血胆固醇是"富贵病"的预测因子："富贵病"包括癌症（结肠癌、肺癌、乳腺癌、白血病、胃癌、肝癌）、糖尿病、心脏病；相对于"富贵病"是"贫困病"，包括肺炎、肺结核、寄生虫病、风湿性心脏病、消化性溃疡等。值得注意的是：任何一组疾病，都与同组内的其他疾病相关，而与另外一组疾病无关。

**问题解答2：高脂食物为什么会有较长时间的饱腹感？**

每个人都有这样的体会，那就是饱餐一顿脂肪含量高的食物后，会维持比较长时间的饱腹感。最新的研究表明，糖和蛋白质类的食物也有调节人体饱腹感的作用，但它们的作用机制与脂肪有所不同，结果也有差别。

脂肪产生饱腹感的机制主要是两个方面。一方面，脂肪由胃进入十二指肠后，促进一种称为肠抑胃素的激素产生。这是一种可以抑制胃蠕动的激素，胃的蠕动速度减慢，使食物由胃进入小肠时间延长，造成胃排空的时间增加。胃排空的时间越慢，饱腹感时间就越长。另一方面，则与一种称为"瘦素"（leptin）的激素有关。这种激素产于脂肪细胞。当人体脂肪摄入超出了需要而储存于脂肪细胞时，脂肪细胞就会产生瘦素，并分泌进入血液。当瘦素随着血液循环进入下丘脑，使人体饱食中枢兴奋，增加了饱腹感，食欲自然下降。

由此看来，脂肪延长饱腹感的作用出现的时间比较慢，却能持续比较久。

**问题解答3：如何理解脂肪与人体健康的功与过？**

（1）体脂的功能。脂肪是人体需要的一种营养素，也是人体的组成成分之一。

在研究人体成分时，通常将人体的组成成分分为脂肪和瘦体组织（lean tissue）。正常男性体内脂肪组织占体重的10%～20%，而女性的体脂含量明显高于男性，占体重的20%～30%。这么多的脂肪对人体有什么功能呢？

首先是作为能量的储备。人体能量的储备主要依靠脂肪。蛋白质和糖虽然也可以作为人体的能量来源，但它们不是主要来源。

在人体一般组织和细胞中，也能储存一些脂肪，但脂肪细胞储存脂肪量的潜力很大，一个胖人脂肪细胞的体积可能是一个瘦人的许多倍；脂肪是无水的，所以它能利用比较小的空间而储存更多的能量。因此，只要是一个正常体重的人，它的脂肪储备就能让他完成一个马拉松全程所需要的能量；同时也可以让他在疾病状态下，即使一段时间不进食，也能延长生命，战胜疾病。

脂肪传热速度很慢，因此，人体体表的脂肪可以起隔热的作用，有利于保持人体体温的稳定。存在于内脏和关节周围的脂肪还能起缓冲作用，因此具有保护内脏和关节的功效。

由于脂肪能参与能量的代谢，减少糖，特别是蛋白质作为能量代谢的分解，因此，它具有节约蛋白质和糖的作用。

脂肪还是人体细胞成分，特别是细胞膜的组成物质。

此外，脂肪还能增加脂溶性维生素的消化吸收、改善食物的口感、延长饱腹感，因此，在营养素的消化吸收中也有积极的作用。

最新的研究还显示，脂肪组织还有一定的内分泌作用，这是近年来对脂肪研究的最新亮点。脂肪细胞在一定的条件下能分泌瘦素、白细胞介素-6、白细胞介素-8等物质，参与人体的代谢、免疫、生长发育等过程，脂肪这些功能的发现，是人体对脂肪功能认识的新起点。

虽然脂肪对人体有着必需的生理功能，但前提是其含量在正常的范围内。如果含量过高，在体表的脂肪会让人感到体态臃肿，行动不便；而存在于器官组织内的脂肪含量过高，更会影响人体的细胞正常功能的发挥；血脂过高而导致的心血管疾病最有说服力。脂肪过多，会对全身的组织器官都产生影响。

前面我们已讨论过，体脂是人体能量储备和来源的最重要部分，但它不是唯一的来源。别忘了，糖也是人体能量的重要来源，虽然它的储存量远远少于脂肪，但对于大脑和神经细胞来说，却只能利用糖作为能量；同时，如果我们从膳食中完全去掉能量的来源，无论是糖还是脂肪，这时人体的能量来源就是依靠体脂的分解产生能量了，大量的体脂分解、代谢，产生能量，但由于速度过快的分解，以至于人体来不及处理脂肪分解的中间产物，产生了堆积，导致的结果是代谢性酸中毒。因此，我们一再告诫通过饮食控制减肥的人们，肥胖的根源是能量过剩，但减肥绝不是将食物中的能量全部去除那么简单，否则对健康会造成很大的危害。

（2）体脂来源。这个问题大家一定都能回答，因为上面的内容已告诉我们，体脂的产生来源于能量的过剩，这个能量的过剩也许是因为膳食中脂肪过多，也许是碳水化合物过多，也许是蛋白质过多，或者三种营养素都过剩。也就是说，不管哪种生热营养素，只要它们在膳食中总的供给量超出了能量消耗的需要，都会引起体脂的积累，产生肥胖。

（3）素食者的体脂。社会上还有一种流行的说法，只要吃素食，就能保证健康。其实这种说法很不正确。其他的原因我们暂不讨论，就素食的人来讲，也是会产生肥胖或血脂过高的，因素食中也含有脂肪、碳水化合物、蛋白质。这些产生能量的物质，只要摄入过量，不管是来源于动物的，还是来源于植物的，产生的能量都是一样的，所以素食的人并不意味着会保持苗条。

当然，如果膳食中的脂肪主要来源于植物性脂肪的话，也许较同消耗量的动物性脂肪的人，血脂的浓度上会有差异，这个话题我们在下面的内容里讨论。

**问题解答4**：植物油中饱和脂肪酸的含量都不高吗？

多吃植物油、少吃动物油是营养学家所倡议的，主要原因就是植物油的不饱和脂肪酸比较高，而动物油的饱和脂肪酸明显高于植物油。因此，如果医生或保健师要求你多吃植物油、少吃动物油，那你单凭商品标签上的说明是不够的。一些甜点往往用椰子油来替代奶油，但事实上，椰子油的脂肪酸饱和程度比奶油更大，所以椰子油虽然确实是植物油,但它不遵循植物油不饱和程度高这一规律;同样情况的还有棕榈油,这种油也常常用来进行食物的处理。

事实上,有些植物油中的饱和脂肪酸含量还是比较高的,而且还不是一般的高,图 2-2-1 是不同油脂中饱和脂肪酸与不饱和脂肪酸含量的比较。

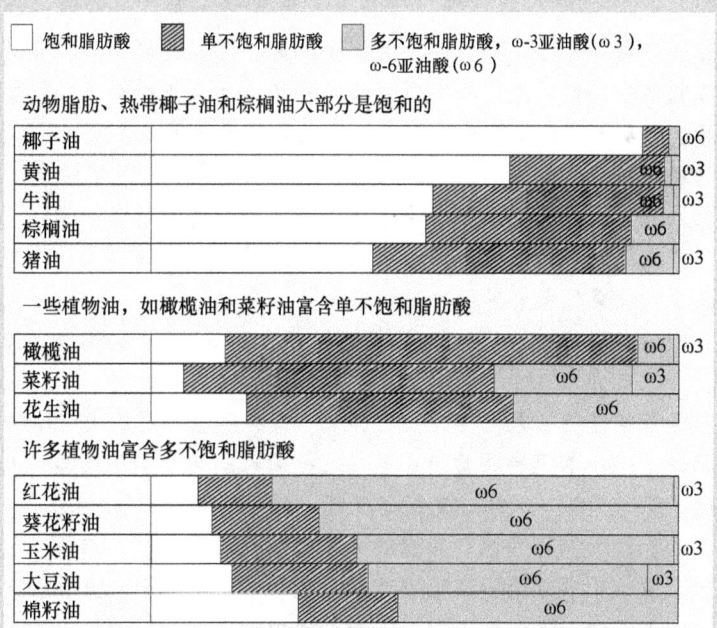

图 2-2-1　不同油脂中饱和脂肪酸与不饱和脂肪酸含量的比较(Sizer,2004)

其实动物油中的鱼油也是不遵循这一规律的。虽然动物油的饱和程度高,但鱼油的不饱和程度大大高于动物油脂,甚至可以与植物油相当。当然在烹饪工作中,我们很少有直接来源于鱼油的油脂,主要还是从食用鱼肉中获得这些不饱和脂肪酸。

生活中,脂肪中脂肪酸的不饱和程度可以用熔点进行判断。饱和程度越高,熔点越高,在常温下越容易出现凝固。因此,一般情况下,黄油、猪油都是呈凝固状态。但许多家庭和餐馆用的油是混合油,即用几种油脂混合而成,怎样判断这种油的饱和程度呢?有一个简单的方法,你可以将要测试的油,以及纯的植物油,如豆油、菜籽油等分别放在容器里,再放入冰箱1h左右,观察比较油的混浊程度,越清澈的油不饱和程度就越高。

**问题解答5**:人造奶油究竟是植物油还是动物油?反式脂肪酸对人体健康有什么影响?

随着食品工业的发展壮大,我们吃的食物与天然食物间的差距越来越大,不但营养素的种类和含量会产生变化,营养素的结构也有很大的改变,反式脂肪酸就是其中之一。

因为奶油是一种高饱和脂肪酸的油脂,是医生和营养学家一再告诫少吃为妙的油脂,但人们的日常生活又离不开它,做各种点心、蛋糕、各种调味酱等都少不了它,因此,在食品工业发达的今天,人们就发明了一种人造奶油,也有人称为"麦淇淋"或"植物脂末",更专业的名称是"氢化植物油"。

制造"氢化植物油"的机制很简单,就是通过在植物油中加氢,让植物油中的不饱和双键成为饱和的单键。一旦不饱和双键成为了饱和状态，那它就呈现出饱和脂肪酸的物理特性，即常温下成为固体状态。国外常用玉米油加氢制成人造奶油，所以人造奶油究竟是动物油还是植物油，那正确的回答是，它是用植物油加工而成的，但化学结构和营养学功能显现的却是动物油脂的特征。

人造奶油的使用范围非常广泛，食品工业需要它。蛋糕、点心、咖啡伴侣、花生酱、色拉酱等都离不开它。它的价格远低于奶油，却能发挥奶油在食品制造中的功能。例如，在制作花生酱时，如果不用奶油而用植物油，花生酱里的植物油和花生酱就会出现分层，而用人造奶油替代，则制造出来的花生酱不易分散，很均匀。

氢化后的植物油饱和程度高，加热时的烟点也比较高，因此更适合于油炸食品。

氢化植物油的另一个特点是，解决了不饱和脂肪酸易酸败的问题，贮存的时间更长。不饱和双键是很脆弱的，很容易被氧化。一旦被氧化，油脂就会出现哈喇味，色泽偏黄，就属于酸败变质完全不能食用的油脂了。

因此，在刚刚发现将植物油氢化这一方法时，可以说是食品工业在油脂处理上的一个新发现。

很快营养学界就发现了氢化植物油的弊病。那就是它含有反式脂肪酸。

反式脂肪酸是一些不饱和脂肪酸在氢化后并没有成为饱和脂肪酸，而仅仅是改变了它们连接键的空间构型，由顺式变成了反式，所以称为反式脂肪酸。

自然界动物和植物中的不饱和脂肪酸大多数是顺式脂肪酸，只有少数存在于牛奶或奶油中。但在植物油中不饱和脂肪酸在氢化过程中，不饱和双键相对比较容易出现结构的变化，从顺式转变为反式。所以人造奶油中反式脂肪酸的含量远远高于天然奶油，可达到25%~35%。

反式脂肪酸被发现后，人们就开始关心它对健康的影响。当然，反式脂肪酸对健康肯定会有影响。

首先是人造奶油、植物脂末等食品新名词的出现，可以使人们在不太知情的情况下过多地摄入脂肪。近年来植物油、不饱和脂肪酸对人体健康影响的宣传应该说是家喻户晓，很有成效，因此对于人造奶油、植物脂末，许多人会认为，既然是植物的，那就可以放心食用，也许是这个原因，极有可能导致脂肪摄入量的过剩，能量过剩对健康的影响在这里就不再多说了。

当含有 $\omega$-3 脂肪酸的结构改变，成为反式脂肪酸的话，它的必需脂肪酸的功能就完全失去了。流行病学的研究发现也证明了这一点，多食反式脂肪酸与心脏病的发生具有相关性。实验研究进一步证实了流行病学的研究结果，即反式脂肪酸可以升高低密度脂蛋白（LDL）中的胆固醇，而降低高密度脂蛋白（HDL）中的胆固醇，这些都是诱导心脏病发病的因素，但其机制还不清楚。

**重要提示**：作为老师，要密切关注本学科研究和应用的最新动向。

反式脂肪酸作为新型食用油脂研究与应用的历程告诉我们，科学技术的发现也许是一把双刃剑，在给我们带来显而易见的益处的同时，也可能会产生潜在的危害。

**问题解答6**：怎样选择膳食脂肪？

前面介绍了许多关于脂肪对人体血脂水平影响和健康之间关系的内容，作为消费者，无论是家庭烹饪，还是餐馆的厨师，应该怎样选择脂肪才算是对健康最为有益的呢？

（1）人体一天需要多少膳食脂肪？在回答这个问题前，需要明确一个定义，那就是膳食脂肪是包含了膳食中所有的脂肪，而我们用的食用油只是膳食脂肪的一部分，主要是用于烹调的，这一点对于中国人来说也许更为重要，因为我们每天甚至每餐都要用油来烹调食物。

中国营养学会建议中国居民每天膳食脂肪不要超过65g，或每天膳食脂肪的摄入量不超过一天总能量的30%，最好占总能量供给的20%~30%。

由于中国居民的膳食习惯，每天能消耗200g左右的动物性食物，加上部分豆制品和坚果类食物，这样每天的烹调用油在25g左右是最为合适的。

我们可以食用的食物中，许多食物的脂肪含量很高，但由于是"不可见脂"，所以往往会掩盖其高脂的真相，让一些营养学常识不多的消费者陷入误区。哪些食物最让人在脂肪的含量上受迷惑？坚果是植物性食物中脂肪含量最高的，甚至会高于动物性食物；食品工业的产品也会让其脂肪的含量增加无数倍；油炸的食物，无论是中式的、日式的，还是西式的，都是高脂食物；许多食物的调料，如色拉酱，也会使食物中增加大量的脂肪。

如果想了解更多，请参考表2-2-4食物中脂肪的含量。

表2-2-4　食物中脂肪的含量　　　　　　　　　　（单位：g/100g）

| 食物种类 | 脂肪含量 | 食物种类 | 脂肪含量 | 食物种类 | 脂肪含量 |
| --- | --- | --- | --- | --- | --- |
| 鸡蛋 | 11.1 | 黄鳝 | 1.4 | 凤尾酥 | 25.3 |
| 鸡蛋白 | 0.1 | 黑鱼 | 1.2 | 桃酥 | 23.1 |
| 鸡蛋黄 | 28.2 | 蚌肉 | 0.98 | 核桃 | 59.3 |
| 鸭蛋 | 13.0 | 蛤蜊 | 1.0 | 花生 | 51.9 |
| 鸭蛋白 | 微 | 里脊肉 | 12.8 | 葵花籽 | 56.2 |
| 鸭蛋黄 | 33.8 | 肋条肉 | 59.0 | 南瓜子 | 50.5 |
| 鳊鱼 | 6.3 | 后臀尖 | 30.8 | 西瓜子 | 47.7 |
| 鲫鱼 | 2.7 | 奶油饼干 | 39.7 | 松子 | 70.6 |
| 泥鳅 | 2.0 | 苏打饼干 | 7.7 | 杏仁 | 42.9 |
| 青鱼 | 4.2 | 蛋糕 | 5.1 | 榛子 | 50.3 |
| 鳗鱼 | 10.8 | 奶油蛋糕 | 13.0 | | |

如果你的膳食中以上食物品种是常吃的，那就要注意了，要减少烹调用油的量。

明确了脂肪的摄入量后，还要注意的是脂肪种类的选择。在食品工业还不像今天这么发达的过去，脂肪的种类也许很简单，只是动物性和植物性之分。但现代食品加工技术的提高，使得脂肪的种类大大增加，有在天然食用油脂的基础上加工提炼的，有改变天然食用脂肪结构的，还有一些食用油脂的替代品。

（2）动物油脂真的就那么可怕吗？一提起脂肪种类的选择，许多人首先想到的是少吃动物油脂，动物油脂会引起高血压、高脂血症、冠心病、肥胖，总之有百害而无一益。

动物油脂真的就那么可怕吗？

动物油脂的可怕之处在于它的饱和脂肪酸。确实，过多摄入饱和脂肪酸可以使人体血脂增加，提高血液中LDL的水平，但饱和脂肪酸也有它的好处，是什么呢？

首先，饱和脂肪酸因为没有不饱和双键，它的化学结构就比较稳定，不像多不饱和脂肪酸那样易被空气中的氧气氧化，产生过氧化物或氧化物，这可是对人体健康极为不利的物质，所以从这一点来讲，饱和脂肪酸也并不是完全不能食用。

其次，人体血液中的HDL的形成也需要饱和脂肪酸的参与，因此，人体也不应该完全限制饱和脂肪酸的摄入。

最后，人体也不可能完全限制饱和脂肪酸的摄入，因为天然食物中，无论是动物油脂还是植物油脂，都含有饱和脂肪酸。

那么怎样做才是最适合的呢？

中国营养学会建议，每日饱和脂肪酸的摄入量不超过总能量的10%，或者说，不超过脂肪摄入量的20%~30%，也就是说每天不要摄入超过12~18g的饱和脂肪酸。这样讲在生活实践中比较难表达，因此，对普通消费者来说，要掌握的尺度是，每天可以有150~200g的动物性食物（畜禽类最好是去皮的），而烹调用油就选用植物油，这样基本可以达到以上的要求。但如果再用动物油烹调的话，那饱和脂肪酸的摄入量就大大超过了摄入量标准。

（3）植物油对健康真的就那么有效力吗？说了动物油脂，再谈谈植物油。组成植物油三酰甘油中的脂肪酸以不饱和脂肪酸为主，其中一部分是单不饱和脂肪酸，还有多不饱和脂肪酸，这在前面内容中我们已讨论过。大多数的植物油脂不饱和脂肪酸的比例大于饱和脂肪酸，因此，无论是营养学家还是健康专家都建议大家多吃植物油少吃动物油。但多吃和少吃都是建立在一定的标准上，这在前文中我们已明确了，即每天可以有150~200g的动物性食物（畜禽类最好是去皮的），而烹调用油就选用植物油。

但是对于植物油，有些消费者也存在一些误区。

误区之一：植物油的热量比动物油低，因此，吃动物油会发胖，吃植物油（素油）就没有这个问题。事实上，只要是脂肪，更准确地说，只要是三酰甘油，它的热量都是一样的，即每克供给人体9kcal的热能，因此，只要摄入了过量的脂肪，不管是来自动物还是植物，照样会能量过剩。

误区之二：植物油中不饱和脂肪酸含量高，不会引起高脂血症。事实上，不饱和脂肪酸，特别是多不饱和脂肪酸一般不会直接引起人体血脂、血压升高和动脉粥样硬化，但由于它的多个不饱和双键的存在，在体内比较容易形成过氧化物，而这种物质对血管内皮有很大的伤害，一旦内皮细胞受到伤害，就会引发一系列的连锁反应，动脉粥样硬化的发生率就会有很大的增加。

误区之三：植物油对人体健康有益，因此用植物油油炸食物，比动物油更安全。事实上，由于植物油中不饱和脂肪酸的存在，它的化学性质更加不稳定，更容易在加热的过程中发生分解、聚合等反应，分解产生的小分子物质，如酮类、醛类等，含量比较高时，就容易产生特殊的不良气味；而同时产生的聚合反应又使油脂呈现发黏、变稠的变化；同时，不饱和脂肪酸的发烟点比较低，特别是粗制的、含有大量杂质的植物油，发烟点更低，稍稍加热，就产生浓浓的烟雾，长期吸入，对健康有很大的危害。

因此，无论是饱和脂肪酸，还是不饱和脂肪酸，对人体的健康而言，都是有利也有弊，关键在于两方面，一是总的摄入量不能太多，二是它们之间的比例要均衡，这一点应该是营养学的灵魂。

（4）关于鱼油补品。鱼油补品风行了许多年。我国在20世纪的五六十年代，由于食物短缺，人们将鱼肝油作为补品，主要是补充维生素A和维生素D；近年来又将鱼油作为补品，是为了预防心血管疾病。

鱼油可以预防心血管疾病的理论依据是一项流行病学的研究。这个研究发现，虽然阿拉斯加和格陵兰地区的居民每天摄入脂肪的量不低于其他北美和欧洲地区，但他们心血管疾病的发病率并不高，进一步的研究结果显示，其主要的原因是他们食用的脂肪大多来源于鱼油，因为当地动物性食物来源是海产品，而不像其他地区以牛肉或其他畜类食物为主。

海产品和鱼油中的脂肪以多不饱和脂肪酸为主，特别是EPA和DHA，这是两种多不饱和脂肪酸，EPA为二十碳五烯酸；DHA为二十二碳六烯酸，如果再分析一下它们的化学结构，就会发现，第一个不饱和双键是从脂肪酸碳链的甲基端数起，在第三和第四个碳之间，因此又将它们称为ω-3脂肪酸。如果认真观察其他脂肪酸的结构，就会发现，ω-3脂肪酸的分布并不广泛，除了EPA和DHA含有以外，只有α-亚麻酸和二十二碳五烯酸也含有，其他的脂肪酸就都不含有了。

当研究人员进一步对ω-3脂肪酸研究时，发现它们还具有特殊的功能，如对于大脑皮层的发育是必需的；帮助视网膜的形成，因此对于正常视觉的发育也是必需的；同时，它们在体内还可能转化为一些类激素的物质，这些物质对于保护心血管和免疫系统有一定的作用。

由于这些研究发现，加上其他食物中ω-3脂肪酸的分布并不广泛，促使鱼油成为人们保健的一种选择。

但由于这些研究还是建立在实验结果的基础上，因此，美国食品药品监督管理局（FDA）不允许在鱼油产品的说明书上有预防或治疗疾病的声称；而加拿大的鱼油产品上也只是说具有保健作用，并不像制造商或经销商那样吹嘘得天花乱坠。

其实，对于经常吃鱼，特别是经常吃海产品的中国人来说，只要每周能食用2~3次鱼或海产品，就大可不必花大价钱去吃鱼油产品，最好的ω-3脂肪酸来源是直接吃鱼。

与其他营养素一样，过多摄入ω-3脂肪酸也会带来一些危险。虽然ω-3脂肪酸对于大脑和视网膜是必要的，但过多的ω-3脂肪酸进入大脑或视网膜会产生什么样的后果，人们知道的并不多；还有ω-3脂肪酸都是多不饱和脂肪酸，在人体内也极易氧化，过氧化物对人体会产生不良的后果，因此，许多鱼油产品都添加维生素E作为抗氧化剂，但究竟人们需要多少维生素E来抗氧化，至今还是个谜；还有一个让大家谨慎食用鱼油的原因是，大多数鱼油是用鱼皮和鱼肝做成的，这些部分可能聚积了重金属、农药等有害物质。因此，鱼油产品并不是每个人都需要的。

## 第三节　碳水化合物

❖ **教学目标**：认识人类饮食生活中关于碳水化合物营养供给的难点问题，学会理论联系实际进行相关营养咨询，并领悟作为教师如何设计相关教学内容。

**（一）知识教学目标**

1. 了解碳水化合物的营养意义。
2. 理解人体的血糖平衡。
3. 掌握膳食纤维与健康的关系。

**（二）能力培养目标**

1. 掌握碳水化合物的食物选择能力。
2. 掌握应用碳水化合物知识解决实际生活中问题的能力。
3. 通过具体案例学会理论联系实际设计教学内容。

❖ **问题导入：**

1. 血糖指数的营养学意义是什么？
2. 减肥就应该少吃或不吃主食吗？
3. 怎样从膳食中获得足够的膳食纤维？
4. 少食多餐和多食少餐哪个更科学？
5. 通过空腹从事剧烈运动来减肥是否科学？

## 一、碳水化合物的分类

碳水化合物由 C、H、O 三种元素组成，其种类繁多，根据其分子结构可分为糖、低聚糖和多糖。

### （一）糖

糖主要包括单糖、双糖和糖醇。

**1. 单糖**

食物中的单糖（monosaccharide）主要有葡萄糖、半乳糖和果糖，单糖是最简单的碳水化合物，是构成低聚糖和多糖的基本组成单位；通常根据其所含碳元素的数量分为三碳糖、四碳糖、五碳糖和六碳糖等，其中以六碳糖（己糖）在自然界中分布最广。

（1）葡萄糖。葡萄糖（glucose）是单糖中最重要的一种，人体的血糖就是葡萄糖。所有动物的血液中都有这种糖，但含量很少。葡萄糖广泛存在于大多数水果和蔬菜中，水果中含量最为丰富，尤以葡萄中含量最多。

（2）果糖。果糖（fructose）是最甜的一种糖，其甜度是蔗糖的 1.75 倍。果糖和蔗糖同时存在于大多数水果中，蜂蜜中含量最多。

（3）半乳糖。半乳糖（galactose）几乎全部以结合形式存在，在自然界中不单独存在，是乳糖、水苏糖、棉子糖等的组成成分，其甜度低于葡萄糖。

单糖的分子结构简单，不再被水解，可直接被消化道吸收利用。

**2. 双糖**

食物中的双糖（disaccharide）主要有蔗糖、麦芽糖和乳糖等，双糖是由两个单糖分子上的羟基脱水生成的糖苷。广泛存在于自然界中。

（1）蔗糖。蔗糖（sucrose）是由一分子葡萄糖和一分子果糖缩合而成，蔗糖广泛存在于植物中，甘蔗和甜菜含量丰富，是绵白糖、砂糖、红糖的主要成分。

（2）麦芽糖。麦芽糖（maltose）由两分子葡萄糖缩合而成，以谷类种子发出的芽中含量较多，尤以麦芽中含量最多，因此称麦芽糖。

（3）乳糖。乳糖（lactose）由一分子葡萄糖和一分子半乳糖缩合而成，它只存在于动物的乳汁中，甜度仅为蔗糖的1/6。乳糖不溶于水，在消化道中由乳糖酶作用而分解成葡萄糖和半乳糖。

**3. 糖醇**

糖醇是单糖的衍生物，如山梨醇、甘露醇、木糖醇等，广泛应用在食品工业及临床中。

（1）山梨醇。山梨醇（sorbitol）主要存在于植物的果实中，工业上可通过羟化葡萄糖而制得。在体内山梨醇转变成果糖，90%以上被吸收并代谢，但其肠道吸收过程比葡萄糖慢得多，对血糖的影响比葡萄糖小得多，因此山梨醇常作为甜味剂而用于食品中。

（2）甘露醇。甘露醇（mannitol）在海藻、蘑菇中含量丰富。甘露醇可通过甘露糖羟化而获得。在临床上可作为利尿剂，或在食品工业上作为无糖食品的甜味剂。

（3）木糖醇。木糖醇（xylitol）广泛存在于水果、蔬菜中，甜度与蔗糖相等。工业上可通过氢化木糖而获得，常作为甜味剂。

**（二）低聚糖**

低聚糖又称寡糖，是由3～9个单糖构成的一类小分子多糖。由于低聚糖中的化学键不能被人体消化酶分解，因此不易被消化。常见的低聚糖主要有棉子糖、水苏糖、低聚果糖、大豆低聚糖等。

棉子糖由葡萄糖、果糖和半乳糖构成，多见于蜂蜜中，也是大豆低聚糖的主要成分。水苏糖为四糖，由两分子半乳糖、葡萄糖、果糖组成，常与蔗糖、棉子糖共存，主要存在于豆类中。摄入大量豆类常引起腹部胀气，主要是由于棉子糖、水苏糖不能被消化道中的消化酶分解，而被肠道微生物发酵产气引起的。

低聚果糖是蔗糖分子的果糖残基上结合1～3个果糖组成的寡糖。主要存在于水果、蔬菜（如香蕉、大蒜、洋葱等）中。在体内不易被消化吸收，但易被大肠双歧杆菌利用，被认为是大肠双歧杆菌的增殖因子。

大豆低聚糖是存在于大豆中的可溶性糖分的总称，主要成分是棉子糖、水苏糖，也含有一定量的蔗糖等其他成分，除存在于大豆外，还常见于其他豆类（如豇豆、豌豆、绿豆、扁豆等）中。大豆低聚糖也是大肠双歧杆菌的增殖因子，常作为功能性食品的基料，用于食品工业的生产中。

**（三）多糖**

多糖是由大于或等于10个葡萄糖分子脱水缩合而成，无甜味，一般不溶于水，在营养学上可分为淀粉和非淀粉多糖。

**1. 淀粉**

淀粉（starch）由许多的葡萄糖单体联结而成。在谷类、豆类、坚果类，以及薯类等块根类食物中含量丰富。

（1）直链淀粉。直链淀粉（amylase）又称糖淀粉，由葡萄糖分子残基通过α-1,4-糖苷键相连而成。直链淀粉可溶解于热水中，与碘产生蓝色反应，天然食物中含量较少。

（2）支链淀粉。支链淀粉（amilopectin）又称胶淀粉，由葡萄糖分子残基通过α-1,4-糖苷键和α-1,6-糖苷键相连而成。支链淀粉难溶于水，遇碘产生棕色反应，食物中支链淀粉含量较高。

（3）改性淀粉。改性淀粉（modified starch）又称变性淀粉，是指普通淀粉经过物理或化学方法处理后，使其某些性质改变的淀粉。食品工业中常用于增稠、稳定冷冻食品内部结构，改善食物的风味等。

（4）抗性淀粉。抗性淀粉（resistant starch）是指健康人小肠内剩余的不被消化吸收的淀粉及其降解产物的总称。广泛存在于一些水果及豆科作物中，其特性是在小肠内部分消化，在结肠内发酵并完全吸收。

（5）糖原。糖原（glycogen）为淀粉在动物体内储存能量的一种形式，故又称为动物淀粉。它存在于肝脏、肌肉和其他组织中，人体中的淀粉约有1/3存在于肝脏，称为肝糖原，可维持人体正常的血糖浓度；其余2/3存在于肌肉，称为肌糖原，可提供肌肉运动所需要的能量。糖原和血糖的总量占体重1%以下，与蛋白质和脂肪相比，碳水化合物是体内含量较少的大分子营养素。

**2. 非淀粉多糖**

非淀粉多糖（non starch polysaccharides，NSP）主要由植物细胞壁成分组成，在体内不能被消化吸收，在营养学上称为膳食纤维，包括纤维素、半纤维素和果胶木质素等。

纤维素是植物的骨干，是植物细胞壁的主要成分，分布于植物的根、茎、叶、花、果、种子以及谷类的外壳中。在人体消化道内缺乏消化纤维素的酶，同时其水溶性也较小不能被酸水解，因此不能被人体消化吸收。纤维素具有吸水性，可以增加肠道内容物的体积，还可刺激和促进胃肠道的蠕动，有利于其他食物的消化吸收及粪便的排泄。

半纤维素也是植物细胞壁的主要成分，通常与纤维素同时存在于植物性食物中。在人体消化道内不能被消化酶分解，但在大肠中易被细菌发酵，大肠中半纤维素比纤维素更易被细菌分解。

果胶是存在于蔬菜和水果软组织中的无定形物质，可在热溶液中溶解，在酸性溶液中遇热形成凝胶，在食品加工中常作为增稠剂使用。

木质素是使植物木质化的物质，虽然包括在不可利用的碳水化合物的范畴内，但它并不是真正的碳水化合物，而是苯基-丙烷衍生物的聚合物，因与纤维素、半纤维素同时存在于植物细胞壁中，进食时往往一并摄入人体内，而被认为是膳食纤维的组成成分。通常果蔬植物所含的木质素甚少。人和动物均不能消化木质素。

## 二、碳水化合物的消化、吸收与代谢

淀粉的消化开始于口腔。口腔内的唾液腺（腮腺、颌下腺、舌下腺）及无数散在的小唾液腺，分泌的唾液中含α-淀粉酶，口腔内的α-淀粉酶对α-1,4-糖苷键具有专一性，使淀粉分解成麦芽糖、异麦芽糖、糊精等，因食物在口腔中停留的时间较短（15～20s），淀粉的水解程度不高。当食物被吞咽进入胃后，因胃酸及胃蛋白酶的作用，淀粉酶很快失去活性。胃液中不含任何水解碳水化合物的酶，所以碳水化合物在胃中几乎不被消化。

淀粉的消化主要在小肠内进行。来自胰液的α-淀粉酶可以水解淀粉为带1,6-糖苷键支链的寡糖，即α-糊精和麦芽糖。小肠黏膜上皮含有丰富的α-糊精酶，可将α-糊精分子中的1,6-糖苷键、1,4-糖苷键水解，使它生成葡萄糖；麦芽糖（在麦芽糖酶的作用下）生成葡萄糖；蔗糖（在蔗糖酶的作用下）生成葡萄糖和果糖；乳糖（乳糖酶）生成半乳糖和果糖。生成的这些单糖分子均可被小肠黏膜细胞吸收。

碳水化合物的吸收主要是在小肠。单糖首先进入小肠黏膜上皮细胞，再进入小肠壁的门静脉毛细血管，汇合于门静脉进入肝脏，最后进入体循环，而被运送至全身各个组织和器官。

葡萄糖在体内的运输是依靠血液完成的。血液中的葡萄糖称为血糖（blood sugar），人体血液中葡萄糖正常含量为 3.8～6.1mmol/L。人类的进食是有时间性的，但能量的需要却是持续的。餐后人体吸收了大量的葡萄糖进入血液，当血液中葡萄糖高于正常血糖水平时，健康的胰腺分泌胰岛素，由血液运到全身各组织和器官中，促进组织和细胞吸收葡萄糖。葡萄糖进入细胞后，可直接被细胞"燃烧"产生能量，如果暂不需要，在肝脏和肌肉中合成糖原并储存。当餐后血液中的葡萄糖（即血糖）水平降到正常以下时，肝脏就将糖原分解成葡萄糖释放到血液中运往身体各组织和器官，以维持血糖水平的稳定。葡萄糖的这种储存和释放的平衡是在胰岛素的控制下进行的。肌糖原仅能提供肌肉收缩所需要的能量，它不能向血液中释放葡萄糖。此外人体不能直接将半乳糖和果糖转变成能量。它们先被血液运送到肝脏，在肝脏内转变成糖原，当需要时，糖原可转换为葡萄糖，见图 2-3-1。

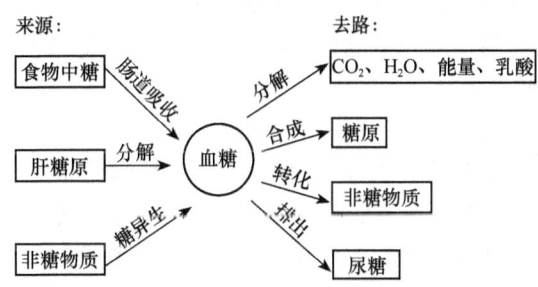

图 2-3-1　血糖的来源和去路（葛可佑，2004）

由此可见，葡萄糖被吸收后在体内可发生三方面的变化：一是氧化产生热量；二是部分葡萄糖在肝脏和肌肉中被合成为糖原储存起来；三是以肝糖原和肌糖原储存的葡萄糖量是有限的，如果肝脏和肌肉储存不了，则剩余的葡萄糖就转变成脂肪储存在脂肪组织中。

当碳水化合物的摄入量大大超过人体需要时，即大大超过了人体的能量消耗和糖原储备能力时，就会以脂肪的形式存于脂肪库中。就其本质来讲，脂肪也可看作是糖在体内储存的另一种形式。在饥饿特别是长期饥饿的情况下，脂肪库中的脂肪就可被动员、分解，供给人体能量。但这个过程是不可逆的，葡萄糖一旦转变成脂肪就不能再分解为葡萄糖，脂肪只能首先分解为脂肪酸，然后再经 β-氧化，最终以其产物乙酰辅酶 A 参加糖代谢的三羧酸循环。

## 三、碳水化合物的生理功能

碳水化合物是人体生命细胞的重要组成成分及主要的供能物质，并具有调节细胞活动的功能。

### （一）提供能量及储存能量

碳水化合物是人体最主要、最经济的能量来源。每克碳水化合物在体内可供给

16.7kJ（4kcal）的能量。摄入的单糖几乎在小肠全部吸收，摄入的双糖和多糖（如淀粉），在体内经过各种消化酶的消化，分解成单糖而被吸收利用。

葡萄糖可以被人体的所有组织直接利用。研究证明，心脏的活动需要的能量，主要来源于葡萄糖的氧化磷酸化。中枢神经系统只能利用葡萄糖氧化供给能量，由于脑组织不储备能量，如果血液浓度不足以供应中枢神经系统的能量，则会引起大脑功能障碍，出现昏迷、痉挛，甚至死亡。所以碳水化合物对维持神经组织的功能有着重要的意义。

碳水化合物在体内氧化较快，能及时地供给能量，特别是葡萄糖的无氧酵解，对在特殊的环境条件下供给能量以满足机体的需要有重要的意义。例如，剧烈运动时，能量需要增加，糖分解加快，此时即使增加呼吸和血液循环，仍不能满足需要，肌肉处于相对缺氧状态，糖酵解因此而加强来补充所需的能量。所以，在剧烈运动时血液中乳酸含量增加即是糖酵解加强的结果。碳水化合物的最终产物为二氧化碳和水，其氧化产物易于排出，对机体无害。

一部分葡萄糖可以糖原的形式储存于肝脏和肌肉中，但储备量极有限。当体内血糖降低时，糖原就分解为葡萄糖供机体需要。因它的储备量很低，所提供的能量仅够机体半天的需求。肌糖原仅对肌肉能量的需要有效而对血糖浓度的调节无效。因此，为了使血糖浓度提高到正常，则动用肝糖原释放葡萄糖。糖原的储备和释放是通过激素来调节的，如肾上腺激素、胰岛素等。

### （二）构成机体的组织

碳水化合物是机体重要组成成分，参与许多生命过程。例如，糖与蛋白质结合构成细胞膜的糖蛋白是抗体、酶、激素、核酸的组成部分，有着重要的生理功能；糖和脂肪构成的糖脂是细胞膜和神经组织的重要成分；对遗传信息起传递作用的核酸是由核糖和脱氧核糖构成的。

### （三）碳水化合物节约蛋白质作用

满足人体的热能需要是碳水化合物首要的功能。碳水化合物有利于机体的氮储留，膳食蛋白质摄入以后以氨基酸形式被吸收，并在体内合成所需要的蛋白质或其他代谢物，这一过程需要能量，如碳水化合物摄入不足，能量供应不能满足需要，将由蛋白质和脂肪产生能量来弥补，即有部分氨基酸分解用于供给能量。如果摄入充足的碳水化合物可以节省这一部分蛋白质的消耗，使氮在体内储留量增加而用于组织的构成，这种作用称为碳水化合物节约蛋白质作用（protein sparing action）。

实验研究显示，蛋白质与碳水化合物同时被摄入机体时，在体内储留的氮比单独摄入蛋白质时要多。主要是因为摄入蛋白质后，组织中游离的氨基酸浓度增高，而氨基酸在体内重新合成机体需要的蛋白质以及进一步代谢都需要较多的能量，所以，摄入蛋白质同时摄入糖类，可增加ATP形成，有利于氨基酸的活化以及蛋白质的合成，可提高食物蛋白质的生物利用率。

### （四）促进脂肪的代谢——抗生酮作用

脂肪的代谢需要碳水化合物参与。脂肪在体内代谢所产生的乙酰辅酶A，要与葡萄糖代谢的中间产物草酰乙酸结合才能进入三羧酸循环被彻底氧化，如果碳水化合物摄入不足，脂肪则氧化不全即乙酰辅酶A的正常代谢途径受到限制，而导致产生过量的酮体积聚在体内引起酮血症。正常情况下，膳食中碳水化合物供应充足时，人体血液中酮体含量很小，所以说碳水化合物起到抗生酮作用。

发生酮症的可能原因之一是饥饿。当膳食缺少碳水化合物时，糖原很快地被消耗，人体不得不动用脂肪储备，而脂肪在提供能量的代谢中因缺少碳水化合物的辅助作用形成大量酮体。发生酮症的另一临床原因是糖尿病。糖尿病患者血液中葡萄糖虽然存在，但不能被机体正常利用。酮症是糖尿病的重要并发症之一，产生原因是两种酮体（乙酰乙酸和 β-羟基丁酸）的酸性所致。它们存在于血液里，降低了血液的 pH，使之低于正常值（7.4），而人体的各种生理功能，如酶系统，只有在维持着最适 pH 之下才能发挥它的正常功能。同时机体为抵制酸中毒，肾脏排出含酸的尿，势必造成钠离子和大量的体液随尿液丢失，由于脱水而致酸中毒及电解质代谢的紊乱。

### （五）帮助肝脏解毒

葡萄糖经醛糖酸途径生成的葡萄糖醛酸（glucuronic acid），是人体内一种重要的解毒剂，在肝脏中能与许多有害物质如细菌毒素、四氯化碳、乙醇、砷等结合，以消除或减轻这些物质的毒性或生物活性，从而起到解毒的作用。此外，糖与蛋白质结合成糖蛋白，保持蛋白质在肝脏的储存量，摄入足量糖可以增加肝糖原的储存，加强肝脏功能。实验证明，体内肝糖原不足时，动物对有害物质的解毒作用明显下降，所以，患肝炎时，可适当摄入糖，以补充人体的需要（使肝合成多量肝糖原，增强肝细胞的再生，促进肝脏的代谢和解毒作用）。

### （六）增强肠道功能，促进粪便排出

非淀粉多糖虽然不能被人体消化吸收，但由于其吸水性，增加了代谢产物的体积而以机械刺激使肠道蠕动增强；还可增加粪便的含水量，降低了粪便的硬度而有利于排便。不同的膳食纤维吸收水分的作用不完全一样，谷类纤维比果蔬类纤维更能有效地增加粪便体积和防止便秘。同时膳食纤维还可增加结肠的细菌发酵而产生短链脂肪酸，增强肠道菌群增殖有助于正常的消化。

非淀粉多糖在结肠发酵产生的短链脂肪酸，被肠黏膜吸收导致碳酸氢盐积累，可降低肠道 pH 而改变了肠内菌群的构成与代谢。而丁酸被认为是结肠上皮细胞吸收的主要营养素，可刺激结肠上皮细胞的增殖，从而使之免受由其他刺激引起结肠癌、直肠癌的基因损伤，有稀释致癌物，维护肠道黏膜屏障的功能，还可选择性地刺激肠道细菌的生长，诱导益生菌大量繁殖，特别是某些有益菌群（如乳酸杆菌、双歧杆菌等）的增殖，从而提高人体的肠道功能。短链脂肪酸作为结肠厌氧菌对膳食纤维、未消化淀粉等物质降解、酵解的终产物，可以容易地被结肠黏膜上皮细胞吸收，为结肠黏膜提供能源。

此外，膳食纤维对肠内容物的水合作用、脂质的乳化作用、消化酶的消化作用都可产生一定的影响，如阻碍蛋白质、无机盐等的消化吸收。可溶性膳食纤维进入人体消化道内，在胃中可吸水膨胀，增加胃内容物的体积，使胃排空速率减缓，降低了胃中内容物进入小肠的速度，同时使人产生饱腹感。某些水溶性膳食纤维还能吸附胆固醇，随粪便排出体外，从而抑制人体对胆固醇的吸收，对防治高胆固醇血症（hypercholesterolemia）、动脉粥样硬化等心血管疾病具有一定的意义。

### （七）其他

碳水化合物还具促进儿童生长发育的作用。由于儿童活泼好动，而其各组织、器官

生长速度比较快，对营养素的供给也提出了更高的要求，在此期间食欲旺盛、能量摄入猛增，基本上与生长发育速度和活动量相适应，一般不致因为摄入能量过多而发胖。此外，烹饪工艺中常用来调味、增色。

## 四、碳水化合物营养不良对人体健康的影响

### （一）碳水化合物摄入不足

碳水化合物摄入不足常出现在禁食状态下。由于得不到碳水化合物的补充，血液中葡萄糖值可下降到正常值以下，而发生低血糖症（hypoglycemia）。低血糖症最严重的后果是中枢神经系统功能紊乱，严重时甚至能引起低血糖昏迷和死亡。发生这种情况是因为大脑活动时几乎全部的能量都是由葡萄糖提供的，但大脑又几乎没有糖原的储存。过度活动，但又不增加碳水化合物的供给，或激素失调等原因，也会产生同样的症状。

此外，肝糖原的正常储备是保持肝脏的正常解毒功能和肝脏免受有害因素损害所必需的。当肝糖原储备较充足时，能增强肝细胞的再生，使肝脏对某些化学毒物，如乙醇、砷等有较强的解毒能力，对各种细菌感染引起的毒血症也有较强的解毒作用。当人体糖的供应不足时，肝细胞再生受影响，易导致肝脏受到损伤，从而使人体对肝炎病毒的免疫力下降。

流行病学证实，膳食中富含膳食纤维的食物如蔬菜和水果的摄入量与肠癌的发病危险因素呈负相关。

### （二）碳水化合物摄入过多

碳水化合物营养不良的另一种情况是摄入过量，尤其是精制糖即蔗糖摄入过量，除龋齿外，还将给人体健康带来更为不利的影响。很多资料显示，一些发达国家伴随着蔗糖摄入量的增加，冠心病的发病率逐年上升，且因食糖引起的高脂血症日后可以促成动脉粥样硬化。此外，由于肝糖原和肌糖原的储存量是有限的，膳食中碳水化合物摄入过多时，剩余的葡萄糖将转变成脂肪储存在脂肪组织中。且这种储存几乎是无限的，因此，碳水化合物摄入过多将导致肥胖，而肥胖又将成为很多慢性疾病如心血管疾病、高血压、高脂血症、糖尿病等的诱因。

过量的摄入膳食纤维（dietary fiber）会引起一些不良反应，如腹泻、腹胀、腹痛等，而肠道内形成纤维粪石引起肠梗阻则少见，但对老年人或极度消瘦的患者要特别注意，应提倡逐步增加膳食纤维的摄入量。同时高膳食纤维的摄入还可能降低某些维生素和无机盐的吸收。此外，患有急慢性肠炎、伤寒、痢疾、肠道肿瘤、消化道出血、肠道手术前后、肠道狭窄、食道静脉曲张等疾病的人应控制膳食纤维的摄入量。

## 五、碳水化合物的食物选择与供给量

膳食蛋白质、脂肪和碳水化合物三者都是提供能量的营养素，但以蛋白质提供能量极不经济，还会增加肝脏、肾脏的负担，因此，膳食蛋白质供给量比较稳定。一般认为，膳食中碳水化合物的供给量应占全天总能量的55%～65%。但对碳水化合物的实际需要量，成人随工作种类与性质而异，重体力劳动者比一般普通轻便工作的人需要量要高，随着劳动强度的加大，能量的消耗也增加。

由于膳食纤维对人体的某些慢性非传染性疾病具有预防和保健作用，不同国家根据

各自调查研究的情况提出了膳食中膳食纤维的摄入量标准。英国国家顾问委员会建议增加膳食纤维的摄入量为25～30g/d；美国FDA推荐的成年人的总膳食纤维为每人每天以20～35g为宜。澳大利亚的一份调查结果为每日平均摄入膳食纤维25g可明显地减少冠心病的发病率和死亡率。加拿大的一份调查结果为每人日膳食纤维的摄入量为22～24g。亚洲营养工作者提出的总膳食纤维摄入量以每人每日24g为宜。

我国目前尚未提出膳食纤维的摄入量标准。中国营养学会根据1999年推出的"中国居民平衡膳食宝塔"推荐的各类食物摄入量及其所提供的膳食纤维含量，计算出中国居民可以摄入的膳食纤维的量及范围，即按我国成年人不同的能量摄取，其总膳食纤维的适宜摄入量：低能量膳食7531kJ（1800kcal）为每人每日25g，中等能量膳食10 042kJ（2400kcal）为每人每日30g，高能量膳食11 715kJ（2800kcal）为每人每日35g。

糖的食物选择问题涉及不同的食物碳水化合物营养价值的问题。不同的食物碳水化合物的营养价值体现在血糖指数和糖的功能性两部分内容（见第三章第一节）。血糖指数（glycemic index，GI）是一个衡量碳水化合物对血糖反应的有效指标。血糖指数是指分别摄入含50g碳水化合物的食物与50g葡萄糖后，2h血浆葡萄糖糖耐量曲线下面积之比。血糖指数高的食物或膳食，表示进入胃肠道后消化快，吸收完全，葡萄糖迅速进入血液；反之，血糖指数越小的食物，在胃肠道内停留的时间长，释放缓慢，葡萄糖进入血液后升高血糖的程度越小，因此，可利用血糖指数的概念指导糖尿病患者的膳食。常见的食物血糖指数见表2-3-1。

表2-3-1 常见食物的血糖指数（GI）

| 食物名称 | GI | 食物名称 | GI | 食物名称 | GI |
| --- | --- | --- | --- | --- | --- |
| 馒头 | 88.1 | 玉米粉 | 68.0 | 葡萄 | 43.0 |
| 熟甘薯 | 76.7 | 玉米片 | 78.5 | 柚子 | 25.0 |
| 熟土豆 | 66.4 | 大麦粉 | 66.0 | 梨 | 36.0 |
| 面条 | 81.6 | 菠萝 | 66.0 | 苹果 | 36.0 |
| 大米 | 83.2 | 饼干 | 47.1 | 藕粉 | 32.6 |
| 烙饼 | 79.6 | 荞麦 | 54.0 | 鲜桃 | 28.0 |
| 苕粉 | 34.5 | 甘薯（生） | 54.0 | 扁豆 | 38.0 |
| 南瓜 | 75.0 | 香蕉 | 52.0 | 绿豆 | 27.2 |
| 油条 | 74.9 | 猕猴桃 | 52.0 | 四季豆 | 27.0 |
| 荞麦面条 | 59.3 | 山药 | 51.0 | 面包 | 87.9 |
| 西瓜 | 72.0 | 酸奶 | 48.0 | 可乐 | 40.3 |
| 小米 | 71.0 | 牛奶 | 27.6 | 大豆 | 18.0 |
| 胡萝卜 | 71.0 | 柑 | 43.0 | 花生 | 14.0 |

资料来源：葛可佑，2004

可引起糖耐量改变的因素有很多，如食物中淀粉的结构、颗粒的大小及包裹淀粉的纤维状态等，食物内非淀粉多糖的种类和含量等，食物中蛋白质的含量和种类，食物的烹饪加工方法等。

膳食中碳水化合物的主要来源是谷类、根茎类食物，如各种粮食和薯类含有大量的淀粉，因其来源丰富、价格经济，多用作主食，是世界性的重要热能物质。此外，蔬菜、水果和各种食糖也是碳水化合物的重要来源，蔗糖、麦芽糖等也可提供能量。蔬菜和水果除含少量单糖外，是纤维素、果胶的主要来源。

在能量性的食物中，应尽量以粮食和薯类食物为主要来源，因为粮食和薯类，除富含淀粉可以供给能量外，还含有其他一些营养素，如蛋白质、无机盐、维生素，特别是各种粗粮，不仅含B族维生素和无机盐较多，还含有纤维素，而蔗糖、麦芽糖等各种食糖，除供给能量外，基本上不含其他营养成分。但近年来，蔗糖的消耗量在逐年增加，应引起足够的重视。

膳食纤维主要存在于谷类、薯类、豆类及蔬菜、水果等植物性食物中。膳食纤维的主要来源是谷类食物，全谷粒和麦麸等富含膳食纤维，而植物成熟程度越高其纤维含量也就越多，谷类加工越精细则所含膳食纤维就越少。西方国家的饮食习惯与中国不同，为了能提高膳食纤维的摄入量，西方国家提倡吃黑面包（全麦面包）。我国人民随着生活水平的提高，食物越来越精细，蔬菜和豆类的摄入量也在减少，这是应该值得注意的，并且应强调多吃谷类为主的主食，多吃富含膳食纤维的食物以预防一些慢性疾病的发生。应注意到膳食纤维对人类健康的重要性。

### ❖ 对问题的解答

**问题解答1**：血糖指数的营养学意义是什么？

血糖指数（GI）是碳水化合物研究的一个新热点，经历了近20年的实践，才被学术界承认，并运用于营养实践。将碳水化合物用不同的血糖指数进行区分，它的魅力在于，表面上看，虽然是同样多的能量，但在人体内的代谢效果却是不一样的。

进入21世纪后，一些教科书在描述碳水化合物时，逐渐增加了对碳水化合物营养价值的评价，而在过去我们通常只对蛋白质和脂肪的营养价值进行评价。那么对碳水化合物怎样进行评价？评价的指标又是什么呢？

对碳水化合物进行营养价值的评价，其中一个很重要的指标就是血糖指数。

1997年，联合国粮食及农业组织/世界卫生组织（FAO/WHO）对血糖指数进行了定义：含50g碳水化合物食物血糖应答曲线下面积与同一个体摄入50g碳水化合物的标准食物（葡萄糖或面包）血糖应答曲线下面积之比。

测定血糖指数时，一般选择清晨空腹状态下，同一个人第一天口服含50g碳水化合物食物，分别在服用半小时后，每半小时测定一次血糖浓度，一般测定3h；第二天仍是清晨空腹状态下，用同样的方法服下含50g碳水化合物的葡萄糖口服液或面包，同样测定6次血糖浓度，并描绘出血糖浓度的曲线，计算测定食物血糖浓度面积与标准食物血糖浓度面积之比，这个比值就称为GI值。

从GI值的测定和计算过程我们可以看出：GI值是一个相对值，是被测食物在一定时间内的血糖指数与标准食物的血糖指数的比值。如果被测定食物中碳水化合物的消化吸收的速度比较快，血糖浓度升高的速度比较快，在一定时间内糖的消化吸收率很高，甚至完全被吸收，相对的血糖曲线的面积就比较大，这样与标准食物血糖指数的面积之比就比较高，甚至高于100；相反，如果被测食物中碳水化合物消化吸收的速度比较慢，其在一定时间内血糖升高的面积比就比较小，那相对的血糖指数就比较低。一般以70为界，高于它的，就属于高血糖指数食物，而低于它的，就属于低血糖指数食物。

因此，影响血糖指数的第一个，也是最为重要的因素，就是食物中碳水化合物的存在形式，如果食物中的碳水化合物以单糖或双糖为主，那消化吸收的速度就会比较快，血糖指数比较高；相反，如果食物中的碳水化合物以复合的碳水化合物为主，那消化吸收的速率就比较慢，血糖指数就比较低。当然，食物中的碳水化合物并不是独立存在的。如果食物中还存在一些影响碳水化合物消化吸收的因素，如比较多的脂肪、膳食纤维等，那碳水化合物消化吸收的速度就会比较低，这时即使食物以单糖为主，血糖指数也不一定高。

1981年，加拿大科学家Jenkins首先引入了GI的概念，并测定了60多种食物的GI值，主要用于糖尿病患者的宣传教育。但在当时，这一概念并不被人们所认同；1986年，美国国立卫生研究院（National Institutes of Health，NIH）明确表示不赞成，原因是当不同种类的碳水化合物共同食用时，显示出其血糖应答的差异；而且也没有研究显示长期应用GI作为膳食指导的益处。

经过5年的研究和实践，许多新的证据说明混合食物不仅其血糖应答存在差异，而且是可测定的；GI的宣传教育具有明显的临床意义；患者易理解、接受；对长期维持血糖水平有比较好的作用。因此，1998年，FAO/WHO碳水化合物专家委员会经过讨论，进一步郑重地重申了对GI的定义和应用的意义。

在此之后，许多国家和地区也都进行了不同食物血糖指数的测定，包括我国有很多这方面的资料，比较权威的是杨月欣等著的《中国食物成分表》中所列的血糖指数。

提出血糖指数概念的初期不能被认同，是有许多原因的，但其中一个最重要的原因，就是研究者认为人体膳食是一个多种食物的混合物，单独谈食物的血糖指数有点不切实际。这种观点是有一定的道理，但仔细想想，却是不能成立的。因为，即使是单独的食物，不也是多种营养素的复合体吗？正是这样才导致了不同食物血糖指数也不同。

**重要提示**：讨论影响血糖指数的因素有哪些？这是一个难度比较大的综合性问题，涉及许多方面的内容，如脂肪和膳食的消化吸收，如果学生能很好地理解和综合运用所学的知识，那就不难解释为什么巧克力的血糖指数并不高。

**问题解答2**：减肥就应该少吃或不吃主食吗？

从专业人员的角度，对于减肥的膳食调整或控制，应该先从能量与营养素的角度来考虑，然后再考虑食物。减肥或控制体重的最大困难，就是要寻找到不同个体的能量摄入与能量消耗的平衡点。这个平衡点找对了，就可以通过膳食调整和适当的活动，达到维持健康体重的目的。平衡点怎样找，在下面的章节中我们再讨论。但适当地控制能量的摄入，这一点对于减肥或控制体重的人来说，是十分重要的。

许多需要控制体重或减肥的人，都将主食看作是肥胖的罪魁祸首，不错，确实有些人是因为碳水化合物摄入过多而导致的肥胖。那么不吃主食就能控制体重吗？

让我们来看看许多"成功减肥者"的减肥忠告，他们的食谱中，重要的是水果、蔬菜占很大的比例。有一些人也确实是减肥成功了，但有些人却不能如愿，为什么？因为选择的水果种类不对。如果我们仔细寻找一下水果的GI值，就会发现，大多数水果、蔬菜的GI值都很低，但也有些水果的GI值也是比较高的，如香蕉、西瓜等，所以如果你选择了高GI值的水果替代主食，那能不能减肥成功就要打问号了。

如果单纯从碳水化合物的角度来看，完全用水果、蔬菜替代主食来控制体重几乎也未尝不可，但别忘了，主食或粮食供给人体的营养素并不单纯是碳水化合物，还含有蛋白质、少量脂肪、维生素、无机盐等，这样综合地考虑，用水果和蔬菜来替代碳水化合物就不那么合适了。

用水果替代主食来减肥，还有一个问题，就是容易反弹。因为中国人以粮食作为主食已成为习惯，不吃主食等于不吃饭这种观点根深蒂固，所以，一旦体重有所下降，以为减肥成功，最想吃的就是主食。而这种情况下，有时很难控制总的摄入量，一下子前面的努力都化为乌有。

因此，正确的做法是，不要将主食从食谱中除去，但要控制总的摄入量，注意主食种类的选择，多选GI低的品种，具体的做法就是选择未精加工的粮食，适量的粗粮杂粮，烹调加工也不要过于精细，这样既可以获得全面的营养，又可以满足饮食心理的需要，从而轻松减肥。

**问题解答3**：怎样从膳食中获得足够的膳食纤维？

膳食纤维只存在于植物性食物中，不同食物膳食纤维的种类会有差别，而膳食纤维的种类直接影响到它对人体的功能。具体来说，可溶性膳食纤维因为可溶于水，并可吸水膨胀，即使都可以预防便秘，但它的机制是不一样的，见表2-3-2。

表2-3-2　不同膳食纤维的溶解性、来源及功能对比

| 水溶性 | 食物来源 | 生理功能 |
| --- | --- | --- |
| 可溶性纤维<br>果胶、树胶、半纤维素 | 水果、蔬菜、大麦、豆类、燕麦等 | 保持大便的湿润、软化；降低血胆固醇浓度；减慢葡萄糖的吸收速度；减缓食物通过上消化道的速度；控制肠道蠕动、增加排便量 |
| 不溶性纤维<br>纤维素、木质素、部分半纤维素 | 褐色大米、小麦麸、谷类、蔬菜、水果 | 加速食物通过小肠；降低肠憩室、痔疮、阑尾炎发病率；降低结肠癌发病率 |

因此，吃多种来源的植物性食物，是获得不同膳食纤维的最佳选择，对人体的健康也是更为有益的。

膳食纤维需要额外补充吗？

中国营养学会建议，每日每人膳食纤维的摄入量最好不要低于25～35g，那么我们怎样测算自己的膳食纤维摄入量是否充足呢？以下是估算一天膳食纤维食入量的方法。

每100g蔬菜和水果中大约含膳食纤维1.5g，如果一天吃500g蔬菜、水果就可以获得7.5g膳食纤维；注意水果不包括果汁。

每50g谷类食物中大约含有膳食纤维2.0g，如果每天吃250g谷类就可获得10g膳食纤维。

豆类、种子、全麦制品中的膳食纤维最好参考《中国食物成分表》，这样将每天食物获得的膳食纤维相加就可以得到一天膳食纤维的总量。

其实，最简单的方法是按照"中国居民平衡膳食宝塔"结构所推荐的各类食物的建议摄入量，基本上能保证膳食纤维的摄入。

在日常生活中，尽量选择未精制的食物，是获得膳食纤维的最佳方法。

但随着生活习惯的改变，各类方便食物的丰富，使我们获得膳食纤维的机会越来越少。例如，各种粮食越来越精制；蔬菜、水果的摄入量越来越少，或被各种"天然果汁"替代，因此，有些人大力推销各种"膳食纤维补充剂"。

膳食纤维在发挥它的生理功能的时候，也需要食物中其他营养素的配合，或者还有一些是我们未知成分的作用，缺少了这些因素相互的作用，膳食纤维的作用可能会大大下降。更何况食物不仅营养素的种类和含量丰富，还给我们以美味，让我们有心理上和精神上的享受。因此我们还是建议每天从天然食物中获得膳食纤维，而不是膳食纤维的补充剂。

膳食纤维也要防止过多吗？

与其他营养素一样，膳食纤维过多对人体的健康也是不利的。如果我们选择了过多纯化的膳食纤维如麦麸，或粮食都选择粗杂粮，那膳食纤维也可能会过量。在粮食缺乏的年代，就有因为吃了过多的未经加工的粗杂食而产生肠道梗阻，需要通过手术治疗才能挽救生命的例子。这也从另一方面证实，膳食纤维的最好来源还是从天然食物中获取。

另外，有些完全的素食主义者，或者每天以蔬菜、水果代替其他食物的人，也需要注意防止膳食纤维的过量。膳食纤维过量时，会影响其他营养素的消化吸收。适量的膳食纤维，会增进人体健康，如适量的膳食纤维可以降低胆固醇的消化吸收；但如果过量，就会使人体营养素的消化吸收减少。最常见的例子是，如果直接摄入大豆，其蛋白质的消化吸收率只在50%左右，但如果我们适当加工，去掉过多的膳食纤维，那蛋白质的消化吸收率就可增加到80%左右。特别是食物中的无机盐和微量元素，更容易受膳食纤维的影响，所以膳食纤维也要注意适量。

此外，要使膳食纤维的作用更加完善，在摄入膳食纤维的同时，增加饮水量也是必需的。

**问题解答4**：少食多餐和多食少餐哪个更科学？

由于人体肝糖原的储存是有限的，多余的碳水化合物将转化为脂肪储存，故多食少餐不科学。对于需要减肥或控制体重的人和糖尿病群体尤其如此。

**问题解答5**：通过空腹从事剧烈运动来减肥是否科学？

不科学。糖可以辅助脂肪代谢，具有抗生酮作用。空腹情况下脂肪在没有糖参与下单独提供能量，脂肪代谢向着形成酮体的方向代谢，酮体会导致肾脏出现酮酸中毒。

## 第四节　能　　量

❖ **教学目标**：认识人类饮食生活中能量供给的知识，学会理论联系实际进行相关营养咨询，并领悟作为教师如何设计相关教学内容。

### （一）知识教学目标
1. 了解人体能量消耗的途径。
2. 理解能量平衡的问题。
3. 掌握肥胖的知识。

### （二）能力培养目标
1. 掌握健康体重评价标准及人体能量消耗的计算方法。
2. 掌握应用能量知识解决实际生活中问题的能力。
3. 通过具体案例学会理论联系实际设计教学内容。

❖ **问题导入：**
1. 腹型肥胖的危害是什么？
2. 如何进行健康体重的管理？

能量是营养学研究的重要内容。人体的一切活动都与能量代谢分不开。人体不仅在活动时需要能量，在安静时也需要能量以维持心跳、呼吸等各项基本生命活动。

人体需要的能量来自食物，食物中的能量维持人体所有的生命活动及社会活动，人体以能量做功的同时也有热量的释放维持体温。如果人体摄入的能量不足，机体会动用自身的能量储备甚至消耗自身组织以满足生命活动对能量的需要。生长发育期的婴儿、青少年若长期处于饥饿状态则会导致生长发育迟缓、消瘦甚至死亡。反之，长期摄入能量过剩，则过剩的能量大部分会在机体以脂肪的形式储存。能量摄入的最佳状态是供需平衡。

## 一、能量单位

过去营养学上以"千卡"作为能量的单位，1千卡（kcal）就等于1kg纯水从15℃上升至16℃所需要的能量。后来，国际上确定1卡（cal）能量相当于4.184焦耳（Joule，J），以焦耳作为能量单位。1J相当于1牛顿（N）的力使物体移动1m的距离所消耗的能量。营养学上常用千焦（kJ）、兆焦（MJ）或千卡（kcal）作为能量单位。两种能量单位的换算关系为

$$1kcal=4.184kJ \qquad 1kJ=0.239kcal$$
$$1000kcal=4.184MJ \qquad 1MJ=239kcal$$

## 二、能量来源与能量系数

碳水化合物、脂类、蛋白质这三种营养素在体内代谢后可产生能量，因此，将这三种营养素称为产热营养素或能源物质。

### （一）碳水化合物

碳水化合物是机体的重要能量来源。我国人民所摄取食物中的营养素，以碳水化合物所占的比例最大。一般说来，机体所需能量的50%以上是由食物中的碳水化合物提供的。

食物中的碳水化合物经消化产生的葡萄糖被吸收后，有一部分以糖原的形式储存在肝脏和肌肉中。肌糖原是骨骼肌中随时可动用的储备能源，用来满足骨骼肌在工作的情况下的能量需要。肝糖原也是一种储备能源，但储存量不大，主要用于维持血糖水平的相对稳定。脑组织消耗的能量相对较多，在通常情况下，脑组织消耗的能量均来自碳水

化合物有氧条件下的氧化，因而脑组织对缺氧非常敏感。另外，脑组织细胞储存的糖原又极少，代谢消耗的碳水化合物主要来自血糖，所以脑功能对血糖水平有很大的依赖性。

### （二）脂类

机体内的脂类分为组织脂质和储存脂质两部分。组织脂质主要包括胆固醇、磷脂等，是组织、细胞的组成成分，在人体饥饿时不减少，也不能成为能源。储存脂质主要是脂肪，即三酰甘油或中性脂肪。在全部储存脂质中，三酰甘油约占98%。其中一部分是来自食物的外源性脂肪；另一部分是来自体内碳水化合物和氨基酸转化成的内源性脂肪。脂肪是人体内各种能源物质的主要储存形式。

在正常情况下，人体所消耗的能源物质中有40%～50%来自体内的三酰甘油；在短期饥饿情况下，主要由体内的脂肪供给能量。脂肪酸可直接供给很多组织利用，也可在肝脏转化成丙酮酸再供给其他组织利用。不但骨骼肌、心肌等可利用脂肪酸和酮体，在饥饿时，脑组织也可部分利用酮体。所以，脂肪也是重要的能源物质。

### （三）蛋白质

人体在一般情况下主要利用碳水化合物和脂肪氧化供能。但在某些特殊情况下，机体所需能源物质供能不足，如长期不能进食或消耗量过大时，体内的糖原和储存脂肪已大量消耗之后，将依靠组织蛋白质分解产生氨基酸，氨基酸在体内经过脱氨基作用或氨基转换作用，分解为非氮成分和氨基。其中非氮成分（α-酮酸）可以氧化供能，氨基则经过处理后主要由肾脏排出体外。

此外，乙醇在体内也能产生能量。

进食是周期性的，而能量消耗则是连续不断的，因而储备的能源物质不断被利用，又不断补充。当机体处于饥饿状态时，碳水化合物的储备迅速减少，而脂肪和蛋白质则作为长期能量消耗时的能源。

每克碳水化合物、蛋白质、脂肪在体内氧化产生的能量值称为能量系数。

每克碳水化合物、蛋白质和脂肪在体外燃烧时分别释放17.15kJ（4.10kcal）、23.64kJ（5.65kcal）和39.54kJ（9.45kcal）的能量。碳水化合物和脂肪在体内完全氧化成$H_2O$和$CO_2$，所产生的能量与体外燃烧释放的能量相近；而1g蛋白质在体内氧化释放的能量只有18.2kJ（4.35kcal），为体外燃烧释放能量的77%。这是因为体内蛋白质不能完全氧化，除$H_2O$和$CO_2$等产物外，还有尿素、尿酸等含氮有机物。

由于消化道不能完全消化吸收生热营养素，按碳水化合物、脂肪、蛋白质三者的消化率分别为98%、95%、92%计算，故三种产能营养素的能量系数分别为

碳水化合物：17.15kJ×98%＝16.81kJ（4kcal）

脂肪：39.54kJ×95%＝37.56kJ（9kcal）

蛋白质：23.64kJ×92%＝21.75kJ（4kcal）

每克纯乙醇产能约为29.29kJ（7kcal），每克有机酸产能约为12.55kJ（3kcal）。

食物含能量的高低取决于生热营养素的构成。例如，巧克力、蛋糕、猪肉、羊肉等，脂肪的含量高，为高能量食品；而蔬菜、水果中产能营养素的含量较低，为低能量食品。

## 三、人体能量消耗

正常成人每日的能量消耗主要由基础代谢、机体活动以及食物特殊动力作用三方面

构成。而处于生长发育期的婴儿、儿童、青少年需要额外的能量用于机体生长发育，孕妇需要更多的能量供胎儿、子宫、乳房等生长发育和母体脂肪的储备，哺乳期的女性也需要额外的能量供给以保证乳汁的分泌。

### （一）基础代谢

基础代谢（basal metabolism，BM）是维持生命活动最基本的能量消耗。即人体在清醒、静卧、空腹（进食后12~14h）、思想放松、室温适宜（18~25℃）时用于维持呼吸、心跳、体温、循环等生理活动所消耗的能量。

基础代谢率（basal metabolism rate，BMR）指单位时间内人体每平方米体表面积所消耗的基础代谢能量，表示单位为 $kJ/(m^2 \cdot h)$ 或 $kcal/(m^2 \cdot h)$，是表示基础代谢水平的常用指标。基础代谢率受很多因素的影响，主要有以下几方面。

1）年龄　年龄越小，基础代谢率越高。婴幼儿的基础代谢率非常高，青春期又出现一个代谢活跃的阶段。成年以后，随着年龄的增加代谢缓慢下降，当然其中也有一定个体差异。老年人基础代谢率明显下降，与老年人体内去脂组织或代谢活性组织减少、体脂增加有关。此外，受内分泌的改变和更年期等的影响，能量消耗有下降趋势。

2）性别　实测结果表明，在同一年龄、同一体表面积的情况下，女性的基础代谢率低于男性；尽管年龄和体表面积相同，但女性体内的脂肪组织的比例高于男性，是导致基础代谢水平比较低的主要原因。此外，对于生育期妇女，由排卵期带来的基础体温波动，对基础代谢率也有细微的影响。

3）体型和机体构成　动物实验表明，身高和体重是影响基础代谢率的重要因素。身高和体重与体表面积之间存在线性回归关系，根据身高和体重可以计算体表面积，从而计算基础代谢消耗的能量。机体内去脂组织或称瘦体质（lean body mass）是代谢活性组织。脂肪组织则是相对惰性的组织。因此一般瘦高体型者的基础代谢率高于矮胖体型者。

4）内分泌　体内许多腺体所分泌的激素，对细胞的代谢及调节具有重要的影响，如甲状腺素可使细胞内的氧化过程加快，当甲状腺功能亢进时，基础代谢率明显增高；而甲状腺功能低下时，基础代谢低于正常状态。垂体激素能调节其他腺体的分泌，因此也可间接影响基础代谢率。下面介绍通过体表面积和基础代谢率来计算基础代谢所消耗热能的方法，见表2-4-1。

表2-4-1　不同年龄、性别人群的基础代谢率　　［单位：$kcal/(m^2 \cdot h)$］

| 年龄（岁） | 男 | 女 | 年龄（岁） | 男 | 女 | 年龄（岁） | 男 | 女 |
| --- | --- | --- | --- | --- | --- | --- | --- | --- |
| 1 | 53.0 | 53.0 | 17 | 40.8 | 36.3 | 50 | 35.8 | 33.9 |
| 3 | 51.3 | 51.2 | 19 | 39.2 | 35.5 | 55 | 35.4 | 33.3 |
| 5 | 49.3 | 48.4 | 20 | 38.6 | 35.3 | 60 | 34.9 | 32.7 |
| 7 | 47.3 | 45.4 | 25 | 37.5 | 35.2 | 65 | 34.4 | 32.7 |
| 9 | 45.2 | 42.8 | 30 | 36.8 | 35.0 | 70 | 33.8 | 31.7 |
| 11 | 43.0 | 42.0 | 35 | 36.5 | 35.0 | 75 | 33.2 | 31.7 |
| 13 | 42.3 | 40.3 | 40 | 36.3 | 34.0 | 80 | 33.0 | 30.9 |
| 15 | 41.8 | 36.3 | 45 | 36.2 | 34.5 | | | |

从表 2-4-1 中也可看出，年龄、性别对基础代谢热能消耗的影响。成年男子每平方米体表面积每小时基础代谢消耗的热能平均为 40kcal/($m^2 \cdot h$)，这样，只要计算出他的体表面积，就可计算出其每日基础代谢所消耗的热能。体表面积可根据人的身高和体重按下列经验公式计算：

$$体表面积 = 0.006\ 59 \times 身高 + 0.0126 \times 体重 - 0.1603$$

式中，体表面积、身高及体重的单位分别为平方米、厘米和千克。根据表 2-4-1 中的数值和体表面积，就可计算出不同人群的基础代谢的热能消耗。例如，某身高 170cm，体重 65kg 的男性，其体表面积为

$$体表面积 = 0.006\ 59 \times 170 + 0.0126 \times 65 - 0.1603 = 1.779 m^2$$

其每日基础代谢所消耗的热能为

体表面积($m^2$)×40[kcal/($m^2 \cdot h$)]×24(h)=1.779×40×24=1707.8kcal(7145.6kJ)

1985 年 WHO 报告，提出以静息代谢率（resting metabolism rate，RMR）代替 BMR，测定过程要求全身处于休息状态，在进食后 3~4h 测定，此种状态测得的能量消耗量与 BMR 很接近，但测定方法比较简便。由于此时机体仍进行着一些消化活动，这种状态比较接近人体休息状态。

一般认为，RMR 与 BMR 相关值低于 10%，故在实际工作中可以通用。

每个人的 RMR 值在一定的时间内不会有很大的波动，一般占人体能量总消耗的 60%~75%。

**（二）体力活动能量消耗**

体力活动能量消耗又称运动热效应（thermic effect of exercise，TEE）。人们每天都从事着各种各样的体力活动，活动强度的大小、时间的长短、动作的熟练程度都影响能量的消耗。体力活动一般分为职业活动、社会活动、家务活动和休闲活动等，由于这种活动的变化程度比较大，因此，体力活动的能量消耗个体差别最大。通常各种体力活动所消耗的能量占人体总能量消耗的 15%~30%。

影响体力活动能量消耗的因素主要有：肌肉越发达者，活动消耗越多；体重越重消耗越大；劳动强度越大、持续越久消耗越多；此外还与劳动熟练程度有关，越不熟练者耗能越大。

职业劳动强度是主要的影响因素。WHO 将职业劳动强度分为三个等级以估算不同等级劳动强度的体力活动水平（physical activity level，PAL），见表 2-4-2。

表 2-4-2 不同劳动强度的体力活动水平（PAL）

| 活动强度 | 职业工作时间分配 | 工作内容举例 | PAL 值 | |
| --- | --- | --- | --- | --- |
| | | | 男 | 女 |
| 轻 | 75% 时间坐着或站立，25% 的时间站立活动 | 办公室工作，修理电器、钟表，售货员和酒店服务员的工作，化学实验室操作，讲课 | 1.55 | 1.56 |
| 中 | 40% 时间坐着或站立，60% 时间从事特殊职业劳动 | 学生日常活动，机动车驾驶，电工安装，车床操作，金工切割 | 1.78 | 1.64 |
| 重 | 25% 时间坐着或站立，75% 时间从事特殊职业劳动 | 非机械化农业劳动，炼钢，舞蹈，体育运动，装卸，采矿等 | 2.10 | 1.82 |

资料来源：中国营养学会，2006

将 BMR 乘以 PAL 就可以计算出人体的能量消耗量或需要量，这种方法也称为要因加算法（factorial method）。

但应注意的是，人们在工作中消耗的能量不能代替一整天的能量消耗，因为工作之余的业余生活不同，使能量消耗会有很大的差别。

如果将职业劳动和业余活动的各个细节分类，再分别按每种动作持续的时间做总的累计，就可以得到人体在特定时间总的能量消耗量。

### （三）食物特殊动力作用

由于摄食而引起能量消耗额外增加的现象称为食物特殊动力作用（specific dynamic activity，SDA），又称食物的热效应（thermic effect of food，TEF）。

人类食物特殊动力作用的能量消耗，约相当于总能量消耗的 10%。不同食物的特殊动力作用也会因为食物成分不同而异。例如，摄食蛋白质所引起的额外能量消耗特别高，可达到其本身能量的 30% 以上；脂肪最低，为 4%～5%；碳水化合物为 5%～6%。食物特殊动力作用在进食后不久即可出现，进食 2h 后达最高点，在进食 3～4h 基本恢复到进餐前水平。

食物热效应只能增加身体热量的散发，而不能增加可利用的能量，是一种能量的额外消耗。出现食物特殊动力作用的原因目前仍不十分清楚，不少学者做过很多研究。认为是由于营养素在体内代谢过程消耗能量引起的；另外，消化液的分泌、胃肠道的蠕动等消耗的能量也属于食物特殊动力作用的能量消耗。

### （四）生长发育和新组织的增加

婴幼儿、儿童、青少年的生长发育需要的能量，还包括机体生长发育中形成新的组织所需要的能量，以及新生组织新陈代谢所需要的能量。3～6 个月的婴儿，摄入能量的 15%～23% 是用于机体生长发育的能量消耗。

孕妇在怀孕过程中，胎儿的生长，自身子宫、乳房、胎盘的发育，体脂的储备等；乳母乳汁的合成与分泌；以及疾病恢复期的患者都需要有额外的能量消耗，以增加体重。每增加 1g 体重所需要的能量个体差异比较大，为 4.9～8.2kcal。

## 四、能量消耗的测定

人体能量的需要量实际就是能量的消耗量，通常测定人体能量消耗的方法有三种，即直接法、生活观察法和能量平衡观察法。

**1. 直接测热法**

直接测热法（direct calorimetry）基本原理是在隔热条件下，将人体在整个能量代谢过程中散发出的热量进行测定，其中包括人体从辐射、传导、对流及蒸发四个方面散发的热量。在测定时，被测者进入一间隔热良好的小室中，小室四周被水包围，在室内做不同强度的各类活动，所产生的热量就被水吸收，仪表可准确显示出不同强度活动状态下水的温度变化，并计算出水吸收的热量，换算出人体释放的能量。该方法设备装置复杂、投资大，但很精确，主要用于研究领域。

**2. 生活观察法**

生活观察法又称时间活动法（time-motion method），是一种简单易行的能量消耗测定方法，即对调查对象进行 24h 的跟踪观察。详细记录生活和工作中各项活动的持续时间（精确到秒），参照各种活动的能量消耗常数，根据体表面积即可推算出调查对象一日的能量消耗。观察时间越长，结果越准确，见表 2-4-3。

表 2-4-3　生活观察法能量消耗的计算

| 动作名称 | 能量消耗量 | | 动作名称 | 能量消耗量 | |
| --- | --- | --- | --- | --- | --- |
| | kJ/min | kcal/min | | kJ/min | kcal/min |
| 穿脱衣服 | 9.86 | 2.36 | 大小便 | 4.10 | 0.98 |
| 擦地板 | 8.74 | 2.09 | 跑步 | 23.26 | 5.56 |
| 洗漱 | 4.31 | 1.03 | 刮脸 | 6.53 | 1.56 |
| 读外语 | 4.98 | 1.19 | 走路 | 7.03 | 1.68 |
| 听课 | 4.02 | 0.96 | 站立听讲 | 4.14 | 0.99 |
| 坐着写字 | 4.08 | 0.98 | 看书 | 3.51 | 0.84 |
| 站着谈话 | 4.64 | 1.11 | 坐着谈话 | 4.39 | 1.05 |
| 吃饭 | 3.51 | 0.84 | 打篮球 | 13.85 | 3.31 |
| 唱歌 | 9.50 | 2.27 | 铺床 | 7.70 | 1.84 |

资料来源：葛可佑，2005

**3. 能量平衡观察法**

能量平衡观察法的原理是正常人在普通劳动和生活条件下，如果体重能保持相对稳定，代表能的需要与消耗相平衡。这段时间内能量的摄入量，即为保持能量平衡时的消耗量。如果一段时间内体重增加，表示能量的摄入大于消耗；相反，如果一段时间内体重下降，代表消耗的能量大于摄入的能量。这种方法简单易行，但由于影响体重的因素比较复杂，故准确性比较差，且只适合于成年人。

## 五、能量的供给与能量平衡

**1. 能量需要量的推算**

联合国粮食及农业组织／世界卫生组织／联合国大学（FAO/WHO/UNU）对能量需要量的定义是：能长期保持良好健康状态，具有良好体型、机体构成和活动水平的个体达到能量平衡，并能胜任必要的经济和社会活动所需要的能量摄入量。在正常情况下，人体的总能量消耗是估算能量需要量的基础和依据。因此，常以实际测量的能量消耗来确定能量需要量。目前国际一致认为能量的推荐摄入量即为人群能量需要量的平均值（EAR）。与其他营养素不同，能量的推荐摄入量不必增加安全系数，这是考虑到能量消耗的个体差异比较大，要确保一个能量需要量比较低的个体在推荐摄入量的水平而不至于体重增加。

由于 BMR 占总能量消耗的 60%～70%，因此，它是估算成年人能量需要量的重要基础。目前多采用要因加算法估算成年人的能量需要量。即以 BMR 乘以体力活动水平计算人体的能量消耗量或需要量。

$$能量需要量 = BMR \times PAL$$

对于儿童、孕妇和哺乳期女性等特殊人群则还需考虑其特殊需要。

**2. 能量供应**

人体能量的来源是碳水化合物、脂肪和蛋白质这三类产能营养素。其中以碳水化合物最为重要，应占人体能量来源的55%～65%，脂肪其次，占总能量需要的20%～30%，其余为蛋白质的能量供给。粮谷类和薯类食物碳水化合物的含量比较高，是膳食能量最经济的来源；油料作物富含脂肪；动物性食物比植物性食物中含有更多的脂肪和蛋白质，但大豆和坚果中脂肪及蛋白质的含量也比较高，蔬菜和水果中的能量密度比较低。

**3. 能量平衡**

正常体重成人体内代谢的最佳状态是达到摄入的能量与消耗的能量平衡。这种能量平衡对于保持健康和胜任社会经济活动是十分重要的。能量代谢失去平衡，则不利于身体健康。若摄入能量不足，机体会利用自身的能量储备，甚至分解自身组织以维持最基本的生命活动的能量需要，这样对身体健康会产生很大影响。如果生长发育的青少年长期处于饥饿状态，则生长发育就受到影响甚至停止。但能量摄入过多，则会转化为脂肪在体内储存，致体重超重，并增加患心血管疾病、糖尿病的危险性。

1）健康体重的评价标准　　目前普遍用体质指数（BMI）法：

$$体质指数（BMI）=体重（kg）/身高（m）^2$$

BMI 18～23.9，正常；BMI≤18，体重不足；BMI 24～27.9，超重；BMI≥28，肥胖。但仅仅用体质指数衡量是否是标准体重并不全面，还有附加体型的指标。

2）体重与体成分　　仅仅用BMI衡量体重是否健康有时也会给我们带来一定的假象。图2-4-1的健美运动员的照片也许就能说明问题。

观察图2-4-1中身高1.9m，体重110kg的健美运动员，按照他的身高和体重计算的BMI大约为30，如果只根据这点判断他是肥胖，那就大错特错了，因为我们只要看他一眼，就知道，他的体重高，主要是肌肉发达造成的，而且也没有一般肥胖者的"肚大腰圆"的特征。因此，对于一些特殊体型的人来说，我们不能只根据BMI就简单定论。但对另外一些BMI也许是在正常范围内的人来说，他可能却是一个肥胖者（见问题解答中关于躯干性肥胖问题，图2-4-2）。

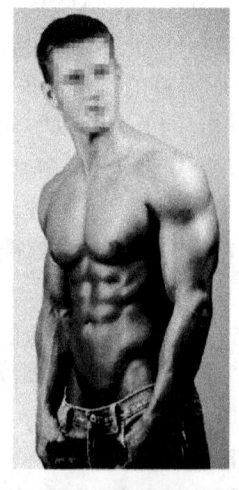
图2-4-1　一位健美运动员

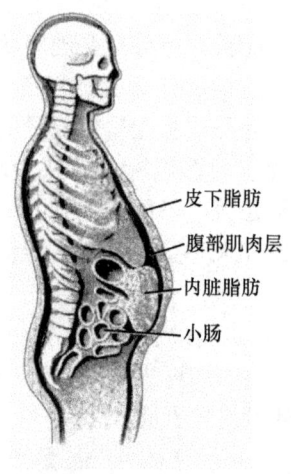
图2-4-2　躯干性肥胖

3）腰臀围测量　腰围测量对于成人超重和肥胖的判断尤为重要，特别是腹型肥胖，因为腰围可以很好地反映腹部脂肪是否堆积过多，所以是预测代谢综合征的有力指标。即使是对于体重正常者，腰围增加也同样是患病风险升高的一个标志。

中国肥胖问题工作组根据中国人的体型，建议男子腰围≥85cm，女子≥80cm为肥胖的标准。臀围反映髋部骨骼和肌肉的发育情况，与腰围一起可以很好地评价判断腹型肥胖。因为脂肪无论堆积在腰腹或内脏，都难以直接测量，所以腰臀围比值是间接反映腹型肥胖的最好指标。腰臀围比值越大，腹型肥胖程度越高，属于腹型肥胖，比四周型肥胖者更易患高脂血症、高血压和冠心病等。

$$腰臀比值＝腰围/臀围$$

参考标准：成年男性≤0.9；成年女性≤0.85。

### ❖ 对问题的解答

**问题解答1.** 腹型肥胖的危害是什么？

腹型肥胖又称躯干性肥胖，主要是指在腰腹部皮下或内脏组织中的脂肪更多，从而外表像个梨，又称梨形肥胖，见图2-4-2。研究发现，躯干性肥胖比整体肥胖危险性更高。腹型肥胖的人，由于各种原因导致的死亡率是整体性肥胖人群的好几倍，而各年龄段的男性和更年期后的妇女更容易导致梨形体型，从而使年龄增加后死亡的危险性增加明显。那么梨形肥胖为什么会增加患病或死亡的危险性呢？研究的结果是，人体不同部位的脂肪其流动性有差别，内脏脂肪可以更加容易释放到血液中，从而影响血脂水平，容易引发低密度脂蛋白的增加，从而增加心血管系统负担和发病概率。而其他部位的皮下脂肪，如大腿、小腿、臀部等，虽然也会释放出脂肪，但速度比较缓慢，理论上讲，对于血脂的影响比较小。

现实生活中，减肥的人往往是先瘦腹部，也可以证实这一点。

**问题解答2：** 如何进行健康体重的管理？

健康体重的定义应该包括体重和体成分两个方面。具体来说，不但要体重正常、BMI正常，更要皮褶厚度正常、腰臀比正常、体脂正常，健康体重是一个综合的概念。对体重进行管理，也就是说，要达到可保持的健康体重，平衡的膳食和适当的运动是基本的要求。

（1）合理营养。1992年，世界卫生组织在《维多利亚宣言》中提出健康的四大基石，那就是：合理营养、戒烟限酒、适当锻炼、心理平衡。

对于体重管理来说，我们更要注重的是合理营养和适当运动。合理营养的理论与实践我们已介绍了很多，但在实践的过程中，特别是对于体重管理者来说，要注意生活中的点点滴滴。

对于控制体重的人来说，我们应该做的是：制订合适的膳食计划，可以通过能量消耗情况制订合理的能量摄入；同时要注意其他营养素的供给；尽量少食；多食复合碳水化合物；明智地选择脂肪；限制纯热能性食物；饮用适量的水分。

减肥膳食的主要特征是，提供的能量低于人体维持目标体重所需要的量。但如果一日膳食中能量的摄入低于1200kcal，那就难以提供合适的营养素；因此，大多数成年人的能量摄入不能低于这个量。因此，一定要记住，平衡膳食很重视水果、蔬菜、全谷、瘦肉、低脂乳制品，这些食物即使不能降低体重，但对于健康也是必需的。这也是新的美国膳食金字塔结构中的新亮点：对于需要控制体重的人来说，仍然需要平衡膳食，无论你的能量需要量是多少，但膳食中仍然要包含各类食物。

尽量少吃一点食物，特别是超重的人必须学会少吃些。例如，晚餐时吃一块鸡肉，而不是两块；在蔬菜上浇一小匙色拉，而不是一大匙；只吃一块点心而不是吃六块等。其目标就是能得到充足的能量、营养素和适当的饱腹感，而不是太多；这个量让就餐者感到有八成饱，而不是十成饱。

必须记住的是，只要你吃得过多，低脂食物甚至是无脂食物，仍然会提供过多的能量；一块或两块低脂的甜点心也许会是减肥食物，但如果你吃下去的是一大堆，那情况就不同了。

将豆类、全谷类、蔬菜、水果等健康食物放在你的减肥膳食计划的中心地位。

控制高脂膳食的摄取。控制进餐的速度，细嚼慢咽不但可以让你享受食物的美味，还能让你的饱腹感提前到来，从而有效控制总食量。

控制含糖和酒精饮料的摄入。可别小看了饮料的热量，都说啤酒是液体面包，此话还是有一定道理的。

（2）运动有益健康。据世界卫生组织统计，非传染性疾病已经成为主要的流行病，因为缺乏体力活动每年可导致200多万人死亡，缺乏体力活动是心血管疾病、糖尿病和肥胖发生的一个主要原因。

各项研究也表明，将静态的生活方式转变为动态，可使正常人群高血压发病率减少55%，对已患高血压的患者可使血压易于控制，用药量减少，血压更趋平稳。

运动可以改善胰岛素受体敏感性，提高胰岛素效能，改善糖耐量；增加肌细胞膜上胰岛素受体数量，增强葡萄糖转运；可防止60%Ⅱ型糖尿病的发生；终生保持健康膳食、正常体重和适量体力活动可预防1/3肿瘤的发生；运动还可以减少老年人的隔离感和孤独感，使他们的身体更灵活，思维更敏捷；适量运动结合合理营养有助于建造和维持青少年儿童骨骼、肌肉和关节健康，促进生长发育；规律的有氧运动可以增强青少年心肺功能，增加心血管和呼吸系统的储备能力。

规则的有氧运动能提高青少年最大吸氧量，降低血压或使血压维持在正常和较低水平；运动增加青少年的能量消耗，促进新陈代谢，提高基础代谢率，调节能量平衡，防治肥胖；锻炼自我表达能力；增强自信心和社会交往能力；缓解压力；学习和培养公平正直和团队精神。

对于体重管理者来说，短时间的运动会增加能量的消耗。长时间的运动会增加基础代谢率。改善身体的组成，增加肌肉率，降低体脂率。控制食欲，减少压力，特别是贪食的压力，有利于心理健康，增强自信心。

为了健康或维持健康体重，要做怎样的运动？

并不是只要做了运动就能促进健康，或维持健康体重，运动是有选择的，根据运动的强度，我们可以简单将其分为：①有氧运动，如步行、骑车，是有节奏的动力运动,主要由重复的低阻力运动组成;能够提高人体的最大吸氧量的体力活动。通常所说的增强耐力素质或身体工作能力的活动,又称耐力运动。②无氧运动,又称力量运动、阻力运动,主要由少量的高阻力运动组成,如举重、跳跃、快跑。特殊肌肉群的练习,以增加肌肉体积为目的。③屈曲和伸展运动(即准备和放松运动),缓慢、柔和、有节奏,增加肌肉的柔软性,预防肌肉和关节损伤。

对于以健康和维持健康体重为目的的运动,最好选择中等强度的有氧运动。因中等强度的运动,消耗更多的是脂肪,而大强度运动时,消耗更多的是肌糖原,轻快走路、上下楼梯、跳舞、骑自行车、游泳等都属于中等强度的运动。

## 第五节 矿 物 质

❖ **教学目标**:认识人类饮食生活中矿物质供给的知识,学会理论联系实际进行相关营养咨询,并领悟作为教师如何设计相关教学内容。

**(一)知识教学目标**
1. 了解人体必需矿物质种类及生理功能。
2. 理解人体易缺乏的矿物质及相关营养知识。
3. 掌握人体矿物质的平衡问题。

**(二)能力培养目标**
1. 掌握人体矿物质水平的调查方法。
2. 掌握应用矿物质知识解决实际生活中问题的能力。
3. 通过具体案例学会理论联系实际设计教学内容。

❖ **问题导入:**
1. 当今人类饮食生活中矿物质的关键营养问题是什么?
2. 血液钙和骨骼钙,哪个更受重视?
3. 患有骨质疏松症的老年人,如何补钙?
4. 盐与高血压的关系如何?怎样解释有些"嗜盐"的人血压正常?
5. 如何判断有没有缺铁?
6. 锌缺乏为何都集中在落后地区和贫困人群?
7. 碘与人口素质的关系是什么?碘缺乏会有哪些表现?
8. 人体为什么容易氟中毒呢?氟过量会产生哪些危害?
9. 硒缺乏病为什么称"克山病"?
10. 与蛋白质和脂肪不同,为什么2000年《中国居民膳食营养素参考摄入量》对绝大多数矿物元素制订了参考摄入量或可耐受最高摄入量?

### 一、矿物质概述

人类生命的进化是人与自然平衡的结果。在人体进化与生命过程中,不断与环境中的各种物质进行着交换,这种交换以化学元素为基础,因此在人体中的元素组成,除碳、氢、氧、氮以有机化合物的形式出现,硅在地壳表面为主要成分外,其余的元素在质与量上都与地球表面的化学元素基本一致。

目前人体内可检出的元素已超过70种，各种元素在体内的功能不同，分布也不均匀；在人体的新陈代谢过程中，元素都会以各种途径，如尿、粪、汗液、皮肤黏膜细胞的脱落等排出体外，因此，必须通过食物或饮水进行补充。通过分析血液、尿液、头发或组织中的矿物质来判断人体矿物质的营养状况。

人体矿物质的营养状况主要受人体所处环境的地理环境和膳食影响。在合适的浓度范围内，有益于人体的健康，缺乏或过多对人体都会产生不利的影响。据2002年中国居民营养调查显示，钙、铁、锌是我国居民最易缺乏的元素，另外还有地方性碘、硒缺乏。2000年中国营养学会制订了《中国居民膳食营养素参考摄入量》，对大多数矿物质元素制订了适宜摄入量或推荐摄入量，而对一些过量会引起毒副作用的矿物质则制订了可耐受最高摄入量。

### （一）矿物质的分类

通常根据矿物质在人体内的含量和对人体的生理功能进行分类。

**1. 常量元素**

人体所含矿物质，其含量大于体重的0.01%，每日人体从膳食中补充量在100mg以上的元素，称为常量元素或宏量元素。主要有钙、磷、钾、钠、氯、硫、镁7种，在人体内的含量见表2-5-1。

表2-5-1　人体内常量元素的含量

| 元素 | 男 | 女 |
| --- | --- | --- |
| 钙 | 27mol（1100g） | 21mol（830g） |
| 磷 | 16mol（500g） | 13mol（400g） |
| 钾 | 3600mmol（140g） | 2560mmol（100g） |
| 钠 | 4170mmol（100g） | 3200mmol（77g） |
| 氯 | 2680mmol（95g） | 2000mmol（70g） |
| 硫 | 4400mmol（140g） | |
| 镁 | 780mmol（19g） | |

资料来源：葛可佑，2004

**2. 微量元素**

人体内另一些矿物质，其含量小于体重的0.01%，每人每日膳食需要微克至毫克，称为微量元素（trace-element, microelement）。1990年，联合国粮食及农业组织/国际原子能机构/世界卫生组织（FAO/IAEA/WHO）专家委员会提出了在人体组织中浓度小于250μg/g的元素为微量元素，也就是说，微量元素在人体内的含量以微克或毫克计，因此膳食的补充必须十分慎重，以避免过多中毒。美国1980年按不同年龄和生理状况确定了铁、锌、碘、铜、锰、氟、铬、硒、钼等9种元素的膳食供给量或安全摄入水平；我国2000年根据研究结果，对有足够的平均需要量的碘、锌、硒三种元素制订了平均需要量（EAR）和推荐摄入量（RNI）；对平均摄入量资料不足的铁、铜、氟、铬、锰、钼6种元素制订了适宜摄入量（AI）；以上9种元素都分别制订了可耐受最高摄入量（UL）。

**3. 必需微量元素**

1990年，FAO/IAEA/WHO专家委员会，根据1973年以来的研究结果和认识，提出了人体必需微量元素的概念：它是人体内的生理活性物质、是有机结构中的必需成分；这种元素必须通过食物摄入，当从饮食中摄入的量减少到某一低限值时，将导致某一种或某些重要生理功能的损伤。同时，该委员会还强调一种元素在一个动物种属的实验中证明是必需的，但不能推论为该元素也是另一种动物或人类所必需，如要确定，则一定要通过不同动物实验或人群的调查、研究来加以验证。

该专家委员会将以往已确定的"必需微量元素"重新进行分析归类，共分为三类。

（1）人体必需的微量元素，有碘（I）、锌（Zn）、硒（Se）、铜（Cu）、钼（Mo）、铬（Cr）、钴（Co）、铁（Fe）等8种。

（2）人体可能必需的微量元素，有锰（Mn）、硅（Si）、镍（Ni）、硼（B）、钒（V）等5种。

（3）具有潜在毒性但在低剂量时，对人体可能具有必需功能的微量元素，包括氟（F）、铅（Pb）、镉（Cd）、汞（Hg）、砷（As）、铝（Al）、锂（Li）、锡（Sn）。

但1995年FAO/WHO对必需微量元素的划分重新进行了修订，将第二类中的锰和第三类中的氟提升到第一位，因此，目前认为人体必需的微量元素有10种。

从必需微量元素的研究过程可以看出，人类对事物的认识是有一个过程的。近代科学技术，特别是尖端新技术和理化分析手段的迅速发展，使生物样品中含量极微的微量元素可以被检测出来。此外，细胞生物学和分子生物学的发展，又为微量元素的生物作用提供了新的、有用的研究手段。可以预料，随着研究的深入，今后还将可能发现另一些对人体健康有密切关系的必需微量元素。随着微量元素科学研究的逐渐深入，微观的，甚至超微观的检测、分析和研究，也使一些过去难以解释的生物化学现象得到进一步阐明，难以防治的一些疾病得到了新的、可靠的解决途径。

**（二）无机盐对人体的生理功能**

矿物质在人体的生理功能有如下几个方面。

（1）构成人体组织的重要成分，如钙、磷、镁等元素是人体骨骼和牙齿最主要的组成成分。磷、硫、氯等参与蛋白质的合成。

（2）维持体液的稳定。体液中有多种元素，如钾离子是细胞内液的主要成分，钠离子与氯离子主要存在细胞外液。在调节细胞内外液的渗透压、控制水分分布、维持体液的稳定等方面起着重要作用。

（3）磷、氯等酸性离子与钠、钾、镁等碱性离子的配合，加上碳酸盐和蛋白质的缓冲作用，共同维持着机体的酸碱平衡。

（4）适宜浓度和比例的钾、钠、钙、镁等矿物质离子，是维持神经和肌肉的兴奋性、细胞膜的通透性，以及细胞正常功能的必要条件。

（5）矿物质元素也是酶的辅基、激素、维生素、蛋白质和核酸等的构成成分或激活剂，参与体内的多种物质代谢和生理生化活动。例如，碘是合成甲状腺素的重要原料，锌是体内多种酶的辅酶或活性中心，钴是维生素$B_{12}$的核心元素等。

各种元素在人体内对人体发挥生理功能时，相互之间有着十分密切的联系，它们在消化、吸收、转运、代谢、分布、排泄等过程中，既相互协同，也可能相互拮抗。因此，在学习这一章节时要注意各元素间的相互影响，保持它们之间的平衡。

以上是人体矿物质共性的生理功能，不同的矿物质又都表现出个性的营养意义。人类通过正常的饮食，可以获得一些矿物质，并满足人体的需要，但有些矿物质，人类通过正常的饮食，仍然容易缺乏，接下来我们重点讨论容易缺乏的矿物质，对于通过正常的饮食不易缺乏的矿物质，简单介绍其生理功能，表2-5-2是人体因摄入不足而产生缺乏的可能性很少的常量元素的生理功能。

表2-5-2　易被忽视的常量元素的生理功能

| 指标 | 常量元素 | | | | | |
| --- | --- | --- | --- | --- | --- | --- |
| | 磷 | 镁 | 钠 | 钾 | 氯 | 硫 |
| 存在部位 | 85%与骨骼钙结合，其余存在于体内每一角落 | 50%分布于骨骼；1%分布于体液；其余分布于肝脏、心脏等组织 | 44%～50%存在于细胞外液，40%～47%存在于骨骼 | 98%存在于细胞内，其他存在于细胞外 | 细胞外与钠结合；细胞内与钾结合 | 参与蛋白质和维生素的形成 |
| 生理功能 | 重要的生命组成物质，参与代谢过程、参与酸碱平衡的调节 | 多种酶的激活剂，维持钠、钾正常分布，维持骨骼生长和神经肌肉的兴奋性，调节心血管功能 | 调节体内水分与渗透压，维持酸碱平衡和维持正常血压，维持神经肌肉兴奋性 | 维持细胞内正常渗透压，维持神经肌肉的应激性和正常功能，维持心肌的正常功能 | 维持酸碱平衡，参与胃酸的形成 | 硫是硫胺素、泛酸、生物素、胰岛素和辅酶A的成分，在能量代谢中起着非常重要的作用 |
| 缺乏症 | 很少见 | 各种原因引起的吸收不良、酒精中毒、肾脏疾病 | 长期禁食或严格限制钠摄入 | 严重的腹泻、呕吐及药理学引起 | 很少见 | 很少见 |
| 过多症 | 很少见 | 糖尿病酮症、肾功能不全 | 摄入过多较常见 | 很少见 | 很少见 | 很少见 |
| 食物来源 | 动物性食物 | 各种绿色食物、粗粮 | 各种加工食品含量增加 | 蔬菜和水果 | 各种食物 | 各种食物 |

## 二、易缺乏的矿物质常量元素——钙

### （一）钙的化学及体内分布

人体内的元素，除碳、氢、氧、氮外，钙居第五位，而作为无机元素，钙是人体内含量最多的一种。新生儿体内含钙总量约为28g，经生长发育过程的积累，成年时达1000～1200g，相当于体重的1.5%～2.0%，30岁前后骨密度达到最大值（骨峰值）。

体内99%的钙以羟磷灰石$[Ca_{10}(PO_4)_6(OH)_2]$形式存在于骨骼和牙齿中，少量为无定形钙$[Ca_3(PO_4)_2]$，后者是羟磷灰石的前体，在婴儿期占较大比例，以后随年龄增长而逐渐减少。其余1%的钙，有一半与柠檬酸螯合或与蛋白质结合，另一半则以离子状态存在于软组织、细胞外液及血液中，统称为混溶钙池。混溶钙池的钙、镁、钾、钠等离子保持一定的比例，以维持细胞的生理状态。

### （二）钙的生理功能

（1）形成并维持骨骼和牙齿的结构及功能。人体内含钙总量为1000～1200g，其中99%与磷形成羟磷灰石，构成骨骼的主要成分，另外还有少量分布于牙齿中。

（2）维持神经与肌肉活动。$Ca^{2+}$能与细胞膜表面的各种阴离子亚单位结合，调节受体结合和离子通透性，$Ca^{2+}$是细胞对刺激发生反应的媒介。神经、红细胞和心肌等的细胞膜上都有钙结合部位，当 $Ca^{2+}$ 从这些部位释放时，膜的结构和功能发生变化，触发细胞内信号，改变细胞膜对钾、钠等阳离子的通透性；并介导和调节肌肉以及细胞内微丝、微管等的收缩，从而调节神经肌肉的兴奋性。

（3）参与多种酶活性的调节。$Ca^{2+}$ 能直接参与脂肪酶、ATP 酶等的活性调节；还能激活腺苷酸环化酶及钙调蛋白（calmodulin）等调节代谢过程，参与细胞内一系列生命活动。

（4）维持细胞膜的完整性和通透性。$Ca^{2+}$ 调节质膜的通透性及其转换过程，维持毛细血管的正常通透性，防止炎症渗出和水肿。

此外，$Ca^{2+}$ 与细胞的吞噬、分泌、分裂等活动密切相关；$Ca^{2+}$ 是血液凝固过程必需的凝血因子；钙结合蛋白是一些特异性、具高亲和力、能可逆地与钙结合的蛋白质。它们存在于细胞内外，参与各种催化、启动、运输、分泌等过程。钙还与激素分泌、体液酸碱平衡的维持等有关。

### （三）钙的消化吸收与代谢

#### 1. 钙的消化吸收

钙的消化吸收主要在十二指肠和空肠上段，是一个需要能量的主动吸收过程。在小肠下段存在钙离子通过被动扩散的吸收过程。膳食中钙的消化吸收率波动比较大，为 20%～60%，受很多因素的影响。

（1）促进钙吸收的因素。维生素 D 的活性代谢产物 1, 25-$(OH)_2D_3$ 促进小肠对钙、磷的主动吸收，同时还能增加肾小管对钙、磷的重吸收，减少钙的排泄，促进钙磷骨骼的沉积。一般认为，降低肠道 pH 或增加钙溶解度的物质都可以促进钙的吸收。例如，乳糖与钙螯合，形成低分子可溶性钙的络合物；乳糖还可以被肠道中细菌发酵产酸，使肠腔 pH 降低，也有利于钙的吸收。膳食中的蛋白质，在肠道分解为氨基酸，如赖氨酸、精氨酸及色氨酸等都可以与钙在肠道结合成可溶性络合物，增加肠道对钙的吸收能力，其中赖氨酸的作用特别明显。另有文献报道，低分子肽也能增加肠道对钙的吸收。

（2）干扰钙消化吸收的因素。凡能在肠道内形成不溶性复合物的物质均干扰钙的吸收。膳食中草酸盐、植酸盐都会与钙形成不溶性钙盐而降低其消化吸收。菠菜、苋菜、竹笋、厚皮菜、折耳根等蔬菜中草酸含量比较高，粮食中植酸含量较多，它们不但减少自身钙的消化吸收，还会减少同食的其他食物中钙的消化吸收。膳食纤维的糖醛酸残基与钙结合成难以吸收的化合物也会干扰钙的吸收。当膳食中脂肪含量过高，或脂肪的消化吸收障碍时，未被吸收的脂肪酸，尤其是饱和脂肪酸与钙结合成钙皂，也影响钙的吸收。

人体对钙的需要量影响钙的消化吸收。婴幼儿、青少年、孕妇、哺乳期女性对钙的需要量增加，钙的吸收率高于其他人群，可达 50%～70%；随着年龄的增加，钙的吸收率也逐年下降，70～79 岁的老年人与 20～50 岁的成年人相比，钙的吸收率可下降 1/3 左右。体力活动、运动等对骨骼强度的提高，增加了机体对钙的需要量，可间接促进钙在肠道的吸收。

#### 2. 钙的转运

血浆和体液中的钙以蛋白结合钙、扩散钙和离子钙三种形式存在，正常人血浆或血清总钙浓度比较稳定，平均为 2.5mmol/L，血浆总钙量常不能反映钙的水平，但血清离子钙的含量可以反映体内的状况。血清离子钙的正常值为 1.14mmol/L。

受甲状旁腺素、降钙素等多种激素调节，加上血钙与骨钙之间的动态平衡，使血钙在较狭窄的范围内波动。当膳食钙缺乏时，骨骼钙出现溶解，以保持血钙浓度的稳定。

血钙浓度下降，会引起神经肌肉的兴奋性增加，出现手足抽搐，甚至惊厥，相反，钙离子浓度过高也会引起心脏和呼吸衰竭。因此，保持血钙浓度的正常，是维持体内细胞、神经及肌肉正常功能状态所必需的。

骨骼中储存了机体99%以上的钙，骨骼因此被誉为人体钙库。骨骼中的钙与混溶钙池中的钙不断地进行着新陈代谢（图2-5-1），钙的转运与代谢、骨转换的速度与年龄及骨骼的营养状态有关。0～1岁婴儿的骨转换率为每年100%，以后转换率逐渐降低，至儿童阶段骨转换率下降至每年10%。当成年骨骺闭合，骨骼的长度稳定后，骨转换率为每年2%～4%（约700mg/d）。在骨骼的新陈代谢过程中，破骨细胞和成骨细胞扮演着十分重要的角色。破骨细胞主要介导骨吸收，受雌激素、1,25-$(OH)_2D_3$、降钙素、甲状旁腺素等因子的调节；由成骨细胞介导骨形成，受到遗传因素、钙摄入量、生活方式、激素等因素的调节。

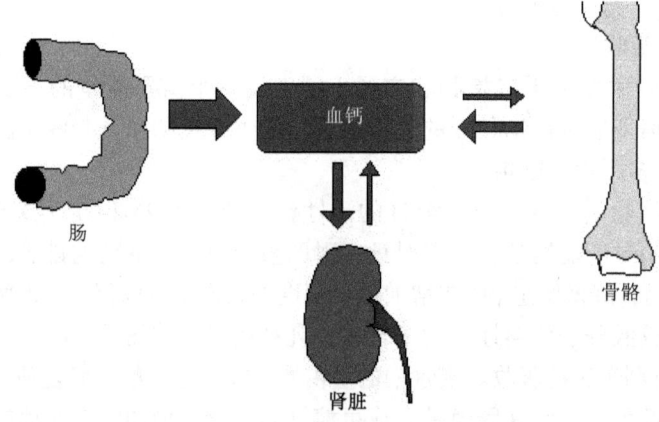

图 2-5-1　钙的转运与代谢

20岁以前，主要为骨的生长阶段。其后的10余年骨质继续增加，在30～35岁，单位体积内的骨质达到顶峰，称为骨峰值。之后，骨吸收逐渐大于骨形成，骨质量开始下降，每年下降总量的0.7%，女性比男性早，女性停经后骨丢失加速，当骨质降低到一定程度时，就不能保持骨骼结构的完整，甚至压缩变形，以至在很小外力下即可发生骨折，即为骨质疏松症。

**3. 钙的排泄**

钙的排泄主要通过肠道和泌尿系统。体内肠黏膜上皮细胞脱落和消化液分泌至肠道的钙，一部分被重吸收，其余由粪便排出。正常人由粪排出的钙为100～150mg/d，从尿中排出的钙为160～200mg/d。钙也从汗液中排出，尤其是高温作业者每日从汗中丢失钙可高达1g左右。哺乳期女性通过乳汁排出钙150～300mg/d。长期卧床可使钙排出增多。

**（四）钙的缺乏与过量**

**1. 钙缺乏**

佝偻病（rachitis）：佝偻病是常见的婴儿营养素缺乏病。儿童时期生长发育旺盛，对钙需要量较多，如长期摄钙不足，加上蛋白质和维生素D缺乏，可引起生长迟缓，新骨结构异常，骨钙化不良，骨骼变形，发生佝偻病。常见于两岁以下婴幼儿（图2-5-2和图2-5-3）。

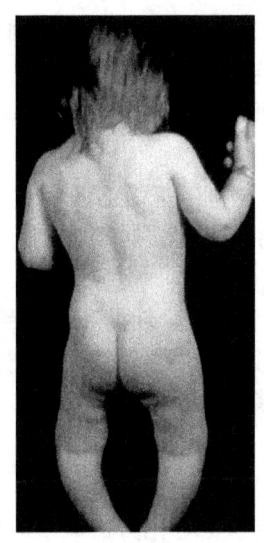 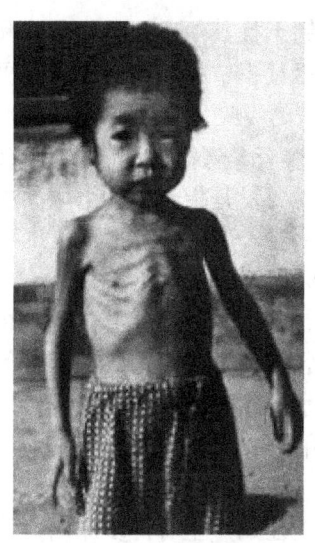

图 2-5-2　缺钙引起的佝偻病（Whitney，1999）　　图 2-5-3　缺钙引起的鸡胸（Whitney，1999）

骨质疏松症：表现为骨矿物质含量和骨密度降低，骨脆性和骨折危险性增加。老年人骨密度的高低主要由两个因素决定，一是骨成熟期所能达到的峰值骨密度，二是达到峰值后骨质丢失的速度。尽管引起更年期骨质疏松症的直接因素是雌激素水平降低，但众多的研究显示，平时膳食钙摄入量高的妇女，其峰值骨密度较高，而骨骼成熟时所达到的骨骼峰值与降低骨质疏松危险、推迟发病、延缓病程密切相关。因此，青春发育期到 40 岁前后的妇女，对膳食钙营养应特别关注。

图 2-5-4、图 2-5-5 描述的是成年人，特别是老年人钙缺乏引起的骨质疏松症的状况。

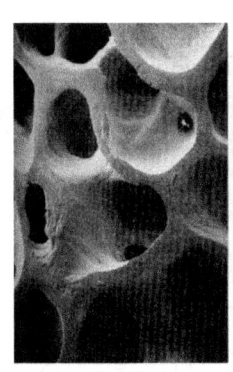 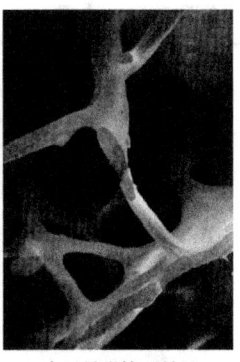 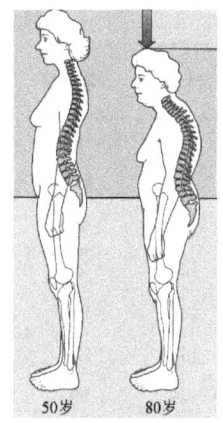

电子显微镜下　　　电子显微镜下骨质
健康的骨小梁　　　疏松症患者的骨小梁

图 2-5-4　成年人骨质疏松症（Whitney，1999）　　图 2-5-5　老年人骨质疏松导致身高下降（Whitney，1999）

### 2. 钙过量

钙过量增加肾结石的危险性。高钙尿是肾结石的重要危险因素。草酸、蛋白质和膳食纤维摄入量高，是易于与钙结合成结石的相关因子。

过量钙干扰其他矿物质的吸收和利用。高钙与铁、锌、镁及磷等元素间在消化吸收及代谢转运过程中相互作用,高钙摄入能影响这些必需矿物质消化吸收率。例如,钙可明显抑制铁的吸收,并存在剂量-反应关系;高钙膳食可以降低锌的生物利用率。

### (五)膳食参考摄入量及食物来源

钙的需要量是指能弥补由尿、粪、汗等丢失的钙,并加上满足于骨骼生长所需要的钙。由于钙摄入过多对人体健康并不利,为防止滥补钙,我国于2000年制订了钙的最高摄入水平标准。

作为钙的食物来源,要考虑钙的含量与吸收率两个因素。乳类和乳制品钙含量高,而且含有乳糖、氨基酸、维生素D等有利于钙消化吸收的物质,因而是人类钙的最佳食物来源。水产品中小虾皮含钙量特别高;海带、芝麻酱等食物中也含有较多的钙。许多绿色蔬菜中钙的含量虽然高,但其利用率并不高。

### (六)预防钙缺乏的措施

钙缺乏症的产生有许多原因,特别是中老年人,与衰老、内分泌激素的变化、户外活动减少等因素有关。但从我国居民营养调查的结果分析,膳食中钙的供给量不足、钙吸收率低是一个重要的原因。因而,从烹饪营养学的角度出发,钙缺乏症的预防可以从以下几个方面进行。

1)选择钙含量高的食物　表2-5-3为常见蔬菜中钙和草酸的含量。乳类及乳制品是钙的最好来源,它们不但钙的含量高,而且含有许多促进人体钙消化吸收的因素,因而不但是幼儿最好的钙的来源,也是其他人群钙的最好来源。我国政府非常重视在儿童青少年中推广"学生奶",调整农业产业结构,发展畜牧业,增加乳类及乳制品的生产,以适应对乳制品需求量不断增大的需要。从烹饪工艺学的角度,也应该将乳类及乳制品作为烹饪原料的一种,进行这类菜肴的研制。

表 2-5-3　常见蔬菜中钙和草酸的含量　　　　　　　(单位:mg/100g)

| 食物名称 | 含钙量 | 含草酸量 | 理论上计算可利用的钙量 | 食物名称 | 含钙量 | 含草酸量 | 理论上计算可利用的钙量 |
| --- | --- | --- | --- | --- | --- | --- | --- |
| 冬苋菜 | 230 | 161 | 160 | 芋头 | 73 | 63 | 45 |
| 芫荽 | 252 | 231 | 150 | 葱 | 95 | 115 | 44 |
| 胡萝卜缨 | 163 | 75 | 130 | 蒜 | 65 | 42 | 44 |
| 圆白菜 | 123 | 22 | 114 | 球茎甘蓝 | 85 | 99 | 41 |
| 乌鸡菜 | 137 | 76 | 104 | 豌豆(带荚) | 102 | 142 | 39 |
| 小白菜 | 159 | 133 | 100 | 大白菜 | 67 | 60 | 38 |
| 马铃薯 | 149 | 99 | 99 | 蒜苗 | 105 | 151 | 38 |
| 青菜 | 149 | 109 | 86 | 小白萝卜 | 49 | 27 | 37 |
| 芹菜 | 181 | 231 | 79 | 韭菜 | 105 | 162 | 34 |
| 红油菜 | 116 | 94 | 74 | 蕹菜 | 224 | 691 | -83 |
| 茼蒿 | 108 | 106 | 61 | 厚皮菜 | 64 | 471 | -145 |
| 绿豆芽 | 53 | 19 | 45 | 圆叶菠菜 | 102 | 606 | -147 |

资料来源:中国营养学会,2006

2）调整膳食结构，增加食物中钙的吸收　　从中国居民的食物结构分析，钙的缺乏与膳食结构有一定的关系。主要是一部分人群膳食中植物性食物所占的比例过多，造成一些不利于钙吸收的因素，如草酸、植酸、膳食纤维等过多，不利于食物中钙的消化吸收。因而，平衡的膳食对钙缺乏症的预防非常重要。

3）采用适当的烹调方法，增加食物中钙的吸收　　合理的烹调方法，可以从两个方面增加钙的吸收。一是减少不利于钙吸收的因素：焯水是一种常用的原料加工处理方法，能减少蔬菜中草酸、植酸的含量，使钙的吸收率增加。为防止焯水时对其他营养素含量的影响，要注意焯水的用水量、温度及时间。酵母发酵也可以减少粮食中植酸的含量。二是改变食物中钙的存在状态，即通过一定的烹调方法，使畜禽类骨骼和鱼刺、虾壳中结合状态的钙游离，增加钙的吸收。在烹调带骨的猪肉时，用加醋的方法可以明显增加钙的溶出，使汤液中钙的含量明显增加。

另外，增加户外活动，减缓骨骼的衰老；多晒太阳，增加皮肤中维生素D的转化，也是预防钙缺乏症的有效措施。

## 三、易缺乏的微量元素——铁

铁是人体的必需微量元素之一，在体内总量为4~5g。铁缺乏是我国居民常见的一种营养性缺乏病。

### （一）铁的生理功能

铁对人体的生理功能与其在体内的存在形式有关。铁在人体内存在形式有两种：功能铁和储存铁。

功能铁主要指存在于血红蛋白、肌红蛋白、细胞色素酶及呼吸酶等中的铁。储存铁主要有两种形式，即铁蛋白和含铁血黄素。铁蛋白是体内铁的储存和运输形式，含铁血黄素是不能利用铁在脾脏的储存形式。

功能铁的关键功能是在人体内参与氧气和二氧化碳的运输、交换和组织呼吸过程，负责从外界环境中将氧运送到终端氧化酶。

血红蛋白（hemoglobin）能与氧气和二氧化碳可逆结合，当血液流经氧分压比较高、二氧化碳分压比较低的肺泡时，血红蛋白离解所携带的二氧化碳，与氧结合成氧合血红蛋白；当血液流经氧分压比较低，但二氧化碳含量比较高的组织细胞时，氧合血红蛋白又与氧分离，而与二氧化碳结合，从而完成了氧气、二氧化碳从肺泡至组织运输任务。对组织细胞的生物氧化作用十分重要。

肌红蛋白（myoglobin）的主要作用是储存氧在肌肉组织中，供肌肉的氧化代谢；细胞色素及其他呼吸酶的作用主要是在细胞呼吸过程中起转运电子的作用。

此外铁还有许多重要的生理功能，如促进β-胡萝卜素转化为维生素A、脂类在血液中的转运，以及药物代谢等。

铁与人体的免疫功能也有关，铁与抗体的产生有关，可以提高机体的免疫力，使抗感染能力增强。

### （二）铁的消化吸收

膳食中铁的吸收率平均约为10%，与铁在食物中的存在形式有很大的关系。食物中的铁以两种基本形式存在：血红素铁和非血红素铁，它们以不同的机制被吸收。各种食物间铁的吸收率有很大的差异。

血红素铁是指植物和动物性食物中所有与卟啉环结构紧密结合的铁，它存在于肌红蛋白和血红蛋白中，非血红素铁指所有其他形式的铁。动物性食物中的铁主要以血红素铁的形式存在。血红素铁在碱性环境下是可溶的，人体肠上皮细胞表面存在特异的血红素转运体，当血红素与其受体结合后，它通过血红素氧化酶发挥作用，将铁释放到可溶性细胞质池中，吸收过程不受其他膳食因素的影响，吸收率可达20%~25%。

植物性食物中的铁主要以非血红素铁的形式存在，主要是离子铁，其须在胃中经过胃酸作用使之游离，并还原为二价铁后，才能被肠黏膜吸收，与血红素铁不同，非血红素铁的消化吸收受膳食因素的影响。

影响铁吸收的因素有：①铁的摄入量，铁的摄入量越高，吸收量越高。②机体铁的水平，与缺铁的个体相比，铁水平高的个体对任何形式膳食铁的吸收率都低，而铁水平低的个体，从任何膳食中吸收的铁都要多，铁的选择性吸收是人体调节铁平衡的机制。③非血红素铁吸收的抑制剂，膳食中存在许多非血红素铁吸收的抑制剂，其中包括植酸、草酸、膳食纤维、多酚和单宁酸等，这些抑制剂能在肠腔与二价铁和三价铁紧密结合，形成复合物，使铁吸收蛋白无法获取铁。因此，如果膳食中含有大量未精制的谷物和难消化的纤维，铁的生物利用率就很低。相反，含粗粮很少，而含大量肉的高度精制膳食中铁的生物利用率都很高。④维生素，维生素A与β-胡萝卜素在肠道内可与铁络合，保持较高的溶解度，增加吸收。已发现缺铁性贫血与维生素A缺乏往往同时存在，给维生素A缺乏者补充维生素A，即使铁的摄入量不变，铁的营养状况也会有所改善。

维生素$B_2$有利于铁的吸收、转运与储存。当维生素$B_2$缺乏时，铁吸收、转运与储存均受阻。在儿童贫血调查研究中，也发现贫血与维生素$B_2$缺乏有关。维生素C具酸性及还原性，能将三价铁还原为二价铁，并与铁螯合形成可溶性铁，有利于铁吸收。口服较大剂量维生素C时，可显著增加非血红素铁的吸收。在铁缺乏时，维生素C对铁吸收率的提高作用更为明显。其他如枸橼酸、乳酸、丙酮酸、琥珀酸等具有弱的螯合性质的有机酸，也都可提高铁的吸收。

综合以上影响食物中铁消化吸收的因素，使动物性食物和植物性食物中铁的消化吸收率有很大的差别。植物性食物中铁吸收率较动物性食物为低。例如，大米仅为1%，玉米和黑豆为3%，莴苣为4%，小麦面粉为5%；动物性食物中铁的消化吸收率则相对比较高，鱼为11%，血红蛋白为25%，动物肉、肝为22%，但蛋类因为卵黄高磷蛋白的存在，仅达3%。

（三）人体对铁的利用

膳食中被吸收的非血红素铁与铁储存蛋白结合后，储存在肠黏膜下。铁储存蛋白只能结合二价状态的铁，故植物性食物中三价状态的铁需要被还原成二价铁之后被吸收。但人体需要铁时，如合成红细胞等，铁储存蛋白便将铁释放，此时铁需要结合在铁传递蛋白上进行转运。而铁传递蛋白却只能结合三价状态的铁，因此，铁被人体利用，需要在血浆铜蓝蛋白（铁的氧化酶）的催化下，氧化成三价铁，然后与铁传递蛋白结合，通过铁传递蛋白有鉴别的分布，将铁输送到需要铁的组织。

（四）缺乏的原因

铁缺乏是一种常见营养素缺乏病。导致铁缺乏的原因有多种，但主要与有以下因素有关。

（1）食物铁摄入不足。人体从食物中摄取的铁不能满足机体需要。经济状况低下使含铁丰富的肉类食品摄入较低；不良的饮食习惯如偏食、挑食，影响了摄入食物的种类，从而限制了含铁丰富的食物的摄入等。严格素食者膳食铁生物利用率较低等也是一个重要因素。

（2）机体对铁的需要量增加。当机体对铁的需要量增加，而摄入量未相应增加，能导致机体相对铁缺乏。例如，生长发育期的儿童、育龄女性月经失血和妊娠期、哺乳期妇女等铁的需要量远远高于其他人群，如不注意铁供给及食物来源，很容易产生贫血。

（3）疾病的因素。萎缩性胃炎、胃酸缺乏或服用过多抗酸药等可影响铁吸收；腹泻或钩虫感染则增加铁的流失。

（4）维生素C缺乏。维生素C可以促进三价铁还原为二价铁，可帮助植物性食物中铁的吸收，当人体膳食中维生素C水平低时，铁的吸收受到影响。

（5）铜缺乏。铁被人体利用，需要在血浆铜蓝蛋白（铁的氧化酶）的催化下氧化成三价铁，然后与铁传递蛋白结合，当人体铜缺乏时，这一过程受到限制，同样会导致缺铁性贫血。

（6）铁传递蛋白有鉴别的分布出现错误。遗传、药物等原因，可能导致铁传递蛋白对铁有鉴别的分布出现错误，导致人体铁缺乏。

### （五）铁缺乏的症状

铁缺乏的临床表现比较广泛，主要的症状有以下几方面。

（1）疲乏无力、心慌、气短、头晕，严重者出现面色苍白、口唇黏膜和睑结膜苍白。症状常与贫血的严重程度相关。

（2）活动和劳动耐力降低。细胞内缺铁，影响肌肉组织的糖代谢使乳酸积聚；肌红蛋白量减少，使骨骼肌氧代谢受影响而产生易疲劳等症状。

（3）影响生长发育。包括身体发育与智力发育。缺铁的幼儿可伴近期和远期神经功能及心理行为障碍，易激惹、注意力不集中，学龄儿童学习记忆力降低。

（4）机体免疫功能和抗感染能力下降。特别多见于小儿，易发生感染，成人铁缺乏容易导致疲劳、倦怠、工作效率和学习能力降低，机体处于亚健康状态。

（5）消化道改变。严重缺铁性贫血可致黏膜组织变化，出现口腔炎、舌炎、舌乳头萎缩。75%缺铁性贫血患者有胃炎表现，而正常人仅29%，浅表性胃炎及不同程度萎缩性胃炎，伴胃酸缺乏，又可导致铁的消化吸收率下降，形成恶性循环。

（6）皮肤毛发变化。毛发干枯脱落，指（趾）甲缺乏光泽、变薄、脆而易折断，出现直的条纹状隆起，指（趾）甲变平，甚至凹下呈勺状（反甲），是严重缺铁性贫血的特殊表现之一。

（7）抗寒能力降低。可出现怕冷等症状。

铁中毒比较少见，常见于误服铁剂导致。

### （六）铁的供给量与食物来源

表2-5-4是常见食物中的铁含量。人体每日都会从一定的途径失去铁，但只要从膳食中供给，就可以满足需要。铁的膳食适宜摄入量为成年男子15mg/d，成年女性因为月经的流失，每日的适宜摄入量为20mg/d。孕妇和哺乳期女性为25mg/d。

表 2-5-4　常见食物中的铁含量　　　　　　（单位：mg/100g）

| 食物名称 | 含量 | 食物名称 | 含量 | 食物名称 | 含量 |
| --- | --- | --- | --- | --- | --- |
| 猪肉 | 1.1 | 草鱼 | 1.3 | 白萝卜 | 0.2 |
| 牛肉 | 1.4 | 带鱼 | 1.1 | 茄子 | 0.5 |
| 羊肉 | 2.4 | 鱼子酱 | 2.7 | 番茄 | 0.2 |
| 驴肉 | 5.8 | 黄鳝 | 2.5 | 丝瓜 | 0.3 |
| 鹿肉 | 2.3 | 鳟鱼 | 4.3 | 大白菜 | 0.15 |
| 鸡脯肉 | 1.0 | 牡蛎 | 7.1 | 西兰花 | 0.8 |
| 猪肝 | 23.2 | 鲜贝 | 0.7 | 苋菜（青） | 5.4 |
| 鸡肝 | 12.0 | 鲜扇贝 | 7.2 | 苋菜（紫） | 2.9 |

资料来源：杨月欣，2005

预防缺铁性贫血，健康教育十分重要。通过健康教育，指导人们科学、合理膳食，是最有效又最经济的预防措施。

（1）铁强化食品。近年来有不少国家在高危人群中采用铁强化食品来预防缺铁的发生。我国从 1997 年开始由卫生部组织中国疾病预防控制中心的专家开展了通过酱油铁强化来改善铁营养状况的项目研究并取得成功，并从 2002 年开始，铁强化酱油走向市场。

（2）铁补充。对高危人群如婴幼儿、早产儿、孪生儿、妊娠妇女、胃切除者及反复献血者应预防铁缺乏，可使用口服铁剂。

（3）提高食物铁的利用率。改进膳食习惯和生活方式，以增加铁的摄入和生物利用率，足量摄入参与红细胞生成的营养素，如维生素 A、维生素 $B_2$、叶酸、维生素 $B_{12}$ 等。摄入富含血红素铁食物，如动物血、肝脏、鸡胗、牛肾、瘦肉等。

## 四、重要的微量元素——锌

锌是人体必需的微量元素之一，参与人体内 300 余种酶和功能蛋白的组成，对代谢活动起重要的调节作用，与人体的生长发育、免疫功能、脂质的代谢等有着密切的关系。随着认识的深入，锌越来越受到人们的重视。

锌在人体内的含量仅次于铁，人体含锌量 2.0~2.5g。广泛存在于人体组织，以肝、肾、肌肉、视网膜、前列腺等组织中含量最高。

### （一）生理作用

（1）酶和酶的激活剂。锌参与人体内多种酶的组成。金属酶、碳酸酶、碱性磷酸酶、乳糖脱氢酶、羧肽酶、胸腺嘧啶激酶等都有锌作为其组成，特别是 DNA 和 RNA 聚合酶的活性都依赖锌的存在。

（2）促进生长发育和组织再生。锌在 DNA 合成、蛋白质代谢、细胞增殖、酶活性以及激素的生物学作用等方面都发挥重要作用。锌与儿童骨骼发育有关，影响儿童的身高；对胎儿的生长发育非常重要；锌还是大脑中含量最多的微量元素，参与许多酶的活性，特别是为 DNA 修复和转录的酶所必需，因此与学习和记忆有关。

（3）维持人体食欲。维持正常味觉的味觉素是一种含锌的多肽；锌参与味蕾细胞的转化,唾液中的磷酸酶的活性、唾液的分泌等都与锌有关。因此,锌与人体的味觉关系密切。

(4)锌与免疫功能。锌通过影响胸腺细胞的成熟和胸腺上皮细胞的功能,而影响人体的免疫功能;此外,锌对外周免疫器官如脾脏重量和脾脏细胞指数也有影响。锌通过作用于免疫器官,进而影响外周T细胞的成熟。

此外,锌还与维生素A的代谢有关。维生素A主要储存在肝内。当机体需要时,肝将视黄醇酯水解成为维生素A,并经血液转运到各组织细胞,发挥其生理作用。锌缺乏时,肝不能动员维生素A,使维生素A的利用障碍;锌通过抑制和消除过多的自由基,减少或防止细胞膜的不饱和脂肪酸发生过氧化反应,阻止产生有害的脂质过氧化物,稳定细胞的结构和功能;锌还可以拮抗铅、镉等对细胞的损伤。

### (二)消化吸收与代谢

小肠是锌吸收的主要器官。锌进入小肠黏膜细胞后与黏膜内低分子质量的金属硫蛋白结合。小肠黏膜内的金属硫蛋白既是一种锌的临时储存蛋白,又是锌的调节器,在维持体内锌的"稳态"中起重要作用。血液中白蛋白将锌通过血液循环运输到身体的各个部位。

小肠所吸收的锌有来自食物的外源性锌,也有来自唾液、胆汁、肠液、胰液分泌的内源性锌。小肠被称为"锌库"。通过内源性锌的排泄对体内的锌起调节作用,当食物中锌含量增加而导致体内锌的含量增加时,小肠排出的内源性锌也随之增加;当锌的消化吸收率比较低时,自小肠排出的内源性锌也随之减少。

植物性食物中含有的植酸、鞣酸和纤维素等均不利于锌的吸收,而动物性食物中的锌生物利用率较高,维生素D可促进锌的吸收。我国居民的膳食以植物性食物为主,含植酸和纤维较多,锌的生物利用率一般为15%~20%。

在正常膳食锌水平时,粪是锌排泄的主要途径。因此当体内锌处于平衡状态时,约90%摄入的锌由粪排出,其余部分由尿、汗、头发排出或丢失。

### (三)缺乏与过量

锌缺乏在人群中普遍存在,特别是在经济落后的发展中国家更为严重,其中尤以经济状况较差的人群受危害最重。在不同的人群中,婴儿、儿童、孕妇和育龄妇女是锌缺乏的高发病人群。目前估计世界人口中约有一半人处于锌缺乏的危险中。我国居民锌缺乏的发生率孕妇为30%,儿童为50%。

**1. 缺乏原因**

锌在自然界中的分布虽然很广,但大部分食物中锌的生物利用率较低,同时膳食中存在较多的干扰锌吸收的因素,如植酸、草酸、膳食纤维等,膳食过多的钙、铁也会干扰锌的消化吸收。因此,膳食中锌来源和吸收不足仍是锌缺乏的一个重要原因。

由于妊娠、哺乳、快速生长发育和高强度运动等生理状况的变化,机体对锌的需要量有较大幅度的增加,而此时膳食中锌摄入量没能及时调整、增加,就会使机体出现锌缺乏的危险。

另外,疾病状态下也会导致锌的缺乏,如肠病性肢端皮炎是一种遗传性的锌吸收障碍疾病,因患者肠道锌的吸收不良,可导致严重的锌缺乏;肾病综合征患者可因大量蛋白尿而失锌。烧伤、手术、发热、严重感染等均会加重机体的分解代谢,增加锌的消耗。人体内锌的储备量很少,锌的耗竭时间很短,容易出现锌缺乏。

## 2. 临床表现

由于锌在机体内发挥着极为广泛的生理作用，锌缺乏时可导致许多病理变化。在不同的生理条件下，不同原因和不同程度的锌缺乏，对器官、组织和代谢的影响不同，因而可表现出不同的临床症状，或者不同的症状组合。

图 2-5-6 是锌严重缺乏导致的发育障碍。生长发育障碍是最早认识到的锌缺乏病的临床表现之一，为处于生长发育期的儿童青少年的最主要、最明显的临床表现。锌缺乏影响生长发育，包括骨骼、内脏器官和脑发育；性发育障碍是青少年锌缺乏的另一个主要表现。患者表现为生殖器幼稚型，无第二性征出现。已发育成熟的成人缺乏锌会出现阳痿、性欲减退等。

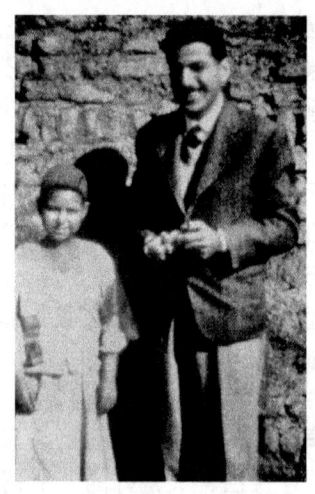

图 2-5-6　锌严重缺乏导致的发育障碍
（Whitney，1999）

孕期严重锌缺乏可使胚胎出现畸形，出生后锌缺乏可导致侏儒症的发生。

味觉及嗅觉障碍。锌缺乏病的患者可出现味、嗅觉迟钝或异常，异食癖和食欲缺乏是目前公认的缺锌症状。异食癖和食欲缺乏与味觉、嗅觉障碍和异常有关。

此外，还可以出现伤口愈合困难、免疫功能减退等。

锌在正常摄入量和产生有害作用剂量之间，存在一个较宽的范围，加之人体有效的体内平衡机制，所以一般说来人体不易发生锌中毒。因此，锌中毒主要出现在职业中毒中，医疗中口服或静脉注射大剂量的锌，或误服导致的锌急性中毒，虽不多见也曾有发生。成人一次性摄入 2g 以上的锌会发生锌中毒，其主要特征之一是，锌对胃肠道的直接作用，导致上腹疼痛、腹泻、恶心、呕吐。在长期补充非常大量锌时可以发生其他的慢性影响，包括贫血、免疫功能下降等。

### （四）供给量与食物来源

表 2-5-5 为常见食物中的锌含量。食物中锌的含量相差比较大，存在形式不同，人体的消化吸收率也有比较大的差异。红色瘦肉和贝类是人体食物锌的最佳来源。植物性食物中的锌含量相对较低，且消化吸收率也比较低。

表 2-5-5　常见食物中的锌含量　　　　　　　　　　（单位：mg/100g）

| 食物名称 | 含量 | 食物名称 | 含量 | 食物名称 | 含量 |
| --- | --- | --- | --- | --- | --- |
| 猪肉 | 2.45 | 草鱼 | 0.38 | 小麦面粉（标准粉） | 0.20 |
| 牛肉 | 4.65 | 带鱼 | 2.23 | 小麦面粉（富强粉） | 0.39 |
| 羊肉 | 2.68 | 鱼子酱 | 1.35 | 粳米 | 1.76 |
| 驴肉 | 7.80 | 黄鳝 | 1.97 | 米粉 | 0.36 |
| 鹿肉 | 2.23 | 鳟鱼 | 4.30 | 玉米粉（黄） | 0.08 |
| 鸡脯肉 | 0.26 | 牡蛎 | 9.39 | 黑大麦 | 2.33 |
| 乳鸽 | 2.40 | 鲜贝 | 2.38 | 小米（黄） | 2.81 |
| 鸡蛋 | 0.38 | 鲜扇贝 | 11.69 | 荞麦粉 | 1.94 |

资料来源：中国预防科学院营养与食品研究所，1991

## 五、重要的微量元素——碘

碘在人体的总量有 22~50mg，其中 50% 存在于肌肉中；20% 存在于甲状腺内，10% 存在于皮肤；6% 存在于骨骼内；其余 14% 分散在各内分泌组织、中枢神经和血浆中。甲状腺组织中浓度最高。甲状腺所含的碘有 99% 为有机结合碘，1% 以碘离子形式存在。

### （一）生理功能

碘在人体内主要参与甲状腺素的生成，通过甲状腺素体现其生理作用。甲状腺素是人体的一种十分重要的内分泌激素，与调节和促进代谢及生长发育关系密切。

（1）促进生物氧化，调节氧化磷酸化过程及能量转换。蛋白质、脂肪、碳水化合物三大营养素最后通过三羧酸循环的生物氧化彻底释放能量，并进一步通过磷酸化过程储存在腺苷三磷酸（ATP）中，以便提供肌肉活动、合成代谢、腺体分泌及神经活动所需要的能量。在糖和脂肪的代谢中，甲状腺素除促进三羧酸循环的生物氧化过程外，还能促进糖的吸收，加速肝糖原的分解，促进周围对糖的氧化利用；通过促进脂肪的分解和利用，调节血脂水平。

（2）调节蛋白质合成和分解。甲状腺素对蛋白质代谢的作用与体内甲状腺素的含量有关。体内甲状腺素含量正常时，甲状腺素有促进蛋白质合成的作用；当体内甲状腺素含量过多时，反而引起蛋白质分解。已有的研究表明，甲状腺素促进 DNA 及蛋白质的合成，并具有活化一些关键酶的作用，对基因的表达式也具有调控作用。

（3）促进神经系统的发育。在脑发育阶段，神经元的迁移及分化、神经突起的分化和发育、神经微管及神经元联系的建立、髓鞘的形成和发育都需要甲状腺激素的参与。人体胚胎发育至 16~17d 出现甲状腺原基，11~12 周甲状腺滤泡即有聚碘和形成碘化甲状腺原氨酸的能力。胚胎期及出生后早期缺碘或甲状腺激素不足，均会影响神经细胞的增殖分化、髓鞘和突触的发育及功能。妊娠前及整个妊娠期缺碘或甲状腺激素缺乏均导致脑蛋白合成障碍，使脑蛋白质含量减少，细胞体积缩小，脑重量减轻，直接影响智力发育。因此，在严重地方性甲状腺肿的地区，可发生神经肌肉功能障碍为主要表现的克汀病。胚胎期及婴儿期缺碘的儿童在改善缺碘状态后，只能防止缺碘对大脑的进一步损害及防止碘缺乏病的发生，而不能明显改善智力发育。缺碘对大脑神经的损害是不可逆的，胎儿期母亲合理营养，特别是微量营养素的充分摄取，对胎儿、对母亲都是非常重要的。

### （二）吸收与代谢

食物中碘存在形式为有机碘和无机碘两种。有机碘在消化道被消化、脱碘以后，以无机碘形式被吸收；与脂肪结合的有机碘由乳糜管直接吸收。膳食的碘吸收迅速而完全，摄入的碘在胃中就开始吸收，但主要吸收部位是小肠。碘进入胃肠道后 1h 内大部分吸收，3h 内完全吸收。

进入循环的碘与蛋白质松散结合，遍布于细胞外液，并且在一些组织中浓集，如甲状腺、肾、唾液腺、泌乳的乳腺等。

碘在体内主要被用于合成甲状腺激素，甲状腺从血液中摄取碘的能力很强，甲状腺中碘的浓度比血浆高 25 倍以上。垂体前叶分泌的促甲状腺激素（TSH）促进甲状腺收集碘。在甲状腺囊泡的方形上皮细胞内，过氧化酶将聚集的碘催化为具有活性的原子碘。原子碘与酪氨酸在甲状腺上皮细胞中结合，而二碘酪氨酸成为甲状腺球蛋白的组成部分。两分子的二碘酪氨酸缩合，脱去一分子丙氨酸成为四碘甲腺原氨酸，即甲状腺素（T4），并储存于腺体细胞的胞质内。有时碘化不完全，分子上只有3个碘原子时称为三碘甲腺原氨酸（T3），其生理作用比甲状腺激素强，但活性维持时间短暂。

甲状腺素生成后与甲状腺球蛋白连接储存在滤泡的胶质中，因其分子质量大，不能直接进入血液。血液中的甲状腺激素（T3、T4）与血浆球蛋白结合存在，检测时统称为血浆蛋白结合碘（PBI）。因PBI分子质量大，不能进入细胞，故无生理作用。当机体需要时，甲状腺球蛋白被蛋白酶水解，释出甲状腺激素。游离的甲状腺激素进入效应细胞，对人体发挥生理功能。

人体碘代谢受大脑垂体促甲状腺素激素的调节。当机体缺碘时，垂体促甲状腺素激素分泌增加，甲状腺细胞对碘的吸收、合成甲状腺素增加；当循环血液中碘和甲状腺素含量增加时，又可以抑制垂体促甲状腺素激素的分泌。这种负反馈调节作用对碘的正常代谢有着十分重要的作用。

体内的碘由尿、粪、乳汁等途径排出。其中有近90%随尿排出，近10%随粪便排出，极少量则随汗液和呼出气等排出。哺乳的妇女可从乳汁中排出一定量的碘。

### （三）缺乏与过量

1）缺乏　　缺碘时甲状腺激素合成减少，垂体分泌促甲状腺激素增加，通过这种机制，甲状腺摄碘能力增强。如果持续缺碘，甲状腺滤泡上皮增厚，即形成甲状腺肿（图2-5-7）。

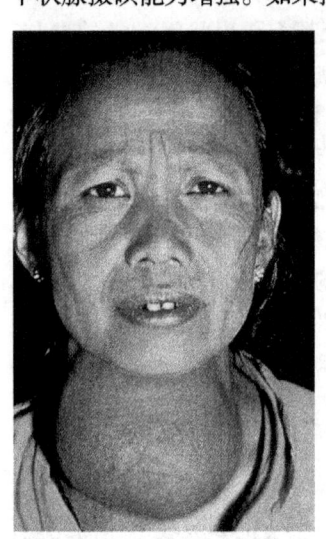

图2-5-7　地方性甲状腺肿
（Whitney，1999）

缺碘引起甲状腺功能低下，进而影响脑神经的发育。碘缺乏的主要危害是影响胎儿和新生儿脑发育，同时也影响儿童和成人的大脑功能。目前将这种伴有地方性甲状腺肿和严重智力缺陷合并神经综合征，或有突出的甲状腺功能低下及生长发育障碍，统称为克汀病。

碘缺乏主要是因环境与食物缺碘引起。同时有些食物含有抗甲状腺素物质，如十字花科植物含有β硫代葡萄糖苷可以影响碘的利用，从而引起甲状腺肿大。

2）过量　　较长时间的高碘摄入也可导致高碘性甲状腺肿。我国学者在20世纪70年代前后，根据在缺碘区、适碘区和高碘区的17个观察点近5万人的甲状腺检查和相应的水碘、尿碘测定数据，提出了水碘、尿碘与甲状腺肿患病率关系的方程式和相应的U形曲线，高碘、低碘都可引起甲状腺肿，且呈现低碘时碘越少甲状腺肿患病率越高，高碘时碘越多患病率也越高的特点。

已知碘有抑制甲状腺合成激素的作用，但高碘甲状腺肿，被广泛认为是由于血液中的碘抑制了蛋白水解酶，以致储积在甲状腺内的、与甲状腺球蛋白结合的T3、T4不能释放至血液循环中，导致血中甲状腺激素水平降低，反馈性地引起垂体的TSH分泌增高，引起甲状腺肿大。

碘过量主要见于过量补充碘制剂引起，食用过量的高碘海产品也常见，在有些地区与饮用的深层地下水中碘含量过高有关。

**（四）需要量与食物来源**

人体对碘的需要量，取决于对甲状腺素的需要量。维持正常代谢和生命活动所需的甲状腺激素是相对稳定的，合成这些激素所需的碘量为 50~75μg。由于食物和个体的原因，如萝卜、甘蓝属蔬菜、黄豆、花生、核桃、木薯、栗子等均含有引起碘需要量增加的致甲状腺肿物质，因此不同地区膳食致甲状腺肿含量不同，碘的需要量也各异，从而很难提出统一的适宜需要量。但作为一般标准，2000 年中国营养学会制订的《中国居民膳食营养素参考摄入量》，成人碘推荐摄入量（RNI）为 150μg/d；可耐受最高摄入量（UL）为 1000μg/d。

人类所需的碘，主要来自食物，为日总摄入量的 80%~90%，其次为饮水与食盐。食物碘含量的高低取决于各地区的生物地质化学状况。海洋生物含碘量很高，如海带、紫菜、鲜海鱼、蚶干、蛤干、干贝、淡菜、海参、海蜇、龙虾等；而远离海洋的内陆山区或不易被海风吹到的地区，土壤和空气中含碘量较少，这些地区的食物含碘量不高。

强化碘的食物是缺碘地区居民摄入碘的最好途径，其中强化碘盐是应用最广泛且补碘效果被确认的补碘方式，世界上大多数国家都采取强化碘盐补碘的方法，另外也有采用碘化水、碘化面包、碘化酱油等方式进行补碘的。

## 六、饱受争议的微量元素——氟

氟是一个饱受争议的微量元素。1990 年 WHO 还认为它是对人体有害的微量元素，1995 年却又将它列为人体必需的元素。

氟与疾病或健康的研究已有近百年的历史。但地方性氟病却是一种古老的疾病，我国丁村人化石（距今约 10 万年）已发现有氟斑牙，20 世纪初发现气体氟可使人氟中毒，同时也发现意大利维苏威火山附近居民的牙齿与众不同，其表面有白垩状的斑块；1913 年查出氟斑牙是由人体内氟含量超过正常所致，1937 年有了氟骨症的报道。由此可见，人们对氟的认识起始于氟中毒。

正常成人体内含氟总量为 2~3g，约有 96% 积存于骨骼及牙齿中，少量存在于内脏、软组织及体液中。

**1. 生理作用**

（1）牙齿的重要成分。氟是牙齿的重要组成成分，氟被牙釉质中的羟磷灰石吸附后，在牙齿表面形成一层抗酸性腐蚀的、坚硬的氟磷灰石保护层，具有预防龋齿的作用。氟已被证实是唯一能降低儿童和成人龋齿患病率及减轻龋齿病情的营养素。

（2）骨骼的组成成分。氟能与骨盐结晶表面的离子进行交换，形成氟磷灰石而成为骨盐的组成部分。骨盐中的氟多时，骨质坚硬，而且适量的氟有利于钙和磷的利用及在骨骼中沉积，可加速骨骼的形成，促进生长，并维护骨骼的健康。据报告，在氟适宜地区骨质疏松症较少。

此外，研究还发现，氟可以通过胎盘对胎儿脑和神经系统的发育产生影响，进而影响出生后的智商。

**2. 吸收与代谢**

膳食和饮水中的氟摄入后，主要在胃部吸收。氟的吸收通过扩散作用进入血液，这种扩散属于被动扩散。氟的吸收速度很快，吸收率也很高。饮水中的氟可完全吸收，食物中的氟吸收率也在75%～90%，未被吸收的氟通过粪便排出体外。体内代谢的氟主要通过肾脏排泄。也有极少部分随乳汁、毛发等途径排出。

**3. 缺乏与过量**

氟是构成牙齿和骨骼的主要成分之一，是一种必需且敏感的元素，缺乏或者过量对机体均有不良影响。

氟缺乏时，由于釉质中不能形成氟磷灰石而使羟磷灰石结构得不到它的保护，从而使牙釉质被口腔中微生物、有机酸和酶侵蚀而发生龋齿。此外氟缺乏时，钙和磷的代谢也会受到影响，易导致骨质疏松症。

摄入过量的氟可引起急性或慢性氟中毒，氟的急性中毒主要出现在特殊的工业环境中。氟的慢性中毒主要发生于高氟地区，因长期饮用氟含量过高的饮用水而引起。我国黑龙江、吉林、辽宁、北京、天津、山西、陕西、河南、山东、宁夏、贵州等地都有流行。

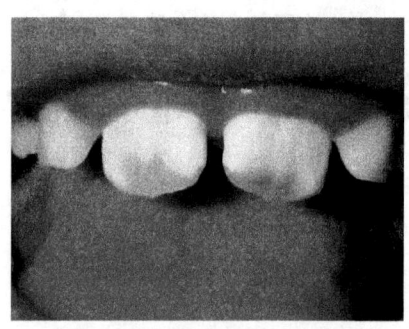

图2-5-8　氟过多引起的斑釉症
（Whitney，1999）

氟慢性中毒主要造成牙齿和骨骼的损害，见图2-5-8。牙齿的表现主要为牙齿失去光泽，出现白色、黄色、棕褐色乃至黑色斑，易于折碎或脱落，称斑釉症；骨骼的损害易发生于躯干骨，严重者全身大部分骨骼均可受累，骨质密度增加与疏松同时出现。轻度者可仅有腰腿疼痛，严重者脊柱前弯畸形，僵直，肢体活动严重受限，神经根受压迫时，则可发生麻木甚至瘫痪，称为氟骨症（skeletal fluorosis）。

**4. 供给量与食物来源**

氟的需要量大体为每天1～2mg。人体每日摄入的氟大约65%来自饮水，30%来自食物。饮水和食物中氟的含量都受土壤中氟含量的影响。因此，氟的缺乏或过量也呈现出地方性的特征。一般情况下，动物性食物中氟含量高于植物性食物；海洋动物氟含量高于陆地生物。

由于人体氟的主要来源是饮水，因此，饮水中适宜的氟含量十分重要。研究表明，饮水中氟的最适含量为1μg/mL，这样可使儿童每日得到0.5～1.0mg的氟；使成人得到1.5～2mg的氟。

## 七、其他微量元素与人体健康

其他微量元素对人体的重要营养意义见表2-5-6。

表2-5-6　其他重要微量元素的生理功能

| 指标 | 微量元素 | | |
| --- | --- | --- | --- |
| | 铬 | 铜 | 锰 |
| 存在部位 | 骨骼、皮肤、脂肪、肾上腺、大脑和肌肉中的含量较高，血清中的铬浓度较低 | 主要分布于肌肉、骨骼、肝，还有少量的铜以含铜酶的形式存在 | 肌肉、肝和胰腺含量比较高 |
| 生理功能 | 葡萄糖耐量因子（GTF）的组成成分，影响糖与脂质代谢 | 维持正常的造血机能，促进骨骼、血管和皮肤及毛发的正常生成，保护机体细胞免受超氧阴离子的氧化损伤 | 能量、蛋白质和核酸代谢中重要酶的组成成分和激活剂，氧化还原、磷酸化等代谢过程中不可缺少的因子 |

续表

| 指标 | 微量元素 | | |
| --- | --- | --- | --- |
| | 铬 | 铜 | 锰 |
| 缺乏症 | 高葡萄糖血症和高脂血症，出现葡萄糖耐量降低 | 不易发生铜缺乏 | 锰缺乏不多见，在铝、磷、铁及植酸等含量过高时会干扰锰的吸收 |
| 过多症 | 六价铬的毒性比三价铬高约100倍 | 饮用与铜容器或铜管道长时间接触的酸性饮料 | 少见 |
| 食物来源 | 谷类、肉类及鱼贝类 | 谷类、豆类、坚果类、贝类及动物的肝和肾 | 茶水中含有丰富的锰 |

**重要提示**：对于人体需要的各种元素来说，它们共同参与人体的生理功能，因此在这一过程中也相互影响，既有相互协同作用，也有拮抗作用。

### ❖ 对问题的解答

**问题解答1**：当今人类饮食生活中矿物质的关键营养问题是什么？

当今人类饮食中矿物质的营养问题很多，但较为普遍又需要重视的营养问题有如下三个方面。

第一，人类整体的矿物质缺乏。由于集约化农业实践，天然食物中矿物质匮乏，导致人类整体的矿物质缺乏。矿物质的重要生理功能是参与负责人体代谢的酶系统组成，人类诸多慢性病与此有关。

第二，钠钾比值问题。生命估计开始于20亿年前的前寒武纪海洋，是一个含丰富溶质和稳定的理化条件的环境，原始海洋中钠、氯、钾的状况与生命起源有关。为了生存，生命以细胞内液与细胞外液的形式保持自身的"海洋"，人体肾脏对生命细胞内液与外液中钠、氯、钾的调节尤其关键。钠、钾、氯这三种都是体内的主要电解质，分别存在于细胞内和细胞外，相互保持平衡维持正常的渗透压。钾可以促进尿钠的排泄，有利于降低高钠引起的高血压的危险性。经研究，原始食草人类钠的消费量很低，为0.2～0.3g/d，狩猎期间的食肉人类钠的消费为1.4g/d；而现代温饱时代，人类形成嗜盐口味，每日钠的消费大大提高。而在长期进化过程中人体肾脏对钠的保留是高效的，人类在200万年的进化过程中并没有适应钠的快速增加。

第三，酸碱平衡问题。如上所述，由于天然食物中矿物质匮乏，人类整体的矿物质缺乏，加之人类的饮食生活中动物性的比例增加，导致饮食酸碱失衡。

**问题解答2**：血液钙和骨骼钙，哪个更受重视？

生活中，一提起钙，人们首先想到的是补钙，预防骨质疏松和佝偻病，其实人体自身更重视的是血液钙含量的稳定。由图2-5-1看出，小肠吸收钙，进入血液；血液中的钙供给骨骼的生长代谢；肾脏主要的功能是调节血液中钙的含量，当血液钙含量高时，增加排泄；当血液中含量下降时，则增加重吸收，减少排泄；同时，骨骼也有类似的功能，当血液中钙含量下降时，也可以溶解部分钙进入血液。因此，小肠、骨骼、肾脏其实做的工作都是维持血钙值的稳定。

为什么要花这么大的代价来维持血钙浓度的稳定？主要是因为钙在血液中的作用

很重要。血钙的浓度略有变化,立即就会对人体的功能产生危害。例如,酶的活性的改变;神经肌肉兴奋性的改变,我们能感觉到的就是肌肉抽搐。所以当人体钙缺乏时出现的症状,并不是由骨骼改变引起的,而是血钙的改变引起的。

**问题解答3:** 患有骨质疏松症的老年人,如何补钙?

这个问题也可以用课堂讨论的方法进行,但要注意从以下几个方面引导学生。

(1)从人体整体的角度出发,如年龄、特殊生理时期对钙的需要量;维生素D的摄入获得情况。

(2)食物钙的含量,选择钙含量高的食物。

(3)注意膳食结构中利于钙吸收因素的影响,如乳糖、蛋白质等;不利于钙消化吸收因素的影响,如草酸、植酸、膳食纤维等。

(4)钙供给量与吸收量之间的关系。

总之,要将学生能综合运用所学到的知识作为目的。

**问题解答4:** 盐与高血压的关系如何?怎样解释有些"嗜盐"的人血压正常?

钠对于高血压的影响仅限于盐敏感个体,遗传因素通过肾脏发挥作用。大部分个体,肾脏能够排出钠,血压对于钠的摄入不敏感;对盐敏感个体,肾脏排出钠的能力低,血压对于钠的摄入敏感。

**问题解答5:** 如何判断有没有缺铁?

铁不足时,并没有表现为贫血,但以下的症状也会对人体的健康产生影响:免疫功能减退,对疾病的抵抗力下降;易疲劳、怕冷、劳动生产率下降;健康状况下降;儿童还会出现认知功能损害、注意力分散、学习能力下降;其他还有一些人们不太容易联系到的症状,如皮肤瘙痒、指甲床和眼黏膜苍白、掌心起皱、凹面指甲、患者伤口难愈合等,见图2-5-9。

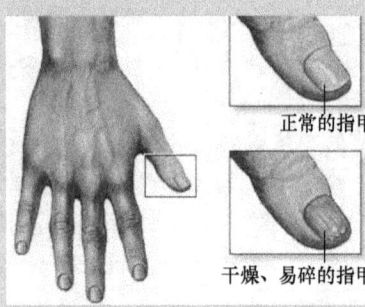

图2-5-9 铁缺乏症之一

有些人还可表现出十分特别的症状:特别喜欢吃土块、石灰、纸片等非食物性食物,称为异食癖。在一些贫困的地区比较常见,只要补充铁后症状会很快消失。但有时这种异食癖还可能是其他原因引起的。

**问题解答6:** 锌缺乏为何都集中在落后地区和贫困人群?

锌缺乏在人群中普遍存在,特别是在经济落后的发展中国家更为严重,其中尤以经济状况较差的人群受危害最重。在不同的人群中,婴儿、儿童、孕妇和育龄妇女是锌缺乏的高发病人群。目前估计世界人口中约有一半人处于锌缺乏的危险中。我国居民锌缺乏的发生率孕妇为30%,儿童为50%。

流行病学的调查结果显示,锌缺乏者的膳食结构以很少加工的谷类和豆类为主,动物性食物很少,而且面粉也不发酵做成面包,而是直接食用。因而推测是过多的膳食纤维和粮食中过多的植酸导致锌吸收率的下降,因此,在无机盐内也有一个需要平衡的问题。当然锌的缺乏还有一个很重要的因素,就是由膳食中过多的钙或铁引起的。

**问题解答 7**：碘与人口素质的关系是什么？碘缺乏会有哪些表现？

克汀病一词首次出现在 1754 年 Diderot 所编《百科全书》中，其注释是"聋哑并伴有巨大甲状腺肿的低能者"。我们现在已很清楚，克汀病的原因就在于碘缺乏，而碘缺乏对人类最大的威胁不但影响人体的健康，还能降低人体的智力。2000 年 WHO 的研究结果显示，缺碘人群的平均智商比正常低 13.6 智商点。据联合国秘书长的报告，全球每年有 9 千万新生儿受到碘的保护，从而预防了可能发生的脑发育落后，但仍有 5 千万新生儿没受到碘的保护，他们的智力发育存在有很大的问题。因此，碘的营养状况会影响到人类的人口素质。

人类生活的外环境碘缺乏是造成本病大规模流行的最根本原因。土壤碘不足，生长的植物中碘不足，当地的动物以此作为饲料时，也会发生碘不足，因此，在这个局部地区人类生活的食物环境都是缺碘的。

机体因为缺碘而导致的一系列障碍统称为碘缺乏病。但对于不同年龄的人来说，碘缺乏的表现可以有很大的区别。

克汀病患者主要集中在儿童。虽然年龄是在儿童，其实发病早在胚胎时期就已发生。因为碘形成的甲状腺素，对胎儿神经细胞的增殖、分化、迁移、髓化、树突发育、突触发育等都有着十分重要的影响，而这一时期碘缺乏，对胎儿及出生后的脑发育及智力所产生的影响是不可逆的。成年人由于碘缺乏引起甲状腺肿大。当人体缺碘时，甲状腺有一个适应性代偿过程，而甲状腺肿实际上是甲状腺球蛋白合成代偿性增加的结果。

**问题解答 8**：人体为什么容易氟中毒呢？氟过量会产生哪些危害？

人体易产生氟中毒的原因与其消化吸收率高有关。

膳食和饮水中的氟摄入后，主要在胃部吸收。氟的吸收通过扩散作用进入血液，这种扩散属于被动扩散。氟的吸收速度很快，吸收率也很高。饮水中的氟可完全吸收，食物中的氟吸收率也在 75%~90%，未被吸收的氟通过粪便排出体外。

人体不但可以从消化道吸收氟，甚至还能由皮肤吸收氟，从呼吸道黏膜吸收氟，这也是居住在火山附近的居民易产生氟中毒的原因。

体内代谢的氟主要通过肾脏排泄，也有极少部分随乳汁、毛发等途径排出。

摄入过量的氟可引起急性或慢性氟中毒，氟的急性中毒主要出现在特殊的工业环境中。

氟的慢性中毒主要发生于高氟地区，因长期饮用氟含量过高的饮用水而引起。我国黑龙江、吉林、辽宁、北京、天津、山西、陕西、河南、山东、宁夏、贵州等地都有流行。

氟的慢性中毒还可能出现在一些燃烧劣质煤的地区，煤燃烧时释放出含氟的烟气，人体通过呼吸道吸入而中毒。

氟慢性中毒主要造成牙齿和骨骼的损害。牙齿的表现主要为牙齿失去光泽，出现白色、黄色、棕褐色乃至黑色斑，易于折碎或脱落，称斑釉症骨骼的损害易发生于躯干骨，严重者全身大部分骨骼均可受损，骨质密度增加与疏松同时出现。轻度者可仅有腰腿疼痛，严重者脊柱前弯畸形，僵直，肢体活动严重受限，神经根受压迫时，则可发生麻木甚至瘫痪，称为氟骨症。

**问题解答 9**：硒缺乏病为什么称"克山病"？

克山病，也称地方性心肌病，是首先在我国发现的一种原因不明的心肌病。1935

年在黑龙江省克山县首次发现大流行,故名。本病分布在我国由东北到西南的一条过渡地带上,即东北三省、内蒙古、晋、冀、鲁、豫、陕、甘、宁、川、贵、滇、藏、皖、鄂等省(自治区),多发于山区丘陵的农村,而城镇几乎不发病。该病可见于任何年龄段,但以青年、儿童和妇女常见。1975年,我国科学家首次发表克山病的防治研究成果,即发现克山病地区的人都处于低硒状态,补硒能有效地预防克山病,从而提示了硒与克山病的关系,同时也确立了硒是人体的一种必需的微量元素。

硒对人体有着十分广泛的生理功能,它的生理功能包括:①保护心血管、维护心脏安全,预防克山病。缺硒会形成心肌纤维的破坏,会引发突然死亡。②硒与金属有很强的亲和力,能与汞、甲基汞、镉、铅等结合成金属硒的蛋白质复合物而解毒,并排出体外。③促进生长,保护视觉器官,以及抗肿瘤作用。

**问题解答10:** 与蛋白质和脂肪不同,为什么2000年《中国居民膳食营养素参考摄入量》对绝大多数矿物元素制订了参考摄入量或可耐受最高摄入量?

蛋白质和脂肪为宏量营养素,少量的超过最佳摄入量,不会导致严重中毒症,但矿物质是微量营养素,尤其是微量元素,人体容易从需要量跨越到中毒剂量,故绝大多数矿物元素要关注其参考摄入量和可耐受最高摄入量。

## 第六节 维 生 素

❖ **教学目标:** 掌握人类饮食生活中维生素供给的知识,学会理论联系实际进行相关营养咨询,并领悟作为教师如何设计相关教学内容。

(一)知识教学目标
1. 了解维生素发现的营养学意义。
2. 掌握维生素生理功能的一般规律与特殊性。
3. 掌握易缺乏维生素的营养供给知识。

(二)能力培养目标
1. 掌握维生素缺乏症的营养咨询。
2. 掌握应用维生素知识解决生活中问题的能力。
3. 通过具体案例学会理论联系实际设计教学内容。

❖ **问题导入:**
1. 如何诊断维生素A缺乏症?
2. 维生素E为什么又称为生育酚?人体是否容易出现维生素E缺乏症?
3. 维生素C真的能预防感冒吗?
4. 压力大的人群,应该重点补充哪种维生素?
5. 维生素中毒症与过多症的表现有哪些?
6. 需要补充维生素的人群有哪些?

一、维生素概述

维生素是维持机体生命活动所必需的一类微量的低分子有机化合物。维生素的种类很多，化学结构各异，它与其他营养素不同的是，维生素既不是构成人体组织成分的原料，也不供给能量，却在机体的组织和能量代谢中起着重要作用。

维生素以本体形式或以能发挥生理功能的前体形式存在于天然食物中，大多数维生素人体不能合成，需要从食物中获得；只有少数几种维生素可以由机体合成或由肠道微生物合成，但合成的量往往也不能满足人体的需要，因此，如果不注意合理膳食，维生素的不足症或缺乏症比较常见。

**（一）维生素的命名**

维生素的命名系统有三种，第一种是根据其发现的次序，以英文字母命名，如维生素 A、维生素 B、维生素 C、维生素 D 等；第二种是按其生理功能或缺乏症命名的，如抗坏血酸、抗佝偻病维生素等，这在营养宣传和咨询中最为常用；第三种是根据其化学结构命名的，如核黄素、视黄醇等，这在专业研究中使用更为频繁，维生素的命名见表 2-6-1。

**表 2-6-1 维生素的命名**

| 按发现顺序命名 | 按化学结构命名 | 按功能命名 |
| --- | --- | --- |
| 维生素 A | 视黄醇 | 抗干眼病维生素 |
| 维生素 D | 钙化醇 | 抗佝偻病维生素 |
| 维生素 E | 生育酚 | |
| 维生素 K | 叶绿醌 | 抗出血维生素 |
| 维生素 $B_1$ | 硫胺素 | 抗脚气病维生素 |
| 维生素 $B_2$ | 核黄素 | |
| 维生素 $B_3$ | 泛酸 | |
| 维生素 PP | 烟酸、烟酰胺 | 抗癞皮病维生素 |
| 维生素 $B_6$ | 吡多醇（醛、胺） | |
| 维生素 M | 叶酸、维生素 $B_{11}$ | |
| 维生素 H | 生物素 | |
| 维生素 $B_{12}$ | 钴胺素 | 抗恶性贫血维生素 |
| 维生素 C | 抗坏血酸 | 抗坏血病维生素 |

**（二）维生素的分类**

营养学通常按维生素的溶解性不同分为脂溶性维生素和水溶性维生素两大类。脂溶性维生素主要有维生素 A、维生素 D、维生素 E 和维生素 K；水溶性维生素主要是 B 族维生素及维生素 C。B 族维生素包括维生素 $B_1$、维生素 $B_2$、维生素 $B_6$、维生素 $B_{12}$、烟酸、泛酸、叶酸、胆碱等。两类维生素的溶解性不同，吸收、排泄、体内的积存、缺乏症出现的快慢以及毒性有着很大的差异。

溶解性赋予了不同的维生素各自的化学物理特征，决定了它们在食物中的分布特点、是否易被氧化破坏、在人体内的吸收形式和在血液中的运输方式、是否在体内储存，以及过量时的排泄途径及是否易产生缺乏症或中毒症等。比较不同溶解性的维生素之间的这些特点很有必要，有利于学生更好地了解不同维生素的特点和食物来源，以及烹调加工过程中避免维生素损失破坏的关键点。脂溶性维生素的本体通常是溶解在食物中的脂肪中，以脂肪为载体吸收，在人体有一定储存，当人体某一段时间内摄入不足时，缺乏症不会立即出现，但如果长期过多摄入，或一次性大剂量摄入，容易有较为严重的中毒症；而水溶性维生素通过水为载体吸收，在体内储存相对于脂溶性维生素少，摄入过量时，相对于脂溶性维生素而言，中毒症不严重。容易通过流失水的途径流失，当人体某一段时间内摄入不足时，缺乏症立即出现。

有部分维生素可由于一些称为抗维生素的化合物的存在而无法发挥其作用。抗维生素存在于天然食物中，可干扰维生素的消化、吸收、代谢过程，出现维生素的缺乏症状。例如，双羟香豆素具有对抗维生素 K 的作用，可造成低凝血酶原血症，导致出血性疾病；抗生物素蛋白，可与生物素紧密结合，而使之失活。这类抗维生素物质常随食物加工、烹调处理而失去作用。

食物中还有些化合物，尽管不被认为是真正的维生素，但其活性极似维生素，因而曾被列入维生素类，如生物类黄酮、肉碱、辅酶 Q、硫辛酸、乳清酸以及牛磺酸等，这些通常被称为"类维生素"。其中牛磺酸（taurine）在近年来特别受重视。牛磺酸许多重要生理功能对人体健康是必需的，在成人体内可以合成，但婴幼儿由于体内合成牛磺酸所需的酶——半胱亚磺酸脱羧酶活性较低，合成量不能满足需要，故常采用食物强化措施。牛磺酸在蛤类含量很高（240mg/100g），人奶中含量也高于牛奶。

### （三）维生素的缺乏与过多

维生素是人体进行正常生物化学过程所必需的营养素，但至今尚有许多维生素的作用未完全搞清。已知大多数维生素是作为辅酶（或辅基）分子的结构成分参与生物体内的代谢反应，如焦磷酸硫胺素、黄素单核苷酸及黄素腺嘌呤二核苷酸、辅酶 I 与辅酶 II、辅酶 A 等。也有少数维生素具有一些特殊的生理机能，如视黄醇、生育酚等。任何一种维生素的摄入量不足或摄入过量都会对人体健康产生不良影响。

食物中某种维生素长期缺乏或不足即可引起代谢紊乱和出现病理状态，形成维生素缺乏症（avitaminosis）。维生素缺乏在体内是一个渐进过程，初始储备量降低，则有关生化代谢异常、生理功能改变，然后才是组织病理变化，出现临床症状和体征。因此，轻度缺乏不出现临床症状，但一般的常有如劳动效率下降、对疾病抵抗力降低等表现，称为亚临床缺乏或不足（hypovitaminosis）。当缺乏达到一定程度时，则出现所缺乏的维生素相应的独特症状和体征。不过，由于膳食原因、维生素对人体发挥生理功能的相互影响等原因，临床所见常是多种维生素混合缺乏的症状和体征。引起维生素不足与缺乏的因素有很多，常见原因有以下几方面。

**1. 供给机体的维生素不足**

1）食物中维生素含量的不足　　可因摄入食物量减少或食物中维生素含量过少引起。例如，战争、自然灾害等原因造成的粮食等其他作物的减产或经济的因素引起的食物缺乏，导致受害地区人群食物供给量下降，从而引起多种维生素的缺乏或不足；某些特殊的条件如海员可因食入的新鲜蔬菜和水果减少，引起维生素 C 摄入不足。

2）膳食结构、饮食习惯、食物的特殊禁忌　　随着经济的发展，人们的生活水平不断提高，但由于缺乏一定的营养知识，不合理的膳食结构、饮食习惯，如动物性食物的过多食入、挑食偏食，造成某些维生素的缺乏。

某些国家和地区，传统习惯形成的一些食物禁忌，如部落或宗教团体的特殊食物禁忌，孕妇、乳母的一些食物禁忌，幼儿、乳儿甚至青少年的食物禁忌，严重影响了人类的膳食平衡，造成维生素的缺乏。

3）食物加工、烹调过程中的损失　食物中原有的维生素含量，以及收获（植物性食物）、宰杀（动物性食物）、加工、烹调与贮藏过程中的损失和破坏，造成膳食维生素的供给量不足。特别是植物的种属（品种）与成熟程度、转运和贮存环境条件、烹调加工中温度与时间、接触氧与紫外线程度、烹调用水量，以及酸、碱条件等都会影响食物中维生素的含量。例如，粮食加工的精度高、烹调时淘米过度、加碱煮沸等，可使大量 B 族维生素损失或破坏。

**2. 人体吸收利用降低**

当消化系统吸收功能障碍，如长期腹泻、消化道或胆道梗阻、胆汁分泌受限、胃酸分泌减少，可引起机体各种营养素的吸收不足。老年人牙齿的咀嚼功能及胃肠道功能降低，对营养素（包括维生素）的吸收减少，膳食成分的改变可影响维生素的吸收利用，如膳食中脂肪含量低，会降低脂溶性维生素的吸收；高膳食纤维引起食物快速通过肠道，减少营养素的吸收；胃黏膜分泌内因子糖蛋白的能力下降或慢性腹泻均干扰维生素 $B_{12}$ 的吸收等。

**3. 维生素需要相对增高**

由于人体对维生素需要量增加，或丢失量过多，使体内维生素需要量相对增高。

1）体力活动　随着机体的体力活动的增加，热能的消耗增多，使体内某些维生素的需要量增加，如维生素 $B_1$（硫胺素）、维生素 $B_2$ 及烟酸。

2）妊娠与哺乳　许多研究表明，怀孕妇女血液中维生素 A、烟酸、维生素 $B_6$、维生素 $B_{12}$ 和维生素 C 的水平下降。所以要保持生理生命活动，必须适当地增加维生素的供给量。

3）感染　一般来说，营养缺乏的人更容易受感染，但还没有明确的实验证据证明缺乏特殊的营养会引起人类的感染。但事实上许多实验结果表明，感染与一般的营养不良是互为因果的，感染会加重营养不良，营养不良又反过来降低机体对感染的抵抗力，造成一种恶性循环。已有的材料表明，维生素 A、维生素 C 缺乏时，易引起感染。角膜软化症是维生素 A 缺乏和病菌感染"协同"作用的结果。第二次世界大战期间，远东囚犯膳食中缺乏硫胺素，但并未表现明显的硫胺素缺乏症候，却往往在感染性腹泻之后，表现为硫胺素缺乏的脚气病（beriberi）。

4）药物治疗　广谱抗生素治疗过程中易出现 B 族维生素的缺乏。维生素 $B_6$ 是一种特别容易受影响的维生素，如服用异烟肼、青霉胺及避孕药等药物，可增加机体对维生素 $B_6$ 的需要量。最近还发现，当母亲在孕期服用大量维生素 C 与维生素 $B_6$ 时，其婴儿对这两种维生素的需要量，也相应提高。

5）其他　生长发育期儿童以及特殊生活工作环境条件，可使机体对维生素的需要量相对增高；日光照射不足，使体内维生素 D 的合成减少；长期服用抗菌药物，使肠道正常菌群的生长受到抑制，细菌丛合成的某些维生素下降（如维生素 K、烟酸、维生素 $B_6$、叶酸等）；排出过多，如汗液和尿液中含有多种水溶性维生素，所以多汗、多尿、哺乳期的妇女，应该注意增加维生素的供给量。

按维生素缺乏发生的原因可分为原发性维生素缺乏和继发性维生素缺乏两种。前者主要是指膳食中维生素供给不足或其生物利用率过低引起，后者是指由于生理或病理原因妨碍了维生素的消化、吸收和利用，或因需要量增加，排泄或破坏增多而引起的条件性维生素缺乏。

按维生素缺乏的程度可分为临床缺乏和亚临床缺乏两种。维生素临床缺乏（即维生素缺乏症），曾像瘟疫一样给人类带来灾难，它往往伴随着贫困、战争、传染病而发生，但目前其病因已明确，基本得到控制。目前我国居民维生素缺乏症已不多见，但亚临床缺乏在某些地区、某些人群中仍有发现。由于亚临床缺乏不易发现，缺乏者体内因维生素营养水平及其生理功能处于低下状态，致使机体对疾病的抵抗力下降，工作效率和生活质量降低，有时也可引起食欲缺乏、视力下降、容易疲乏等，极大地影响了人体的健康，故需引起重视。

比较容易缺乏或不足的主要有维生素A、维生素D、维生素$B_1$、维生素$B_2$、烟酸、维生素$B_6$和维生素C等。这与我国人民传统的膳食结构与饮食习惯有关。本部分重点介绍在日常生活中容易缺乏的维生素。

## 二、脂溶性维生素

### （一）维生素A

**1. 理化性质**

维生素A又名视黄醇（retinol）或抗干眼病维生素，实际上包括所有具有视黄醇生物活性的一类物质，即动物性食物来源的维生素$A_1$与维生素$A_2$，前者主要存在于海产；植物性食物中含有的很多β-胡萝卜素及其他类胡萝卜素（已知有10种以上），在体内可转化为维生素A，故称之为维生素A原。

维生素A与胡萝卜素不溶于水，均溶于脂肪及大多数有机溶剂中，通常食物中的维生素A是以视黄基酯的形式存在，在高温和碱性的环境中比较稳定，一般的烹调加工不易破坏。在空气和日光下，维生素A顺次按酯、醇、酸形式而遭破坏，特别是在高温条件下，当溶解它的油脂在光照和氧气作用下发生氧化而变质时，维生素A末端的醇羟基（—$CH_2OH$）可被氧化成醛基（—CHO），生成视黄醛，进一步氧化成羧基（—COOH），生成视黄酸，而使维生素A迅速氧化破坏。当食物中有抗坏血酸、维生素E、磷脂等抗氧化物质存在时，可以保护类胡萝卜素及维生素A免遭破坏，脂肪酸败可引起其严重破坏。

**2. 吸收与代谢**

食物中存在的维生素A、视黄基酯、胡萝卜素在小肠中与胆盐和脂肪消化产物一起被乳化后，由肠黏膜吸收，因此，足够量的脂肪可促进维生素A的吸收。抗氧化剂如维生素E、维生素C有利于维生素A的吸收，维生素A的吸收率明显高于β-胡萝卜素。

维生素A酯在小肠中由胰腺分泌的水解酶及小肠黏膜细胞刷状缘水解酶水解，这种酶的活化以及适于吸收的微胶粒的形成都需要胆盐，维生素A通常通过一个活性转运系统以游离醇的形式吸收。在肠壁细胞中，视黄醇与脂肪酸结合，重新被酯化为视黄醇软脂酸酯，掺入乳糜微粒进入淋巴系统。少量视黄醇可被氧化成视黄醛和视黄酸，形成葡萄糖醛酸化物，进入门脉血液。大多数维生素A从淋巴管经胸导管进入肝脏，少数随血液流动入肝。肝有大量的维生素A，而肺、肾及脂肪中储存量很少。维生素A在肝中的储存量会随年龄增大而增多，成人肝中的维生素 A 储存量最多，通常足够全身机体 4～12 个月的需要，但婴儿和儿童及老年人没有这样的储存能力，因此对膳食中缺乏维生素 A 特别敏感。

当周围靶组织需要维生素 A 时，肝中的视黄醇酯经酯酶水解为醇式后，以 1∶1 的比例与视黄醇结合蛋白（retinol-bindingprotein，RBP）结合，再与前白蛋白结合，形成复合体后释放入血，经血液循环转运至靶组织。进入靶组织后，维生素 A 与视黄醇结合蛋白解离。视黄醇结合蛋白与前白蛋白之间的相互作用减少了分子视黄醇结合蛋白从肾小球滤出。维生素 A 在体内平均半减期为 128～154d，当机体缺少维生素 A 的摄入时，每天肝中损失（分解代谢）率约为其含量的 0.5%。除肝外，肾也储存维生素 A（相当于肝储存量的 1%）。肾上腺、眼色素上皮也有一定储存量。当维生素 A 摄入量增大时，与之结合的蛋白质被饱和，则过量维生素 A 以视黄醇形式进入血液并被代谢与排泄。因此，高蛋白膳食由于增加维生素 A 结合蛋白（RBP）提高了其利用率。机体缺乏蛋白质，造成 RBP 不足，维生素 A 难输送到组织，也可出现维生素 A 缺乏。

维生素 A 原如胡萝卜素可被完整地吸收，在小肠黏膜细胞中经胡萝卜素双氧酶的作用，胡萝卜素被分解为视黄醛或视黄醇（在肠黏膜视黄醛很容易被还原成视黄醇）。胡萝卜素的吸收也必须由胆盐协助乳化，吸收后大部分在小肠黏膜内转变成维生素 A，在肝和其他组织也可以进行少量转变。然后参加维生素 A 的代谢。尽管理论上 1mol 的 β-胡萝卜素可以生成 2mol 的维生素 A，但实验证明 β-胡萝卜素在人体内的吸收率仅为摄入量的 1/3，在体内转变为维生素 A 的比例约为吸收量的 1/2。因此，β-胡萝卜素的生物活性仅有摄入量的 1/6。其他维生素 A 原类胡萝卜素的生物活性则只有摄入量的 1/12。

在体内维生素 A 可氧化成一系列的代谢产物，后者与葡萄糖醛苷结合，由胆汁排入肠道。大约 70% 的维生素 A 经此途径排泄，其中一部分维生素 A 葡萄糖醛酸化物经肠-肝循环再吸收入肝脏，但肠腔里的葡萄糖醛酸化物大部分由 β-葡萄糖醛酸酶水解，胆汁维生素 A 肝肠循环的作用甚微，但对维生素 A 缺乏的动物来说有重要意义。大约 30% 的代谢产物由肾排泄。

**3. 生理功能**

维生素 A 是健康机体必需的一种营养素，它以不同方式几乎影响机体内的一切组织细胞。维生素 A 在体内主要是参与生物膜的结构与功能。因此，与正常生长发育、生殖、视觉及抗感染等有关。

1）维持正常的视觉　　维生素 A 能促进视觉细胞内感光物质的合成和再生，以维持正常视觉。眼球视网膜的光感受器是视网膜中的杆状细胞和锥状细胞。在这两种细胞中都存在着对光敏感的色素，分别为视紫红质和视紫蓝质，视紫红质对暗光敏感，而视紫蓝质对颜色及强光敏感。

杆状细胞含有的感光物质视紫红质是由 11-顺式视黄醛与视蛋白结合而成的，为暗视觉的必需物质。在光亮处，光线照射到视网膜时，视紫红质发生一系列结构的变化，11-顺式视黄醛转变为全反式视黄醛并与视蛋白分离。这种对光线刺激的反应通过视神经纤维传送至大脑，形成的视觉称为"光适应"。由于在光亮处对光敏感视紫红质被大量消耗，因此一旦由亮处到暗处，不能看见物体。如果视网膜处有足量视黄醛积存，即可被存在于细胞中的视黄醛异构酶，异构化为 11-顺式视黄醛，并与视蛋白结合形成视紫红质，从而恢复对暗光的敏感性，使人体在一定照度下的暗处能够看见物体，这一过程称为"暗适应"，所需的时间称"暗适应时间"。暗适应时间的长短、快慢显然与体内维生素A的营养水平有关。若维生素A不足，则视紫红质的再生慢而不完全，故暗适应时间长；而暗适应时间短，则说明体内维生素A充足。全反式视黄醛可还原为全反式视黄醇，再经酶的作用重新转化为11-顺式视黄醛，可在暗光中与视蛋白结合再次形成视紫红质。在此过程中除了消耗能量和酶外，还有部分视黄醛变成视黄醇被排泄，所以必须不断地补充维生素A，才能维持视紫红质的合成和整个暗光视觉过程。

2）维持上皮细胞的正常生长与分化　　维生素A对上皮组织细胞的正常形成、发育及维持十分重要。维生素A是调节糖蛋白合成的一种辅酶，对上皮细胞的细胞膜起稳定作用，维持上皮细胞的形态完整和功能健全。视黄醇与磷酸构成的酯类是蛋白多糖和糖蛋白生物合成需要的寡糖基的载体。这些含糖高分子物质调节黏液分泌及黏膜上皮细胞中糖蛋白的正常合成。维生素A不足或缺乏的初期，上皮基低层增生变厚，细胞分裂加快，张力原纤维合成增多，表面层发生细胞变扁、不规则、干燥等变化，继而上皮细胞形成过度角化变性和腺体分泌减少。这种变化可累及全身上皮组织，最早受影响的是眼睛的结膜和角膜，表现为结膜或角膜干燥、软化及泪腺分泌减少。皮肤则毛囊角化、皮脂腺和汗腺萎缩。鼻、咽、喉和其他呼吸道，胃肠和泌尿生殖系统内膜角质化，削弱了防止细菌侵袭的天然屏障，易于感染。有的肾结石也与泌尿道角质化有关。

3）促进生长发育和维护生殖功能　　维生素A参与细胞的RNA、DNA的合成，对细胞的分化、组织更新有一定的影响。视黄醇和视黄酸与细胞质里的特异性受体蛋白结合后，进入细胞核，再与染色质结合以影响细胞生长与分化的蛋白质的合成。在多数动物中，维生素A的缺乏会导致生殖能力的明显下降。可能是维生素A缺乏而造成雌激素黄体酮的合成减少，生物活性下降，进而影响到肾上腺、生殖腺及胎盘中类固醇激素的产生，使生殖力明显下降。在大鼠、家禽、猪、牛、羊、狗、豚鼠及其他所有供特别研究的动物身上，因缺乏维生素A而表现出的生殖异常，包括妊娠不良、早期发育异常和胎盘受损等，严重时引起胎儿死亡。在人体也出现过类似的结果，孕妇膳食中缺乏维生素A，妊娠前三个月的流产率会增加。

维生素A还参与软骨内成骨的作用，摄入量不足或缺乏，可影响长骨形成和牙齿的发育。缺乏维生素A的儿童生长停滞、发育迟缓、骨骼发育不良，缺乏维生素A的孕妇所生的新生儿体重较轻。维生素A缺乏多见于2~5岁的儿童，一般成人少见。营养不良的儿童有时不易发现维生素A的缺乏，这是因为生长减慢，对维生素A的需要也相对减少。在蛋白质不足时，维生素A只能储存于肝内而不能利用，因为视黄醇蛋白的合成受到影响，维生素A缺乏载体蛋白，不能代谢运转，故当蛋白质不足一旦改善，不但生长率增高，同时对维生素A的需求也提高。

4）调节机体免疫功能　　大量的研究结果表明，维生素A对机体的免疫系统有着重要的功能，主要是通过其在细胞核内的特异性受体——视黄酸受体实现的，维生素A缺乏可使机体特异性和非特异性免疫功能降低，对细菌、病毒及寄生虫感染性增加，同时呼吸道或消化道感染又能加重维生素A的缺乏。

近年研究发现，维生素A及其衍生物（如5,6-环氧视黄酸、13-顺式视黄酸）有防癌抗癌的作用，与它们调节上皮细胞增生和正常分化有关，也与阻止肿瘤形成的抗启动基因的活性有关。维生素 A 缺乏可使上皮细胞的正常分化受阻，降低机体对某些化学性致癌物质的敏感性，从而引起黏膜上皮细胞损伤，在形态学上与癌前期病变相似。类胡萝卜素（包括叶黄素和番茄红素等）可捕获能引起细胞癌变的自由基和猝灭单线氧，提高机体的抗氧化能力。人群流行病学研究发现，膳食中高维生素 A 和胡萝卜素摄入可减少肺癌、皮肤癌等发生的危险性。

**4. 营养状况与疾病**

维生素 A 对人群有广泛而重要的生理功能，膳食中维生素 A、维生素 A 原的不足或过多或吸收、储存和利用受影响时，都可引起相关的疾病。

1）维生素 A 缺乏　　维生素 A 缺乏已成为许多发展中国家的一个主要公共卫生问题。由于维生素 A 缺乏而引起的眼病有夜盲症（night blindness）和眼干燥症（xerophthalmia）。最早症状是暗适应能力下降，即黑夜或暗光下看不清物体，在弱光下视力减退，暗适应时间延长，严重时可致夜盲症。眼干燥症是维生素 A 的另一缺乏症，患者眼结膜和角膜上皮组织变性，泪腺分泌减少，而引发眼睛角膜发炎、软化、溃疡等一系列变化，可致视力衰退。这是一种流行于全世界的婴儿疾病和儿童营养不良症，在印度、中东、东南亚、非洲和南美部分地区发病率最高。如不及时补充维生素 A，由于缺乏而引起的眼干燥症、夜盲症会进一步发展成永久性夜盲直至失明。

维生素 A 缺乏会造成多种上皮组织分化不良和对感染的敏感性增高，导致上皮组织角质化而诱发一系列疾病。在皮肤外层及其口腔、消化系统、呼吸系统和泌尿系统等黏膜组织，由于角质化而变硬、变干，从而失去了作为保护内脏器官的上皮组织所应有的湿润性和柔软性。其结果导致全身特别是臂、肩、下腹部皮肤变得干燥、粗糙、鳞屑等角质化变化；细菌易于侵入黏膜引起感染，导致耳、口腔或涎腺等处出现脓肿或溃烂；气管、支气管上皮细胞角质化会诱发支气管肺炎，胃肠道黏膜受损会加剧消化不良及腹泻；而泌尿与排泄系统内黏膜的损伤与尿结石和膀胱结石有关。特别是儿童、老年人容易引起呼吸道炎症，严重时可引起死亡。

2）维生素 A 过量　　维生素 A 是脂溶性维生素，吸收后可以在体内，特别是在肝脏大量储存。长期过量摄入可引起急性、慢性及致畸毒性损害。成人一次或多次连续摄入维生素 A 其 RNI 的 100 倍，或儿童大于其 RNI 的 20 倍时，可发生急性毒性反应。初期表现为恶心、呕吐、头痛、眩晕、视觉模糊、肌肉运动失调等。当剂量极大时，可发生嗜睡、厌食、少动、瘙痒、反复呕吐和鳞片样脱皮。慢性中毒比急性中毒常见，当在数周到数年内反复使用维生素 A 的剂量为其 RNI 的 10 倍以上时可发生慢性中毒。常见的症状有头痛、脱发、肝大、皮肤干燥、长骨末端外周部分及骨关节疼痛。动物实验证明，维生素 A 摄入过量，可导致胚胎吸收、流产、出生缺陷。孕妇在妊娠早期每日大剂量摄入维生素 A，娩出畸形儿的相对危险度为 25.6。从普通食物中摄入的维生素 A 量不会引起中毒。但动物肝脏，特别是野生动物的肝脏，维生素 A 含量特别高，如熊肝、鲨鱼肝等。摄入大量的类胡萝卜素，可使皮肤变黄，停止使用症状会慢慢消失，但未见其他危害性。

**5. 供给量与食物来源**

维生素 A 的需要量受年龄、性别、生理状况以及膳食因素等多种因素的影响。膳食中高脂肪、蛋白质、维生素E可增加类胡萝卜素和维生素A的吸收和利用,而食物中的过氧化脂肪和其他氧化剂则减少其吸收利用。

视黄醇当量(retinol equivalent,RE)表示膳食或食物中全部具有视黄醇活性物质(包括维生素A和类胡萝卜素)的总量(μg)。换算:

$$1IU 维生素 A = 0.3μg RE$$

1μg 视黄醇=1.0μg RE=6μg β-胡萝卜素=12μg 其他类胡萝卜素=3.33IU 来自视黄醇的维生素A活性=10IU 来自β-胡萝卜素的维生素A活性

膳食或食物中总视黄醇当量(μg RE)=视黄醇(μg)+β-胡萝卜素(μg)×0.167+其他维生素A原(μg)×0.084

由于其他维生素A原的含量较低,目前在《中国食物成分表》中也不能查到,所以,计算出的视黄醇当量结果略低于实际值。

中国营养学会2000年制订的维生素A推荐摄入量(RNI)为成年男性800μg RE/d,女性700μg RE/d;可耐受最高摄入量(UL)为成年人3000μg RE/d,孕妇2400μg RE/d,儿童2000μg RE/d。

维生素A主要存在于动物性食物中,多数以酯的形式存在于动物的肝脏、奶油和乳制品及禽蛋等中。胡萝卜素主要来源于植物性食物,如绿叶蔬菜、黄色蔬菜及水果类。含量较丰富的有菠菜、苜蓿、豌豆苗、胡萝卜、青椒、韭菜等。

## (二)维生素D

### 1. 理化性质

维生素D是具有胆钙化醇生物活性的一类化合物,含有环戊氢烯菲环结构,以维生素$D_2$(麦角钙化醇)与维生素$D_3$(胆钙化醇)最重要。维生素$D_3$系人体皮肤下存在的7-脱氢胆固醇,在紫外线照射下转化而成,主要是类固醇B环中的5~7位这个特定位置的共轭双键能吸收紫外线中某些波长的光亮子,光照启动了一系列复杂的转化过程即生成维生素$D_3$。维生素$D_2$由酵母菌或麦角中的麦角固醇,经紫外线照射转化而成,但麦角固醇并不能被人体直接吸收。维生素$D_2$与维生素$D_3$的分子结构仅在侧链上稍有不同,维生素$D_2$在$C_{22}$上有一个双键,$C_{24}$上有一个甲基。

维生素D溶于脂肪与脂溶剂,化学性质比较稳定,在中性及碱性溶液中能耐高温和氧化,130℃加热90min,生理活性仍能保存;但光及在酸性溶液中能够促进其异构化。通常的烹调加工不会引起维生素D的损失,但脂肪的酸败可以引起维生素D的破坏。维生素D油溶液中加入抗氧化剂后稳定。过量辐射线照射,可形成少量具有毒性的化合物,且无抗佝偻病活性。

### 2. 吸收与代谢

人类及动物从两个途径获得维生素D,即食物的摄入与皮肤内形成。维生素$D_3$在体内并不能直接对人体发挥其生理功能,必须先经过转化才具有生理活性。

1)维生素D的皮肤内形成　　人体的表皮与真皮内含有一定量的7-脱氢胆固醇,当阳光或紫外线照射时,由于光化学反应而形成前维生素$D_3$,约再需3d时间转化为维生素$D_3$。在高强度紫外线照射15min,每克皮肤可形成12.8IU维生素$D_3$。

2)维生素D的消化吸收　　由食物摄入的维生素D在小肠内胆汁的协助下,乳化形成胶团与脂肪一起被吸收。人体从这两条途径获得的维生素$D_3$大部分(约占吸收总量的90%）与乳糜微粒结合进入淋巴系统，其少部分与血浆α-球蛋白结合并被转送至肝脏。

3）维生素D的代谢　　维生素D与蛋白质结合后在血浆中转运，该蛋白质称为维生素D结合蛋白（vitamin D-binding protein, DBP），其为一种α-球蛋白，由肝脏合成，在肝脏疾病的患者中合成下降，它可以结合维生素D及其羟化代谢产物，与25-(OH)$D_3$有着较高的亲和力，因而25-(OH)$D_3$都存在于血浆中而其他的组织中很少。大多数的维生素D由维生素D结合蛋白或脂蛋白携带到肝脏，在肝细胞内的维生素D25羟化酶的作用下形成25-(OH)$D_3$（25-羟维生素$D_3$），释放到血浆并与维生素D结合蛋白结合，当血浆中25-(OH)$D_3$浓度正常时，只有少量的25-(OH)$D_3$从血浆池中释放进入组织。所以，25-(OH)$D_3$的循环水平是测试维生素D营养状况的指标。

在血浆中与α-球蛋白结合的25-(OH)$D_3$，再被转运至肾脏，在肾皮质线粒体1-羟化酶、24-羟化酶催化下，进一步氧化为1,25-(OH)$_2$-$D_3$（1,25-二羟基维生素$D_3$）和24,25-(OH)$_2$-$D_3$（24,25-二羟基维生素$D_3$）。最后进入血液循环，在组织器官中发挥生理作用。24-羟化酶可被1,25-(OH)$_2$-$D_3$强力控制。1,25-(OH)$_2$-$D_3$是维生素D在体内发挥生理作用的活性形式。在组织培养中，1,25-(OH)$_2$-$D_3$的作用比25-(OH)$D_3$大1000~5000倍，而维生素D对钙动员的作用甚微。人体内主要通过1,25-(OH)$_2$-$D_3$、甲状旁腺素、降钙素来控制肾脏1-羟化酶的活性，从而调节肾脏1,25-(OH)$_2$-$D_3$的合成。

维生素D主要储存于脂肪组织中，其次还有肝脏，其分解代谢主要在肝脏，转化为极性较强的代谢产物与葡糖苷酸结合后随胆汁被排入小肠，由粪便排出（从尿中排出2%~4%）。

**3. 生理功能**

维生素D主要以1,25-(OH)$_2$-$D_3$的形式作用于小肠、肾、骨骼等靶器官，维持细胞内外钙浓度，调节钙磷代谢。

1）促进肠道对钙、磷的吸收　　维生素D在肝、肾内转化为活性形式后，与特异性的胞浆结合蛋白结合即被运输至十二指肠，进入肠黏膜上皮细胞的胞核，在该处诱发核糖核酸（mRNA）的形成而有利于一些特异性的蛋白质的合成，如钙结合蛋白（calcium binding protein, CBP），这种蛋白质能把钙主动转运进入血循环，再经骨和肾脏，与甲状旁腺素共同作用，维持血钙水平。当血钙水平低下时，甲状旁腺激素分泌增加，刺激1-羟化酶使25-(OH)$D_3$在肾脏转变为1,25-(OH)$_2D_3$，促进钙在肾小管再吸收，将钙从骨中动员出来，在小肠促进结合蛋白合成，从而增加钙吸收，使血钙上升；当血钙过高时，促使甲状旁腺分泌降钙素，使1,25-(OH)$_2D_3$水平下降而代谢为24,25-(OH)$_2D_3$，从而阻止钙从骨中动员，以及增加钙磷从尿中排出，从而维持机体钙磷的平衡。同样当磷低水平时刺激1,25-(OH)$_2$-$D_3$产生，高水平时刺激24,25-(OH)$_2$-$D_3$产生，24,25-(OH)$_2D_3$进一步转化为1,24,25-(OH)$_3D_3$。其次，肾脏中的维生素$D_3$（1,25-二羟基维生素$D_3$）对肾脏也具有直接作用。能促进肾小管对磷的重吸收，以减少磷的损失。

此外，1,25-二羟基维生素$D_3$还能在甲状旁腺激素协同作用下，刺激破骨细胞的形成并增加其活性，促进溶骨作用，从而维持骨骼和牙齿的正常生长与无机化过程；对防止氨基酸在通过肾脏时的丢失也起着重要作用。在维生素D的活性系统中，1,25-(OH)$_2D_3$比维生素$D_3$的效应高10倍，比25-(OH)$D_3$高2倍。1,24,25-(OH)$_3D_3$可以刺激肠的钙运转，但在生理剂量之下，它对钙从骨中的动员仅有微弱的活性。

2）对骨骼钙的动员　维生素D与甲状旁腺协同使未成熟的破骨细胞前体转变为成熟的破骨细胞，促进骨质吸收。一方面使旧骨中的骨盐溶解，钙、磷转运至血液致使血钙、血磷浓度增高；另一方面刺激成骨细胞促进骨样组织成熟及骨盐沉着。当血钙降低时，维生素D将储存在骨组织中的钙、磷动员出来进入血液，同时诱导肝细胞、单核细胞变为成熟的破骨细胞，因而维持血液中钙、磷的浓度。

3）促进肾脏对钙、磷的重吸收　1,25-$(OH)_2D_3$对肾脏也有直接作用，促进肾小管对钙、磷的重吸收，减少丢失。佝偻病患儿，以钙、磷代谢障碍和骨样组织钙化障碍为特征，早期表现尿磷增高，血浆无机磷酸盐浓度下降，而影响骨组织的钙化。

#### 4. 营养状况与疾病

1）维生素D的缺乏　膳食中维生素D供给不足，是维生素D缺乏的主要原因。常发生在母乳喂养但未补充维生素D或缺乏日光照射的婴儿、老年人及肝肾衰竭的患者。日光照射与地理条件、季节及大气环境关系密切。热带、亚热带常年日光充足，一般不易发生维生素D缺乏，而温带、寒带及多雨、多雾的地区日照较少，容易发生维生素D缺乏。此外，户外活动的时间、衣服覆盖皮肤的多少也影响维生素D的营养状况，年龄与维生素D在体内的合成也有关。

（1）佝偻病（rickets）。由于缺乏维生素D，人体对钙和磷的吸收降低，血钙水平下降，影响骨骼的生长和钙化而引起。由于血钙水平下降，甲状旁腺激素分泌增加，促进骨的溶解和磷的排出，抑制了骨组织的正常钙化，结果使骨骼变软、弯曲变形。佝偻病常见于婴幼儿及儿童。患儿刚学走路身体重量使下肢骨弯曲，因骨中钙、磷含量过低，骨骺软骨过度增殖，骨骼缺少正常的硬度，下肢长骨常有变形，形成"O"形或"X"形腿；膝膨大形成"膝闭锁"；肋软骨的结合部膨大形成"肋串珠"；由于颅骨软化，致使头部变形，额骨、顶骨和枕骨向外隆起，形成"方头"；胸骨外凸形成"鸡胸"。

（2）骨质软化症（osteomalacia）。骨质软化症发生于成年人，特别是孕妇、乳母和老年人，女性发病率高于男性。由于缺乏维生素D及钙和磷，使骨质矿物质化低下；低血钙症引起骨质丢失，引起骨质软化、容易变形，孕妇骨盆变形可致难产，主要表现为腰背、腿部疼痛，活动时加剧。

（3）骨质疏松症（osteoporosis）。骨质疏松症是以骨量减少、骨的微观结构退化为特征，致使骨的脆性增加易于发生骨折的一种全身性骨骼疾病。可出现骨痛、身高缩短、驼背等症状，并随着年龄的增加而加重，女性发病率高于男性，绝经期的女性尤为多见。

孕妇、乳母出现骨软化症与需要量增加而供给量不足有关。老年人引起骨质软化症、骨质疏松症则有多种因素，与老年人生理功能的衰退有关；消化系统功能减退使老年人钙的吸收率低于其他人群；肾功能降低，使具有生理活性的1,25-$(OH)_2D_3$合成减少；老年人的活动量减少，不利于骨骼的新陈代谢并增加了骨骼中钙的丢失量。此外，血中甲状旁腺素的水平随着年龄的增加而增加，而降钙素在血中的水平一般随着年龄的增加而降低。降钙素的缺乏也是老年人尤其是绝经后妇女患骨质疏松症的重要原因。

2)维生素D的过量　　维生素D的摄入量必须与需要量相匹配,维生素D不可缺乏,但长期大剂量维生素D的摄入则可引起维生素D过多症。维生素D的中毒剂量虽然尚未确定,但有报道幼儿每日摄入维生素D仅1800IU就可出现维生素D过多的症状,表现为恶心、呕吐、食欲缺乏、体重减轻、烦躁、头痛、口渴、多尿、便秘或腹泻交替出现等。若血清钙、磷增高,可发展成动脉、心肌、肺、肾、气管等软组织转移性钙化和肾结石。严重的维生素D中毒可导致死亡。故在服用维生素D制剂时应当注意,尤其对幼儿更应慎重。

### 5. 供给量与食物来源

维生素D的最低需要量尚难肯定,由于维生素D既可通过食物提供,又可经暴露在日光下的皮肤合成,而皮肤合成的维生素$D_3$的量变化较大。当钙、磷供给量合适时,每日摄入维生素D 100IU(2.5μg)即可预防佝偻病与促进生长。成人每日获得300~400IU维生素D即可满足生理需要。

维生素D的数量通常用IU或μg来表示,它们的换算关系是

$$1IU\ 维生素\ D_3 = 0.025\mu g\ 维生素\ D_3$$

经常晒太阳是人体获得充足有效的维生素D的最好来源,在阳光不足或空气污染严重的地区,也可采用紫外线灯作预防性照射。成年人只要经常接触阳光,在普通膳食下一般不会发生维生素D的缺乏。

天然食物中维生素D含量均较低,其中以海水鱼的肝脏含量最为丰富。禽畜肝脏及蛋黄、奶油相对较多,瘦肉、坚果、母乳和牛乳中维生素D含量较低,而蔬菜、谷物中几乎不含维生素D。鱼肝油中维生素D含量极多,虽非日常饮食部分,但可供婴幼儿作补充维生素D使用,在防治佝偻病上有重要意义。目前多采用在牛乳和婴幼儿食品中强化维生素D,作为预防维生素D缺乏的措施之一。此外,适当的日光浴对婴幼儿、特殊工种人群及老年人非常重要。

### (三)维生素E

#### 1. 理化性质

维生素E又称生育酚(tocopherol),为6-羟基苯并二氢吡喃的异戊二烯衍生物。天然存在维生素E有α-、β-、γ-和δ-生育酚及α-、β-、γ-和δ-三烯生育酚,两类共8种化合物,都具有维生素E的生理活性。结构上支链无双键的为生育酚,在疏水侧链中含有不饱和双键的为三烯生育酚。按苯环上甲基数量及位置的不同,分别有α-、β-、γ-和δ-等不同存在形式。维生素E中,以α-生育酚自然界发布最广且生理活性最高,β-生育酚活性为其25%~50%、γ-生育酚为其10%~35%、所有三烯生育酚为其35%左右。

维生素E溶于乙醇与脂溶剂,对热及酸稳定,但对碱不稳定,暴露在氧气、紫外线的环境中,可以被氧化破坏,在酸败的脂肪中维生素E容易破坏,可氧化为氧化生育酚、生育酚氢醌及生育酚醌,这种氧化可由于光的照射,热、碱及一些金属元素如铁、铜存在而加速。在一般的烹调加工过程中食物的维生素E的损失不大,但长时间高温加热,如油炸,时常使其活性明显降低。

#### 2. 吸收与代谢

维生素E为脂溶性的维生素,必须借助于胆汁才能从油脂溶液或含水乳浊液中吸收,

所以胆汁的分泌与正常的胰腺功能对生育酚的吸收极为重要。而维生素 E 的相对吸收率在 40% 左右，个体间差异较大，尤其与摄入水平有关。当摄入量增大时，其吸收率则降低。胰液或胆汁缺乏、胆汁输送障碍或胆道梗阻、脂肪吸收不良及脂肪肝、胰腺炎等患者，可影响维生素 E 的吸收而引起缺乏。维生素 E 的吸收发生在小肠中，游离的 α-生育酚、γ-生育酚与膳食脂肪及由肠细胞产生的载脂蛋白掺入乳糜微粒，有少数的维生素 E 经胸导管进入体循环中，但多数是通过淋巴系统到达肝脏。在肝脏合成脂蛋白的过程中，维生素 E 被整合组装到极低密度脂蛋白中并分泌进入血液循环。因肝脏中含有 α-生育酚转运蛋白（α-tocopherol transfer protein, α-TTP）具有特异性选择 α-生育酚并将其整合入极低密度脂蛋白的能力，因而肝脏在整合组装脂蛋白时优先选择 α-生育酚。其他形式的生育酚在肝脏中的储留相对要少得多，主要从胆汁和尿液中排出体外。在极低密度脂蛋白代谢过程中，维生素 E 再被转移到低密度脂蛋白和高密度脂蛋白上去，由脂蛋白酶介导从血浆乳糜微粒和各种脂蛋白释放脂质，并将 α-生育酚转运到外周组织。

维生素 E 在血浆和红细胞中的主要形式是 α-生育酚，占生育酚总量的 80%~85%，其余的大多是 γ-生育酚。维生素 E 在机体大部分组织中均存在，如肾上腺、脑下垂体、心脏、肺、睾丸、子宫及血小板，而血浆、红细胞、肝脏及脾脏中的维生素 E 属于快速转化的库，这些组织中的"旧"的 α-生育酚会很快被"新"的所替代，脂肪组织中的维生素 E 含量则相当稳定，因而由维生素 E 缺乏引起的变化很小。新生儿组织中的维生素 E 含量很低，这是因为它较难通过胎盘输送到胎儿处。

α-生育酚的主要氧化产物是 α-生育醌，在脱去含氢的醛基后生成葡萄糖醛酸。葡萄糖醛酸可通过胆汁随粪便排泄，或进一步在肾脏中被降解产生 α-生育酸随尿液排出。

**3. 生理功能**

1）抗氧化作用　　维生素 E 是一种很强的抗氧化剂，在体内与超氧化物歧化酶（SOD）、谷胱甘肽过氧化酶（GSH-PX）共同构成体内抗氧化系统，保护细胞免受自由基和活性氧等的破坏，对维持细胞的完整性和功能有着重要的作用。维生素 E 是非酶防御系统中重要的抗氧化剂，能清除体内的自由基并阻断其引发的链反应，使生物膜、脂蛋白中多不饱和脂肪酸及其他蛋白质的巯基免受自由基和氧化剂的攻击。

人体存在着两种抗氧化防御系统，即酶防御系统和非酶防御系统。在细胞特别是在细胞膜上，维生素 E 与氧自由基反应后，将自由基捕获阻止其发生链反应。维生素 E 转变为生育酚自由基，进一步氧化为性质稳定的生育醌，将自由基清除，同时中断了脂类过氧化的连锁反应，而有效地抑制了脂类的过氧化作用。维生素 C、β-胡萝卜素与维生素 E 具有一定的协同互补作用，在氧分压较高时，生育酚自由基在生物膜表面与维生素 C 接触进行反应，使维生素 C 氧化成维生素 C 自由基，而生育酚自由基可还原为生育酚，因而构成了维生素 E 与维生素 C 的抗氧化联合防线；在氧分压较低时，可以使与自由基结合的维生素 E 得到恢复。

一些内源性反应可由于脂质过氧化作用而产生过氧化物，此化合物经过氧化物歧化酶代谢后形成过氧化氢，后者再经过氧化氢酶和谷胱甘肽过氧化酶进一步代谢。如缺乏谷胱甘肽过氧化酶，则过氧化氢即与产生过多的过氧化物反应而生成羟基，这是一种反应性很强的，以氧为中心的自由基，非常活跃，可攻击人体内的各种分子，而引起线粒体、溶酶体与微粒体的膜等细胞成分的严重的氧化性降解。硒对谷胱甘肽过氧化物酶的活性有重要作用，因而维生素 E 与硒的协同作用可防止这些亚细胞结构的膜脂质过氧化，从而保护机体组织细胞生物膜免遭自由基的氧化，达到维持膜的完整性的目的。

2）预防衰老　　机体衰老过程中，细胞和组织内某些成分被氧化，形成过氧化产物脂褐质（lipofuscin），俗称老年斑。随着年龄的增加，人体的血液、血管壁和组织中的脂褐质含量不断增加。补充维生素 E 可防止脂质过氧化的发生，减少脂褐质的形成，改善皮肤弹性起到延缓衰老的作用。维生素 E 在预防衰老过程中的作用已逐渐受到重视。

3）对胚胎发育和生殖的作用　　动物实验证实，维生素 E 是大鼠正常胚胎发育过程中不可缺少的营养素，缺乏维生素 E 将引起生殖系统损害，如受孕雌鼠缺乏维生素 E 将导致胚胎死亡并被吸收，而引起动物不孕。维生素 E 加入缺乏该成分的饲料中可观察到大鼠的生育力明显增加，已成为促进饲养动物生长的一项常规措施，但对其机制的研究相当少。

关于人体正常的生殖功能与维生素 E 是否存在关系，长期以来一直尚无定论。妊娠期妇女，其血浆 α- 生育酚的浓度随血脂水平的增加而升高，一般认为维生素 E 的需要量随妊娠月份的增加而增加。妊娠异常时，其相应妊娠月份时的血浆 α- 生育酚浓度比正常孕妇低。

4）对免疫功能的作用　　维生素 E 对维持人体正常免疫功能，特别对于 T 淋巴细胞的功能尤为重要，这已在动物模型和一些老年人群中得到证实。大鼠缺乏维生素 E 时免疫反应迟缓，外周血淋巴细胞出现抑制现象。老年人补充维生素 E，可使迟发型变态反应皮肤试验阳性率提高，淋巴细胞转化试验活性增强。

5）调节血小板的黏附力和聚集作用　　维生素 E 缺乏时血小板的聚集和凝血作用增强，增加心肌梗死及脑卒中的危险性，这是由于维生素 E 抑制了磷脂酶 $A_2$ 的活性，减少了血小板血栓素 $A_2$ 的释放，从而抑制了血小板的聚集。

6）其他　　维生素 E 可抑制含硒蛋白、非血红蛋白的含铁蛋白等的氧化；对甲基汞及铅中毒有一定的解毒作用。维生素 E 在酸性环境中破坏亚硝基离子的反应较快，在胃中阻断亚硝胺生成较维生素 C 更有效。维生素 E 可抑制肿瘤细胞的生长和增值，其作用机制可能与抑制和细胞分化及生长密切相关的蛋白激酶的活性有关。

维生素 E 还可保护神经系统、骨骼肌、视网膜免遭氧化损伤。神经系统在产生神经递质的过程中，伴随大量自由基的产生，而维生素 E 在防止线粒体和神经系统的轴突膜自由基损伤方面是必要的。

**4. 营养状况与疾病**

由于维生素 E 有着上述重要的生理功能，特别是作为一种重要的自由基清除剂，有望在延缓衰老、抵御肿瘤侵害以及防治心血管疾病等方面发挥重要作用。

维生素 E 广泛存在于自然界食物中，维生素 E 几乎储存在体内所有器官组织中；维生素 E 可在体内储存较长时间，一般不会引起缺乏，多年来在人类中一直未找到维生素 E 缺乏的证据，但机体脂肪吸收不良或患某些疾病时可导致维生素 E 的缺乏。最常见的疾病是囊性纤维变性（婴儿的一种遗传性综合征及吸收不良）、无 β- 脂蛋白血症、慢性胆汁淤滞性肝病及其他形式的慢性腹泻、多不饱和脂肪酸摄入过多等，患者血浆维生素 E

明显减少。成年人患维生素 E 吸收不良时，因体内的储存，数年后才表现出维生素 E 的缺乏。但儿童时期维生素 E 缺乏，若不及时给予维生素 E 补充，可迅速发生神经方面的症状，并影响认知能力和运动发育。

新生儿特别是早产儿血浆中维生素 E 水平较低，足月新生儿维生素 E 水平大约是成年人的 1/3，早产儿更低。因此，在婴儿出生后的头几周内，易因红细胞寿命缩短而引起溶血性贫血的发生。与此同时，由于红细胞膜受到多不饱和脂肪酸过氧化物的侵袭受损而导致细胞易于破裂，产生水肿、皮肤损伤以及血液异常等特征性症状。通过补充维生素 E 可迅速消除上述症状。

在脂溶性维生素中维生素 E 的毒性相对较低。动物试验未发现维生素 E 有致畸、致癌、致突变作用，大剂量时可抑制动物生长、干扰甲状腺功能及血液凝固、肝中脂类增加。有证据表明，人体长期摄入维生素 E 1000mg/d 以上，可能出现中毒症状，如视力模糊、头痛和极度疲乏等。

**5. 供给量与食物来源**

人体对维生素 E 的需要量受多种因素的影响，随着膳食其他成分的变化，如膳食中多不饱和脂肪酸、酒精饮料，脂肪酸败、氧化物或过氧化物的存在，以及口服避孕药、阿四匹林等药物都可增加机体对维生素 E 的需要。硒有节省维生素 E 的作用。

2000 年《中国居民膳食营养素参考摄入量》制订了各年龄组维生素 E 的适宜摄入量（AI），成年男女每人每日应供给 14mg，当多不饱和脂肪酸摄入量增多时，应相应地增加维生素 E 的摄入量，一般每摄入 1g 多不饱和脂肪酸，应摄入 0.4mg 维生素 E。

维生素 E 主要存在于各种动植物原料中，特别是油料种子（如麦胚油、棉籽油、玉米油）、某些谷物和各种坚果类食物如核桃、葵花籽、松子等，其他食物如麦胚、豆类含量也较多，蛋类、鸡（鸭）肫、绿叶蔬菜含有一定量，肉、鱼、水果、其他蔬菜含量很少。

## 三、水溶性维生素

### （一）维生素 $B_1$

**1. 理化性质**

维生素 $B_1$ 是由一个含氨基的嘧啶环和一个含硫的噻唑环组成的，故又称硫胺素（thiamine）。常见的硫胺素以盐酸盐的形式存在，即盐酸硫胺素。它溶于水，微溶于乙醇，气味似酵母，在酸性溶液中稳定，对温度也较稳定，在酸性溶液中加热到 120℃ 也不被破坏。硫胺素在碱性环境中极不稳定，室温下也能被破坏，如果继续加热，即会全部被破坏。氧化剂及还原剂均可使其失去作用，亚硫酸盐在中性和碱性环境下能加速硫胺素的分解，因而保存富含维生素 $B_1$ 的食物如谷类、豆类时不宜用亚硫酸盐作为防腐剂或以二氧化硫熏蒸谷仓。有些鱼及软体动物体内含有硫胺素酶，能分解破坏硫胺素，使食物中的硫胺素失去活性，故不要生吃鱼类和软体动物。

硫胺素在碱性溶液中可被氧化剂（如铁氰化钾）氧化为硫色素。硫色素在紫外线下产生荧光，在没有其他荧光物质干扰时，其荧光强弱与硫胺素被氧化成为硫色素的量呈正比，因此，用此性质来测定食物中硫胺素的含量。

**2. 吸收与代谢**

维生素 $B_1$ 的吸收主要在小肠，大量饮茶会降低肠道对维生素 $B_1$ 的吸收，乙醇中含抗硫胺素物质，摄入过量也会影响维生素 $B_1$ 在体内的吸收利用。维生素 $B_1$ 进入小肠黏膜细胞后，在腺苷三磷酸作用下主要形成焦磷酸硫胺素（thiamine phrophosphate，TPP）经门静脉被运送至肝脏中，然后经血液循环被转运到各组织。游离的硫胺素存在于血浆中，细胞中的硫胺素主要为 TPP。各种组织中都存在一种相同的可饱和的载体，可将硫胺素转运至细胞内，但不同组织的转运能力差异很大，如肝细胞和肠细胞的转运能力较强，而红细胞的转运能力却很低。因此，不同组织中硫胺素的含量各不相同，以肌肉、心脏、肝脏、肾脏和神经组织中含量较高，但约有 50% 存在于肌肉。

维生素 $B_1$ 及其代谢产物主要从尿中排出，不能被肾小管重吸收。过量的维生素 $B_1$，从尿中排出，一般不会在体内造成蓄积中毒。

**3. 生理功能**

硫胺素在体内主要是以辅酶的形式参与能量及常量营养素的代谢，与维持正常食欲、胃肠道蠕动和消化液分泌都有着一定的关系。

1）构成辅酶参与机体的代谢　硫胺素在体内以 TPP 形式构成重要的辅酶：①作为脱羧酶（如丙酮酸脱氢酶系、α-酮戊二酸脱氢酶系）的辅酶，参与 α-酮酸氧化脱羧作用。α-酮酸氧化脱羧反应是发生在线粒体中的生物氧化的关键环节，来自葡萄糖、脂肪和支链氨基酸的丙酮酸和 α-酮戊二酸经氧化脱羧产生乙酰辅酶 A、琥珀酰辅酶 A，才能进入柠檬酸循环彻底氧化供能。②为转酮酶的辅酶，参加磷酸戊糖代谢途径的转酮反应。它是唯一能产生核糖以供合成 RNA 的途径。乙酰辅酶 A 和琥珀酰辅酶 A 是体内三大常量营养素分解代谢过程的关键环节，同时又是其合成的连接点。特别是神经系统、心脏的活动所需的能量主要靠糖的氧化供给。因此，硫胺素是体内物质代谢和能量代谢中的关键物质。

2）促进胃肠蠕动，增强消化功能　末梢神经兴奋性传导的正常进行，与神经介质乙酰胆碱的作用有密切的关系。硫胺素可抑制胆碱酯酶的活性，减少胆碱酯酶对乙酰胆碱的水解，因而神经传导性加强，促进消化液的分泌及增强肠道蠕动。当硫胺素缺乏时，胆碱酯酶活力相对加强，乙酰胆碱分解加速，神经传导受到影响，导致胃肠蠕动缓慢，消化液分泌减少，出现腹胀、食欲缺乏、消化不良等症状。

**4. 营养状况与疾病**

1）硫胺素的缺乏　硫胺素在体内储存量极少，长期以精白米面为主食，缺乏其他副食补充；肝损害、酗酒、肾病长期透析、完全胃肠外营养、长期发热等，可引起硫胺素的缺乏症——脚气病（beriberi）。首先出现体弱及疲倦，然后出现头痛、失眠眩晕、食欲不佳以及其他胃肠症状和心动过速，症状性质和程度与缺乏程度、急慢性等有关。一般将其分为以下几种。

（1）干性脚气病以多发性神经炎症状为主，可以出现烦躁、健忘、精神不集中、多梦、多疑等，稍后出现上行性周围神经炎症状，表现为指（趾）麻木、肌肉酸痛和压痛，尤以腓肠肌表现更为明显。膝反射在发病初期亢进，后期减弱甚或消失，向上发展累及腿伸屈肌、手臂肌群，而出现垂足、垂腕症状。病程长者有肌肉萎缩、共济失调，出现异常步态。胃肠神经受累使胃肠蠕动减弱、消化液分泌减少，导致食欲减低、消化不良、便秘等胃肠道症状。

（2）湿性脚气病以心脏和水肿症状为主，也可伴有便秘、厌食、消化不良等胃肠道症状。由于心血管系统功能障碍出现心动过速、心悸、气喘、水肿等症状，水肿可从下肢遍及全身，可伴有心包积液，循环障碍者有端坐呼吸或嘴唇发绀。严重者或处理不及时，常致心力衰竭。

（3）婴儿脚气病常发生在2~5月龄的婴儿，多为由硫胺素缺乏的乳母所喂养的乳儿。其发病较成人急且重，症状涉及消化、泌尿、循环和神经系统。初期食欲下降、呕吐、兴奋、心跳快、呼吸急促和困难。晚期有发绀、水肿、心脏扩大、心力衰竭、强直性痉挛，常在症状出现后1~2d突然死亡。

2）硫胺素的过多　　由于人体对硫胺素的吸收有饱和机制，摄入过量的硫胺素很容易通过肾脏经尿液排出，在人类罕见硫胺素中毒的报告。有研究表明，每日口服500mg，持续1个月，未见毒性反应。但也有资料显示，如摄入量超过推荐量的100倍，发现有头痛、抽搐、衰弱、麻痹、心率失常和过敏反应等症状。

**5. 供给量与食物来源**

人体内硫胺素的储存量很少，需要从食物中不断补充。影响人体对硫胺素需要的因素很多，包括体力活动、性别、特殊生理状况（如孕妇、乳母）、某些特殊作业和特殊环境应激等。而硫胺素与能量代谢密切相关，尤其在碳水化合物代谢中起着重要作用，故需要量常与能量的摄取量有关。2000年《中国居民膳食营养素参考摄入量》中建议硫胺素的推荐摄入量为成年男性1.4mg/d，女性1.3mg/d，孕妇1.5mg/d，乳母1.8mg/d，可耐受的最高摄入量为50mg/d。

硫胺素广泛存在于天然食物中，其含量随食物的种类而不同，且受收获、加工贮存、烹调工艺等条件的影响。含量较为丰富的有动物内脏（肝脏、肾脏、心脏等）、猪瘦肉等；未加工精细的粮食、豆类、酵母、干果及坚果。果蔬、蛋、奶等含量较低，不是主要来源。有些调味品及干菜中虽然含量也很高，但因食用量少，对供给维生素$B_1$意义不大。谷类食物中，全粒谷含维生素$B_1$较多，因而吃粗制的糙米和带麸皮的面粉，能摄入较多的维生素$B_1$。在根茎类中，甘薯和马铃薯含量虽然不太高，如作为主食，也是供给维生素$B_1$的一个良好的来源。

**（二）维生素$B_2$**

**1. 理化性质**

维生素$B_2$分子是由一个核糖醇与一个异咯嗪侧链组成的，其纯品为针状结晶，呈黄色，故又名核黄素（riboflavin）。维生素$B_2$溶于水中，在中性或酸性溶液中比较稳定，对热也稳定，短时间高压加热也不会被破坏。游离型核黄素在碱性环境和受光照射，尤其是紫外线照射下，可以引起不可逆的分解。如将牛奶（其中40%~80%为游离型核黄素）放入瓶中，在日光下照射2h，维生素$B_2$可以破坏一半以上，其破坏程度随温度及pH增高而增加，故宜在避光条件下存放。一般食物中的核黄素多与磷酸和蛋白质呈结合型的复合物的形式存在，在烹饪加工与蒸煮过程中损失较少。

**2. 吸收与代谢**

维生素$B_2$在食物中多以黄素单核苷酸和黄素腺嘌呤二核苷酸的辅酶形式与蛋白质形成复合物，即黄素蛋白，在消化道内经蛋白酶、焦磷酸酶水解为核黄素，大部分在近段小肠稳定吸收然后通过特殊的转运进入血液。胃酸和胆盐有助于核黄素的释放和吸收。进入血液后一部分与白蛋白结合，大部分与其他蛋白质如免疫球蛋白结合运输。在生理浓度下，核黄素通过特殊载体蛋白进入人体内组织器官细胞，高浓度情况下可通过扩散进入人体内器官细胞。

吸收后的核黄素在体内大多数组织器官细胞内，一部分核黄素借黄素激酶和ATP转化成黄素单核苷酸（flavin mononucleotide，FMN），大部分核黄素通过黄素腺嘌呤二核苷酸合成催化酶和ATP，进一步磷酸化形成黄素腺嘌呤二核苷酸（flavin adenine dinucleotide，FAD），然后与蛋白结合。

体内组织储存核黄素的能力有限，当人体摄入大量核黄素时，肝、肾中核黄素的量常明显增加，并有一定量的核黄素以游离形式从尿中排泄。胆汁中的核黄素可被重吸收（肠肝循环），少量从乳汁排出。

**3. 生理功能**

（1）参与体内生物氧化与能量的形成。核黄素是机体许多重要辅酶的组成成分。在体内以黄素单核苷酸、黄素腺嘌呤二核苷酸与特定蛋白质结合，形成黄素蛋白，通过三羧酸循环中的一些酶及呼吸链等参与体内氧化还原反应与能量生成。FAD和FMN是黄素酶的辅基，在生物氧化过程中起电子传递的作用，如氨基酸氧化酶、黄嘌呤氧化酶、琥珀酸脱氢酶复合体、谷胱甘肽还原酶等。因此，核黄素在氨基酸、脂肪酸、碳水化合物的代谢过程中，逐步释放能量供给细胞利用，起着重要的作用。

$$核黄素 \xrightarrow{ATP} 黄素单核苷酸(FMN) \xrightarrow{ATP} 黄素腺嘌呤二核苷酸(FAD)$$

（2）FAD和FMN分别作为辅酶参与色氨酸转变为烟酸、维生素$B_6$转变为磷酸吡哆醛的过程，以维持红细胞的完整性，参与叶酸转化成各种辅酶以合成脱氧核糖核酸。

（3）核黄素还具有较强的抗氧化活性。FAD可作为谷胱甘肽还原酶的辅酶，参与体内的抗氧化防御系统，维持还原性谷胱甘肽的浓度。

**4. 营养状况与疾病**

1）核黄素的缺乏　　核黄素缺乏是我国常见的营养缺乏病之一。见于摄入量低下，如膳食供给不足、限制食物的供应、储存和加工不当导致核黄素的破坏和丢失；胃肠道功能紊乱如腹泻、感染性肠炎等。在成人一般需要3~8个月才出现缺乏症状，而且往往其他维生素缺乏比它先表现出来。核黄素轻度缺乏没有明显的体征改变，仅有生化代谢的变化。当严重缺乏时，主要表现在眼睛、皮肤、口腔等部位发生病变。

（1）眼睛。核黄素缺乏患者有视力模糊、怕光、流泪、易疲劳等症状，常伴有睑缘炎、结膜炎、角膜血管增生。也有报道认为老年白内障的发生与核黄素缺乏有关。有些暗适应能力下降与核黄素不足也有关。

（2）皮肤。主要表现为脂溢性皮炎，好发于脂肪分泌旺盛的鼻翼两侧、眉间、耳郭后等。初期轻度红斑，有脂状黄色鳞片，中期在黄色鳞片之后有丝状霜末，晚期更明显，继而重新红斑型、丘疹型、湿疹至皮肤损害。

（3）口腔。嘴唇早期为红肿、纵裂纹加深，后期出现干燥，重者出血、结痂、化脓。

舌炎表现为舌色紫红或洋红，味蕾肿胀，舌尖部蕈状乳头和后部的轮廓乳头肥大，舌缘出现牙痕，有皱褶裂纹。口腔黏膜溃疡，唾液分泌增多。

（4）其他。核黄素缺乏常干扰铁在体内的吸收、储存与动员，致含铁量下降，严重可造成缺铁性贫血。此外，核黄素的缺乏还影响生长发育；妊娠期的核黄素缺乏还可致胎儿骨骼畸形。

2）核黄素的过多　　从膳食中摄入过量核黄素的情况未见报道。人与动物均无核黄素中毒的证据。有人一次服用 60mg 并静脉注射 11.6mg 的核黄素，未出现不良反应。可能与人体对核黄素的吸收率低有关，机体对核黄素的吸收有上限，大剂量摄入并不能无限增加机体核黄素的吸收。另外，过量的核黄素也很快通过肾脏经尿液排出体外。

**5. 供给量与食物来源**

维生素 $B_2$ 是很多氧化还原酶的成分，其需要量与膳食模式及体内能量代谢有关，低脂肪、高碳水化合物膳食使机体对核黄素需要量减少，而高蛋白质、高脂肪、低碳水化合物膳食可使机体对核黄素的需要量增加。人体在生长发育迅速期、创伤恢复期、妊娠与哺乳期蛋白质的需要量增加，相应核黄素的需要量也要增加。蛋白质营养低下时，核黄素不能被机体利用，大量由尿排出；饮水过多也可促进核黄素的排出。2000 年《中国居民膳食营养素参考摄入量》中建议核黄素的推荐摄入为成年男性 1.4mg/d，女性 1.2mg/d，孕妇 1.7mg/d，乳母 1.7mg/d。

维生素 $B_2$ 广泛存在于动植物食物中。动物性食物含量高于植物性食物，尤以动物的内脏（如肝脏、肾脏、心脏等）、蛋类、牛奶及其制品、各种肉类含量丰富，鱼类以鳝鱼含量最高。植物性食物中，豆类和绿叶蔬菜也有一定含量，天然存在于谷类食物的含量与碾磨程度和烹饪方法有关，一般蔬菜中的核黄素含量相对较低。但某些野菜中含有丰富的维生素 $B_2$。我国国民的膳食构成以植物性食物为主，所以，一般较容易发生维生素 $B_2$ 的缺乏和不足。为满足机体的生理需要，要充分利用动物的内脏、蛋类、奶类等动物性食物，同时注意增加新鲜的绿叶蔬菜的摄入，以及各种豆类和标准米面的利用。

**（三）烟酸**

烟酸（nicotinic acid）又称尼克酸、抗癞皮病因子（preventive pellagra，PP）。这种维生素缺乏病曾在世界广泛流行，在 20 世纪以前的欧洲和美洲，死于此病的人数以百万计。到 20 世纪 30 年代，美国每年约有 50 万人患此病。当时一些学者发现这种病的发生大多分布在以玉米为主食的地区，以为是由于玉米胶蛋白中缺乏色氨酸，而引起的色氨酸缺乏症。

后来经过数年研究，包括流行病学的调查、酵母提取液对癞皮病治疗的研究，直至 1937 年 Elvehjem 分离出烟酸并用它治好了动物的癞皮病，从而得到了抗癞皮病因子之称。以后 Goldsmith 和 Horwitt 又证实了色氨酸在体内可转化为烟酸。

**1. 理化性质**

烟酸的化学结构为吡啶 3-羧酸，由于它的衍生物都具有和烟酸同样的活性，广义上所说的烟酸实际指的是吡啶 3-羧酸及其衍生物的总称，其衍生物中最重要的一种就是烟酸的氨基化合物，即烟酰胺或尼克酰胺。烟酸溶于水及乙醇，烟酰胺的溶解度大于烟酸，二者均不溶于乙醚。不易被氧、热、光、高压所破坏，对酸、碱也很稳定。一般的烹调加工损失极小，是性质最为稳定的一种维生素。

## 2. 吸收与代谢

正常情况下，膳食中的色氨酸转化成烟酸，能部分满足机体对烟酸的需要。食物中的烟酸和烟酰胺在胃肠道迅速被吸收，吸收以后以烟酸的形式经门静脉进入肝脏，在肝脏内转变为烟酰胺的形式与磷酸核糖焦磷酸结合，构成烟酰胺腺嘌呤二核苷酸（nicotinamide adenine dinucleotide，DAN$^+$，辅酶Ⅰ）和烟酰胺腺嘌呤二核苷酸磷酸（nicotinamide adenine dinucleotide phosphate，NADP$^+$，辅酶Ⅱ）。烟酸在人体内，主要以辅酶的形式广泛分布于全身组织细胞线粒体内，但以肝脏浓度最高。

食物中的烟酸以游离型存在时，很容易被机体吸收；但在一些谷类食物如玉米中所含烟酸大部分以结合型存在，在人体内难以解离出来，所以不能被人体所利用。结合形式一类是烟酸与大分子的肽相连接，称烟源（niacinogen）；另一类与高分子的碳水化合物相结合，称烟西汀，这种结合形式很稳定，只有在碱性环境中，才能使烟酸游离出来，以提高烟酸的生物效价。

过量的烟酸大部分经甲基化主要以 $N'$-甲基烟酰胺和 $N'$-甲基 2-吡咯酮-5 甲酰胺（简称 2-吡咯酮）的形式通过尿液排出，少量是烟酸或烟酰胺形式。当人体缺乏烟酸时，尿中 $N'$-甲基烟酰胺或 2-吡咯酮在缺乏症状出现之前即已测不出。此外，乳汁、汗液也可排出少量的烟酸。

## 3. 生理功能

1）构成辅酶Ⅰ和辅酶Ⅱ　烟酸在体内以烟酰胺的形式构成辅酶Ⅰ和辅酶Ⅱ，作为重要递氢辅酶的成分，在细胞呼吸链中的能量释放和细胞生物合成过程中起着重要的递氢作用。例如，在碳水化合物、脂肪和蛋白质等的物质代谢过程中，是一系列氧化-还原反应的递氢体和氢受体，是电子转移系统的起始传递者。特别是葡萄糖酵解（乳酸脱氢酶）、三羧酸循环（异柠檬酸脱氢酶、苹果酸脱氢酶）、脂肪酸 β-氧化（L-β-羟脂肪酰辅酶A）、酮体生成（β-羟丁酸脱氢酶）、氨基酸代谢（L-谷氨酸脱氢酶）等都需要烟酰胺构成的辅酶Ⅰ和辅酶Ⅱ参加。在维生素 $B_6$、泛酸和生物素存在下，参与脂肪、蛋白质和 DNA 合成。

2）构成葡萄糖耐量因子　以非辅酶形式存在的烟酸是葡萄糖耐量因子的组成成分，其为主要由三价铬、烟酸、谷胱甘肽组成的一种复合体，可能是胰岛素的辅助因子，以增加葡萄糖的利用及促使葡萄糖转化为脂肪的作用。

3）调节血脂的作用　有报道称，服用烟酸具有降低血胆固醇、三酰甘油的作用，还可以降低低密度脂蛋白胆固醇和极低密度脂蛋白胆固醇，升高高密度脂蛋白胆固醇，并且可以减少非致命性心肌梗死的复发率。但烟酸在其中的作用机制还不清楚。

## 4. 营养状况与疾病

1）烟酸的缺乏　人体缺乏烟酸，则引起癞皮病（pellagra）。其典型症状是皮炎（dermatitis）、腹泻（diarrhoea）和痴呆（dementia），简称"三D症"。当轻度缺乏时，表现为软弱无力、倦怠、体重下降、口腔和舌有烧灼感，以及食欲缺乏、腹痛不适、消化不良、头疼、注意力不集中等现象。重度缺乏则表现为以下症状。

（1）皮肤症状。皮炎是癞皮病的最典型的症状，出现皮肤粗糙，有鳞屑状皮脱落，最后残留褐色素沉着。多发于身体暴露部位，经日晒、受热处或有轻度外伤处，如手背、足背腕、前臂、踝部等最多，其次为肢体受摩擦处，如肘部、膝部等，表现为对称性晒斑样损伤。

（2）消化系统症状。主要表现为舌炎、腹泻。早期舌尖于舌边缘发红充血，并蕈状乳头增大，其后全舌、口腔黏膜、咽部、食道红肿，上皮脱落，并有浅表溃疡，继而舌痛，进食下咽困难，唾液分泌也增多。随发病时间延长，出现舌乳头萎缩、全舌干燥似牛肉样。还可伴随口角湿白、糜烂的口角炎。腹泻也是癞皮病的典型症状，早期多为便秘，其后出现腹泻，水样或糊状便，量多而恶臭，也可带血，主要因消化腺体萎缩、肠绒毛消失而引起。

（3）神经系统症状。当严重缺乏烟酸时，即发生神经系统症状，神经病变是多样的，包括大脑神经元的萎缩，周围神经、神经根及脊髓神经的变性。神经症状通常在皮肤损伤后出现，但也可在没有皮损症状时发生，一旦发生且不易恢复。轻者表现为情绪变化无常、精神紧张、抑郁或易怒、失眠、幻觉，重者有狂躁、幻视、幻听、意识模糊，进一步发展为痴呆，甚至死亡等。

2）烟酸的过多　　一般食物来源的烟酸量，不致引起毒性作用，目前尚未有食物中烟酸摄入过多而引起中毒的报道。临床使用大剂量烟酸治疗高脂血症及早发性痴呆时曾有毒副作用的报道。毒性轻者可致血管扩张，引起皮肤红肿、颜面潮红、头晕眼花、皮肤瘙痒等。严重者可出现肝炎、脂肪肝、肝性昏迷等。也有报告大剂量服用烟酸引起葡萄糖耐量变化、眼部感觉异常、血清尿酸浓度增高而诱发痛风发作等。但其作用机制尚不完全清楚。

**5. 供给量与食物来源**

烟酸供给量应考虑能量的消耗及蛋白质的摄入量。色氨酸在体内可转化为烟酸，平均 60mg 色氨酸转化为 1mg 烟酸。烟酸的膳食摄入量应以烟酸当量（NE）计算：

$$烟酸当量（mg NE）＝烟酸（mg）＋1/60 色氨酸（mg）$$

当能量消耗增加时，烟酸应适当增加；膳食蛋白质含量较高，一般色氨酸量也多，所以蛋白质摄入量多时，烟酸供给量可相应减少。

烟酸的推荐摄入量详见 2000 年《中国居民膳食营养素参考摄入量》。

烟酸及其衍生物广泛存在于动植物食物中。动物性食物中以烟酰胺为主，植物性食物中主要存在烟酸。含量较高的有动物的肝脏和肾脏、瘦畜肉、鱼、坚果类等。牛奶和蛋类烟酸含量较少，但含有丰富的色氨酸，可弥补烟酸含量少的缺陷。谷类中 80%～90% 的烟酸存在于种子皮中，因而加工过程对其影响较大。玉米中多达 70% 的烟酸以结合型存在，不能被吸收利用，若用碱处理，可使其游离出来，从而提高生物价值。

### （四）维生素 $B_6$

**1. 理化性质**

维生素 $B_6$ 是一组含氮化合物，基本化学结构为 2-甲基-3 羟基-5-羟甲基吡啶，包括吡哆醇（pyridoxime，PN）、吡哆醛（pyridoxal，PL）和吡哆胺（pyridoxmamine，PM），都是吡啶的衍生物。三种形式都具有维生素 $B_6$ 的生物活性，而且可以相互转变。

维生素 $B_6$ 易溶于水和乙醇，在空气中比较稳定，对酸相当稳定，在酸性介质中吡哆醇、吡哆醛和吡哆胺对热也比较稳定，但在碱性溶液中对热不稳定，易被碱破坏，各种形式对光均较敏感，在中性溶液中易被光破坏。

**2. 吸收与代谢**

食物中的维生素 $B_6$ 主要以磷酸吡哆醇、磷酸吡哆醛和磷酸的形式存在，在消化道中经非特异性磷酸酶水解为游离形式后在小肠被吸收，经磷酸化形成磷酸吡哆醛和磷酸吡哆胺，通过与血浆白蛋白及血红蛋白结合在体内转运。大部分被吸收的非磷酸化维生素 $B_6$ 被肝脏摄取，并在吡哆醇激酶的催化下转化成磷酸吡哆醇、磷酸吡哆醛和磷酸吡哆胺。在组织中，磷酸吡哆醇和磷酸吡哆胺可被黄素单核苷酸吡哆醛磷酸氧化酶氧化生成磷酸吡哆醛，磷酸吡哆胺还可通过转氨基反应转化为磷酸吡哆醛，磷酸吡哆醛广泛存在于细胞中，而磷酸吡哆醇在组织中的含量很低。维生素 $B_6$ 以磷酸吡哆醛形式与多种蛋白质结合在组织中蓄积和储存，而有助于防止被磷酸酶水解，肝脏中含量最高。

维生素 $B_6$ 主要在肝脏中被代谢，通过黄素腺嘌呤二核苷酸和烟酰胺腺嘌呤二核苷酸依赖酶的作用，磷酸吡哆醛经过脱磷酸化并被氧化生成 4-吡哆酸，由尿液排出体外。

**3. 生理功能**

维生素 $B_6$ 在体内主要以磷酸吡哆醛的形式参与氨基酸、糖原、脂肪及核酸的代谢。磷酸吡哆醛和磷酸吡哆胺，作为体内很多酶的辅酶成分，参加一系列重要的生物转化，如氨基酸的转移、氨基酸的脱羧、氨基酸的羟化以及氨基酸的脱氨，必需脂肪酸的转变，以磷酸化酶的辅酶形式参与糖原代谢。

1）参与氨基酸代谢　　维生素 $B_6$ 作为辅酶在氨基酸代谢中发挥着重要作用，如丙氨酸、天冬酰胺、精氨酸、天冬氨酸、半胱氨酸、赖氨酸、苯丙氨酸、色氨酸、酪氨酸等的转氨基作用。色氨酸、组氨酸、酪氨酸等的脱羧基作用都需要维生素 $B_6$，如色氨酸合成 5-羟色胺，酪氨酸转化为去甲肾上腺素和组氨酸合成组胺等。中枢神经系统中谷氨酸转化为 γ-氨基丁酸、含硫氨基酸如半胱氨酸去硫和甲硫氨酸转化为牛磺酸等也都需要维生素 $B_6$ 的参与。

2）参与糖原与脂肪酸代谢　　磷酸吡哆醛是糖原磷酸化酶的必需辅酶，磷酸吡哆醛与糖原磷酸化酶的赖氨酸残基的 ε-氨基形成 Schiff 键，催化肌肉与肝脏中的糖原转化。磷酸吡哆醛通过丝氨酸棕榈酰基转移酶参与神经鞘磷脂的生物合成，还参与亚油酸转变成花生四烯酸和胆固醇的合成与转运。

3）对神经系统的作用　　磷酸吡哆醛作为 5-羟色氨酸脱羧酶、L-多巴脱羧酶、组氨酸脱羧酶及谷氨酸脱羧酶的辅助因子参与脑组织多种神经递质的合成，如牛磺酸、多巴胺、去甲肾上腺素、γ-氨基丁酸等。因此维生素 $B_6$ 缺乏时，常伴有神经系统的病变，特别对婴儿，如缺乏维生素 $B_6$ 就会影响中枢神经系统的发育，脑电图发生改变，严重缺乏时出现惊厥，这是由于维生素 $B_6$ 缺乏影响了脑中 γ-氨基丁酸的合成。

4）对免疫功能的影响　　缺乏维生素 $B_6$ 的动物细胞介导免疫反应受损。近年来研究提示，磷酸吡哆醛可通过参与 1-碳单位代谢而影响到免疫功能。维生素 $B_6$ 缺乏将会损害 DNA 的合成，这个过程对维持适宜的免疫功能也是十分重要的。

**4. 营养状况与疾病**

1）维生素 $B_6$ 的缺乏　　由于膳食摄入不足引起的维生素 $B_6$ 缺乏并不常见，但临界轻度缺乏较多见，通常同时伴有其他维生素的缺乏。主要表现为眼、鼻与口腔周围皮肤脂溢性皮炎；颈项、前臂和膝部出现色素沉着；唇裂、舌炎等口腔炎症；易激动、忧郁、失眠、精神萎靡、步行困难等。维生素 $B_6$ 缺乏对幼儿的影响较成人大。婴儿缺乏维生素

$B_6$则出现烦躁、肌肉抽搐和惊厥,肌肉注射维生素$B_6$几分钟即可恢复。但长期缺乏维生素$B_6$,可使体重停止增长,低色素性贫血,给予吡哆醇后症状消失,但体内色氨酸转化为烟酸的能力恢复很慢。维生素$B_6$缺乏时还可出现低色素性小细胞性贫血,用铁剂治疗无效,但给予维生素$B_6$后,血象恢复正常。

抗结核药异烟肼的结构与维生素$B_6$相似,在体内代谢过程中,对维生素$B_6$有拮抗作用,使维生素$B_6$的生物利用率下降。长期服用异烟肼,应注意补充维生素$B_6$。妇女口服含雌激素的避孕药可引起维生素$B_6$缺乏,故在服用该种避孕药时,应同时补充维生素$B_6$。

2)维生素$B_6$的过多　经食物摄入大量维生素$B_6$不会产生毒副作用。通过补充剂或药物给予大剂量的维生素$B_6$会引起严重副作用,主要表现为感觉神经疾患。但这种副作用一般在摄入剂量超过500mg/d时才可观察到,摄入在250mg/d以下时对大多数人是安全的。

**5. 供给量与食物来源**

许多因素可影响机体对维生素$B_6$的需要。维生素$B_6$与氨基酸代谢的关系密切,因而需要量应随着膳食蛋白质摄入量的增高而增高;肠道细菌合成维生素$B_6$量、人体对其吸收利用的程度、人体生理状况及服用药物状况等也可影响维生素$B_6$的需要量。正常情况下,维生素$B_6$不易造成人体缺乏。研究结果提示,每摄入1g蛋白质时维生素$B_6$的摄入量为0.016mg。妊娠、哺乳期应适当增加。当口服避孕药、异烟肼时,维生素$B_6$需要量也应增加。

目前,我国居民膳食中维生素$B_6$的适宜摄入量为1.2mg/d,50岁以上老年人为1.5mg/d,孕妇、乳母为1.9mg/d;可耐受最高摄入量(UL)儿童为50mg/d,成人为100mg/d,详见2000年《中国居民膳食营养素参考摄入量》。

维生素$B_6$普遍存在于各种动植物食物中,但一般含量不高,动物性食物相对含量高些。植物性食物中为吡哆醇与蛋白质结合,不易被吸收;吡哆醛、吡哆胺存在于动物组织,较易吸收。含量最高的食物为白色肉类(如鸡和鱼)、动物肝脏、蛋、各种谷类、豆类,但奶制品中相对较少;含量较多的为水果和蔬菜;含量最少的是柠檬类水果等,食品加工过程损失较多。肠道细菌可以合成一部分维生素$B_6$。

## (五)维生素$B_{12}$

**1. 结构与理化性质**

维生素$B_{12}$结构复杂,是一组含钴的类咕啉化合物,结构中含有钴($Co^{2+}$)和氰基(CN),故又称氰钴胺素或钴胺素,是目前所知唯一的一种分子中含有金属元素的维生素。

维生素$B_{12}$在水溶液中溶解度较大,不溶于有机溶剂,在pH4.5~5.0的弱酸调节下最稳定,在强酸(pH<2)、强碱环境中易被破坏,遇热有一定程度的破坏,但快速高温消毒损失较小。日光、氧化剂及还原剂均可使其受到破坏。

**2. 吸收与代谢**

食物中的维生素$B_{12}$与蛋白质结合,进入消化道,在胃酸、胃蛋白酶、胰蛋白酶的作用下,维生素$B_{12}$被释放而游离出来,然后与胃底黏膜分泌的一种称为"内因子"的糖蛋白结合为复合物。维生素$B_{12}$只有与这种糖蛋白结合后才能不受肠道细菌破坏。维生素$B_{12}$的吸收受"内因子"的控制,这种"内因子"是一种不耐热的黏蛋白,由胃黏膜壁细胞分泌,维生素$B_{12}$与"内因子"结合以后而被吸收。回肠黏膜的细胞膜上有这种复合物的受体，维生素 $B_{12}$ 与其结合，被肠壁细胞吸收。维生素 $B_{12}$ 吸收以后，即与血浆中的特异性蛋白质结合成维生素 $B_{12}$ 运输蛋白，包括转钴胺素 I、II、III，被运往所需的组织。胰腺分泌的胰蛋白酶和碳酸氢钠能促进维生素 $B_{12}$ 与蛋白质的结合。

老年人由于分泌内因子能力下降，故对维生素 $B_{12}$ 吸收较差。当各种因素引起胃酸分泌过少、胰蛋白酶分泌减少、回肠疾病及维生素 $B_{12}$ 运输蛋白合成下降时，均可影响维生素 $B_{12}$ 的吸收和运输。维生素 $B_{12}$ 在人体内的储存量很少，仅 2~3mg，主要储存于肝脏，肌肉、皮肤和骨骼都有一定的储存，但骨髓和红细胞中没有。食物中的维生素 $B_{12}$ 每天约 2% 由胆汁排出，绝大部分经肠、肝循环，在回肠被重吸收，体内的储存可满足人体 6 年以上的需要。因此，维生素 $B_{12}$ 一般不易缺乏。

**3. 生理功能**

维生素 $B_{12}$ 主要以辅酶的形式即甲基钴胺素（甲基 $B_{12}$）和脱氧腺苷钴胺素（辅酶 $B_{12}$），参与体内的生化反应。

1）参与甲硫氨酸的合成　　甲基钴胺素作为甲硫氨酸合成酶的辅酶，从 5-甲基四氢叶酸获得甲基后转而供给同型半胱氨酸，并在甲硫氨酸合成酶的作用下合成甲硫氨酸。

2）参与脂肪酸代谢　　脱氧腺苷钴胺素作为甲基丙二酰 CoA 异构酶的辅酶参与甲基丙二酸向琥珀酸的转化反应。在人体内的代谢过程中，甲基丙二酰 CoA 转变为琥珀酸 CoA 的过程需要甲基丙二酰 CoA 异构酶。

此外，维生素 $B_{12}$ 对红细胞的成熟起着重要的作用，可能和维生素 $B_{12}$ 参与 DNA 的合成有关。

**4. 营养状况与疾病**

1）维生素 $B_{12}$ 的缺乏　　一般来说，由于食物中摄入维生素 $B_{12}$ 不足而引起的缺乏很少见，主要见于膳食中严格限制动物性食物的素食者，胃肠道疾病患者（如老年人萎缩性胃炎、胃切除等）因胃酸分泌过少引起维生素 $B_{12}$ 的吸收不良。

机体内缺少维生素 $B_{12}$ 时，可影响到体内的所有细胞的功能，但对细胞分裂迅速的组织影响最为严重。其典型的临床表现是巨幼红细胞性贫血，因维生素 $B_{12}$ 缺乏抑制了甲硫氨酸合成酶，导致甲硫氨酸合成及由 5-甲基四氢叶酸转变成四氢叶酸减少，使红细胞的 DNA 合成受到阻碍，不能进行细胞分裂，因而不能分化成红细胞，而引起巨幼红细胞性贫血，即恶性贫血。维生素 $B_{12}$ 缺乏还会使神经鞘脂肪发生缺陷，引起神经组织的损害，往往由周围神经开始，逐渐向中心发展累及脊髓和大脑，可出现精神抑郁、记忆力下降、四肢震颤等神经症状。

2）维生素 $B_{12}$ 的过多　　目前尚无维生素 $B_{12}$ 毒性反应的报道，据研究显示每日口服 100μg 维生素 $B_{12}$ 未见明显反应。其无毒副作用反应水平为 3000μg，可观察到的最低毒副作用剂量尚未确定。

**5. 供给量与食物来源**

人体需要的维生素 $B_{12}$ 的量很低，故很难确定，我国目前还没有维生素 $B_{12}$ 的研究数据，主要根据国外的调查资料，仅提出维生素 $B_{12}$ 适宜摄入量建议值，14 岁以上人群为 2.4μg，孕妇还应满足胎儿的需要，应增加到 2.6μg，乳母应补充每天乳汁的损失为 2.8μg，详见 2000 年《中国居民膳食营养素参考摄入量》。

植物性食物中基本不含维生素 $B_{12}$。在一定条件下，人类肠道微生物可以合成一部分。维生素 $B_{12}$ 的主要食物来源是动物性食物：肉类及其制品、动物内脏（肝脏）、鱼、禽、贝类及蛋类，奶类及奶制品含量较少。

### （六）维生素C

**1. 结构与理化性质**

维生素C是含有内酯结构的多元醇类，其分子中第2、3位碳原子上两个相邻的烯醇式羟基极易解离而释放出 $H^+$ 而显酸性，又因能防治坏血病，所以又称为抗坏血酸（ascorbic acid）。

维生素C的结构是内酯环与羰基共轭的烯醇式结构。自然界存在的具有生理活性的是L-抗坏血酸。L-抗坏血酸极易氧化脱氢，形成L-脱氢抗坏血酸。因它在体内可以还原为L-抗坏血酸，所以仍具有生物活性。但脱氢抗坏血酸继续氧化，生成二酮古乐糖酸等，因反应为不可逆而完全失去生理活性。

维生素C分子中 $C_3$ 位上的烯醇式羟基极易解离而释放出氢原子，所以维生素C虽无羧基，但仍具有机酸的性质，具有很强的酸性，pH2.5；而 $C_2$ 位上烯醇式羟基由于受到共轭体系的影响，难以使氢释放。同时，由于抗坏血酸分子中烯醇式羟基的氢能以氢原子的形式释放，又使它具有很强的还原性，这都决定了它在营养意义上的重要作用。

维生素C在水中溶解度极大，微溶于乙醇，几乎不溶于脂肪及脂溶剂。在酸性环境中相当稳定，但在中性及碱性溶液中易被破坏。维生素C的特殊结构决定了它本身性质的不稳定性。它对氧很敏感，极易被氧化，特别是有某些重金属离子（铜、铁等）存在时，可加速其氧化破坏。氧化酶及某些含铜酶，如抗坏血酸氧化酶、多酚氧化酶、细胞色素氧化酶及过氧化物酶等都能催化维生素C的氧化破坏。遇到空气、光、热、碱性物质等可加快其氧化破坏的速度。所以维生素C是在外界环境中最易受到破坏损失的一种营养素。

**2. 吸收与利用**

食物中的维生素C在小肠通过钠依赖的转运过程或扩散方式迅速被吸收。食物中的摄入量为30～60mg时，几乎完全被吸收，摄入量为90mg时其吸收率为80%～90%，摄入量超过1500mg时，其吸收率降至49%以下。吸收以后的维生素C分布于人体各个组织器官，肾上腺、脑、胰、脾、唾液腺等，其中以肾上腺含量最高。一般来说，随着年龄的增大机体各组织中维生素C含量会逐渐减少。

大部分的维生素C在体内代谢分解成草酸或与硫酸结合生成抗坏血酸-2-硫酸通过肾脏由尿液排出，另一部分可直接由尿液排出体外。当维生素C摄入量过大时，肾小管的重吸收达到饱和程度，过多的维生素C由尿液大量排出，当供给量较少时，则排出量减少。但即使机体组织中的维生素C严重缺乏时，每天仍有少量的由尿液排出，这就加剧了缺乏的症状。

**3. 生理功能**

1）促进生物氧化还原过程，维持细胞膜完整性　维生素C是一种活性很强的还原性物质，构成体内氧化还原体系，参与氧化还原过程。维生素C在体内的氧化还原作用与巯基（—SH）、双硫键（—S—S—）系统密切相关。不饱和脂肪酸容易被氧化成脂性过氧化物，后者可使各种细胞膜，尤其是各种溶酶体膜破裂而释放出各种水解酶类，致使组织自溶，造成严重后果。还原型谷胱甘肽（G-SH）在谷胱甘肽过氧化酶催化下，可使脂性过氧化物还原为羟基化合物，从而消除了脂性过氧化物对组织细胞的破坏作用。但由此 G-SH 便转变成氧化型谷胱甘肽（GS-SG）。在谷胱甘肽还原酶催化下，维生素 C 可使 GS-SG 还原为 G-SH，使后者又不断得到补充，从而保证 G-SH 对机体的多方面的作用。在此过程中，维生素 C 使氧化型谷胱甘肽生成还原型谷胱甘肽，自身转变为脱氢抗坏血酸；而还原型谷胱甘肽又可使脱氢抗坏血酸生成 L-抗坏血酸，自身成为氧化型谷胱甘肽，二者之间保持着平衡。

2）参与羟化反应　　维生素 C 作为底物和酶的辅助因子参与体内重要生物合成的羟化反应。人体细胞靠细胞间质把它们连接起来，细胞间质中有一种成分为胶原蛋白，它是皮肤、软骨、牙齿和瘢痕组织的主要成分，同时还参与骨骼的构成。毛细血管间质、结缔组织中都含有胶原蛋白。胶原是含有大量羟脯氨酸和羟赖氨酸的纤维状蛋白质，它们分别是由脯氨酸和赖氨酸的羟基化形成，维生素 C 的作用在于活化脯氨酸羟化酶和赖氨酸羟化酶，促进脯氨酸、赖氨酸向羟脯氨酸和羟赖氨酸转化。机体创伤口的愈合需形成新的胶原连接组织，这需要有大量的维生素 C 参与。伤口组织愈合时，该组织会聚积大量的维生素 C，此时血液中的维生素 C 水平会明显下降，说明是被调用到伤口处了；成纤维细胞也迁往伤口周围，并开始合成脯氨酸和赖氨酸等短小的胶体单体。在维生素 C 的作用下，成纤维细胞在细胞外间隙处分泌这些单体并结合成更长的胶原纤维，将各细胞连接起来以增加伤口组织的强度，并将聚集在伤口区域的毛细管支撑住。伤口愈合后还需维持高浓度的维生素 C 以保养所形成的胶原。就在此时，如果维生素 C 不足会加快胶原的损失速度，导致伤口愈合组织强度降低易于断裂。

此外，维生素 C 作为羟化酶的辅酶促进神经递质的合成，5-羟色胺、去甲肾上腺素合成时，都需要羟基化作用才能完成。维生素 C 在体内还参与类固醇的羟基化反应，促进代谢进行，如促进胆固醇转化成胆汁酸、皮质激素及性激素，减慢组织中胆固醇的积累，引起肝脏和血浆胆固醇水平降低。从而在预防心血管疾病上发挥作用，同时它对胶原形成的促进作用、维持血管壁的健康也十分重要。维生素 C 可增强混合功能氧化酶的活性，因而可促进有机物和毒物在体内的羟化解毒过程。

3）改善对铁、叶酸的吸收利用　　维生素 C 作为一种还原剂，可将三价铁转化成二价铁，促进铁在肠道中的吸收，并促使运铁蛋白的铁转移到器官铁蛋白中，以利于铁在肝脏、脾、骨髓的储存。此外，维生素 C 还参与非活性形式的叶酸转化成有活性的四氢叶酸，对防止哺乳期婴儿患巨幼红细胞性贫血具有一定的意义。

4）增加机体对外界环境的应激能力　　肾上腺含有高浓度的维生素 C，但在应激状态（如精神激动、疲劳、肌肉疼痛，外科手术、烧伤、体温过高或过低等）下，其含量急剧下降，推测与类固醇激素的合成与分泌有关。感染和发烧时，组织和血液中维生素 C 水平减少，说明维生素 C 可提高对疾病的抵抗力；此外，也有报道，当维生素 C 的摄入量增高，可增强人体对寒冷的耐受力。

此外，维生素 C 还可降低患胃癌以及其他癌症的危险性，可能与维生素 C 阻断致癌物 N-亚硝基化合物在胃内的合成及清除自由基有关。

**4. 营养状况与疾病**

1）维生素 C 的缺乏　　如果膳食中的维生素 C 不能满足机体的需要，则可引起维生素 C 不足或缺乏，维生素 C 的缺乏症为坏血病（scurvy）。维生素 C 缺乏的早期症状大多是非特异性的，如全身无力、食欲减退、牙龈疼痛出血、皮肤干燥粗糙、伤口愈合不良、容易出血。由于血管脆性增加，全身可出现出血点，缺乏严重，皮下组织、肌肉、关节等处出血，甚至血肿和瘀斑，体内大量出血导致死亡。6～12个月的婴儿最容易患坏血病，主要见于人工喂养的婴儿，可引起生长迟缓、烦躁和消化不良、臀部触痛和贫血等症状，发病时异常迅猛，若不及时治疗可能致命，但及时治疗恢复也很快。

2）维生素C的过多　　基于人们对维生素C是一种必需营养素、一种活性成分或是一种药物有着不同的认识，对维生素C适宜摄取量的规定也有所不同。作为一种营养素，只要符合人体正常需求即可；体内一种活性成分，为了某种或某些保健功能，可以适当提高摄入量；而作为一种药物，为了医治某种疾病，短期内摄入一定剂量的维生素C，不会带来副作用。尽管维生素C的毒性很小，但服用剂量过多仍可产生一些不良反应。当摄入维生素C数量超过1g时，尿酸排出明显增加。长期过量的维生素C摄入还可增加尿液中草酸、尿酸的排出而形成尿结石。妊娠期服用过量的维生素C可影响胚胎的发育。当每日维生素C的摄入量在2～8g以上时，可出现恶心、腹部痉挛、铁吸收过度、红细胞破坏及泌尿道结石等不良反应。

不适当的大量使用维生素C可能造成维生素C依赖症，如果突然停用，因体内代谢仍然维持在高水平，则会很快消耗体内储备，而出现坏血病的症状。

**5. 供给量与食物来源**

维生素C的需要量历来争议不少，有些科学家认为所定标准只要能防止坏血病和保持正常的机体代谢即可，另一些科学家则主张把标准定得高一些，使机体组织的维生素C水平饱和而又不会造成危害。因而各国每日供给的标准差异很大。

我国目前建议成年人维生素C推荐摄入量为100mg/d，妊娠中晚期和哺乳期妇女增加至130mg/d，可耐受最高摄入量为1000mg/d。详见2000年《中国居民膳食营养素参考摄入量》。

维生素C的主要食物来源是植物性食物，特别是新鲜的蔬菜和水果，如青菜、韭菜、菠菜、青椒等深色蔬菜和花菜，以及新枣、柑橘、山楂、柠檬等水果是优质的天然维生素C的来源。植物组织中的维生素C的含量受气候、日光照量、成熟程度、植物部位、加工与烹调方法以及储存时间等众多因素影响。一般来说，植物的日照时间长、果实成熟度高则维生素C含量较高。但种子例外，未成熟的种子如豌豆、绿豆和四季豆都含有一定量的维生素C，一旦成熟，就丧失殆尽。根茎类蔬菜如土豆等虽然维生素C含量不高，但由于消费量大，也是很好的来源。谷类和豆类食物中几乎不含维生素C，但是豆类经发芽后也产生一定量的维生素C。黄瓜、白菜等含有维生素C但同时含有较多的抗坏血酸氧化酶，会加速对抗坏血酸的破坏。同时，这类蔬菜经存放一段时间后，其中维生素C的含量会不同程度的有所下降。

**（七）叶酸**

叶酸（folic acid）又称为蝶酰谷氨酸（pteroylglutamic acid，PGA），属于B族维生素。叶酸微溶于水，不溶于乙醇、其他有机溶剂。对热、光线敏感，在酸性溶液中不稳定，但在中性、碱性溶液中对热稳定。食物在烹饪加工中叶酸的损失率可达50%～90%。

**1. 吸收与代谢**

食物中的叶酸大多以与多个谷氨酸相结合的形式存在，在肠道中经肠黏膜细胞分泌的γ-谷氨酸酰基水解酶水解为游离型，主要以单谷氨酸叶酸的形式被吸收。在肠黏膜细胞中叶酸通过甲基化或甲酰化，被还原为四氢叶酸（tetrahydrofolic acid），通过门静脉进入肝脏，在肝中由合成酶作用重新转变成多谷氨酸衍生物后储存。叶酸的代谢产物主要通过尿及胆汁排出体外。

**2. 生理功能**

叶酸在肠壁、肝脏、骨髓等组织中经叶酸还原酶作用，还原为具有生理活性的四氢叶酸。四氢叶酸参与体内"一碳基团"的转移，是一碳基团转移酶系统的辅酶。主要参与嘌呤和胸腺嘧啶的合成，而影响DNA、RNA的合成；参与氨基酸之间的相互转化，如丝氨酸与甘氨酸的互换、组氨酸转化为谷氨酸、同型半胱氨酸与甲硫氨酸之间的互换等；参与血红蛋白及重要的甲基化合物的合成，如肾上腺素、胆碱、胆酸等。此外叶酸还影响脑内维生素 $B_{12}$、甲硫氨酸、L-酪氨酸及乙酰胆碱的代谢反应，引起脑内神经递质合成异常等。

**3. 缺乏与过量**

由于叶酸在体内参与多种物质的代谢过程，因而其缺乏引起的损害是广泛的，主要表现在以下几方面。

（1）巨幼红细胞贫血：叶酸缺乏对细胞增殖速度较快的组织影响较大，DNA合成受阻，骨髓中幼红细胞分裂增殖速度减慢，停留在巨幼红细胞阶段使成熟受阻，细胞体积增大，骨髓中大的、不成熟的红细胞增多，同时因叶酸缺乏血红蛋白合成减少，因此形成巨幼红细胞性贫血。表现为精神萎靡、头晕、面色苍白，还可出现舌炎、食欲下降及腹泻等症状。

（2）对孕妇及胎儿的影响：孕妇缺乏叶酸引起胎盘发育不良而致自发性流产，还使先兆子痫、胎盘早剥的发生率增高。叶酸缺乏的孕妇易出现胎儿宫内发育迟缓、早产及新生儿出生体重低。孕早期引起胎儿神经管畸形（neural tube defect），出现脊柱裂（spina bifida）、脑膨出（encephalocele）、无脑（encephalocele）等中枢神经系统发育异常。

（3）高同型半胱氨酸血症：由于体内叶酸缺乏，5-甲基四氢叶酸合成不足，同型半胱氨酸向甲硫氨酸的转换发生障碍，导致同型半胱氨酸在体内堆积，而形成高同型半胱氨酸血症。

叶酸为水溶性维生素，过量均从尿中排出，超出人体需要量（50μg/d）20倍一般也不会引起中毒。

**4. 供给量与食物来源**

叶酸的供给量除了应考虑最低生理需要量外，还需注意其他影响因素，如叶酸的生物利用率、食物中存在的叶酸水解酶抑制因子和结合因子、不同人群对叶酸的不同需要量等。叶酸的摄入量一般以膳食叶酸当量（dietary folate equivalent，DFE）表示。成年人每日叶酸摄入量维持在 60μg 或 1μg/kg 的水平，可满足正常的生理需要，并保证体内有适量的储存。由于食物中叶酸的生物利用率约为50%，而叶酸的补充剂与膳食混合时生物利用率为80%，比单纯来源于食物的叶酸利用度高1.7倍，因此食物中叶酸当量的计算公式为

$$叶酸当量（\mu g）= 膳食叶酸（\mu g）+ 1.7 \times 叶酸补充剂量（\mu g）$$

叶酸广泛存在于各种动植物性食物中。动物内脏（如肝、肾）、鸡蛋、豆类、酵母、绿叶蔬菜、水果及坚果中含有丰富的叶酸（表2-6-2）。

表 2-6-2　部分食物中叶酸的含量　　　　　　（单位：μg/100g）

| 食物 | 含量 | 食物 | 含量 | 食物 | 含量 |
|---|---|---|---|---|---|
| 猪肝 | 236.4 | 绿豆 | 16.5 | 芹菜 | 41.7 |
| 猪肾 | 49.6 | 菠菜 | 347.0 | 番茄 | 132.1 |
| 瘦猪肉 | 8.3 | 小白菜 | 115.7 | 香菇 | 14.3 |
| 牛肉 | 3.0 | 油菜 | 148.7 | 豇豆 | 66.0 |
| 羊肉 | 2.0 | 蒜苗 | 90.7 | 豌豆 | 82.6 |
| 鸡肝 | 80.0 | 韭菜 | 61.2 | 橘 | 52.9 |
| 鸡肉 | 5.0 | 茼蒿 | 114.3 | 香蕉 | 29.7 |
| 鸡蛋 | 75.0 | 卷心菜 | 39.6 | 苹果 | 6.3 |
| 鸭蛋 | 24.8 | 生菜 | 49.6 | 菠萝 | 24.8 |
| 带鱼 | 2.0 | 洋葱头 | 32.9 | 葡萄 | 9.9 |
| 草鱼 | 1.5 | 莴笋 | 18.2 | 山楂 | 24.8 |
| 鲤鱼 | 1.5 | 西葫芦 | 40.7 | 草莓 | 33.3 |
| 胖头鱼 | 2.3 | 青椒 | 14.6 | 西瓜 | 4.0 |
| 黄花鱼 | 4.2 | 红苋菜 | 330.6 | 杏 | 8.2 |
| 虾 | 26.4 | 竹笋 | 95.8 | 梨 | 8.8 |
| 海米 | 24.8 | 绿豆芽 | 24.8 | 桃 | 3.0 |
| 鲜牛奶 | 5.5 | 黄瓜 | 12.3 | 蜂蜜 | 52.6 |
| 奶粉 | 42.7 | 扁豆 | 49.6 | 核桃 | 102.6 |
| 黄豆 | 381.2 | 辣椒 | 69.4 | 花生 | 104.9 |
| 青豆 | 28.1 | 茴香 | 120.9 | 大米 | 32.7 |
| 腐竹 | 147.6 | 小萝卜 | 22.5 | 面粉 | 24.8 |
| 红小豆 | 23.1 | 菜花 | 29.9 | 玉米粉 | 41.3 |
| 豆腐 | 66.1 | 土豆 | 15.7 | 小米 | 38.7 |
| 豆腐干 | 57.9 | 胡萝卜 | 33.1 | | |

资料来源：葛可佑，2004

### （八）泛酸

泛酸（pantothenic acid）又称为遍多酸即维生素 $B_3$。呈黄色黏稠油状，在干热环境、酸或碱溶液中易被破坏，对氧化剂和还原剂极为稳定。

1）吸收与代谢　　泛酸经小肠吸收，由血液进入细胞分布于全身各组织器官。主要以游离形式或 4-磷酸泛酸盐从尿中排出。

2）生理功能　　泛酸在组织中与巯乙胺、焦磷酸、3'-磷酸腺苷结合成为辅酶 A，辅酶 A 是蛋白质、脂肪、碳水化合物代谢供能所必需的辅酶。辅酶 A 和酰基载体蛋白是体内重要的乙酰基或脂酰基的载体，对脂肪酸的合成与降解、氨基酸的氧化降解起着重要的作用，与皮肤、黏膜的正常功能及对疾病的抵抗能力有着很大的关系。

3）缺乏与过量　　由于泛酸广泛存在于自然界，因此人类泛酸缺乏极为罕见。泛酸摄入量低时可能使一些代谢过程缓慢，而引起不明显的临床症状，如头痛、焦躁不安、肌肉痉挛、足底灼痛、易疲劳、葡萄糖耐量改变、抵抗力下降等。目前未见泛酸摄入过量引起毒副反应的报道。

4）供给量与食物来源　　我国目前建议膳食适宜摄入量，11岁至成年人为5.0mg/d，孕妇、乳母分别为6.0mg/d和7.0mg/d。泛酸在动植物性食物中分布广，动物内脏如肾、心、肝含量特别丰富，鱼肉、鸡蛋黄、坚果、蘑菇也是泛酸的主要食物来源，其次为大豆粉、小麦粉、菜花、鸡肉等，谷类食物的含量受加工程度的影响。蔬菜、水果中含量相对较少（表2-6-3）。

表2-6-3　常见食物中泛酸的含量　　　　　　　　（单位：mg/100g）

| 食物 | 含量 | 食物 | 含量 |
| --- | --- | --- | --- |
| 啤酒酵母 | 12.00 | 牛乳 | 0.41 |
| 油炸小牛肝 | 8.80 | 甘薯 | 0.41 |
| 焙牛肝 | 7.60 | 樱桃 | 0.40 |
| 羊肾 | 4.50 | 土豆 | 0.38 |
| 鲜蛋黄 | 4.40 | 牛肉 | 0.35 |
| 牛小牛肾 | 4.00 | 鲜草莓 | 0.34 |
| 猪肾 | 3.20 | 番茄 | 0.33 |
| 花生仁 | 2.80 | 菠菜 | 0.30 |
| 蘑菇 | 2.20 | 芹菜 | 0.30 |
| 大豆粉 | 1.75 | 胡萝卜 | 0.28 |
| 鲜鸡蛋 | 1.60 | 黄瓜 | 0.25 |
| 腰果 | 1.30 | 柑橘 | 0.25 |
| 干扁豆 | 1.23 | 杏 | 0.24 |
| 小麦粉 | 1.10 | 鲜姜 | 0.20 |
| 菜花 | 1.00 | 柠檬 | 0.19 |
| 鸡肉 | 0.73 | 鲜桃 | 0.17 |
| 朝天椒 | 0.69 | 青豆 | 0.15 |
| 杏仁 | 0.59 | 苹果 | 0.11 |
| 蛤肉 | 0.58 | 梨 | 0.07 |
| 金枪鱼 | 0.50 | | |

资料来源：葛可佑，2004

### ❖ 对问题的解答

**问题解答1**：如何诊断维生素A缺乏症？

当向学生讲授维生素A缺乏症时，可以采用实验教学法。维生素A缺乏会导致夜盲症，但对夜盲症在现实生活中的表现学生们没有生活经验，因此，实验教学法可以建议学生们分组实验，找一个光线暗的房间，让同学们依次进去，记录每个人从进去到能看见光线的时间,时间越长的人,体内维生素A水平越低,此时,针对这些人进行进一步交流调查,询问他们是否有晚间暗光下看不见东西的感觉,是否眼睛发干,是否对白天明亮的光感到刺眼和敏感,老师可以启发同学们回家调查身边的家人和朋友,同学们有了这些素材为基础后,老师再讲为什么维生素A缺乏症会有这些症状的理论,学生的学习兴趣和教学效果会不一样。

**问题解答2:** 维生素E为什么又称为生育酚?人体是否容易出现维生素E缺乏症?

维生素E是美国加利福尼亚大学的两位科学家1922年首先发现的。他们在做一项研究时,发现用酸败的猪油喂养大鼠,雌性大鼠都出现了不孕症,而在膳食中添加莴苣或全麦,则大鼠的生育能力又能恢复,因此,他们坚信,在植物性食物中含有一些成分,对于动物的生育是必需的。这个研究一直持续到1936年,他们从麦胚中分离出一种活性成分,即α-生育酚,在随后的研究中,又陆续从其他植物中分离出维生素E的其他形式。

维生素E对大鼠的生育是必需的,但并不是人体生育所需要的。人体本身就很少出现维生素E的缺乏症。其原因主要有三个:首先,维生素E在食物中的分布十分广泛,要想设计一个不含维生素E的食谱来,几乎是不可能的;其次,人体脂肪组织存在一定量的维生素E储备,即使膳食中缺乏维生素E,也需要一定的时间才能消耗;最后,维生素E可以在体内循环使用,生物利用率比较高。

但这并不代表我们可以忽略维生素E的供给。近年来,关于维生素E的抗氧化功能以及在预防与氧应激有关的疾病的作用方面,有许多报道;而我们生存的环境以及食物中的一些成分,可能导致体内过氧化物含量的增加,因此,注意膳食维生素E的补充,对健康的作用也是被关注的焦点。

**问题解答3:** 维生素C真的能预防感冒吗?

莱纳斯·鲍林,1954年诺贝尔化学奖和1962年诺贝尔和平奖的获得者发表著名的《维生素纲要》,提出海量维生素观点,认为维生素C能预防伤风、流感、肝炎、精神分裂症甚至癌症。莱纳斯·鲍林,1994年(93岁)死于前列腺癌,他认为,是维生素C推迟了他的癌症20年。在他去世之后,维生素C是否真的能预防感冒引起了争议。图2-6-1就是著名的莱纳斯·鲍林。

莱纳斯·鲍林被英国《新科学家》周刊评为人类有史以来最杰出的科学家之一。爱因斯坦也称此人为真正的天才,鲍林自称是化学家、物理学家、结晶学家、分子生物学家、医学研究者。但路透社在1994年报道他逝世的消息时,却说他是"最受尊敬和最受嘲弄的科学家之一"。

为什么这样说一位科学家?这与他提出维生素C的新观点有关,他主张大剂量服用维生素C。在1970年出版的《维生素C新观点》一书中,他建议大家每天服用1000mg或更多的维生素C可以预防感冒;1979年出版的《癌症与维生素C》一书中建议癌症患者每天服用10g或

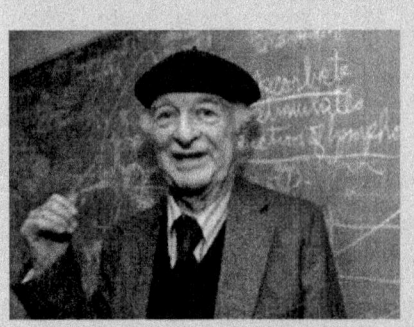

图2-6-1 莱纳斯·鲍林

者更多的维生素C；1985年又出版了一本关于健康长寿的书，建议每天服用维生素C 6~18g，并且一天也不要间断；并且认为对于大多数人来说，维生素C的最佳摄入量是2.3~10g。

他的这些惊人之语，当然会引起许多专门研究维生素C的学者和医学界的不满。但首次从植物和动物体内分离出维生素C的艾伯特圣捷尔吉博士对维生素C的理解可能更客观，他指出："就维生素C而言，从一开始我就感到人们被医学教育引入歧途了。他们认为，如果不吃含维生素C的食物，就会患坏血病；假如你没有坏血病，就是完全正常，我认为这是一个重大的错误。为了有完全正常健康的身体，你需要非常非常多的维生素C，我自己每天服用1g。这个剂量并不是真正的最适合的剂量，因为我们并不知道完全健康的真正意义所在，以及为此究竟需要多少维生素C。

在鲍林去世后不久的1995年，美国心脏学会和部分营养学家向美国国家食品与药品监督管理局建议：将维生素C的每日推荐量由60mg增加到100mg；1994年，美国国立卫生研究所的科学家声称，一个人每天摄入维生素C的最佳值是200mg，而不是60mg；2000年，美国药物研究所食品和营养委员会的评估认为，成人每日服用维生素C不超过2000mg是安全的。由此可见，鲍林的观点也并不是一点没有可取之处。

究竟维生素C每天摄入多少才是最佳的，目前成人男子维生素C的估计平均需要量（estimated average requirement, EAR），即满足某一特定年龄和性别人群50%健康个体需要的膳食摄入量，设定为75mg/d，以维持组织维生素C接近最大浓度，并提供抗氧化保护作用，根据男子的EAR，考虑体重因素，推测女子的平均需要量为60mg/d。

健康个体对大剂量维生素C（高达2g/d）具有极强的耐受力，流行病学数据显示，定期补充膳食维生素C的个体，其患各种肿瘤、晶状体混浊、胆囊和肾结石及心血管疾病的危险性均较低。服用大剂量维生素C可能会导致反弹性坏血病、红细胞溶血和维生素$B_{12}$缺乏症的观点是经不住科学深入论证的。

**问题解答4：压力大的人群，应该重点补充哪种维生素？**

讲授维生素$B_5$缺乏症时，可以将案例教学法、演示教学法结合运用，教材上一般仅写维生素$B_5$缺乏会导致抑郁症和糙皮病，但什么样才是抑郁症和糙皮病，书上既没有图片也没有描述，作为教师这时需要运用有针对性的教学方法。曾有一位十分优秀的青年，性格开朗，有抱负而勤奋，为了一次重要的考试，他把自己关在房间突击备考一个月，几乎每天只吃面包和方便面、喝饮料，结果却在考试现场大脑一片空白，记忆不起重要东西，结果考试失败，之后他沮丧、消沉，手脚大片大片脱皮。

这是一个B族维生素缺乏的案例，尤其是缺乏维生素$B_5$，在生活中学会运用这部分知识十分有意义，应用营养学知识让即将参加各种考试承受巨大考试压力的学生学会通过合理饮食保证他们大脑和神经系统获得充足学习的能量，必须向学生们演示糙皮病的图片，而讲完以上案例后，富含B族维生素的膳食如何设计就会使学生们记忆深刻了。

**问题解答5**：维生素中毒症与过多症的表现有哪些？

维生素的过量，甚至中毒对人体产生的危害，一点不亚于缺乏所带来的危害，甚至更为严重。

一般情况下，维生素的过量或中毒多产生于脂溶性维生素。为什么呢？答案我们都清楚，因为脂溶性维生素更容易在体内储存，它不像水溶性维生素，一旦超出了人体储存的范围，就会随水分的流失而排泄。因此，脂溶性维生素从溶解特性这个意义上来说，也决定了出现过多症的概率远远大于缺乏症。

为什么说维生素的过多或中毒甚至比缺乏症对人体的危害性更大呢？

首先，来看几种最易产生过多症的维生素对人体的危害性。

维生素A过多是最为常见的。无论是天然食物，还是服用维生素A的补充剂，甚至是用维生素A的类似物进行治疗时，如果不注意服用的剂量，都可以出现。

有报道说，儿童因常年食用动物的肝脏而出现了维生素A过多症；因纽特人和北极探险者都知道，北极熊的肝脏必须小心食用，因为其维生素A的含量已达到对人体有害的程度（因为北极熊以鱼为生）。在我国也有报道，冬季狩猎后，有些猎人因为多食了野生动物的肝脏而出现了维生素A的过多症。

维生素A过多对人体产生危害的器官主要是肝脏，因为维生素A主要储存在肝脏，过多时造成的损伤当然是肝脏。会引起肝细胞肿大，肝功能的损伤，引起肝区疼痛、食欲缺乏、皮肤瘙痒，甚至出现黄疸，以致一些维生素A中毒者在就医被误诊为肝炎。关注维生素A对人体危害的重要性，还因为对于儿童的危害更为严重，会影响到生长发育；特别是对胎儿的危害，可能会导致胎儿畸形，而这种危害往往是不可逆的。

维生素D也是应该注意的一种易产生过多或中毒的维生素。特别在婴儿和幼儿。确实，维生素D的食物来源并不丰富，而人体自行合成又受到一些因素的影响，如日照时间、强度、大气有无污染、气温等。因此，在我国，特别是在北方城市，许多婴儿维生素D的来源是依赖使用补充剂。虽然补充剂的量并不超标，但有一个可能被忽略的问题是，许多奶粉或液体奶，或婴儿的其辅助食物，如米粉、肝泥、鱼泥、肉泥中都有可能也添加了维生素D，而维生素D的中毒剂量与需要量之间只相差5倍左右，因此，就应该引起对添加维生素类食物严格监督的必要性。

成年人维生素D中毒可能引起中枢神经系统功能紊乱，如出现压抑；过量的维生素D还会导致血液中矿物质水平达到高限，从而引起一些元素，如钙在软组织中沉积，如果沉积在肝脏、肾脏、心血管内，则会引起这些器官功能的损伤；对于生长发育期的儿童青少年来说，其危害性尤其大——会导致骨骺过早钙化，这样就会导致骨骼的生长受限，如果颅骨过早钙化，就会影响到大脑生长发育。

水溶性维生素中毒或过量的表现相对于脂溶性维生素来说就少得多，危害性也轻得多，但这并不意味着可以忽略不计。水溶性维生素的溶解性质决定了它们出现中毒时，一般以急性症状为主，特别是消化道症状比较常见，如恶心、腹胀、腹泻等；维生素C服用过多时还要注意的是可能会导致依赖性，当你在超出正常需要量补充又恢复到正常需要量时，可能会出现缺乏症，这可能是你对维生素的需要已产生了过量的依赖。

　　还有，有些维生素中毒症状不很明显，它们都是哪些维生素呢？前面已介绍了，主要是水溶性维生素，其实，脂溶性维生素E的中毒症状也是不明显的。

　　维生素E被发现是因为动物中缺乏维生素E会导致习惯性流产，但人类至今为止还没有发现维生素E与生育之间的确切关系。因此，对人体来说，维生素E的主要功能还是表现在抗氧化作用上，其他生理功能也都是抗氧化作用的结果。对于人体来说，体内过氧化物是一个具有双重性质的物质，一方面是人体需要的物质，特别是在免疫系统中，一些淋巴细胞杀灭细菌或病毒的功能就是依靠过氧化物的作用；但另一方面，如果过氧化物溢出淋巴细胞外，则会对其他的组织和细胞产生毒性作用。然而究竟多少过氧化物是对人体有益的，超出多少又对人体有害，这确实是一个十分复杂的问题。何况过氧化物的产生也是一个十分复杂的过程，受很多因素的影响，如健康状况、生活环境、膳食成分等，特别是当我们的生活环境和饮食结构在不断地发生改变，如过去我们只有天然的动物油，而我们现在有人造奶油；过去我们只吃简单加工的食物，而今我们食用食品工业的产物越来越多；过去我们生活的环境山清水秀，但我们现在不得不面对污染。所有这些都会造成我们体内过氧化物含量的改变，会导致我们对抗氧化营养素需求量的变化，因为我们还不知道这个确切的目标，因此，对于维生素E来说，也就没有明确究竟多少是我们的需要量，超过多少就会是中毒剂量了。

　　同样的还有维生素C。对于我们每天究竟需要多少维生素C至今也是一个谜。大家都能清楚地记得，2000年中国营养学会进行中国居民膳食营养素标准修订时，将维生素的每日供给量一下子从60mg增加到100mg，增加了近一倍，而民间，更有许多人每天摄入的维生素片远远超出了这一剂量的。这里所说的民间，有些人还不是普通人，他们可是些营养学界的"大腕"，最大的科学家要数美国的化学家，曾经两次单独获得诺贝尔奖的鲍林。

　　**问题解答6：** 需要补充维生素的人群有哪些？

　　你需要补充维生素吗？也许我们也应该问一下自己。其实维生素需不需要额外补充，要根据自己的身体和膳食状况来进行判断。

　　对于经常不能通过膳食获取充足的维生素，或处于一些特殊的生理状况下，需要维生素的量特别多的人群，如果不能得到维生素的补充，会产生不足症或缺乏症时，我们就应该毫不犹豫地补充。例如下列人群。

　　（1）有医生或营养师诊断营养不足症或缺乏症的人群。

　　（2）育龄期的妇女，特别需要补充的是叶酸，以防止婴儿出现神经管缺陷发生的危险性。

　　（3）妊娠期或哺乳期的妇女，需要补充叶酸及铁；有手足抽搐时还要补充维生素D和钙。

　　（4）患有乳糖不耐症的患者，需要补充钙及维生素D。

　　（5）习惯性节食的人群及严格的素食主义者，需要补充多种营养素，其中包括脂溶性维生素。

（6）有长期慢性腹泻的患者，或胆囊切除的患者。

（7）手术、烧伤、烫伤、消化道手术及疾病恢复期的患者。

（8）因为服用药物导致维生素代谢异常的患者，如服用异烟肼抗结核药的患者，需要补充维生素 $B_6$。

（9）有特殊职业不能在日光下进行活动的人，如长期从事井下作业矿工、潜艇工作人员、长期夜班工作人员等，需要补充维生素D及其他营养素。

（10）长期不良生活习惯的人，如吸烟、酗酒者。

哪些人群不需要补充维生素？

首先是担心食物提供的营养素不足的人群，应该请营养师来帮助判断，你的膳食能不能提供你需要的维生素；还有感觉疲劳而误认为维生素能提供能量的人；还有认为维生素能减轻你的压力的人；还有就是自作主张认为维生素能治疗或预防各种疾病的人；还有希望补充维生素后能产生各种神奇效果的人。

其次是患有肝脏或肾脏疾病的人，因为他们的代谢和排泄器官都出现了问题，所以要请医生或营养师帮助他们判断需不需要补充维生素。

## 主要参考文献与推荐阅读

葛可佑．2005．中国营养师培训教材．北京：人民卫生出版社

林晓明，李勇．2004．高级营养学．北京：北京大学医学出版社

彭景．2008．烹饪营养学．北京：中国纺织出版社

吴坤，孙秀发．2004．营养与食品卫生学．5版．北京：人民卫生出版社

杨月欣，王光亚，潘兴昌．2005．中国食物成分表．北京：北京大学医学出版社

中国营养学会．2001．中国居民膳食营养素参考摄入量．北京：中国轻工业出版社

中国营养学会．2006．中国居民膳食营养素参考摄入量．北京：中国轻工业出版社

中国预防科学院营养与食品研究所．1991．食品成分表（全国代表值）．北京：人民卫生出版社

Bowman BA, Russel RM. 2004．现代营养学．8版．荫士安，汪之顼，译．北京：化学工业出版社

Sizer FS, Whitney EN. 2004．营养学——概念与争论．王希成，译．北京：清华大学出版社

Whitney E. 1999. Understanding Nutrition. St. Paul: West Publishing Company

WHO. 1985. Technical Report Series. 742：119

# 第三章 食物的营养价值与烹饪过程营养素变化

## 第一节 食物营养价值的评价

❖ **教学目标：** 掌握食物营养价值评价的依据，学会理论联系实际进行相关营养咨询，并领悟作为教师如何设计相关教学内容。

（一）知识教学目标
1. 了解食物营养价值的评价依据。
2. 了解食物之间各种营养素质量的差异。
3. 掌握食物中非营养素成分的营养意义。

（二）能力培养目标
1. 掌握食物营养价值的评价方法。
2. 能够根据食物营养价值的评价理论进行相关营养咨询。

❖ **问题导入：**
1. 评价一种食物营养价值的依据是什么？在不少关于食品的说明、介绍、广告等宣传材料中，经常可以见到营养价值这一提法：一支 10mL 的某口服液营养价值相当于 1kg 苹果或 1.5kg 菠菜；100g 核桃的营养价值等于 900g 牛奶；土豆的营养价值比鸡蛋还高等，如何理解这些说法？
2. 在食物中，是不是各类营养素的含量越高，该食物的营养价值就越高？
3. 为什么全麦面包的营养价值高？
4. 大豆、豆腐与豆芽营养价值的比较。
5. 如何理解食物中植物化学物质的营养意义，植物化学物质能预防慢性疾病吗？

食物的营养价值是指食物中的营养素和热能可以满足人体需要的程度。当一种食物中的营养素和能量满足人体需要的程度高，其营养价值自然就高。作为食物营养价值的评价体系，是由如下4个方面因素构成的：第一，食物营养素种类的丰富程度；第二，食物的营养质量指数；第三，食物营养素的质量；第四，食物中植物化学物质的种类与含量。

## 一、食物营养素种类的丰富程度

人体需要的营养素有五大类，蛋白质、脂肪、碳水化合物、矿物质、维生素，人体需要的矿物质有15种，维生素有14种，当一种食物同时含有五大类营养素，并且所含的矿物质和维生素种类多，这种食物满足人体营养需要的程度就高，就具备了营养价值高的重要条件之一。根据食物含有的营养素的丰富程度，我们可以把食物分为以下三类。

**1. 含有或几乎含有人体需要的全部营养素的食物**

除母乳外，没有一种天然食物包含人体需要的全部营养素。牛奶和鸡蛋被看成"最接近理想的食物"，因为它们所含有营养素种类远比其他食物多，容易满足人体的需要，所以牛奶和鸡蛋的营养价值处于最高的档次。但牛奶是为牛犊准备的，鸡蛋只为胚胎的前21d发育提供营养。对人类而言，作为食物它们并非"完善"：牛奶缺乏维生素E和维生素C，铁的含量接近于零；鸡蛋不含碳水化合物，几乎没有维生素C。

**2. 含营养素较为丰富的食物**

有一些天然食物含有种类丰富的营养素。例如，菌类，被西方人称为"上帝的食品"，含有较高的蛋白质、较低的脂肪、真菌多糖、多种矿物质和维生素；动物的肌肉组织，含有较高的蛋白质、较高的脂肪、多种矿物质、部分维生素；粮食和杂粮，含有蛋白质、糖、部分矿物质和部分维生素；蔬菜和水果，含有多种矿物质、维生素、膳食纤维，都属于营养价值较高的食品。在安排膳食时，注意搭配这些食物，就能使它们各自所含的营养素种类"互通有无"，实现互补，全面满足人体的需要，所以食物多样化是合理膳食的首要原则。

**3. 营养素种类单调的食物**

有一些含热量较高的食物，如精制糖含量高的点心、动物油脂、冰淇淋、巧克力、休闲小食品、方便面等，在提供较高热量的同时提供的矿物质和维生素相对较少，对膳食结构正常的个体，热能的获得不成问题，我们关心的是在得到热能的同时，也能使人体需要的多种矿物质和维生素实现同步供给。除具有丰富的热能外，不含有任何必需营养素的食物，在营养学上被称为纯热能食物，显然营养价值就比较低。

在判断食物营养素的丰富程度方面，植物性食物可以通过颜色判断，多数有颜色的食物营养素种类多于无颜色的食物，深颜色食物营养素种类和植物化学物质含量均高于浅颜色食物。例如，深绿色的食物通常β-胡萝卜素和维生素C含量高。而对于动物性原料来说，其营养价值与动物的饮食有密切关系。例如，当鸡不摄入绿色蔬菜，则其蛋黄中几乎不含有维生素A；见不到阳光的牛，其牛奶中自然也就没有维生素D。蔬菜主要向人体提供维生素，如果我们将胡萝卜素和维生素A一起讨论，那么深绿色的叶菜，含有维生素C、维生素A、叶酸和维生素$B_2$，如菠菜、荠菜、豆苗。而白色的蔬菜如冬瓜、竹笋，仅含少量的维生素C，所以前者的营养价值远远高于后者。

## 二、食物的营养质量指数

构成食物营养价值的第二方面因素是食材的营养质量指数（INQ），即营养素密度与热能密度之比。营养素密度是指某营养素质量分数与该营养素参考摄入量标准之比，热能密度是指食品含热量与热能参考摄入量标准之比。

$$INQ = \frac{某营养素密度}{热能密度} \times 100\% = \frac{某营养素质量分数 / 该营养素参考摄入量标准}{食品含热量 / 热能参考摄入量标准} \times 100\%$$

当INQ=1时，该食物提供营养素能力与提供能量能力相当，为"营养质量合格食物"。

当INQ>1时，该食物提供营养素能力大于提供能量能力，为"营养质量合格食物"，并特别适合超重和肥胖者。

当INQ<1时，该食物提供营养素能力小于提供能量能力，为"营养质量不合格食物"。

不同人有不同的营养摄入量标准，同一种食物对不同人的营养学意义不同，即达到的营养效果不同。

### 三、营养素的质量：食物利用率和营养素的生物利用率

构成食物营养价值的第三方面因素是食材营养素的质量，是指食物营养素的吸收率和生物利用率，不同食物中营养素质量是不一样的，决定了食物之间在营养价值上的差异。

#### （一）蛋白质的质量主要取决于其消化率和生物价

食物之间蛋白质的质量差异是氨基酸模式，以氨基酸评分为依据，食物可以分为三大类：完全蛋白质、半完全蛋白质、不完全蛋白质。完全蛋白质是指构成食物蛋白质的必需氨基酸种类齐全、数量充足、比例适当，包括蛋、奶、动物性食物、大豆等食物的蛋白质；半完全蛋白质是指构成食物蛋白质的必需氨基酸种类齐全、数量不足、比例不好，包括粮食、杂粮、薯类等食物的蛋白质；不完全蛋白质是指构成食物蛋白质的必需氨基酸种类不全包括动物的蹄筋、玉米等食物的蛋白质。需要特别指出的是，这并不意味着我们膳食中的蛋白质一定要全部来自于完全蛋白质，利用蛋白质互补原理，将半完全蛋白质和不完全蛋白质的食材混合食用，可以提高粮食和杂粮的蛋白质质量。

#### （二）食物中脂肪的质量取决于脂肪酸种类

食物之间脂肪的质量差异是脂肪酸种类，陆地动物的脂肪酸以饱和脂肪酸为主，植物脂肪的脂肪酸以不饱和脂肪酸为主，水产类食材的脂肪酸含有长链多不饱和脂肪酸。脂肪酸的结构不同，其功能也不完全一样。目前营养学上认为最具价值的脂肪酸主要有：①n-3（或ω-3）系列不饱和脂肪酸，即从甲基端数，第一个不饱和键在第三和第四碳原子之间的各种不饱和脂肪酸；②n-6（或ω-6）系列不饱和脂肪酸，从甲基端数，第一个不饱和键在第六和第七碳原子之间的不饱和脂肪酸。

ω-6脂肪酸与ω-3脂肪酸之间的差别：①亚油酸是按照它们的化学结构命名为ω-6脂肪酸的脂肪酸家族中的第一个成员。人体可以将亚油酸转化为ω-6家族中的其他成员，它们都是人体行使功能时的活性成分。例如，在确定和保护机体的每一个细胞中就起着重要作用。任何含有植物油、种子、果仁以及全谷物制品的食物都能提供人体需要的足够的亚油酸，几乎所有人的摄入量都是足够的。②亚麻酸是ω-3脂肪酸家族的第一个成员。这个家族在维护人体健康中有一定的作用，有一些人要问：为什么格陵兰与阿拉斯加本地人食用了脂肪含量那么高的食物而因心脏病造成的死亡率却那么低呢？这要归功于他们所食用的大量的鱼类与其他海产品，归功于这些鱼中所含的油类，特别是这些油中含有的ω-3脂肪酸，二十碳五烯酸及二十二碳六烯酸。从那时起，科学研究显示这些脂肪酸是大脑思维部分——大脑皮层以及眼睛的主要视觉中心——视网膜的重要组成部分，并且对这些组织的正常发育也是相当必要的，此外，ω-3脂肪酸会转化为类激素产物，这些产物影响心脏与免疫功能。特别应当指出的是ω-3脂肪酸能够：组成大部分大脑皮层，并且是大脑皮层发育所必需的；帮助形成视网膜，并且是正常视觉发育所必需的；转变成影响心脏与免疫系统的类激素产物。

在人体中，这些ω-3脂肪酸在一定程度上可由亚麻酸制造，或者从一些食物，特别是脂肪含量很高的鱼中得到。ω-3不饱和脂肪酸植物性来源主要有猕猴桃、紫苏子、亚麻、越橘、黑树莓、核桃、胡桃等；动物性来源主要有野生鲑鱼（大马哈鱼）、黑鲈鱼、牡蛎和蛤蜊、沙丁鱼、比目鱼、鲱鱼、鳟鱼、凤尾鱼、鲭鱼、梭子蟹、银鱼、鳙鱼、鱿鱼、乌贼鱼、对虾等。

健康食用油基本要求是，饱和脂肪酸：单不饱和脂肪酸：多不饱和脂肪酸＝1：1：1；健康食用油辅助要求，ω-3脂肪酸：ω-6脂肪酸＝1：4，其中的饱和脂肪酸应由动物油提供，动物油：植物油＝1：4。

### （三）食物糖的质量取决于血糖指数和糖的功能性

食物之间碳水化合物的质量差异包括血糖指数和糖的功能性两部分因素。

血糖指数是衡量餐后引起血糖波动情况的指标，精制的碳水化合物（如白糖），由于缺少纤维素，餐后引起血糖升高速度较快，血糖波动幅度大；而薏米、玉米等纤维素含量较高的谷物在餐后引起血糖升高速度较慢，血糖波动幅度相对小，这类食物的碳水化合物质量相对较高。

糖的功能性是指糖改善人体肠道菌群、抗癌、降血糖的效能。例如，香菇多糖、金针菇多糖、银耳多糖、灵芝多糖、灰树花多糖、虫草多糖等属于具有抗肿瘤功效的多糖，昆布多糖、紫草多糖、薏米多糖和紫菜多糖等具有降血糖功效，大豆低聚糖属于功能性低聚糖，含有以上多糖的食物碳水化合物营养质量较高。

### （四）无机盐的质量取决于其被人体吸收和利用的程度

由于天然食物中存在着诸如植酸、纤维素、草酸等矿物质的拮抗因素，不同食物中矿物质的吸收率不同。例如，人体对钙的消化、吸收、利用与磷的存在有关，当食物中钙磷含量比例为2：1时，钙的利用最好，豆类食物中磷的含量偏高，影响到钙的利用，经过发酵处理后钙磷的比例趋向合理。牛奶作为唯一乳糖的来源，由于乳糖对钙的络合作用，奶中的钙的吸收率高于其他食物，是牛奶营养价值高的因素之一。

另一个典型的例子是微量元素铁，不同的食物中铁的人体吸收率相差很大，肝脏和肉类为22%，牛奶是10%，蛋类只有3%，而大米中仅1%，所以肝脏中铁的营养价值远远高于其他食物。

科学的原料搭配和烹调方法可极大地改善矿物质的利用。例如，菠菜豆腐这道菜，若菠菜不用水焯，菠菜中的草酸与豆腐中的钙形成不溶性的草酸钙沉淀，钙的吸收率下降，但水焯后，菠菜中妨碍钙吸收的草酸除去，这道菜钙的吸收率就大大提高了。中国传统的诸如糖醋酥鱼、糖醋排骨、鸡蛋炒番茄等菜肴，都是利用了酸性条件下矿物质吸收率高的原理，为提高钙及铁吸收率的科学烹调方法。

## 四、食物中的非营养素成分

判定食物营养价值的第四方面因素是食物中的非营养素成分，食物不仅含有营养素，还含有非营养素成分，即植物化学物质，这些物质赋予了植物性食物不同的味道、香味、颜色和其他特征，其中有一些植物化学物质能够预防疾病，具有保健功能。例如，南瓜中的葡萄糖耐量因子，对糖尿病有疗效作用；山楂中的黄酮类物质，对心血管疾病有疗效；大黑米、草莓、蓝莓、紫甘蓝等中的花青素，有抗氧化功效；蒜中的大蒜素，有"地里的青霉素"的美誉。当一种食材含有具有保健功能的植物化学物质时，其营养价值就高。

植物化学物是指只存在于植物中的，除传统营养素以外的低分子质量的生物活性物质，又称为植物中的次级代谢产物。这些此次级代谢产物是生物进化过程中，植物维持其与周围环境相互作用的生物活性物质。这些生物活性物质对植物而言，具有许多重要的功能，如保护自身不受环境中昆虫、微生物及杂草的侵害；作为植物生长调节剂或形成植物色素等。每种植物中所含有不同的植物化学物；不同的植物化学物其生物活性也各不相同。

过去一直以为，植物中的次级代谢产物是一些天然毒素，对人体的健康也存在不同程度的危害，如十字花科植物中的芥子油苷、豆科植物中的皂苷等。但随着对植物化学物的不断研究，发现许多植物化学物对人体的健康具有有益和有害的双重作用。例如，过去认为豆类植物存在蛋白酶抑制因子对人体蛋白质的消化吸收具有干扰作用，但现在却发现它具有明显的抗氧化作用和抑制肿瘤的作用。

**重要提示**：食物不仅含有营养素，还含有植物化学物质，这些物质赋予了植物不同的味道、香味、颜色和其他特征，其中有一些植物化学物质据说能够预防疾病。

表 3-1-1 是一些典型的植物化学物质的分类、作用及食物来源。

表 3-1-1 典型的植物化学物质的分类、可能的作用及食物来源

| 分类或命名 | 可能的作用 | 食物来源 |
| --- | --- | --- |
| 辣椒素 | 调节血液凝聚，可以降低心脏和血管中产生致命血凝的危险 | 尖胡椒 |
| 类胡萝卜素（包括β-胡萝卜素、番茄红素及相关化合物） | 可作为抗氧化剂，可能减少癌症及其他疾病的危险 | 深色水果和蔬菜（杏、菠菜、甜菜、马铃薯、番茄） |
| 姜黄素 | 抑制致癌物活化酶的活性 | 姜黄（即郁金），一种黄色佐料 |
| 类黄酮（包括黄酮、黄酮醇、异黄酮、儿茶素等） | 多数可作为抗氧化剂；清除致癌物质；在胃中能与硝酸盐结合，避免其形成亚硝胺，抑制细胞增殖 | 浆果、红茶、芹菜、柑橘、绿茶、橄榄、洋葱、牛排、紫葡萄、紫葡萄汁、大豆及豆制品、菠菜、全麦、葡萄酒 |
| 吲哚 | 引发产生一些阻止致癌物破坏 DNA 的酶，抑制雌激素活性 | 甘蓝和其他十字花科植物、辣根、芥菜叶 |
| 异硫氰酸盐 | 抑制致癌物活化酶；引发形成去除致癌物毒性的酶 | 甘蓝和其他十字花科植物、辣根、芥菜叶 |
| 木脂体 | 封闭细胞内雌激素活性，减少乳腺癌、结肠癌、卵巢癌及前列腺癌的发生危险 | 蓖麻籽及油、五谷杂粮 |
| 单萜类（包括柠檬烯） | 引发产生去除致癌物毒性的酶，抑制癌症发展和细胞增殖 | 柠檬皮和油 |
| 有机硫化合物 | 帮助产生破坏致癌物的酶，减缓致癌物活化酶的产生 | 香葱、蒜、韭菜和洋葱 |
| 酚酸 | 引发产生可使致癌物溶于水以便于排泄的酶 | 咖啡豆、水果（苹果、蓝莓、樱桃、葡萄、橘子、梨、李子干）、燕麦、马铃薯、大豆 |
| 植酸 | 与矿物质结合，防止自由基形成，减少癌症危险 | 五谷杂粮 |
| 植物甾醇（燃料木碱和 diadzein） | 抑制雌激素；减少乳腺癌、结肠癌、卵巢癌、前列腺癌及其他雌激素敏感癌症的危险，降低癌细胞存活率，模拟雌激素防止骨质疏松 | 大豆、豆粉、豆奶、豆腐、植物蛋白及其他豆类 |

续表

| 分类或命名 | 可能的作用 | 食物来源 |
|---|---|---|
| 蛋白水解酶抑制剂 | 抑制肿瘤细胞中酶的形成，减缓肿瘤细胞生长；抑制激素结合；抑制细胞癌变 | 芽甘蓝、马铃薯、大豆及其他豆类、豆制品 |
| 皂苷 | 干扰DNA复制，抑制癌细胞增殖；刺激免疫反应 | 紫花苜蓿芽、其他芽类、绿色蔬菜、马铃薯、番茄 |
| 鞣酸 | 抑制致癌物活化和肿瘤生长；有抗氧化活性 | 黑眼豌豆、葡萄、扁豆、红白葡萄酒、茶 |

大量的流行病学研究结果表明，大量食用蔬菜和水果可以预防人类多种疾病，如预防癌症。通常摄入蔬菜和水果量大的人群较摄入蔬菜和水果量低的人群癌症发生率低50%。新鲜（生）蔬菜和沙拉可明显降低癌症发生的危险性，对胃肠道、肺和口腔/喉的上皮肿瘤证据最为充分。对激素相关肿瘤保护作用的证据较少，但乳腺癌和前列腺癌的低发病率似乎与食用大量蔬菜有关。除降低癌症发生的危险性外，流行病学证据还显示摄入大量蔬菜和水果可降低男性脑卒中的危险性。

但目前现有的知识还很难区分蔬菜和水果中的每一种成分（如必需营养素、膳食纤维、植物化学物）降低疾病危险性的作用。因此在流行病学研究中还要进行人群干预实验来进一步证实蔬菜和水果促进健康的作用与摄入植物化学物之间是否存在因果关系。但根据植物化学物作用的现有知识，可认为植物性食物中的非营养性膳食成分具有有益健康的作用，植物化学物与维生素、矿物质、微量元素和膳食纤维一样，都是蔬菜和水果中发挥抗癌和抗心血管疾病作用的重要成分。

目前已建立了食物和体液中多种植物化学物的检测方法，而且能够对其浓度、生物利用率和生物动力学进行评价。但对某些植物化学物与特殊疾病发病率之间的关系，尚需进一步的流行病学调查及实验研究才可能对其加以系统阐述。此外，还需要识别出一些短期的生物标志物，作为人类摄取的植物化学物发挥长期健康保护作用的指标。

根据目前对植物化学物有益健康的理解还没有对营养素推荐量进行修改，对某些具有预防或治疗某些疾病作用的植物性食物的参考摄入量还不能及时制订出来。但根据流行病学研究所得到的植物化学物对人类健康有益的证据，几乎所有营养学家均推荐多吃植物性食物。随着生命科学研究的不断深入和发展，营养学家将会准确地告诉人们应吃哪种食物，吃多少，而不是像今天这样笼统地说"多吃蔬菜和水果"。

### ❖ 对问题的解答

**问题解答1**：评价一种食物营养价值的依据是什么？在不少关于食品的说明、介绍、广告等宣传材料中，经常可以见到营养价值这一提法：一支10mL的某口服液营养价值相当于1kg苹果或1.5kg菠菜；100g核桃的营养价值等于900g牛奶；土豆的营养价值比鸡蛋还高等，如何理解这些说法？

评价一种食物营养价值的依据有四个方面，分别是食物营养素的丰富程度、食物营养质量指数、食物营养素质量和食物中植物化学物质的种类与含量。所谓一支10mL的某口服液营养价值相当于1kg苹果或1.5kg菠菜等的说法，只是针对某一种营养素而言，不是整体的营养价值的比较。

**问题解答2**：在食物中，是不是各类营养素的含量越高，该食物的营养价值就越好？

在食物中，并不是各类营养素的含量越高越好，而是营养素的含量与人体需要量要吻合（见本节营养质量指数部分）。

**问题解答3**：为什么全麦面包的营养价值高？

现代人的饮食已经彻底的改变，我们所选择的食物也是如此，灵长类动物以碳水化合物为食，并天生喜爱甜食，人类学会了欺骗自然，一方面将糖从食物中分离出来，另一方面又选择添加糖分或糖分浓缩的食物，如果汁、水果干、精粉面包等，这些食物糖分太多，正常的饮食应该不包括任何浓缩的糖分。全麦面包是富含纤维的非精制碳水化合物。

全麦面包是全谷类食物，一粒麦仁（完整的谷粒）包括4个主要部分：胚芽、胚乳、麸和壳。胚芽将来发育成一颗新的植株，所以它带有形成新生命所需的高浓度营养食物，它特别富含维生素和矿物质。胚乳是种子中白色较软的部分，含有淀粉和蛋白质，用来给种子发芽提供养分。麦粒包在麸中，麸像坚果的壳一样起保护作用。麸也富含营养素和纤维。

精制的、强化的面粉失去了大量必需的营养素（主要是维生素、矿物质和膳食纤维），而全麦面包包含谷物中所有的营养成分。但这种全麦面粉若不是用于制作面包，谷物中的植酸、纤维素对矿物质的干扰作用也使得这些营养素难以被人体真正吸收，而面包制作过程中的酵母发酵作用则软化了这些植物纤维类干扰因素，谷物中的矿物质和维生素可以为人体利用了，这就是全麦面包营养价值高的另一个理由。全麦面包比起精制面粉制作的面包更能维持精力、保持体重和保持血糖平衡。精制面包中过多的糖和欠缺的纤维使得血糖上升速度过快，相比来讲全麦面包含有帮助缓慢释放糖分的植物纤维素，有效制造了饱腹的感觉，实现了血糖水平的平衡。

需要指出的是，全麦面包作为黑色食品浪潮的杰出保健食品为崇尚健康的消费者喜爱，它是黑褐色的，但黑面包并不表明由全麦面粉制成，消费者在购买时要买全麦面包而不仅仅是黑颜色的面包。

**问题解答4**：大豆、豆腐与豆芽营养价值的比较

大豆中含有35%～40%的蛋白质、15%～20%的脂肪和25%～30%的碳水化合物。大豆蛋白质是来自植物的优质蛋白质，以球蛋白为主，是比较理想的唯一能代替动物蛋白质的植物蛋白。大豆是除维生素$B_{12}$外的各种B族维生素的良好来源。干大豆中不含维生素A、维生素C和维生素D，含少量胡萝卜素，然而其中的维生素E十分丰富。

大豆如果整粒食用，蛋白质的吸收率很低，主要是植物细胞壁会影响吸收。但大豆通过加工制成豆制品后吸收率大大提高，具体品种不同，营养也有所差别。

豆腐：将煮沸的豆浆加入适量的硫酸钙或者卤水，就可以使蛋白质凝固，压榨去除其中的部分水分就成为豆腐。豆腐中蛋白质消化吸收率比较高，可以达到95%左右，远远高于大豆。

豆芽：豆芽是由大豆经水泡后发芽而成。发芽后的大豆含有维生素C，发芽处理

后每100g大豆中维生素C的含量可高达15~20mg，豆芽生成过程中，豆中营养成分有不同程度的降解或被利用。大豆中的胰蛋白酶抑制剂会妨碍蛋白质被消化，而发芽可以破坏这些抗营养因子，由于酶的作用，使豆中的植酸降解，再加上维生素C的作用，使得豆芽与大豆相比，矿物质的生物利用率有所提高，而且蛋白质利用率比大豆提高10%。

**问题解答5**：如何理解食物中植物化学物质的营养意义，植物化学物质能预防慢性疾病吗？

很多医药也来自于植物。自从石器时代起，人类就开始采集植物将其用作药物，人类知道植物（包括食物）的药用价值已有2万多年的历史了。在这段历史中人类与植物之间的关系甚至远远超过了从中获取营养素维持生存的层次。如今，人们正在重新发掘食物中的药用价值，人们同时也发现食物的内涵已远远超出了身体的生理健康的范畴。

近几年，关注健康的人都会发现，对食物中植物化学物质的研究是营养学研究的热点之一。新闻媒体也对这方面研究的每一点进展反响强烈。媒体经常以如下标题吸引人们的关注，诸如"神奇的番茄红素能预防前列腺癌""吃大豆可预防乳腺癌""喝酒吧！红葡萄酒中的类黄酮类化合物能治心脏病""50种功能性食品的神奇疗效，不要错失良机"等。这些醒目的标题是不是故意夸大其词而目的是用来促销呢？本部分的目的就在于与教师们讨论这些问题。

首先应注意的是许多植物化学物质的研究目前还都是空白。但是每年都会出现一些新的研究结果。值得注意的是，尽管植物化学物质似乎的确在健康中起到重要作用，但提纯的植物化学物质的其安全性还没有得到证实。也就是说，食物中有益于健康的植物化学物质，其提取出来的纯品是否与其在食物中一样对人体有保健作用还有待研究。

（1）关于大蒜。大蒜中的有机硫化物，能够抑制一系列致癌物质活化酶，因而能减少试验动物癌症的发生。这些活化酶通常将含氮饮食转变成致癌化合物——亚硝胺。亚硝胺可以破坏动物细胞的DNA，因而是公认的致癌物之一。在大蒜的作用下，酶能够减缓亚硝胺的生成，值得注意的是，这是天然大蒜，然而还没有人能肯定食用大蒜或者大蒜补品能对人类癌症产生影响，目前还缺乏这方面的研究。一些证据表明大蒜或它的衍生物质有可能用作抗癌制剂，但该研究还处于初级阶段。

尽管对于心脏病和食用大蒜之间关系的研究看起来很有前途，但是对大蒜补品的研究却令人失望。食用天然大蒜往往能够改善血脂，但是高血胆固醇者使用大蒜制品如粉剂却表明这种作用并不可靠。因而科学家认为，目前证据尚不充分，因此用大蒜及其产品预防疾病的建议还需斟酌。而且大剂量的浓缩的大蒜化学物质或者其他植物化学物质是改善还是破坏一个人的健康状况，目前仍无法得到确认。

大蒜补品的食用者和出售者宣称以上印证的事实足以用来倡议人们食用大蒜补品。他们希望立即享用这些产品带来的益处，认为没有必要等待对其有效性和安全性的研究结果。此外，他们还宣称食用大蒜是绝对安全的，人们有上千年食用大蒜的历史，显然机体已经适应了大蒜中的那些物质，因此，他们推断包括从大蒜中提纯的化学物质所生产的补品也一定是安全的。

这一系列的说法引起了科学家的关注。他们指出，尽管机体适应了天然食物中大蒜的化学物质，但那是低浓度的，机体从未遇到浓缩的情况，它们的影响也可能会不一样。

由对大蒜的争论出发，关于植物化学物质，本争论中主要阐明三点：①植物化学物质能改变机体的功能，有时非常显著。②由于对分离出的纯品缺乏安全性检测，因而需慎重食用。③目前最有效、最安全的来源是食物，而不是补品。

现在，最好的建议也许是使用一些心脏病和癌症发病率低的国家如中国和希腊的传统饮食中大蒜的烹调方法。适度地食用大蒜食品可以通过某种未知的途径对身体健康有百利而无一害。事实上，如果它们在蔬菜中的含量很丰富的话，这些食物就相当于构建了一道由植物化学物质组成的健康保护屏障。

（2）关于大豆的讨论。与西方女性相比，亚洲女性骨质疏松症、乳腺癌以及绝经期综合征的发病率较低。亚洲男性前列腺癌的发病率也比西方低。而当亚洲人移居到美国并且适应西方的生活饮食习惯时，发病率就与西方本地人相似。研究人员通过分析亚洲人的饮食习惯发现，亚洲人食用大量的豆制品如大豆、豆腐、豆奶，因而造成这些疾病的低发病率。

大豆是植物甾醇（一种神奇的植物化学物质）的丰富来源。植物甾醇在化学组成上与机体的类固醇激素有关，但它来源于植物。可在某种程度上促进或调节人体内雌激素和黄体酮的作用。

由于植物甾醇的作用，大豆及其产品被列在功能性食品之首，认为与一些癌症尤其是乳腺癌、前列腺癌及其他激素敏感器官癌症的低发病率有关。大豆食品中的植物甾醇还能改善血管状况，而且大豆蛋白能够降低血液中的LDL浓度。因而理论上大豆食品有助于降低心脏病发生危险。而食用大豆的亚洲人心脏病发病率也确实比西方人低。

显而易见大豆食品的植物甾醇是有潜在益处的。但是单凭这一点无法说清大豆中多种类的植物甾醇中到底是哪一种起的作用。其中一种特别引起人们兴趣的、并且研究得比较深入的是大豆的植物甾醇燃料木碱。它是大豆异黄酮，因能够模拟并抑制体内性激素的作用而出名，被认为能减缓某些癌细胞的生长。

机体很容易从食物中吸收染料木碱。染料木碱与蛋白质结合，通过血液被运输到识别细胞，如乳腺、前列腺、脑或子宫的细胞并被这些细胞有选择地接收。这些细胞具有雌激素敏感性，也就是说，它们能识别雌激素而染料木碱则有点像体内的雌激素。因而染料木碱也能被吸收。

染料木碱在高浓度时能阻止癌细胞增殖，减少实验动物乳腺癌。因而人们认为，染料木碱有对抗雌激素的作用，可以改变妇女每月的激素周期，减少患乳腺癌的危险。

通过对亚洲妇女的调查，研究人员推测，与染料木碱类似的植物甾醇在体内有两种作用方式：模拟雌激素和对抗雌激素的作用。当天然雌激素缺乏时，如绝经期过后，植物甾醇会替代其刺激依赖雌激素的组织，通过这种方式，能够防止绝经期骨质的快速流失从而避免老年时患骨质疏松病。骨质疏松常与绝经期许多常见症状如情绪波动、体温敏感等一起称为"潮热症"。

染料木碱在低浓度下会模拟雌激素的一些不良作用，引发实验室培养的乳腺癌细胞进行快速分裂。这一发现说明在科学阐明植物化学物质的作用以前，只有等待是明智的。更不用说急于寻找那些所含剂量也尚未经过检测的补品了。

染料木碱带来的这种副作用为食用染料木碱补品的人敲响了警钟，它可能促进癌症而不是抵抗癌症。

人们如何才能安全地享用染料木碱带来的益处呢？显然，如果对大豆的研究站得住脚的话，每天食用大豆制品是有百利而无一害的。可惜分离出来的大豆补品的研究却很令人失望。至今为止也未发现，大豆补品具有和大豆食品一样的功能。

植物甾醇有刺激或抑制癌症的双重可能性，由此而引发了对所有植物化学物质安全性的争论。只要它们的安全性不能得到证实，食用植物化学物质补品就会是一种冒险行为。

（3）保持食物中的植物化学物质。通过以上讨论，以下提供一些保持食物中植物化学物质的一般原则：①水果和蔬菜完全成熟时收获，避免用化学方法或温室催熟。一些植物化学物质需要时间和直接光照才能产生。②对蔬菜进行蒸、烤、煎、炸或微波加热时要迅速，以保留其中的植物化学物质，避免受热时间过长而破坏那些对热敏感的植物化学物质，同时也避免其他植物化学物质溶解到汤里而浪费掉。③每天食用一些生的和熟的蔬菜和水果。④将水果、蔬菜存放于冰箱内减少对植物化学物质的酶解或氧化破坏。

## 第二节　常见动物性烹饪原料的营养价值

❖ **教学目标**：了解人类饮食生活中常见动物性烹饪原料的营养价值，学会理论联系实际进行相关营养咨询，并领悟作为教师如何设计相关教学内容。

（一）**知识教学目标**
1. 熟悉常见动物性烹饪原料的营养特点。
2. 掌握常见动物性烹饪原料营养价值的评价方法。

（二）**能力培养目标**
1. 具备根据动物性烹饪原料营养特点加以合理应用的能力。
2. 掌握应用烹饪原料营养知识解决实际生活中相关问题的能力。
3. 通过具体案例学会理论联系实际设计教学内容。

❖ **问题导入**：
1. 如何看待动物原料的营养价值？
2. 蛋类和肉类原料能否互相取代？
3. 鲜奶和酸奶营养价值比较。

人们所需要的营养素，除通过饮水获得大部分水分外，其他的各种营养素如糖类、蛋白质、脂类、无机盐、维生素和膳食纤维等均需通过各类烹饪原料及各种食品获取。烹饪原料是人体所需的各种营养素的载体，了解和掌握各类烹饪原料的营养价值有着重大的现实意义。

## 一、畜类原料的营养价值

畜类原料主要指猪、牛、羊等畜类动物的肌肉、内脏及制品。畜类原料含有丰富的蛋白质、脂肪、无机盐及脂溶性维生素；但不同的畜类品种，或同一品种的畜类，也会因为生长环境的不同，在营养素的含量和组成上存在比较大的差异；畜类内脏的营养素在组成和含量上与畜类的肌肉有一定的区别；畜类的制品也与原料在营养素的组成与含量上有很大的差异，这与加工方法有很大的关系。

### （一）蛋白质

畜类的肌肉和部分内脏组织如肝脏、肾脏、心脏等含有丰富的蛋白质，其含量可达到 10%～20%，甚至更高。肌肉组织的蛋白质主要以肌球蛋白、肌红蛋白和球蛋白等形式出现，都属于完全蛋白质。生物学价值在 80% 左右，氨基酸评分在 90% 以上。

存在于结缔组织中的蛋白质，如胶原蛋白、弹性蛋白，由于必需氨基酸中色氨酸、酪氨酸、甲硫氨酸的含量比较低，属于不完全性蛋白质。主要畜类原料蛋白质的含量见表 3-2-1。

**表 3-2-1　不同品种及部位的畜类原料蛋白质及脂肪含量**　　（单位：g/ 以每 100g 可食部计）

| 品种 | 蛋白质 | 脂肪 | 品种 | 蛋白质 | 脂肪 |
| --- | --- | --- | --- | --- | --- |
| 牛肉（瘦） | 22.0 | 2.1 | 猪肉（五花） | 7.7 | 35.3 |
| 羊肉（后腿） | 15.5 | 4.0 | 猪肉（里脊） | 17.8 | 7.6 |
| 猪前蹄 | 15.1 | 31.5 | 猪肚 | 12.2 | 2.9 |
| 猪脑 | 10.3 | 9.5 | 猪肝 | 20.6 | 4.2 |
| 驴肉（瘦） | 20.0 | 4.8 | 猪大肠 | 5.3 | 17.6 |
| 羊肉（瘦） | 17.8 | 5.1 | 兔肉 | 22.0 | 2.5 |

### （二）脂类

畜类原料脂类含量的变化幅度可以很大，与动物的品种、年龄、饲养方法、饲料的营养素组成、原料取出的部位等有关。畜类脂肪的含量可以在 10%～90%，平均在 10%～30%。

畜类原料的中性脂肪以饱和脂肪酸为主，由硬脂酸、软脂酸和油酸组成，熔点比较高，因而在一般的温度条件下为固体状态。羊肉中含有的辛酸、壬酸等中链饱和脂肪酸，是羊肉具有特殊膻味的原因。

内脏脂肪的含量因内脏的种类而有不同。心脏、肾脏等内脏器官的脂肪含量比较低，而某些内脏器官中脂肪的含量则比较高，如猪舌等。

一般情况下，畜类内脏器官中的胆固醇含量高于肌肉组织，特别是大脑组织中，胆固醇的含量相当高，每 100g 大脑中胆固醇的含量可达到 2000～3000mg；肝脏中的胆固醇含量也比较高，每100g肝脏组织中胆固醇含量可达350～400mg，其他组织中胆固醇的含量都不高，特别是肌肉组织，猪瘦肉中胆固醇的含量只有70mg左右；肥肉中胆固醇的含量略高，约为100mg（表3-2-2）。

表3-2-2　畜类不同品种和组织胆固醇含量　　　（单位：mg/以每100g可食部计）

| 品种 | 胆固醇 | 品种 | 胆固醇 | 品种 | 胆固醇 |
| --- | --- | --- | --- | --- | --- |
| 猪肉（瘦） | 81 | 牛肉（瘦） | 58 | 羊肉（瘦） | 60 |
| 猪肉（肥） | 109 | 牛肉（肥） | 133 | 羊肉（肥） | 92 |
| 猪肉（腿） | 79 | 牛肚 | 104 | 羊舌 | 148 |
| 猪大肠 | 137 | 牛肝 | 297 | 羊肾 | 289 |
| 猪肝 | 288 | 牛心 | 115 | 羊心 | 104 |
| 猪肚 | 165 | 牛肾 | 295 | 羊血 | 92 |
| 猪心 | 151 | 牛舌 | 92 | 羊肝 | 349 |
| 猪血 | 51 | 牛脑 | 2447 | 羊脑 | 2004 |
| 猪舌 | 158 | 猪蹄筋 | 145 | 猪脑 | 2571 |

### （三）维生素

畜类原料的肝脏是多种维生素的丰富来源，特别是维生素A、维生素E等脂溶性维生素。水溶性维生素中，维生素$B_1$、维生素$B_2$、烟酸的含量也比较高，而维生素C等水溶性维生素的含量几乎为零。畜肉中维生素的含量不如内脏的含量高。

### （四）无机盐

畜类原料的肝脏、血液中含有丰富的血红素铁，红色肌肉中铁的含量也比较高。动物性食物中铁的消化吸收率一般不受膳食中其他因素的影响，因此，是营养价值比较高的铁。

钙主要集中在畜类原料的骨骼组织中，肌肉组织中钙的含量并不高。畜类肌肉及其他组织中微量元素的含量受许多因素的影响，其中饲料中微量元素的含量与畜类原料肌肉和组织的含量有相关性，但总的来说，含有比较丰富的锌、硒、铁等微量元素（表3-2-3）。

表3-2-3　畜类不同品种和组织无机盐含量　　　（单位：以每100g可食部计）

| 品种 | 钙/mg | 磷/mg | 镁/mg | 铁/mg | 锌/mg | 硒/μg |
| --- | --- | --- | --- | --- | --- | --- |
| 猪肉（前臀尖，杜长大猪） | 1 | 69 | — | — | 2.45 | 6.67 |
| 猪肉（前臀尖，良杂猪） | 1 | 97 | 20 | 1.1 | 1.91 | 5.25 |
| 猪肉（后臀尖，杜长大猪） | 2 | 134 | — | — | 2.24 | 9.92 |
| 猪肉（后臀尖，良杂大猪） | 1 | 208 | 21 | 0.9 | 2.29 | 6.36 |
| 猪肉（硬肋，杜长大猪） | 3 | 84 | — | — | 1.23 | 5.26 |
| 猪肉（硬肋，良杂猪） | 1 | 105 | — | — | 1.33 | 5.31 |
| 猪肉（通脊，杜长大猪） | 2 | 92 | — | — | 1.54 | 8.13 |
| 猪肉（通脊，良杂猪） | 2 | 141 | 23 | 0.9 | 2.20 | 6.72 |

续表

| 品种 | 钙/mg | 磷/mg | 镁/mg | 铁/mg | 锌/mg | 硒/μg |
|---|---|---|---|---|---|---|
| 猪肉（里脊） | 6 | 184 | 28 | 1.5 | 2.01 | 8.32 |
| 猪皮 | 13 | 37 | 56 | 1.7 | 0.67 | 4.68 |
| 猪小排（杜长大猪） | 14 | 101 | — | — | 2.42 | 8.46 |
| 猪小排（良杂猪） | 36 | 117 | 14 | 1.4 | 2.20 | 5.94 |
| 猪肚 | 11 | 152 | 171 | 12.0 | 2.40 | 1.93 |
| 猪肝 | 6 | 243 | 24 | 23.2 | 3.68 | 26.12 |
| 猪舌 | 13 | 213 | 14 | 0.1 | 2.89 | 13.94 |
| 猪肾 | 12 | 210 | 22 | 0.1 | 3.15 | 157.24 |
| 牛肉（背部肉，上脑） | — | — | — | 0.7 | 4.65 | 1.84 |
| 牛肉（里脊肉，牛柳） | 3 | 241 | 29 | 0.4 | 4.73 | 3.57 |
| 牛肉（臀部肉，白板） | 2 | 159 | 22 | 1.4 | 5.48 | 3.63 |
| 牛肉（肩部肉） | — | — | — | 0.5 | 2.95 | 2.32 |
| 牛肉（胸部肉） | — | — | — | 0.7 | 4.55 | 1.75 |
| 牛肉（腹部肉） | — | — | — | 0.6 | 2.69 | 3.20 |
| 牛肉（膝圆肉） | 1 | 154 | 21 | 1.2 | 4.82 | 3.06 |
| 牛肉（股内肉） | 2 | 141 | 20 | 1.0 | 4.81 | 2.98 |
| 牛肉（小腿肉） | 5 | 181 | 22 | 0.3 | 5.07 | 2.54 |
| 牛百叶 | 40 | 104 | 17 | 2.1 | 7.03 | 3.80 |
| 羊肉（上脑） | 3 | 164 | 20 | 2.4 | 2.68 | 6.79 |
| 羊肉（腰窝） | 3 | 158 | 26 | 1.8 | 2.88 | 6.25 |
| 羊肉（前腿） | 3 | 170 | 29 | 3.0 | 2.22 | 5.78 |
| 羊肉（后腿） | 3 | 169 | 19 | 4.0 | 3.07 | 9.06 |
| 羊肉片 | 12 | 145 | 9 | 2.3 | 2.14 | 6.18 |
| 鹿肉（梅花鹿） | 4 | 177 | 12 | 2.3 | 2.23 | 4.65 |

注：—表示未检出

**（五）碳水化合物**

畜类原料缺乏碳水化合物，只有很少量的糖原以肝糖原和肌糖原的形式存在于肝脏和肌肉组织中。

**（六）含氮浸出物**

在畜类原料中含有一些含氮浸出物，是使肉汤具有鲜味的主要成分，这些含氮浸出物主要包括肌肽、肌酸、肌酐、氨基酸、嘌呤等化合物，成年动物中含氮浸出物的含量高于幼年动物。

以上主要阐述了畜类肌肉及内脏原料营养素含量和分布的一般规律。如前所述，由于畜类原料的品种很多，饲养方法各有不同，饲料的种类也有比较大的差异，原料的处理方法不同等，这些因素都会影响到畜类肌肉和内脏组织中营养素的分布和含量。因此，在实际工作中对某一具体的畜类原料进行营养价值的评价时，还要考虑这些因素。

## 二、禽类原料的营养价值

禽类原料包括家禽和野禽的肌肉、内脏及其制品，主要有鸡、鸭、鹅、鸽、鹌鹑等，品种比较多，营养素的种类分布相差不大，但含量的差别比较明显。

禽类和畜类都属于中国居民日常动物性食物的主要来源，在营养素的种类与含量上与畜类也有一定的相似之处，但仍存在差别。

### 1. 蛋白质

禽类肌肉的蛋白质含量比畜类略高，可达到20%以上，属于完全蛋白质，氨基酸评分可达到95%以上，生物学价值在90%左右。禽类的肌肉组织中结缔组织的含量相对于畜类来说比较少，因而肉质细嫩，易被人体消化吸收（表3-2-4）。

表3-2-4　畜禽类主要品种肌肉蛋白质含量的比较　　　（单位：g/以每100g可食部计）

| 品种 | 蛋白质 | 脂肪 | 品种 | 蛋白质 | 脂肪 |
| --- | --- | --- | --- | --- | --- |
| 牛肉（瘦） | 22.0 | 2.1 | 猪肉（五花） | 7.7 | 35.3 |
| 猪肉（里脊） | 17.8 | 7.6 | 驴肉（瘦） | 20.0 | 4.8 |
| 羊肉（瘦） | 17.8 | 5.1 | 兔肉 | 22.0 | 2.5 |
| 鸡胸脯肉 | 24.6 | 1.9 | 鹅肉 | 20.3 | 15.5 |
| 野山鸡 | 20.4 | 2.0 | 鸽肉 | 19.2 | 11.9 |

### 2. 脂类

禽类的脂肪含量因品种、养殖方法的不同而有很大的差异。一般来说，野生禽的脂肪含量低于家禽；鹌鹑脂肪含量比较低；鸡的脂肪含量低于鸭、鹅的脂肪含量。一些特殊养殖方法饲养的家禽，脂肪含量明显增高，如填鸭的脂肪含量可达到41.2%，而普通家鸭脂肪含量一般在15%左右波动（表3-2-5）。

表3-2-5　不同禽类品种组织蛋白质和脂肪的含量的比较　　　（单位：g/以每100g可食部计）

| 品种 | 蛋白质 | 脂肪 | 品种 | 蛋白质 | 脂肪 | 品种 | 蛋白质 | 脂肪 |
| --- | --- | --- | --- | --- | --- | --- | --- | --- |
| 鹌鹑 | 20.2 | 3.1 | 鸡胸脯肉 | 19.4 | 5.0 | 母麻鸭 | 13.0 | 44.8 |
| 鸽 | 16.5 | 14.2 | 肉鸡（肥） | 16.7 | 35.4 | 母麻鸭肝 | 16.8 | 2.5 |
| 鹅 | 17.9 | 19.9 | 鸡（土鸡） | 20.8 | 4.5 | 母麻鸭肫 | 20.4 | 4.2 |
| 鸡血 | 7.8 | 0.2 | 鸡肝 | 16.7 | 4.8 | 母麻鸭血 | 13.1 | 0.3 |

禽类的中性脂肪熔点与畜类相比较低，为33～44℃，易被人体消化吸收，并含有20%左右的亚油酸，营养价值比较高。禽类内脏中的胆固醇含量也比较高，特别是在肝脏中（表3-2-6）。

表 3-2-6　禽类组织中胆固醇含量　　　　（单位：mg/以每100g可食部计）

| 品种 | 胆固醇 | 品种 | 胆固醇 | 品种 | 胆固醇 |
| --- | --- | --- | --- | --- | --- |
| 鹌鹑 | 157 | 鸡胸脯肉 | 170 | 北京填鸭 | 96 |
| 鹅 | 135 | 鸡肝（土鸡） | 385 | 鸭肝 | 313 |
| 鹅肝 | 285 | 鸡肝（肉鸡） | 476 | 鸭肫 | 191 |
| 鹅肫 | 153 | 鸽 | 99 | | |

**3. 维生素**

禽类的维生素含量因品种而异，维生素 A 和维生素 D 也集中在肝脏中，其含量与畜类的肝脏有一定的差别；在禽类的肌肉中维生素 E 的含量比较高，因而其抗氧化酸败的作用比畜类要好，在 -18℃ 的冷藏条件下，禽类可保存一年也不出现腐败变质的现象。

**4. 无机盐**

与畜类原料一样，禽类动物的肝脏和血液中也含有易被人体消化、吸收的有机铁；钙主要分布在骨骼组织中；加工后的制品钙的含量明显增加，同时增加的无机盐还有钠。畜类原料中也含有一些微量元素（表 3-2-7）。

表 3-2-7　畜禽类肝脏无机盐与微量元素含量比较　　　（单位：以每100g可食部计）

| 品种 | 钙/mg | 磷/mg | 钾/mg | 钠/mg | 铁/mg | 锌/mg | 硒/μg |
| --- | --- | --- | --- | --- | --- | --- | --- |
| 鸡胸脯肉 | 1 | 170 | 333 | 44.8 | 1.0 | 0.26 | 11.75 |
| 野山鸡 | 92 | 173 | 155 | 37.8 | 0.9 | 1.19 | 1.09 |
| 扒鸡（五香脱骨） | 222 | 307 | 131 | 633.2 | 1.7 | 1.43 | 10.09 |
| 童子鸡 | 111 | 221 | 145 | 910.1 | 0.5 | 1.21 | 8.27 |
| 烤鸭 | 7 | 102 | 187 | 776.4 | 1.3 | 2.76 | 16.30 |
| 腊鹅 | 36 | 317 | 388 | 2880.0 | 7.8 | 3.25 | 14.32 |
| 乳鸽 | 866 | 573 | 163 | 653.8 | 2.0 | 2.40 | 11.97 |
| 乳鸽（红烧鸡） | 1614 | 1050 | 358 | 1809.8 | 8.8 | 6.33 | 24.44 |

**5. 碳水化合物**

与大多数动物性原料一样，禽类是一种缺乏碳水化合物的原料。

**6. 含氮浸出物**

禽肉中含有的含氮浸出物与畜类原料相比更多，因而禽肉炖出的汤也更鲜；老年禽肉比幼年禽肉的含氮浸出物含量高；野禽肉的含氮浸出物更高，因而有时反而会产生一种强烈的刺激味，失去了鲜美的滋味。

### 三、水产类原料及制品的营养价值

水产类原料的种类繁多，包括鱼、虾、蟹及部分软体动物，根据其来源又可分为淡水和海水类水产品。

水产类原料也属动物性原料，因而在营养素的种类和含量上与畜类、禽类比较接近，但由于水产类品种很多,以及生长时间的长短、大小、生长环境、捕捞时间、取样部位等不同,使不同种类的水产品在营养价值上又存在有一定的差异,同样也表现出不同的特点。

### (一)蛋白质

鱼虾类原料的肌肉组织蛋白质含量比较高,可达到5%～20%;肌肉纤维细短,间质蛋白质比较少,水分的含量比较高,因而口感细嫩,比畜类、禽类肌肉更容易消化、吸收;鱼肉蛋白质属于完全蛋白质,利用率可达到85%～95%,但结缔组织蛋白质营养价值不高,主要是必需氨基酸的组成和比例不符合人体需要,特别鱼翅中含有的胶原蛋白(collagen)和弹性蛋白(elastic protein),缺乏色氨酸,因此,许多鱼类制品,如鱼翅,虽然蛋白质的含量可达到80%以上,营养价值却不高(表3-2-8)。

表3-2-8 水产类原料蛋白质及脂肪的含量　　　(单位:g/每100g可食部计)

| 品种 | 蛋白质 | 脂肪 | 品种 | 蛋白质 | 脂肪 | 品种 | 蛋白质 | 脂肪 |
| --- | --- | --- | --- | --- | --- | --- | --- | --- |
| 草鱼 | 17.7 | 2.6 | 河虾 | 16.4 | 2.4 | 蚌肉 | 15.0 | 0.9 |
| 鲢鱼 | 16.3 | 2.1 | 对虾 | 18.6 | 0.8 | 鲍鱼 | 12.6 | 0.8 |
| 鲫鱼 | 18.0 | 1.6 | 基围虾 | 18.2 | 1.4 | 淡菜(鲜) | 11.4 | 1.7 |
| 带鱼 | 17.6 | 4.2 | 龙虾 | 18.9 | 1.1 | 海参(鲜) | 16.5 | 0.2 |
| 黄花鱼 | 17.0 | 5.1 | 海蟹 | 13.8 | 2.3 | 田螺 | 11.0 | 0.2 |
| 鲭鱼 | 14.4 | 39.4 | 河蟹 | 17.5 | 2.6 | 鲜贝 | 15.7 | 0.5 |

### (二)脂类

水产类的脂肪含量各不相同,同样是鱼类,脂肪的含量也有很大的差异,可在0.5%～10%,一般在3%～5%,银鱼、鳕鱼的脂肪含量只有1%左右,而鲭鱼的脂肪含量可达39.4%。鱼类的脂肪呈不均匀分布,主要存在于皮下和脏器的周围,肌肉组织中含量很少。

虾类的脂肪含量很低,蟹类的脂肪主要存在于蟹黄中。鱼类的脂肪多呈液态,熔点比较低,消化吸收率比较高,可达到95%,其中不饱和脂肪酸占70%～80%。特别在海产鱼中,不饱和脂肪酸的含量高,EPA(二十碳五烯酸)和DHA(二十二碳六烯酸)的含量高于淡水产品,脂肪的营养价值比较高。经常食用鱼类产品,特别是海水鱼类,对于防治心血管疾病,具有明显的效果。但也因为鱼油中脂肪酸可含有1～6个不饱和双键,很容易氧化酸败(表3-2-9)。

表3-2-9 水产品脂肪酸组成比较　　　(单位:以占脂肪酸总量的百分比计)

| 品种 | 亚油酸(C18:2) | EPA(C20:5) | DHA(C22:6) | 品种 | 亚油酸(C18:2) | EPA(C20:5) | DHA(C22:6) |
| --- | --- | --- | --- | --- | --- | --- | --- |
| 草鱼 | 17.0 | 0.2 | 0.6 | 黄花鱼 | 1.6 | 2.7 | 5.1 |
| 鲢鱼 | 9.1 | 0.5 | — | 河虾 | 0.9 | — | — |
| 鲫鱼 | 1.5 | 2.4 | 5.9 | 龙虾 | 14.5 | 10.5 | 10.2 |
| 带鱼 | 1.4 | 1.9 | 5.3 | 鲜贝 | 8.5 | 8.6 | — |

续表

| 品种 | 亚油酸（C18:2） | EPA（C20:5） | DHA（C22:6） | 品种 | 亚油酸（C18:2） | EPA（C20:5） | DHA（C22:6） |
|---|---|---|---|---|---|---|---|
| 海蟹 | 2.8 | 1.9 | 3.7 | 淡菜（鲜） | 2.1 | 7.5 | 5.0 |
| 河蟹 | 6.6 | 1.9 | — | 田螺 | 1.9 | 9.9 | 6.4 |
| 河蚌 | 4.1 | — | — | 牡蛎 | 2.1 | 10.4 | 3.8 |
| 鲍鱼 | 2.0 | 4.1 | 2.4 | 乌贼 | 0.7 | 9.7 | 24.8 |

注："—"表示未检出

鱼类的胆固醇含量不高，每100g鱼肉中含有胆固醇60~114mg；但鱼子中的含量比较高，每100g鱼子中含354~934mg；虾和蟹肉中胆固醇含量也不高，但每100g虾子中胆固醇可高达896mg；每100g蟹黄中胆固醇含量也高达466mg（表3-2-10）。

表3-2-10　水产品胆固醇含量比较　　（单位：mg/以每100g可食部计）

| 品种 | 胆固醇 | 品种 | 胆固醇 | 品种 | 胆固醇 |
|---|---|---|---|---|---|
| 草鱼 | 86 | 海蟹 | 125 | 河蟹 | 267 |
| 鲫鱼 | 130 | 蟹黄 | 466 | 蟹子 | 985 |
| 鲫鱼子 | 460 | 河蚌 | 57 | 带鱼 | 76 |
| 黄姑鱼 | 166 | 龙虾 | 121 | 虾子 | 896 |
| 黄姑鱼子 | 819 | 河虾 | 240 | 鲳鱼 | 77 |
| 田螺 | 154 | 基围虾 | 181 | 鲳鱼子 | 1070 |
| 牡蛎 | 100 | 虾米 | 525 | 鳜鱼 | 124 |
| 鲜贝 | 116 | 虾脑酱 | 249 | 鳜鱼子 | 494 |
| 乌贼 | 268 | 虾皮 | 428 | 鱼子酱 | 486 |

### （三）无机盐

鱼类无机盐的含量比较高，可达到1%~2%，磷的含量最高，约占无机盐总量的40%；此外，钙、镁、钠、钾等常量元素的含量也高于其他动物性原料；钙在小虾皮中的含量特别高；海产品中还含有丰富的碘，远远高于淡水产品；很多海产品中含有丰富的人体易缺乏的微量元素，如锌在海产品中的含量就比较高（表3-2-11）。

表3-2-11　水产品无机盐及微量元素组成比较　　（单位：以每100g可食部计）

| 品种 | 钾/mg | 钠/mg | 钙/mg | 铁/mg | 锌/mg | 硒/μg |
|---|---|---|---|---|---|---|
| 草鱼 | 312 | 46.0 | 38 | 0.8 | 0.87 | 6.66 |
| 鲫鱼 | 290 | 41.2 | 79 | 1.3 | 1.94 | 14.31 |
| 带鱼 | 280 | 150.1 | 28 | 1.2 | 0.70 | 36.75 |
| 黄花鱼 | 260 | 120.3 | 53 | 0.7 | 0.58 | 42.57 |
| 鲍鱼 | 136 | 2011.7 | 266 | 22.6 | 1.75 | 21.38 |
| 淡菜（鲜） | 157 | 451.4 | 63 | 6.7 | 2.47 | 57.77 |

续表

| 品种 | 钾/mg | 钠/mg | 钙/mg | 铁/mg | 锌/mg | 硒/μg |
|---|---|---|---|---|---|---|
| 牡蛎 | 200 | 462.1 | 131 | 7.1 | 9.39 | 86.64 |
| 鲜贝 | 122 | 339.0 | 142 | 5.6 | 5.05 | 76.35 |
| 河虾 | 329 | 133.8 | 325 | 4.0 | 2.24 | 29.65 |
| 龙虾 | 257 | 190.0 | 21 | 1.3 | 2.79 | 39.60 |
| 河蟹 | 181 | 193.5 | 126 | 2.9 | 3.68 | 56.72 |
| 海蟹 | 232 | 260.0 | 208 | 1.6 | 3.32 | 82.65 |
| 田螺 | 98 | 26.0 | 1030 | 19.7 | 2.71 | 16.73 |
| 乌贼 | 290 | 110.0 | 44 | 0.9 | 2.38 | 38.18 |

### （四）维生素

鱼类是维生素 $B_2$ 与烟酸的良好来源，特别是鳝鱼中维生素 $B_2$ 的含量很高；维生素 E 的含量在淡菜等贝类的含量比较高；鱼类，特别是海产鱼的肝脏中维生素 A 和维生素 D 的含量特别高，因而常作为生产药用鱼肝油的来源；蟹类维生素 A 的含量也比较高；但有些鱼体内含有硫胺素酶（thiamine enzyme），新鲜鱼如果不及时加工处理，鱼肉中的维生素 $B_1$ 则被分解破坏。

### （五）含氮浸出物

鱼类的含氮浸出物比较多，占鱼体质量的 2%~3%，主要包括三甲胺（trimethylamine）、次黄嘌呤核苷酸、游离氨基酸和尿素（urea）等。氧化三甲胺是鱼类鲜味的重要物质，三甲胺则是鱼腥味的重要物质，还有一些有机酸常常与磷结合成磷酸肌酸，此物常略带苦味。

## 四、蛋类原料及制品的营养价值

蛋类主要指家禽的蛋，包括鸡、鸭、鹅蛋，其他一些禽类的蛋如鹌鹑蛋、鸽蛋等也可供食用，但主要食用蛋为鸡蛋。

#### 1. 蛋的结构

各种禽类蛋的结构都很相似，主要由蛋壳、蛋清、蛋黄三部分组成。

以经常食用的鸡蛋为例，每只蛋重约 50g，蛋壳的重量约占全蛋重量的 11%，主要的成分为碳酸钙，蛋壳的颜色由白色到棕色，与产蛋鸡的品种有关。

蛋清包括两部分，外层为中等黏度的稀蛋清，内层包围在蛋黄周围的是胶质样的稠蛋清。

蛋黄的表面包有蛋黄膜，由两条韧带将蛋黄固定在蛋的中央。

#### 2. 蛋的组成成分及营养价值

蛋各部分的主要营养素组成见表 3-2-12。

表 3-2-12　蛋类各部分的营养素组成　　　（单位：%）

| 营养素 | 全蛋 | 蛋清 | 蛋黄 |
|---|---|---|---|
| 水分 | 78.5 | 84.4 | 51.5 |
| 蛋白质 | 12.7 | 11.6 | 15.2 |

续表

| 营养素 | 全蛋 | 蛋清 | 蛋黄 |
|---|---|---|---|
| 脂肪 | 9.0 | 0.1 | 28.2 |
| 无机盐 | 1.0 | 0.8 | 1.7 |

1）蛋白质　　蛋类蛋白质含量比较高，平均为13%～15%，而且质量也很高，不但含有人体所需要的各种必需氨基酸，其比例也符合人体的需要，生物学价值可达到95%以上；全蛋的蛋白质几乎能被人体完全吸收，是天然食物中最理想的蛋白质。因而，在进行食物蛋白质的评价时，往往将鸡蛋蛋白作为参考蛋白。

2）脂类　　蛋的脂类主要集中在蛋黄中。蛋类的脂肪呈乳化状态，易被人体消化吸收，其中大部分为中性脂肪，并含有一定比例的卵磷脂（lecithin），胆固醇的含量也比较高，每100g蛋黄可达1500mg以上，以游离胆固醇为主，易被人体消化吸收。

3）无机盐与微量元素　　蛋类的无机盐含量丰富，尤其是蛋壳中钙含量很高；蛋黄及蛋清中铁的含量并不低，但由于卵黄高磷蛋白的干扰，降低了铁的消化吸收率，使铁的吸收率只有3%左右。蛋黄和蛋清中各种微量元素的含量与饲料有关，若在饲料中进行各种微量元素的强化，可增加蛋类微量元素的含量。

4）维生素　　蛋类中含有多种维生素，特别是蛋黄中含有丰富的维生素A、维生素D、维生素$B_1$、维生素$B_2$等。当然，蛋中维生素的含量也受饲料的组成、季节、光照时间等多种因素的影响，当饲料中维生素的含量高、家禽光照的时间长、有青饲料的季节等都可使蛋类维生素的含量增加。蛋类缺乏的维生素是维生素C。生鸡蛋中含有抗生物素和抗胰蛋白酶因子，前者妨碍生物素的消化吸收，后者抑制胰蛋白酶的活性，高温加热可破坏这两种抗营养因子，因而，蛋类从营养学的角度来说也不宜生食。禽蛋的种类很多，各品种间主要营养素的含量与比例有一定的区别，但总的来说差别不大。详见表3-2-13。

表3-2-13　不同品种禽蛋的营养素含量比较　　　　　（单位：以每100g可食部计）

| 品种 | 蛋白质/g | 脂肪/g | 碳水化合物/g | 能量/kcal | 钙/mg | 铁/mg | 维生素A/μg RE | 维生素$B_1$/mg |
|---|---|---|---|---|---|---|---|---|
| 鸡蛋 | 12.6 | 11.0 | 1.0 | 640 | 39 | 1.8 | 188 | 0.20 |
| 鸭蛋 | 13.0 | 13.3 | 2.3 | 757 | 77 | 3.2 | 310 | 0.20 |
| 鹅蛋 | 12.4 | 17.5 | 0.9 | 883 | 22 | 9.0 | 110 | 0.05 |
| 鹌鹑蛋 | 14.3 | 9.8 | 0.8 | 615 | 67 | 2.7 | 380 | 0.11 |

## 五、乳类及乳制品的营养价值

乳类指动物的乳汁，包括牛乳、羊乳、马乳等，不包括人乳。乳类是一种营养价值很高的天然食品。但各种动物的乳汁都是为后代生长发育而产生的，因而其营养素的种类与含量不完全相同。一般情况下，幼小动物的生长发育速度越快，乳汁中蛋白质和能量的含量越高。

牛乳是人类最普遍食用的乳类，与人乳相比，牛乳的蛋白质含量高，但乳糖的含量却低于人乳，因而营养素的含量并不完全适合于婴儿的需要，营养价值不如人乳。用牛乳喂养婴儿时，必须经过适当调配，使其成分接近人乳；牛乳也是老年人、体弱者及患病者比较理想的食物，特别对于中国人来说，乳类和乳制品的食用有利于改善钙的营养状况，因而发展乳品工业，增加乳类的消费，将乳类也作为一种常用的烹饪原料使用，具有很大的意义。

### （一）乳汁的理化特征

动物的乳汁呈乳白色或淡黄色，为一种多级分散的复杂乳胶体（emulsoid）。乳白色是酪蛋白和脂肪球对光的反射，淡黄色是胡萝卜素和维生素 $B_2$ 的呈色反应，因而不同季节所生产的乳汁黄色的深浅不同，羊奶中的胡萝卜素可全部转化为视黄醇，因而更显得乳白。奶类温和微甜，由于含有丙酮、乙醛、二甲硫、脂肪酸和内酯等物质，奶类具有特殊的香味。奶的相对密度为 1.032，呈偏酸性。

### （二）乳类的营养价值

乳类的营养素组成与含量受动物品种、饲养方法、季节变化、挤奶时间等因素影响而有一定的区别。波动比较大的首先是脂肪，其次是蛋白质，乳糖的变化比较小，维生素也有一定的波动。

鲜乳中水的含量为 87%～89%，干燥物为 11%～13%，其中蛋白质为 3%～4%，脂肪为 3%～5%，乳糖为 4.5%～5%，无机盐为 0.6%～0.75%，还含有少量的维生素。

**1. 蛋白质**

乳类中含有比较丰富的蛋白质。以牛乳为例，蛋白质的含量平均为 3.5%，约比人乳蛋白质含量高 3 倍，而且消化吸收率高达 87%～89%，生物学价值可达到 $(89.9 \pm 4.0)$%，虽然稍低于人乳 $(91.6 \pm 1.2)$%，但其必需氨基酸含量及构成比例与鸡蛋相近，利用率高，也是一种优质蛋白质。

但牛乳中的蛋白质对于一个初生的婴儿来说含量过高，因而以牛乳代替母乳喂养的婴儿必须将牛乳稀释 1 倍以上，以防止消化不良及过多的蛋白质对婴儿产生不利影响。

牛乳中蛋白质的组成，与人乳也有比较大的差异。

人乳所含的酪蛋白与乳清蛋白的比例为 4∶6，与牛乳（4∶1）有明显差别。人乳中白蛋白和球蛋白的含量相对较多，遇胃酸所产生的凝块较牛乳中含有的大量酪蛋白所形成的凝块为小，故更易被婴幼儿消化吸收。

牛磺酸（taurine）是由半胱氨酸（cysteine）转化而来的，它对促进婴儿神经系统和视网膜的发育有重要作用，但新生儿，尤其是早产儿肝脏中半胱亚硫酸脱羧酶的活力很低，在体内不易通过这条途径合成牛磺酸。正常人乳中牛磺酸的含量达 425mg/L，是牛乳的 10～30 倍，因此，人乳更适合于婴儿的脑发育。

**2. 脂类**

牛乳中脂类含量与母乳近似，约为 35%，其中 95%～96% 为三酰甘油，脂肪酸及其衍生物种类可达到 500 余种，但与人乳相比，必需脂肪酸含量并不高，只占 3% 左右；人乳的脂肪颗粒小，以长链脂肪酸（含 14 个以上的碳原子）为主，对胃肠道的刺激小；而牛乳的脂肪酸碳链较短，挥发性大，对消化道的刺激也大；牛乳中饱和脂肪酸的含量也高于人乳；乳母膳食成分对乳汁中脂肪的性质有一定的影响，摄入多量的碳水合化物或动物性脂肪会增加乳汁中饱和脂肪酸的含量；同时，母乳中胆固醇的含量也高于牛乳，因为膳食等因素的影响，母乳中胆固醇的含量可达到300~400mg/L，而牛乳中胆固醇的含量可能只有100~150mg/L。

由于牛乳中的低熔点的脂肪酸占35%，故奶油的熔点为28.4~33.3℃，脂肪颗粒多为直径1~10μm的微粒，其表面有一层蛋白质被膜，呈高度分散稳定状态，因而奶油的消化率为98%。而人乳中因为本身含有消化脂肪的酶，其脂肪的消化率接近100%。

**3. 碳水化合物**

乳类所含的碳水化合物全部为乳糖（lactose），牛乳中乳糖的含量约为4.5%，而人乳乳糖的含量可达7.0%~7.86%；乳糖的甜度仅为蔗糖的1/6~1/5，因而乳汁的甜味并不高。乳糖有调节胃酸、促进胃肠蠕动、有利于钙的消化吸收和消化液分泌的作用，并促进肠道中乳酸杆菌（lactobacillus）和双歧杆菌（bifidobacterium）增殖，抑制腐败菌的生长，改变肠道菌群，有利于人体的肠道健康。

人与动物在出生时体内均含有比较多的乳糖酶（lactase），将乳糖分解为葡萄糖和半乳糖，被人体吸收。但随着年龄的增长，此酶的含量逐渐减少，特别是一部分人成年以后不吃或很少饮用乳类，体内的乳糖酶很少甚至缺乏。这部分人在偶然饮用牛乳后，由于乳糖不能被分解，而产生腹痛、腹泻等症状，称为乳糖不耐症（lactose intolerance）。也有一些婴儿属于先天性乳糖酶缺乏症，无论是饮用牛乳还是母乳都不能消化吸收乳糖，这类婴儿因为不能采用乳制品喂养，对生长发育产生很大的影响。因此如果在牛乳加工过程中经过适当处理，预先将乳糖分解，就可以预防乳糖不耐症的发生，并提高乳糖的消化吸收率。

乳糖不容易被溶解，特别是在低温的情况下，因而有些冰镇的乳制品常常在饮用时有沙砾样的感觉，系未溶解的乳糖颗粒。

**4. 无机盐**

乳类几乎含有婴儿所需要的全部无机盐，其中钙、磷尤其丰富。钙在牛乳中以酪蛋白钙的形式存在，易被人体消化吸收；牛乳中存在的其他一些营养素也有利于钙的消化吸收，特别是各种氨基酸、乳糖、维生素D等，因而，奶类是供给人体钙的最好的食物来源，不但婴儿、青少年、孕妇、乳母、老年人及其他各年龄组的人群都可以常饮牛乳，对改善我国人民钙的缺乏状况有着非常重要的意义。但乳类中铁的含量并不高，每升牛乳中铁的含量只有2~3mg，消化吸收率约为10%，并不是人体铁的最佳食物来源。

与牛乳相比，人乳中无机盐的含量比较低，但这更能适合婴儿发育不完全的肾脏。人乳钙的含量低于牛乳，但消化吸收率远远高于牛乳，这是由于母乳中酪蛋白的含量比较少，钙磷比例更适合婴儿的需要，且人乳中丰富的乳糖也有利于钙的吸收，因此，母乳钙的营养价值高于牛乳，更适合婴儿的喂养。

母乳中铁的吸收率也远远高于牛乳，可高达50%左右，对婴儿，特别是0~4个月的婴儿来说，是获得铁唯一的也是比较好的途径。

母乳中的锌主要与小分子多肽结合，消化吸收率高达62%；而牛乳中锌主要与大分子的蛋白质结合，因此，消化吸收率稍低，约为40%。

### 5. 维生素

乳中维生素的含量与许多因素有关，饲料的种类、饲养的方法、日照的时间、乳类加工贮存的方法等都会影响乳中维生素的含量。乳中视黄醇和胡萝卜素的含量与饲养的方法和饲料的种类有很大的联系：栅养的奶牛由于以干饲料为主，其乳汁中视黄醇和胡萝卜素的含量每 100mL 分别为 0.113mg 和 0.089mg；而放牧饲养的乳牛，其乳汁中视黄醇和胡萝卜素的含量可达 0.315mg 和 0.237mg。牛乳中的维生素 D 的含量与季节有着非常密切的关系：夏季牛乳中维生素 D 的含量远远高于冬季；维生素 C 的含量虽然不高，但也有这样的变化规律。奶类还含有其他的一些维生素，如维生素 $B_2$、生物素、维生素 $B_1$ 等。

母乳中维生素的含量也有这种规律，即与食物中维生素的组成有比较大的关系。

各种动物的乳汁都是为其后代的生长所提供的，因而其营养素的含量有着非常大的差别，详见表 3-2-14。

表 3-2-14　各种鲜乳的营养素组成及含量　　　　（单位：以每 100g 可食部计）

| 营养素 | 人乳 | 牛乳 | 羊乳 |
| --- | --- | --- | --- |
| 水 /g | 87.6 | 87.0 | 86.9 |
| 蛋白质 /g | 1.3 | 3.0 | 1.5 |
| 脂肪 /g | 3.4 | 3.2 | 3.5 |
| 胆固醇 /mg | 11 | 15 | 31 |
| 碳水化合物 /g | 7.4 | 3.4 | 5.4 |
| 能量 /kcal | 65 | 53 | 58 |
| 维生素 A/μg RE | 11 | 24 | 84 |
| 维生素 $B_1$/mg | 0.01 | 0.03 | 0.04 |
| 维生素 $B_2$/mg | 0.05 | 0.14 | 0.12 |
| 维生素 C/mg | 5 | 1 | — |
| 钙 /mg | 30 | 104 | 82 |
| 磷 /mg | 13 | 73 | 98 |
| 铁 /mg | 0.1 | 0.3 | 0.5 |
| 锌 /mg | 0.28 | 0.42 | 0.29 |

注："—"表示未检出

### （三）乳制品的营养价值

鲜乳经过加工，可制成许多乳制品，由于加工方法和贮存方法的不同，各种乳制品的营养价值有一定的差异。常见的乳制品主要包括奶粉、酸奶、调制奶粉、奶酪等。

### 1. 奶粉

鲜乳经过消毒、脱水并干燥成粉状，可制成多种奶粉（milk powder）。干燥的方法常用喷雾干燥法，其脱水速度快、时间短，产品的溶解性能好，奶粉冲调后的感官性状、营养素的保存等指标均令人满意。过去常用滚筒干燥法，但由于工艺落后、产品质量低、不易溶解等原因，现已被淘汰。

市售的奶粉根据一些特殊的要求，可分为全脂奶粉、脱脂奶粉、低糖奶粉、加糖奶粉等品种，以满足不同消费者的需要。脱脂奶粉是将原料奶先经离心分离出奶油后再经过上述的方法制成。这种奶粉的脂肪含量仅为1.3%，相对来说，是一种优质蛋白质含量比较高的食品。

**2. 调制奶粉**

调制奶粉（modified powdered milk）的特点是参照母乳的营养素组成与模式，对牛乳的营养素加以调整与改进，配制成适合不同年龄婴儿生长发育所需要的乳制品。配制后的奶粉酪蛋白含量相对降低，而乳清蛋白的含量因加入了脱盐乳清粉而增加，这样使奶粉中酪蛋白与乳清蛋白的比例接近母乳；添加与母乳同型的活性顺式亚油酸，提高了必需脂肪酸的含量；α乳糖与β乳糖按4∶6的比例添加，并使其平衡，同时加入可溶性多糖，提高牛乳的乳糖含量；脱去牛乳中过多的钙、磷、钠等无机盐，并将Ca/P比例保持在2.88∶1，这是适合婴儿的比例；强化了维生素A、维生素D、维生素$B_1$、维生素$B_2$、维生素C及微量元素铁、铜、锌、锰等。这种奶粉，消化吸收率高，适合婴幼儿的生长发育，是不能进行母乳喂养或母乳不足的婴儿的首选奶粉。

调制奶粉根据婴儿生长的营养需要，分为初级配方、后继配方，前者为1～6个月婴儿设计，后者为6个月以后婴儿设计。配方奶粉的营养标签上一般都有详细的使用方法，母亲在进行婴儿喂养时，操作方便；但复杂的生产加工过程，也使婴儿配方奶粉的价格昂贵。

医学配方是为了满足一些婴儿的特殊需要而设计，如为早产儿设计的配方；为先天性代谢缺陷儿所设计的配方，如苯丙酮尿症婴儿设计的低苯丙酮奶粉（phenylketonuria）；先天性乳糖不耐症婴儿设计的无乳糖奶粉；为牛乳过敏婴儿设计的大豆配方奶粉等。因此，这一类配方奶也称为有治疗作用的配方奶粉。

**3. 酸奶**

酸奶（cultured milk）是将鲜乳加热消毒后接种上嗜酸乳酸杆菌，在30℃的环境中培养，经过4～6h发酵而成。牛乳经过乳酸菌发酵后，内含的乳糖有20%～30%分解成了葡萄糖和半乳糖，并可进一步转化为乳酸或其他有机酸。有机酸的存在增加了人体对钙、磷和铁的消化吸收率，在乳酸杆菌的作用下，酪蛋白也可以发生一定程度的降解，形成一种预备消化的状态，增加人体对酪蛋白的利用。受乳酸杆菌的作用，部分乳脂肪发生分解，变成易被人体消化吸收的状态。发酵过程中，乳酸杆菌还可以产生维生素$B_1$、维生素$B_2$、维生素$B_{12}$、烟酸和叶酸等。因而，酸奶的营养价值与普通乳相比，有了很大的提高。

除了营养素的含量和组成有一定的变化外，常饮酸奶对调节人体的生理功能也有一定的作用：可抑制肠道腐败菌的生长，改变肠道菌群，防止一些腐败菌产生的胺类对人体的不利影响；进入人体肠道中的活乳酸杆菌，能大量繁殖，并产生乳酸、乙酸等有机酸，有利于刺激肠道蠕动，使便秘得到改善；特别是牛乳中的乳糖大多被分解，可以缓解乳糖不耐症的产生。因此，酸奶适合于不同年龄的人群饮用。

**4. 炼乳**

炼乳（condensed milk）有甜炼乳和淡炼乳之分。淡炼乳又称蒸发乳，属于浓缩乳，是鲜乳除去 2/3 的水分，再经消毒加工而成。在食用时要将其稀释到原来的浓度。炼乳在胃酸和凝乳酶的作用下形成凝块，易被人体消化吸收，适合于食用；蛋白质经过加热，适合于食鲜乳过敏者。淡炼乳的营养素组成与鲜乳基本相同，在加工过程中赖氨酸与维生素 $B_1$ 略有损失，可通过强化来弥补。甜炼乳是用鲜乳加 15% 的蔗糖，再经前述方法加工浓缩而成，其蔗糖含量可达到 45% 以上，稀释到正常甜度后，营养素的含量只为鲜乳的 1/3，因而，不适宜喂养婴儿。

### 5. 干酪

根据联合国粮食及农业组织和世界卫生组织对干酪（cheese）的定义，干酪是指以牛乳、稀奶油、部分脱脂乳、酪乳或这些产品的混合物为原料，经凝乳并分离乳清而制得的新鲜或发酵成熟的乳制品。干酪在乳制品中的品种最多，若以水分的含量作为标准，干酪可分为硬质、半硬质、软质等，因而干酪的营养素含量和比例也有很大的差异。

干酪的营养价值很高，是人类食物中蛋白质、脂肪、钙、磷的良好来源，同时含有丰富的维生素，这与干酪在制造过程中将原料乳中的各种营养素浓缩 10 倍以上有关。此外，干酪中的蛋白质经过发酵后形成的一些蛋白质的分解产物如氨基酸、蛋白胨等容易被人体消化吸收，因而干酪的蛋白质消化率可高达 96%～98%。

近年来我国的乳制品工业得到了很快的发展，乳制品品种也不断增多，干酪的生产才刚刚起步，但有关部门预测，我国的干酪生产在不远的将来会有很大的发展。

### ❖ 对问题的解答

**问题解答 1**：如何看待动物性原料的营养价值？

动物系食物包括畜禽肉、禽蛋类、水产类和奶类。动物性食物原料是人体优质蛋白质、脂类、脂溶性维生素、B 族维生素和矿物质的主要来源。动物性食物原料的营养价值往往取决于动物的饮食。

蛋的微量营养成分受品种、饲料、季节等多方面因素的影响，但蛋中大量营养素含量总体上基本稳定。蛋中的矿物质含量受饲料因素影响较大。饲料中硒含量上升，则蛋黄中硒含量增加，添加有机硒更容易在蛋黄中积累。添加有机锰可增加蛋黄中的锰含量。饲料中锌和硒的含量极显著地影响蛋中硒的沉积，锌和碘也对硒的沉积产生显著影响。添加碘不仅能提高硒的吸收和转化，还能使蛋中碘含量上升。通过添加硒和碘的方法可生产富硒鸡蛋和富碘鸭蛋。通过调整饲料成分，目前市场上已有富硒蛋、富碘蛋、高锌蛋、高钙蛋等特种鸡蛋或鸭蛋。

散养禽类摄入含类胡萝卜素的青饲料较多，因而蛋黄颜色较深；集中饲养的鸡饲料当中含有丰富的维生素 A，但因为缺乏青叶类饲料故蛋黄颜色较浅，但其维生素 A 含量通常高于散养鸡蛋。

乳类中的 B 族维生素主要是由瘤胃中的微生物所产生，其含量受饲料影响较小，但叶酸含量受到季节影响，维生素 $B_{12}$ 含量受到饲料中钴含量的影响。维生素 D 含量与牛的光照时间有关，而维生素 A 和胡萝卜素的含量则与乳牛的饲料密切相关。放牧乳牛所产奶的维生素含量通常高于饲料乳牛所产奶的含量。

由于羊的饲料中青草比例较大，故而羊乳中的维生素 A 含量高于牛乳。羊乳中多数 B 族维生素含量比较丰富，但其中叶酸及维生素 $B_{12}$ 含量低，如果作为婴幼儿的主食，容易造成生长迟缓及贫血，所以不适合 1 岁以下婴幼儿作为主食。

**问题解答 2**：蛋类和肉类原料能否互相取代？

动物的肉和蛋类是人类优质蛋白质、较高的脂肪、多种矿物质、部分维生素的良好来源，是平衡膳食的重要组成部分。动物性食物中蛋白质不仅含量高，而且氨基酸的组成更适合人体需要，尤其富含赖氨酸和甲硫氨酸，对人体的健康起着重要作用。在日常生活中肉类与蛋类原料并不能互相取代，从营养角度讲它们各有所长。

肉类主要指鱼、禽、畜类原料，肉类原料与蛋类均含有丰富的优质蛋白质，鱼类、禽类、蛋类的蛋白质吸收率较高。家畜类原料包括猪、牛、羊的肌肉、内脏及其制品。畜肉的颜色呈暗红色，故有"红肉"之称，畜肉含有的血红蛋白较多，是人体铁的重要来源，吸收率也较高。蛋黄中也含有铁，但吸收率不如家畜肉；动物肝脏中脂溶性维生素、B 族维生素和微量元素含量丰富，适量食用可改善我国居民维生素 A、维生素 $B_2$ 欠佳的状况，但脑、肾、大肠等含有大量的胆固醇和饱和脂肪酸，大量食用会有升高血脂的危险；蛋类蛋白质氨基酸组成与人体需要最为接近，营养价值很高，优于其他动物性蛋白；鸡蛋中脂肪含量为 10%～15%，98% 的脂肪存在于蛋黄中，蛋清中含脂肪极少。蛋黄中的脂肪消化吸收率极高；蛋黄中维生素含量十分丰富，且种类较为齐全，包括所有的 B 族维生素、维生素 A、维生素 D、维生素 E、维生素 K 和微量的维生素 C。鸭蛋和鹅蛋的维生素含量总体而言略高于鸡蛋；蛋黄中含矿物质为 1.0%～1.5%，其中钙、磷、铁、锌、硒等含量丰富。蛋黄是磷脂的极好来源，所含卵磷脂具有降低血胆固醇的效果，并能促进脂溶性维生素的吸收，这一点是肉类不能比的。

肉类、蛋类等动物性食品非常有利于身体生长，缺少它们儿童的生长就会滞后。食用动物蛋白的儿童比食用植物蛋白的儿童生长状况要好。但蛋白质并不是影响生长的唯一因素，如果家庭能够在提供动物性食品的同时再提供大量的蔬菜和水果，蔬菜和水果中的维生素和矿物质会促进动物性食物中营养素的吸收。

目前，我国居民肉类摄入仍然以猪肉为主，平均每日摄入量为 50.8g，占畜禽肉总量的 64.6%。由于猪肉的脂肪含量较高，饱和脂肪酸较多，不利于心血管疾病、超重、肥胖等的预防，因此应降低其摄入比例，适当增加蛋类原料的摄入。但两者不可互相取代。

**问题解答 3**：鲜奶和酸奶的营养价值比较。

鲜奶和酸奶所含蛋白质基本一致。酸奶是由产生乳酸的细菌使牛乳或其制品发酵的液体乳制品。总的来说，发酵过程乳糖分解，蛋白质凝结及不同程度降解，产生细小分子的凝块，能与体内酶系统充分接触，增加了消化吸收率。所以，酸奶和鲜奶比更容易吸收。酸奶还有利于体内一些维生素的保存，另外，酸奶中的双歧杆菌能在肠道内自然合成多种维生素，如维生素 $B_1$、维生素 $B_2$、维生素 $B_6$、维生素 E 和维生素 K 等。酸奶可促进钙的吸收。酸奶与鲜奶比维生素的种类和数量提高了，并且能保护维生素免受氧化。同时乳酸菌本身具有保健作用，可以抑制肠道中腐败菌的繁殖，促进营养素的吸收，改善胃肠功能，提高人体免疫力。酸奶中的乳酸菌有抑菌、杀菌的作用，可调节肠道菌群的平衡；乳酸菌可降低血清胆固醇，还可防癌、抗癌。鲜奶发酵生成酸奶，部分乳糖转化成了乳酸可减轻乳糖不耐症症状。综合考虑，酸奶更有利于人体消化吸收，更有利于人体健康。

## 第三节 常见植物性烹饪原料的营养价值

❖ **教学目标**：了解人类饮食生活中常见植物性烹饪原料的营养价值，学会理论联系实际进行相关营养咨询，并领悟作为教师如何设计相关教学内容。

**（一）知识教学目标**
1. 熟悉常见植物性烹饪原料的营养特点。
2. 掌握常见植物性烹饪原料营养价值的评价方法。

**（二）能力培养目标**
1. 掌握根据植物性烹饪原料营养特点加以合理应用的能力。
2. 掌握应用烹饪原料营养知识解决实际生活中相关问题的能力。
3. 通过具体案例学会理论联系实际设计教学内容。

❖ **问题导入：**
1. 如何正确看待豆类中的抗营养因子？
2. 牛奶和豆浆的营养价值比较。
3. 水果和蔬菜可否互相取代？

### 一、谷类原料及制品的营养价值

谷类（grain）是我国人民的主食，在膳食中具有重要的地位，是能量和蛋白质的主要来源，也是一些无机盐与B族维生素的重要来源。谷类主要包括小麦、稻谷以及一些杂粮，如高粱、玉米、大麦、燕麦、小米、荞麦等，在一些地区，以高粱、玉米作为主食。

#### （一）谷类的结构

谷类的结构因品种不同而有一定的差异，但基本结构大致相似，以小麦和稻谷为主，都是由谷皮、胚乳和胚芽3部分组成，在谷皮与胚芽之间有一层由厚壁方形细胞组成的糊粉层，胚芽与胚乳交接处有一吸收层。

谷皮为谷类的外壳，占谷粒质量的13%~15%，主要成分为纤维素、半纤维素和木质素，并含有少量的蛋白质、脂肪和B族维生素。糊粉层中含有比较多的维生素和无机盐，但这些成分在加工的过程中多被丢弃。

胚乳是粮谷的主要部分，占谷粒重量的83.5%左右，含有大量的淀粉和比较多的蛋白质。蛋白质主要分布在胚乳的外周部分，越到谷粒的中心蛋白质的含量越少。胚乳中的其他营养素含量比较少。

胚芽只占谷粒质量的2%~3%，但含有丰富的脂肪、蛋白质、无机盐和一些维生素。谷粒不同部位营养素的分布见表3-3-1。

表 3-3-1　谷粒不同部位营养素的分布　　　　（单位：%）

| 部位 | 蛋白质 | 维生素 $B_1$ | 维生素 $B_2$ | 烟酸 | 泛酸 | 吡哆醇 |
|---|---|---|---|---|---|---|
| 谷皮 | 19 | 33 | 42 | 86 | 50 | 73 |
| 胚乳 | 70～75 | 3 | 32 | 12 | 43 | 4 |
| 胚芽 | 8 | 64 | 26 | 2 | 7 | 21 |

### （二）谷类的营养价值

**1. 蛋白质**

谷类的蛋白质随谷类的品种、种植的土壤结构、气候及栽培的条件等不同而有一定的差异。谷类蛋白质的含量一般在 7%～15%。根据其溶解性的不同，谷类的蛋白质可分为 4 种：谷蛋白、醇溶蛋白、白蛋白和球蛋白。

禾谷类种子中的蛋白质主要为醇溶蛋白和谷蛋白。其中以稻米中的谷蛋白和玉米中的醇溶蛋白最为突出。小麦中的醇溶蛋白和谷蛋白几乎相等，因此能加工成面筋。

醇溶蛋白和谷蛋白中含有大量的谷氨酸，脯氨酸和亮氨酸也比较多，但缺乏赖氨酸，因此，赖氨酸是谷类的限制性氨基酸；而玉米醇溶蛋白中缺乏赖氨酸与色氨酸最为突出；谷蛋白中赖氨酸的含量稍高于醇溶蛋白；麦胚和米胚中的蛋白质主要是球蛋白，也有一定量的清蛋白，而无醇溶蛋白和谷蛋白，含有比较丰富的赖氨酸，所以，胚芽的蛋白质营养价值比较高，但由于在加工的过程中大多被除去，因而加工的成品粮中赖氨酸的含量很低，为第一限制氨基酸。

谷类蛋白质的含量和营养价值虽然不高，但作为主食，普通成年人每日的消耗量在 300～500g，可占每日蛋白质需要量的 30% 以上，因此，在蛋白质的供给量上有着非常重要的意义。

**2. 碳水化合物**

谷类籽粒中含碳水化合物约 70%，其中含量最多的是淀粉，约占 90%，主要集中在胚乳（blastopore）内，糊粉层深入胚乳细胞间也有少量的淀粉。其他部分一般不含淀粉。禾谷类淀粉中含有两种形式的淀粉：直链淀粉与支链淀粉，一般谷类中直链淀粉占 20%～25%，糯米中的淀粉几乎全部是支链淀粉。但在同一种谷类中，这两种淀粉的比例也与品种和成熟的程度有关，可以通过现代育种技术进行调整。

除含有淀粉外，还有约 10% 的碳水化合物为糊精（dextrin）、戊聚糖（pentosan）、葡萄糖（glucose）和果糖（fructose）、膳食纤维（dietary fiber）等。谷类淀粉是人类最理想、最经济的能量来源，占人体能量来源的 55%～65%。

**3. 脂类**

脂类在谷类中的含量不高，只占 1%～2%，主要分布在糊粉层和胚芽，以三酰甘油为主，还含有少量的植物固醇和卵磷脂。小麦和玉米胚芽中的三酰甘油以不饱和脂肪酸为主，可达到 80% 以上，其中亚油酸占 60%，具有比较高的营养价值。

**4. 无机盐**

粮谷类含有丰富的磷，此外钙、铁、锌、镁、铜、钼等元素的含量也比较高。所有无机盐的分布都与膳食纤维的分布相平行，主要存在于谷皮与糊粉层，因而在加工的过程中大多被丢弃；此外，粮谷类含有一定量的植酸，能与无机盐形成不溶性的植酸盐，一般不能被人体消化吸收，因此，粮谷类的无机盐营养价值相对比较差。

**5. 维生素**

人体 B 族维生素的来源主要在谷类，在 B 族维生素中，维生素 $B_1$、维生素 $B_2$、烟酸、泛酸和吡哆醇等的含量都高于其他烹饪原料。这些维生素主要集中在谷类的糊粉层和胚芽部分，因而加工的方法和加工的精制程度会影响谷类原料中 B 族维生素的含量，详见表 3-3-2。黄色玉米中还含有一些胡萝卜素。

表 3-3-2　加工程度对常用粮食中维生素含量的影响　　（单位：mg/ 以每 100g 可食部计）

| 品种 | 维生素 $B_1$ | 维生素 $B_2$ | 烟酸 | 维生素 E |
| --- | --- | --- | --- | --- |
| 小麦粉（标准粉） | 0.28 | 0.08 | 2.0 | 1.80 |
| 小麦粉（特一粉） | 0.17 | 0.06 | 2.0 | 0.73 |
| 小麦粉（特二粉） | 0.15 | 0.11 | 2.0 | 1.25 |
| 小麦胚芽 | 3.50 | 0.79 | 3.7 | 23.20 |
| 麸皮 | 0.30 | 0.30 | 12.5 | 4.47 |
| 粳米（标一） | 0.16 | 0.08 | 1.3 | 1.01 |
| 粳米（标二） | 0.22 | 0.05 | 2.6 | 0.53 |
| 粳米（标三） | 0.33 | 0.03 | 3.6 | 0.30 |
| 玉米（白，干） | 0.16 | 0.11 | 1.8 | 16.00 |
| 玉米（黄，干） | 0.27 | 0.07 | 2.5 | 3.89 |
| 小米 | 0.33 | 0.10 | 1.5 | 3.63 |
| 高粱米 | 0.29 | 0.10 | 1.6 | 1.88 |
| 荞麦（带皮） | 0.24 | 0.06 | 1.3 | — |
| 荞麦 | 0.28 | 0.16 | 2.2 | 4.40 |
| 莜麦面 | 0.39 | 0.04 | 3.9 | 7.96 |

注："—"表示未检出

## 二、豆类及豆制品的营养价值

豆类包括大豆和其他豆类，为人类的重要食物之一。大豆单位重量所提供的能量虽然与粮谷类相近似，但其提供的蛋白质和脂类要比粮谷类高得多。20 世纪 60 年代以来，发达国家为解决营养素过剩问题、发展中国家为改善膳食蛋白质的营养状况，均致力于大豆的生产和豆制品的开发。充分利用、开发豆类食品，对改善我国人民的膳食与营养状况，补充蛋白质的来源，增强人民体质，均具有重要的意义。

**（一）大豆的营养价值**

大豆主要指黄豆、青豆、黑豆等。大豆中含有丰富的蛋白质、脂类，并有比较多的无机盐，B 族维生素的含量也多于粮谷类。

**1. 蛋白质**

大豆的蛋白质含量平均为 30%～50%，是一般粮谷类的 3～5 倍，多于牛肉中的含量，8 种必需氨基酸的组成与模式也符合人体的需要，除甲硫氨酸含量略低以外，其余与动物性蛋白质相似，是最好的植物性优质蛋白质，并含有丰富的赖氨酸，是粮谷类蛋白质互补的理想食物来源。

由表 3-3-3 看出，每 100g 大豆蛋白质中 8 种必需氨基酸的含量与人体蛋白及全蛋蛋白质氨基酸组成相比，只有甲硫氨酸含量稍低，为大豆的第一限制氨基酸，其余都十分相近。

**表 3-3-3　人体蛋白质、全蛋蛋白质及大豆蛋白质氨基酸模式比较**　　（单位：g/100g）

| 不同蛋白质 | 异亮氨酸 | 亮氨酸 | 赖氨酸 | 甲硫氨酸+半胱氨酸 | 苯丙氨酸+酪氨酸 | 苏氨酸 | 色氨酸 | 缬氨酸 |
| --- | --- | --- | --- | --- | --- | --- | --- | --- |
| 人体蛋白质 | 4.0 | 7.0 | 5.5 | 2.3 | 3.8 | 2.9 | 1.0 | 4.8 |
| 全蛋蛋白质 | 3.2 | 5.1 | 4.1 | 3.4 | 5.5 | 2.8 | 1.0 | 3.9 |
| 大豆蛋白质 | 4.3 | 5.7 | 4.9 | 1.2 | 3.2 | 2.8 | 1.0 | 3.2 |

资料来源：杨月欣，2005

大豆蛋白消化率因烹调加工方式不同而有明显的差异。整粒大豆的蛋白质消化率为 65%，加工成豆浆后上升为 85%，豆腐的蛋白质消化率为 92%～96%，这与大豆加工过程中去除了大豆中过多的膳食纤维有一定的关系。

**2. 脂类**

大豆脂类的含量平均约为 18%，其中约 85% 为不饱和脂肪酸，饱和脂肪酸只占 15% 左右；脂肪酸中亚油酸占 55%；此外约有 21% 为油酸，9% 为棕榈酸（palmitic acid）；6% 为硬脂酸及少量的其他脂肪酸；磷脂约为 1.5%，其中主要为大豆磷脂，其含量高于鸡蛋。

**3. 碳水化合物**

大豆中的碳水化合物含量不高，只占约 25%，其中一半为淀粉、阿拉伯糖、半乳聚糖、蔗糖等；另一半则为棉子糖、水苏糖等，后者存在于大豆细胞壁，不能被人体消化吸收，在肠道中经细菌作用可发酵产生二氧化碳和氨，引起腹部胀气，因而在计算大豆的碳水化合物的含量时，应折半计算。

**4. 无机盐与维生素**

大豆含有丰富的磷、铁、钙，明显多于粮谷类，但由于膳食纤维的存在，钙与铁的消化吸收率并不高。大豆中维生素 $B_1$、维生素 $B_2$ 和烟酸等 B 族维生素的含量也比粮谷多数倍，并含有一定量的胡萝卜素和维生素 E。

**（二）其他豆类的营养价值**

豌豆、蚕豆、绿豆、赤小豆、芸豆、刀豆等豆类，其营养素的组成和含量与大豆有很大的区别，碳水化合物含量比较高，为 50%～60%；蛋白质的含量低于大豆，但高于粮谷类，约为 25%；脂类的含量比较低，约为 1%。我国上述豆类的种植比较广，品种比较多，下面介绍常见的几种。

**1. 豌豆**

豌豆（pea）中蛋白质含量为 20%～25%，以球蛋白为主，氨基酸组成中色氨酸的含量较多，甲硫氨酸相对比较缺乏；脂类含量低，只有 1% 左右；碳水化合物的含量高，为 57%～60%，B 族维生素的含量比较丰富，钙、铁的含量也比较多，但其消化吸收率并不一定高。

未成熟的豌豆含有一定量的蔗糖，因而有一定的甜味，并含有一定量的维生素 C。

## 2. 赤小豆

赤小豆（rice bean）蛋白质含量为19%～23%，以球蛋白为主，胱氨酸与甲硫氨酸为其限制氨基酸；脂类含量也远远低于大豆，为1%～2%；碳水化合物的含量为55%～60%，其中一半为淀粉，其余为戊糖、半乳糖、蔗糖、糊精等。磷、铁、B族维生素的含量与豌豆相似。

## 3. 绿豆

绿豆（mung bean）营养素的组成和含量与赤小豆相似，但绿豆中的碳水化合物主要为戊聚糖、糊精和半纤维素，用它制成的粉丝韧性特别强，久煮不烂，因而常用于粉丝的制作。

### （三）豆制品的营养价值

大豆优质蛋白含量高，脂肪的营养价值也比较高，是老年人及心血管疾病患者的一种很好的食物，对于蛋白质来源不足的人群也可以起到改善膳食营养结构的作用。但由于大豆中存在的一些干扰营养素消化吸收的因子，影响了大豆中各种营养素的消化与吸收，使蛋白质的消化吸收率、生物价降低，钙、铁、锌等矿物质的吸收受到很大的影响。而大豆在加工的过程中经过浸泡、加热、脱皮、碾磨等多道工序，减少了大豆中的这些因子的含量，使大豆中的各种营养素的利用率都得到很大的提高。下面介绍几种常食用的大豆制品。

## 1. 豆腐

豆腐（tofu）是我国人民发明并喜爱的一种豆制品，在东南亚、日本、朝鲜等国家和地区也广为流传，由于营养素过剩性疾病发病率的日益增加，豆腐以其独特的营养价值在目前也受到了欧美等国人民的关注。

豆腐根据其加工方法的不同可分为南豆腐与北豆腐两种。南豆腐的原料为大豆，制成的成品含水量约为90%，质地细嫩，蛋白质含量在4.7%～7%，脂肪含量一般在1%左右，另外还含有一些碳水化合物。北豆腐的原料一般是用提取脂肪后的大豆原料，北豆腐含水量不高，约为85%，蛋白质含量增加，一般在7%～10%，脂肪的含量明显低于南豆腐，不到1%，质地比南豆腐硬。

豆腐在加工的过程中除去了大量的膳食纤维，各种营养素的利用率都有所增加，以蛋白质为例，整粒大豆蛋白质的消化率为65%左右，加工为豆腐后，蛋白质的消化率提高至92%～96%。此外，钙、铁、锌等矿物质的消化率也有所提高。

## 2. 豆浆

豆浆（soybean milk）也是我国人民常饮的一种豆制品，含蛋白质为2.5%～5%，主要与原料使用的量和加水量有关；脂肪含量不高，为0.5%～2.5%；碳水化合物的含量在1.5%～3.7%。豆浆的这种营养素种类与含量比较适合于老年人及高脂血症的患者饮用，因为豆浆中的脂肪含量低，可以避免牛奶中高含量的饱和脂肪酸对老年人及心血管疾病患者产生不利影响。

## 3. 豆腐干

与豆腐相比，豆腐干（dried bean curd）中水分的含量明显降低，只有65%～78%，因而各种营养素的含量都有所增加；千张又称百叶，水分含量更低，蛋白质的含量可达到20%～35%，其他的各种营养素含量都有不同的增加。

## 4. 发酵豆制品

发酵豆制品包括豆豉、豆瓣酱、豆腐乳、臭豆腐等。大豆经过发酵工艺后，蛋白质部分分解，较易消化吸收，某些营养素的含量增加，特别是维生素 $B_2$，由于微生物在发酵过程中可以合成，因而以湖南豆豉为例，每 100g 中维生素 $B_2$ 的含量约为 0.61mg，明显高于其他豆制品。

**5. 豆芽**

大豆与绿豆都可以制作豆芽（bean sprout）。豆芽除含有豆类的营养素外，其显著的特点是豆类在发芽的过程中能产生维生素 C，虽然其含量受发芽情况的影响而有很大的不同，但在一些特殊气候与环境条件下，却是一种良好的维生素 C 的来源。

### 三、蔬菜、水果及制品的营养价值

蔬菜和水果是人们日常生活中的重要食品，它们在营养素的组成与含量上有一定的共性，都含有很多的水分，蛋白质、脂肪的含量很低，碳水化合物的含量因品种而异，而一些无机盐、维生素，特别是水溶性维生素的含量很丰富，同时还是人体膳食纤维的非常重要的来源。蔬菜与水果还含有一些非营养素的物质，如一些色素、有机酸、芳香物质等，赋予蔬菜与水果良好的感官性质，对增加食欲、促进消化与吸收有着重要的意义。

#### （一）蔬菜的营养价值

蔬菜的品种很多，按其食用的部位和营养素的组成分布，可分为鲜豆类、根茎类、嫩茎、叶、苔、花、瓜、茄果等。各个品种间的营养素组成和营养价值有比较大的差别。

**1. 碳水化合物**

蔬菜中所含的碳水化合物包括淀粉、糖、纤维素和果胶。根茎类蔬菜中含有比较多的淀粉，如马铃薯、山药、慈姑、藕、红薯等，碳水化合物的含量可达到 10%~25%，薯类在一些地区人们的膳食中占有一定的比例，成为人体能量的重要来源之一；而一般蔬菜中淀粉的含量只有 2%~3%；一些有甜味的蔬菜含有少量的糖，如胡萝卜、番茄、甜薯等。

蔬菜是人体膳食纤维（纤维素、半纤维素、果胶）的重要来源。叶类和茎类的蔬菜中含有比较多的纤维素（cellulose）与半纤维素（hemicellulose），而南瓜、胡萝卜、番茄等则含有一定量的果胶（pectin）。

**2. 无机盐**

蔬菜中含有人体需要的一些无机盐，特别是钠、钾、钙、镁、铁、磷、氟等，不但可以补充人体的需要，对机体的酸碱平衡也起很重要的作用。蔬菜中还含有一定量的微量元素，如铜、锌、碘、钼等。其中含常量元素钙比较多的蔬菜主要有豇豆、菠菜、雍菜、冬苋菜、芫荽、马铃薯、苜蓿、芹菜、韭菜、嫩豌豆等；含铁量比较高的蔬菜主要有黄花菜、荠菜、芹菜、芫荽、荸荠、小白菜等绿叶蔬菜；含钠比较多的蔬菜主要有芹菜、马兰头、鲜榨菜、茼蒿等；含钾比较多的蔬菜主要有鲜豆类蔬菜、辣椒、鲜榨菜、蘑菇、香菇等；含铜比较多的蔬菜有芋头、菠菜、茄子、茴香、荠菜、葱、大白菜等；含锌相对比较多的蔬菜有大白菜、萝卜、茄子、南瓜、马铃薯等。

虽然大多数蔬菜中含有比较多的无机盐和微量元素，却由于这些蔬菜中也含有很高的草酸及膳食纤维，影响了无机盐特别是一些微量元素的消化吸收，如铁、锌等的消化吸收，因此其营养价值不高。草酸含量高的蔬菜主要有菠菜、牛皮菜、雍菜、鲜竹笋、洋葱等。

### 3. 维生素

蔬菜中含有丰富的维生素，其中最重要的是维生素C、胡萝卜素等。维生素A和维生素D在蔬菜中的含量不高。维生素C主要分布在代谢旺盛的叶、花、茎等组织器官中，与叶绿素的分布相平行，以青椒、菜花、雪里蕻等含量为高，以100g可食部的蔬菜为例，红辣椒为144mg、柿子椒为72mg、苦瓜为56mg、菜花为61mg、雪里蕻为52mg、油菜为36mg、水萝卜为45mg等。与叶菜类相比，大多数瓜类和根茎类蔬菜中的维生素C含量并不高，如黄瓜为9mg、番茄为19mg、冬瓜为18mg。但由于黄瓜、番茄等可以生食，不会因烹饪过程而破坏维生素C，因而其利用率比较高。

胡萝卜素与蔬菜中其他色素共存，凡绿色、红色、橙色、紫色蔬菜中都含有胡萝卜素，深色的叶类蔬菜中胡萝卜素的含量尤其高，而淡色蔬菜中胡萝卜素的含量相对比较低。

蔬菜中含有黄酮类物质，其中生物类黄酮（bioflavonoid）属于类维生素物质，与维生素C有相类似的作用，具有抗氧化作用，能保护蔬菜中的维生素C免受破坏，维生素E、视黄醇等也有抗氧化作用。生物类黄酮在青椒、甘蓝、大蒜、洋葱、番茄中的含量丰富。

### 4. 蛋白质、脂肪

蔬菜中除鲜豆类外，蛋白质的含量很低，为1%～3%，而且氨基酸的组成不符合人体的需要，因此，不是人体食物蛋白质的主要来源；脂肪的含量更低，除鲜豆外，一般不超过1%～2%。

### 5. 芳香物质、色素及酶类

蔬菜中含有多种芳香物质，其油状挥发性化合物称为精油，主要成分为醇、酯、醛、酮、烃等，有些芳香物质是以糖或氨基酸状态存在的，需要经过酶的作用，分解成精油（如蒜油）。芳香物质赋予食物香味，能刺激食欲，有利于人体的消化吸收。

蔬菜中含有许多种色素，如胡萝卜素、叶绿素、花青素、番茄红素等，使得蔬菜的色泽五彩缤纷，对人体的食欲具有一定的调节作用，在烹饪过程中还可用于配菜。

另外，一些蔬菜中还含有酶类、杀菌物质和一些具有特殊功能的物质。例如，萝卜中含有淀粉酶，生食萝卜能助消化；大蒜中含有植物杀菌素和含硫的香精油，生食大蒜可以预防肠道传染病，并有刺激食欲的作用；大蒜和洋葱能降低胆固醇；苦瓜有降低血糖的作用。

## （二）水果的营养价值

水果的营养价值与蔬菜有许多相似之处，但也有许多特点。

### 1. 碳水化合物

水果中的碳水化合物以糖、淀粉为主，纤维素和果胶的含量也很高。但水果的品种很多，不同品种的水果中碳水化合物的种类和含量有一定的区别。

苹果、梨等仁果类水果的碳水化合物以单糖为主，因而口感比较甜，葡萄糖和蔗糖的含量相对比较少；浆果类水果如葡萄、草莓、猕猴桃等以葡萄糖和果糖为主；桃、杏等核果类水果以及柑橘类水果蔗糖的含量比较高。由于单糖和双糖的甜味不同，因而水果中单糖和双糖的含量和比例直接影响到水果的甜度以及风味，使水果各具特色。

未成熟的水果中含有一定量的淀粉，随着水果的成熟，淀粉逐步转化为单糖或双糖。例如，香蕉未成熟时淀粉的含量为26%，成熟的香蕉淀粉含量只有1%，而糖的含量则从1%上升到20%。因此，水果的风味与成熟度有一定的关系。

水果中的膳食纤维主要以果胶类物质为主，是由原果胶、果胶和果酸组成。山楂、苹果、柑橘含果胶类物质比较多，具有很强的凝胶性，加适量的糖和酸就可以加工制成果冻和果浆、果酱产品。

**2. 维生素**

水果中含有丰富的维生素，特别是维生素C，在鲜枣中的含量特别高，食部每100g可达到243mg；其他水果如山楂、柑橘中含量也比较高；但水果中维生素C的含量也并非都很高，仁果类水果中的含量就不高，苹果、梨、桃、李、杏等水果中的含量并不很高，详见表3-3-4。

表3-3-4 不同水果中维生素C和胡萝卜素的含量 （单位：以每100g可食部计）

| 食物名称 | 胡萝卜素/μg | 维生素C/mg | 食物名称 | 胡萝卜素/μg | 维生素C/mg |
| --- | --- | --- | --- | --- | --- |
| 红富士苹果 | 60 | 2 | 枣（鲜） | 240 | 243 |
| 莱阳梨 | — | 3 | 枣 | 10 | 14 |
| 酸梨 | — | 14 | 酸枣 | — | 900 |
| 蜜桃 | 10 | 4 | 红玫瑰葡萄 | — | 25 |
| 黄桃 | 90 | 9 | 紫葡萄 | 60 | 3 |
| 李子 | 150 | 5 | 沙棘 | 3840 | 204 |
| 杏 | 450 | 4 | 草莓 | 30 | 47 |
| 芦柑 | 520 | 19 | 菠萝 | 20 | 18 |
| 蜜橘 | 1660 | 19 | 椰子 | — | 6 |
| 柠檬 | — | 22 | 白兰瓜 | 40 | 17 |
| 哈密瓜 | 920 | 12 | 西瓜 | 450 | 6 |

注："—"表示未检出

水果特别是枣类中含有比较多的生物类黄酮，对维生素C具有保护作用，这也是枣类中维生素C含量高的一个重要因素。

黄色的水果中胡萝卜素的含量很高，如芒果、杏、枇杷中胡萝卜素的含量分别可达3800μg、450μg、1500μg。

此外，水果中也含有丰富的无机盐，特别是钙、钾、钠、镁、铜等，属于理想的碱性食物。

**3. 色素与有机酸**

富含色素（pigment）是水果的一大特色，色素赋予水果各种不同的颜色。使水果呈紫红色的色素是花青素，是水果中的重要色素，这种色素能溶解于水，在果皮中的含量高，果肉中也含有一定的量。花青素的化学性质比较活泼，对光、热敏感，加热可被破坏，在酸性环境中稳定，遇碱成紫蓝色，而遇铁、铝则成为灰紫色。使水果呈黄色的色素主要是胡萝卜素，其中β-胡萝卜素可部分转化为对人体具有生理活性的视黄醇。一些研究表明，水果的许多色素成分对人体具有一定的生理功能，如抗氧化的功能等。

水果中酸味与富含有机酸（organic acid）有关，主要的有机酸有苹果酸、柠檬酸、酒石酸等，此外还含有微量的琥珀酸、苯甲酸、醋酸等。柑橘类、浆果类水果中柠檬酸的含量最多，常常与苹果酸共存；仁果类水果中苹果酸的含量最高；葡萄中含有酒石酸；而琥珀酸、延胡索酸有明显的涩味，主要存在于未成熟的水果中，特别是葡萄、柿子、香蕉中。

由于有丰富的有机酸的存在，水果多具有酸味，具有增加食欲的作用，同时还具有保护维生素 C 的作用。

### （三）野菜、野果的营养价值

我国蕴藏着十分丰富的野菜、野果资源，亟待开发利用，因为野菜、野果中含有十分丰富的胡萝卜素、维生素 C、有机酸与生物类黄酮，下面介绍几种重要的野菜和野果。

苜蓿，又名草头、金花菜，胡萝卜素的含量十分丰富，每 100g 中约含有 5490μg，维生素 C 的含量可达 102.0mg；蛋白质含量可达 5.0g，高于其他人工培植的蔬菜。

苦苣菜，又名苦菜，胡萝卜素的含量更高，可达 54 330μg；钙的含量也很高，每 100g 中钙为 230mg。

沙棘又名醋柳，果实含油脂 6.8%，种子含脂肪 12%，同时含有比较多的维生素 C，β-胡萝卜素和维生素 E 的含量也比较高。

金樱子又名野蔷薇果，盛产于山区，每 100g 含维生素 C 1500～3700mg。

猕猴桃过去为野生水果，现已人工培植成功。野生猕猴桃每 100g 含维生素 C 可达 700～1300mg，最高可达到 2000mg，并含有生物类黄酮和其他未知的还原物质。但人工培植的猕猴桃维生素 C 的含量有所下降。

番石榴也含有丰富的维生素 C，同时还含有胡萝卜素和维生素 $B_2$。

### ❖ 对问题的解答

**问题解答 1**：如何正确看待豆类中的抗营养因子？

豆类中含有一些抗营养因素和过敏物质，如蛋白酶抑制剂、植物血凝素、植酸和抗维生素等。

（1）胰蛋白酶抑制剂。大豆所含的胰蛋白酶抑制剂能抑制胃蛋白酶对蛋白质的分解作用，使大豆蛋白不能完全分解成氨基酸。胰蛋白酶抑制剂是一类具有蛋白质性质的物质，可以通过加热钝化。食用干炒大豆时，因加工时加热时间短、又不易嚼碎，大豆细胞壁和胰蛋白酶抑制素很少被破坏，因此消化率仅为 50%；煮熟的大豆消化率为 65%；制成豆浆后，由于经过磨细、过滤、加热等加工过程，细胞壁和胰蛋白酶抑制素破坏得比较彻底，消化率可达 85%。

（2）植物血凝素。豆类含有能使红细胞凝集的物质，对人体有害，食后轻者恶心、呕吐，重者会引起死亡。在常压下蒸汽处理 1h，或高压（98kPa）下蒸汽处理 15min，可使其失活。

（3）植酸。豆类与谷类一样也含有植酸，能与钙、锌、镁等元素螯合，影响利用。大豆发芽后，豆芽中植酸酶活性大大升高，植酸被分解，游离的氨基酸、维生素 C 则有所增加，原来被螯合的元素释放出来，变成可被人体利用的物质，大豆制成豆浆和豆腐，同样也提高了豆类食品中矿物质的利用率。

这些物质在加热处理之后被破坏、失活。因此，豆类不可生食，必须彻底煮熟。豆类中还含有较多的低聚糖类物质，它们不能被人体所吸收，在肠道内被微生物发酵产气，使人感到腹胀，曾被称为"胀气因子"。近年来认为，豆类中所含低聚糖类物质不会对健康造成严重影响，而且是肠内有益菌双歧杆菌的生长促进因子。

**问题解答 2**：牛奶和豆浆的营养价值比较。

豆浆是由大豆加工制成的，富含植物蛋白、维生素等人体必需的多种营养成分。

豆浆蛋白质中的氨基酸组成与牛奶相近，而胆固醇含量比牛奶低，并含有不饱和脂肪酸，这说明豆浆的营养并不比牛奶差。其铁的含量还超过鲜乳的很多倍。豆浆中的维生素 E 和维生素 K 较牛奶高。豆浆中脂肪含量和糖含量比鲜奶低。鲜奶中的维生素 $B_2$、维生素 A、维生素 D 和钙含量比豆浆高。鲜奶中的维生素 $B_{12}$ 豆浆中却不含有。总体上看，豆浆和鲜奶的营养是各有所长。

**问题解答 3**：水果和蔬菜可否相互取代？

新鲜蔬菜和水果已被公认为是最佳的防癌食物。世界癌症研究基金会和美国癌症研究所总结世界各国的研究材料，认为有充分证据表明蔬菜和水果能降低口腔、咽、食管、肺、结肠、直肠癌的危险性，对预防其他癌症也有一定的功效。蔬菜和水果的防癌作用与它们所含的植物化学物质有一定关系，这些物质能使细胞免受损伤，促进其修复，减少突变。另外，蔬菜、水果富含膳食纤维，能缩短食物残渣在肠道的通过时间，并可与潜在致癌物、次级胆汁酸、短链脂肪酸结合，促进其排出。

尽管蔬菜和水果在营养成分和健康效应方面有很多相似之处，但它们毕竟是两类不同的食物，其营养价值各有特点。一般来说，蔬菜品种远远多于水果，而且多数蔬菜（特别是深色蔬菜）的维生素、矿物质、膳食纤维和植物化学物质含量高于水果，故水果不能代替蔬菜。水果中的碳水化合物、有机酸和芳香物质比新鲜蔬菜要多，水果一般食用前不需加热，其营养成分不受烹调因素的影响，故蔬菜也不能代替水果。

## 第四节　常见调味品的营养价值

❖ **教学目标**：了解人类饮食生活中常见调味品的营养价值，学会理论联系实际进行相关营养咨询，并领悟作为教师如何设计相关教学内容。

**（一）知识教学目标**

1. 熟悉常见调味品的营养特点。
2. 掌握常见调味品营养价值的评价方法。

**（二）能力培养目标**

1. 掌握根据调味品的营养特点加以合理应用的能力。
2. 掌握应用烹饪原料营养知识解决实际生活中相关问题的能力。
3. 通过具体案例学会理论联系实际设计教学内容。

一、酒类的营养价值

酒的种类很多，其中乙醇的含量和其他营养素的组成各不相同，根据工艺过程的不同，可分为发酵酒、蒸馏酒和露酒。下面介绍几种常见的酒。

1）发酵酒（bee wine）　以啤酒为代表，啤酒是世界上饮用最为广泛、消费量最高的酒。还有具有中国特色的黄酒、江米酒等。发酵酒除含有乙醇外，还含有果糖、葡萄糖、麦芽糖和糊精，另外还含有多种维生素、钙、磷、钾、镁、锌等营养素。发酵酒中一定含量的氨基酸、脂肪酸及醇、醛、酮、醋成分使它们具有特殊的风味。

葡萄酒主要成分为乙醇、糖、有机酸、挥发酯、多酚，还含有丰富的氨基酸、多种维生素、钾、钙、镁、锌、铜、铁等元素，葡萄酒的香味来自丙醇、异丁醇、异戊醇、乳酸乙酯等。

黄酒（rice wine）是中国最古老的饮料酒。黄酒中含有糖类、糊精、有机酸、高级醇及多种维生素，还有大量的含氮化合物，氨基酸的含量也居各种酿造酒之首。黄酒的种类也很多，其营养素的组成有一定的区别。

2）蒸馏酒（distilled liquors）　蒸馏酒的品种也很多，其成分以乙醇为主要成分，含量在20%～60%，但人体对乙醇的利用率并不高。白酒的香味成分非常复杂，有醇、酯、醛及乳酸乙酯、乙酸乙酯、丁酸乙酯等。

3）露酒（liqueur）　露酒主要有苹果酒、马提尼酒、威士忌等。

## 二、食用油脂的营养价值

食用油脂按其来源可分为植物油和动物脂肪两类。植物油来自植物的种子，经加工而成，因而种类比较多，有豆油、花生油、菜籽油、麻油、棉籽油、核桃油、玉米油、米糠油、棕榈油等；动物油主要来自动物的体脂、乳脂及鱼类脂肪。

市场上出售的食用油脂的主要营养素主要为脂类，包括三酰甘油、磷脂、胆固醇等，其中三酰甘油占有很大的比例。

**1. 三酰甘油**

三酰甘油（triglyceride）是油脂中的最主要的营养素，经过精制的油脂，三酰甘油的含量可达到98%以上，因而油脂是能量密度最高的一种原料。但由于来源不同，组成三酰甘油的脂肪酸在碳链的长短、脂肪酸的饱和程度及必需脂肪酸的含量等方面有很大的区别。

1）脂肪酸的饱和程度　动物脂肪脂肪酸的饱和程度比较高，特别是含有16～22个碳原子的饱和脂肪酸为多，其中以棕榈酸（又称软脂酸，C16:0）和硬脂酸（C18:0）的含量更多；但是在动物油脂中，鱼油是个例外，不饱和脂肪酸的含量比较高。

植物油中的脂肪酸则以不饱和脂肪酸的含量为多。例如，麻油中不饱和脂肪酸的含量可达到78%，豆油中不饱和脂肪酸的含量为86%以上，向日葵油的含量也高达87%左右，而黄油、牛油、猪油等动物性脂肪中不饱和脂肪酸的含量一般在30%～53%。

脂肪酸的不饱和程度及它在不同油脂中的含量直接影响到油脂的熔点：不饱和脂肪酸含量越高，脂肪的熔点越低；饱和脂肪酸越高，则脂肪的熔点越高。脂肪的熔点又与消化吸收率有直接的关系：熔点低于体温的油脂消化吸收率可达到97%～98%，植物油脂的熔点一般都低于体温；高于体温的油脂其消化吸收率约为90%，动物脂肪多属于这一类；少数的动物脂肪由于生长环境的特殊性，脂肪的熔点高于人体体温，因而人体对其消化率很低。

2）必需脂肪酸　必需脂肪酸（essential fatty acid）是人体必需的，但不能自身合成，必须通过食物供给的一种不饱和脂肪酸。在人体，必需脂肪酸为亚油酸，即十八碳二烯酸（C18:2）和 α- 亚麻酸，即十八碳三烯酸（C18:3）。必需脂肪酸在脂肪中的分布有很大的差别，以植物油中的含量最高，远远高于动物脂肪的含量；在植物油中，棉籽油、豆油、玉米胚芽油中的含量高于其他植物油；动物脂肪中禽类脂肪必需脂肪酸的含量高于畜类脂肪；而畜类脂肪中，猪油中必需脂肪酸的含量又高于牛油和羊油。以亚油酸为例，在各种脂肪中的含量详见表 3-4-1。

表 3-4-1　常见食用油的亚油酸含量　　　　　　　　（单位：占脂肪总量的比例，%）

| 食用油脂 | 亚油酸含量 | 食用油脂 | 亚油酸含量 | 食用油脂 | 亚油酸含量 |
| --- | --- | --- | --- | --- | --- |
| 棉籽油 | 55.6 | 菜籽油 | 14.2 | 羊油 | 2.0 |
| 豆油 | 52.2 | 茶籽油 | 7.4 | 鸡油 | 24.7 |
| 玉米胚芽油 | 47.8 | 猪油 | 6.3 | 鸭油 | 19.5 |
| 麻油 | 43.7 | 牛油 | 3.9 | 黄油 | 3.6 |
| 米糠油 | 34.0 | 花生油 | 37.6 | | |

**2. 磷脂**

许多植物油中含有一定的磷脂（phospholipid），以大豆的含量最高，其他植物油，如胚芽油、米糠油中的含量也比较高，但植物油经过精制后，磷脂的含量就会明显下降。

**3. 固醇**

油脂中含有一定量的固醇（sterol），动物油脂中以胆固醇为主，以 100g 可食部计，其中牛油中胆固醇的含量为 135mg，鸭油的胆固醇含量为 83mg，羊油为 107mg，猪油为 93mg。而植物油中则以植物固醇为主，植物油的精制程度会影响到植物固醇的含量。

**4. 维生素**

油脂中维生素（vitamin）含量的高低也是评价油脂营养价值的一项重要指标。一般情况下，动物的储存脂肪中几乎不含有脂溶性维生素，维生素 A 和维生素 D 只存在于动物的肝脏和奶油中，而植物油中则含有丰富的维生素 E（表 3-4-2）。

表 3-4-2　几种植物油中维生素 E 的含量　　　　　　（单位：以每 100g 可食部计）

| 油脂名称 | 维生素 E（总量）/mg | 异构体比例 /% | | |
| --- | --- | --- | --- | --- |
| | | α | β | γ |
| 米糠油 | 91.0～168.0 | 60.0～63.8 | 20.3～36.2 | 0～10.7 |
| 大豆油 | 54.4～118.0 | 6.0～13.5 | 57.8～65.7 | 24.2～36.2 |
| 棉籽油 | 78.5～86.0 | 47.3～62.4 | 37.6～42.0 | 0～10.4 |
| 菜籽油 | 56.0～67.3 | 27.0～35.3 | 63.0～73.0 | — |
| 花生油 | 19.5～24.0 | 15.5～38.2 | 41.2～64.5 | 20.0～20.6 |
| 玉米胚芽油 | 57.7～91.0 | 11.0～19.4 | 79.8～89.0 | 0.8～3.9 |

注："—"表示未检出。

## 三、常用调味品的营养价值

中国烹饪使用的调味品种类很多，这里介绍最常用的几种。

### 1. 酱油和酱

酱油（soy sauce）和酱（sauce）是以小麦、大豆及其制品为主要原料，接种曲霉菌种，经发酵酿制而成。酱油及酱的营养素种类和含量与其原料有很大的关系，以大豆为原料制作的酱油和酱，蛋白质的含量比较高，可达3%～10%；以小麦为原料的甜面酱蛋白质的含量只有2%；若在制作过程中加入了芝麻等蛋白质含量高的原料，则蛋白质的含量可达到20%以上。脂肪和碳水化合物的含量也有这样的分布规律。

酱油及酱中也含有一些维生素与无机盐，但由于本身使用的量占膳食的比例不高，对人体营养素供给量的影响不大。但若进行了一些特殊营养素的强化，则可成为人体营养素的一个来源。我国已在酱油中进行铁的强化，可以作为人体铁的一个重要补充和来源。

### 2. 醋

醋（vinegar）是一种常用的调味品，与酱油相比，醋中蛋白质、脂肪和碳水化合物的含量都不高，但却含有丰富的钙和铁。

### 3. 味精

味精是一种常用的增加鲜味的调味品。味精中主要的呈鲜成分是谷氨酸；目前市场上还有一些其他品种的鲜味剂，如鸡精、鸡粉等，因此配方的不同，其营养素的种类和含量也有一定的差异。

### 4. 芡粉

芡粉（cornstarch）是一种烹饪过程中常用的辅料。其主要成分为碳水化合物（占85%～86%），蛋白质和脂肪的含量很少，有些产品中几乎检测不出，其他的各种营养素的含量都比较少。

## 第五节 烹饪过程营养素变化

❖ **教学目标**：熟悉烹调对营养素理化性质改变的一般规律，理解不同烹调方法对烹饪原料营养价值的影响，采取合理方法尽量减少营养素的破坏与损失。

（一）知识教学目标
1. 熟悉烹调对营养素理化性质改变的一般规律。
2. 掌握原料贮藏与烹调加工对原料营养价值影响的途径和影响因素。
3. 理解不同烹调方法对烹饪原料营养价值的影响。

（二）能力培养目标
1. 依据营养素理化性质改变的一般规律，掌握提高烹饪原料营养素吸收的能力。
2. 考虑不同烹调方法对烹饪原料营养价值的影响，做到尽量减少营养素的破坏和损失。
3. 通过具体案例学会理论联系实际设计教学内容。

❖ **问题导入**：
如何理解烹饪与食品加工的利与弊？

烹饪的发明，是人类进化的一个里程碑。人类懂得烹饪以后，结束了茹毛饮血、生吞活嚼的野蛮生活方式，在摄食维持生存这一主要生活方式上显著区别于动物，并逐渐懂得了吃鱼类等水产品，扩大了食物范围。烹而后食，不仅可以杀菌消毒，保障健康，而且大大提高了食物的消化吸收率，改善人体的营养状况，为人类体力和智力的进一步发展创造了有利的条件。

经烹饪加工后食物的色香味形的变化还可改变就餐者的食欲，间接影响人体对营养素的消化和吸收。因此，从现代营养科学的角度分析研究传统的烹饪工艺对烹饪原料营养价值变化和影响因素，推广合理的烹饪加工方法，具有十分重要的意义。

## 一、烹饪过程中原料营养素的损失

### （一）烹饪加工过程中导致营养素损失的途径

烹饪可以使食物产生令人愉快的味道，外观更加诱人，从而引起人们旺盛的食欲。但是，由于食物的种类不同，在烹饪过程中所采用的方法也有一定的差异。例如，火候的强弱、时间的长短、调味的多少，以及挂糊、勾芡等，从而使烹制的食物各具独特的色、香、味、形。但与此同时，食物中各种营养素的组成和含量也会因烹饪过程中理化因素的影响产生不同程度的破坏损失。就一般的烹调方法而言，食物中维生素最易损失，各种无机盐次之，蛋白质、脂肪和碳水化合物在通常情况下损失较少。

**1. 流失**

在某些物理因素，如日光、盐渍、淘洗等作用下，食物可失去其完整性，营养素也会通过蒸发、渗出或溶解于水中而被抛弃，致使营养素的丢失。

1）蒸发　　主要是通过日晒或热空气的作用，使食物中的水分蒸发、脂肪外溢而干枯。环境温度越高，提供的汽化热就越多，水分蒸发就越快。烹饪原料在烹、炸、煎、炒、爆的过程中，原料中的水吸收大量的热能会以沸腾的形式迅速汽化，使原料失水。在此过程中，维生素C损失较大，食物的鲜味也受到一定的影响。

2）渗出　　食物的完整性受到损伤，或人工加入食盐，改变了食物内部渗透压，使其水分渗出，某些营养物质也随之外溢，从而使营养素如维生素、无机盐等受到不同程度损失。由于细胞内外溶液的浓度不同，如肉、鱼、蔬菜细胞内溶液的盐浓度低于外界盐液的浓度时，水就从细胞内低浓度溶液通过细胞膜向细胞外高浓度溶液渗透。动植物体的细胞不仅能让水分子从细胞膜渗透过去，而且还能让部分无机盐和非离子化有机小分子通过。尤其在死亡的细胞中，由于细胞膜的渗透性增强，无机盐的进出比较容易。

低温冷冻，会使某些原料冻坏、变软甚至溃烂崩解。

3）溶解　　食物原料在进行初加工、调配烹制过程时，不恰当的切洗、搓洗、漂洗、涨发等，使水溶性营养素如水溶性的蛋白质、维生素和无机盐等易溶解于水中或汤汁中而造成丢失。例如，做米饭时经淘洗维生素可损失30%~40%，无机盐损失约25%，蛋白质约损失10%，碳水化合物约损失2%，一般搓洗次数越多，淘米前后浸泡的时间越长、淘米用水温度越高，各种营养素损失也就越多。不合理的洗菜方法也可使这些营养素过多的损失，蔬菜先切后洗，一些水溶性的物质如维生素和无机盐可通过刀的切口溶解到洗菜的水里而损失掉，菜切得越碎，冲洗或揉洗的次数越多，用水浸泡的时间越长，营养素的损失就越多。另外，涨发干货原料或漂洗肉食原料也同样如此，用水浸泡的时间越长，用水量越多，水溶性营养素丢失也就越多。

煮、煨、炖等烹调方法以水传热，在烹调时原料中的一些水溶性营养素会逐渐溶出受热分解而损失。如果用水量过多,则因加热时间延长和营养素溶出量增多会增大其热分解的损失,如果汤水不被食用则损失更大。所以,米汤、面汤和菜汤应尽量加以利用。

**2. 破坏**

食物中营养素的破坏,是指因受物理、化学或生物因素的作用,营养素分解、氧化等,失去了对人体的生理功能。引起营养素破坏的原因很多,食物的保管不善或加工方法不当;霉变、腐烂、生芽;烹调时的高温、加碱;煮沸时间过长及菜肴烹制后放置不及时食用等,都可使营养素受到破坏。

1)高温作用　　高温环境烹调时,如油炸、油煎、熏烤或长时间炖煮等,原料受热面积大、时间较长,某些营养素破坏损失程度增大。所以严格掌握火候是合理烹调的重要原则。据研究表明高温短时间加热比低温长时间加热时营养素损失少。例如,将猪肉切成丝用旺火急炒,维生素 $B_1$ 损失约 13%,维生素 $B_1$ 损失约 21%;将猪肉切块用小火慢慢炖熟,因加热时间延长,维生素 $B_1$ 可损失 65%,维生素 $B_2$ 损失 41%。

2)氧化与光照　　有些营养素特别是维生素 C,遇到空气容易被氧化分解而损失。原料切碎(片、条、丝、丁)放置时,营养素通过刀的切口与空气中的氧接触的机会增多,氧化而破坏的程度也增高。如果烹调后不及时食用,放置过久也能增大氧化损失。据实验表明,将黄瓜切成薄片,放置 1h,维生素 C 就损失 33%～35%;放置 3h 损失 41%～49%,如果保温存放则营养素损失更大。

许多维生素如 B 族维生素、维生素 C 和脂溶性维生素对光敏感,受日光直接照射时会发生破坏损失。在室内光线的条件下也会慢慢地受到破坏,其破坏的程度决定于光波的种类及照射的时间与面积。如脂肪在日光照射下会加速其酸败过程;有些原料在日光照射下则引起退色、变色,营养素受损或滋味变坏,所以烹饪原料应避光储存于低温或阴凉处。

3)化学因素　　大部分维生素在碱性条件下不稳定,制作某些食物加碱能造成维生素 C 及部分 B 族维生素大量损失。例如,煮稀饭、煮豆子时加碱,维生素 $B_1$ 可损失 75%;炸油条时加碱和高温油炸,维生素 $B_1$ 可被全部破坏,维生素 $B_2$ 被破坏 50% 左右。

有些原料中含有的一些抗营养因子,若配菜不当,将含鞣酸、草酸、植酸多的原料与含蛋白质、钙类高的原料一起烹制或同食,则可形成鞣酸蛋白、草酸钙、植酸钙等不能被人体吸收的物质,而减低了食物的营养价值。另外某些金属离子可加速维生素的破坏,如铜离子、铁离子可加速维生素 C 的破坏。

4)生物因素　　主要是指微生物(如霉菌、某些细菌和酵母菌)和原料中一些酶对营养素的分解、破坏作用。微生物污染原料后,利用原料中的各种营养素生长、繁殖,使原料的营养素含量下降,同时还可产生有毒的代谢产物,造成原料的商业价值和食用价值都下降或完全丧失。这些微生物的活动性与温度、湿度、酸碱度有很大关系。霉菌的活动性较强,喜湿热环境,原料受潮后常会发生霉变;细菌侵入烹饪原料则会引起腐败变质。例如,牛奶污染了乳酸杆菌及其他杂菌后,可使牛奶变酸而不能食用;马铃薯等蔬菜因温度过高使呼吸旺盛而引起发芽等,都可造成食物食用价值的降低。

有些蔬菜中含有抗坏血酸氧化酶,当蔬菜被采摘存放时,特别是经过切碎放置,这些氧化酶会促使维生素 C 氧化破坏。少数鱼体中含有硫胺素酶,当鱼死后若不及时烹制,硫胺素酶可使维生素 $B_1$ 发生分解而受损失。

### (二)烹饪方法对营养素损失的影响

中国烹饪方法林林总总、千变万化,是数千年中华厨艺的结晶。不同的方法可制出不同的菜肴,而原料中的营养素种类和数量在此过程中也会发生一系列的变化,使烹调后的菜肴与原料的营养价值产生一定的差异。

**1. 炸**

炸是旺火加热,以大量食油为传热介质的烹调方法,油温较高,原料挂糊与否及油温高低可使炸制品获得多种不同的质感。如果原料初步处理后不经挂糊就投入油锅,在炸制过程中原料的水分由于吸收大量的汽化热而迅速汽化,成品具有酥、脆、稍硬的特点,如干炸鱼、炸麻花。在此过程中,所有营养素都有不同程度的损失,蛋白质因高温炸焦而严重变性,脂肪也因炸发生一系列反应,使营养价值降低,对于蔬菜来说,油炸要比沸煮损失的维生素多一些,炸熟的肉会损失B族维生素。

如果原料初步处理后经挂糊或上浆,再下油锅,糊、浆在热油中很快形成一层脆性的保护层,使原料不与热油直接接触,原料中的蛋白质、维生素损失减少,同时防止了内部水的汽化,而原料所含的汁液、鲜味不容易外溢,形成外层酥脆、内部软嫩的质感,别有风味,如软炸鸡块、香酥鸭子。

**2. 炒、爆、熘**

采用炒、爆、熘制作的菜肴,都是以油为传热介质,除植物性原料外,一般事先都进行挂糊或上浆,然后用旺火热油,使菜肴速成,保持菜肴滑嫩香脆的特点。由于操作迅速,加热时间很短,水分及其他营养素不易流失,所以营养素的损失较少。有的在制作时用淀粉勾芡,使汤汁浓稠,而淀粉中含有谷胱甘肽,其中的巯基(—SH)具有保护维生素C的作用。绿叶蔬菜中含有大量的胡萝卜素,直接食用吸收率低,但用油烹制后能增加吸收率。

**3. 煎、贴**

煎、贴都是以小量油布遍锅底作为传热介质的烹调方法。一般把原料做成扁形或厚片形,两面都要先用小火煎成金黄色,制作时火力不大,不易使表面迅速吸收从锅底面传来的大量热量而使其中的水分汽化。贴菜的原料大多要经过挂糊,所以营养素损失不多。

**4. 蒸**

蒸制菜是以水蒸气为传热介质的,由于原料与水蒸气基本上处于一个密闭的环境中,原料是在饱和热蒸汽下成熟的,因此可溶性物质的损失也就比较少,但需要较长的烹调时间,故因加热而引起维生素C分解的量也就增加了。

**5. 炖、焖、煨**

炖、焖、煨均以水为传热介质,原料体积均较大,为了调味料能更好地进入原料内部,汤与菜的比例小于涮或氽,采用的火力一般都是小火或微火,烹制所需的时间比较长,因而大量可溶性物质溶解于汤中。此外,因温度较低,原料中蛋白质的变性温和,处于容易消化的状态,不溶的、坚韧的胶原蛋白在与热水的长时间接触中转变成了可溶性的白明胶。如果把炖、焖、煨熟后的汤液用来做调味剂或汤,那么就避免了迁移到烹调水中的营养素的损失,而且这种汁液保留了炖、焖、煨食物的香味。脂肪组织中的脂肪酸与其他化学成分反应,生成多种香味物质,如酯、醇等。因原料在烹调过程中受热发生变性、失水收缩现象,溶于水的无机盐随原料内部的水分一起溢出、流失。而加热时间的长短，又可影响原料中维生素的含量，其中维生素C、维生素$B_1$等最容易受到破坏而损失。

### 6. 煮与烧

煮与烧都是采用较多的汤汁作为传热介质，原料一般都要经过初步熟处理，先用大火烧开，再用小火煮熟。所以汤液中存在有相当多的水溶性物质（如维生素$B_1$、维生素C及无机盐如钙、磷等），碳水化合物及蛋白质在加热过程中部分水解，而脂肪则无显著变化。但煮沸时间的长短、煮沸前原料的处理方法对营养素的损失也有影响。

### 7. 涮与汆

涮与汆以水为传热介质，所用原料体积较小，前者加工为薄片，后者加工为片、丝、条或制成丸子。汤或水均用大火烧开，汤菜比例是汤多菜少，因此在单位时间里原料能获得较多的热量而成熟。例如，涮羊肉时，肉片在沸水中停留的时间很短，因而肉中的一些可溶性营养物质损失较少。

### 8. 烤与熏

烤制菜是利用热辐射和热空气的对流传热，把热源产生的热量传递给原料，除了微波加热外，热量传递的顺序是由表及里，因此在原料表面首先获得热量的同时，表面的水分子也获得汽化热而蒸发，导致表面失水，使原料内部和表面水分子密度不同。所以内部水分尚未传至表面，表层因蛋白质变性已形成一层薄膜，或淀粉糊化后又失水形成一层硬壳（如烤面包），这样原料中的水分就难以向外蒸发了，导致烤制品表皮水分含量低，内部水分含量高的特点。但若以柴、炭、煤或煤气为燃料的明火上直接烤原料，因火力分散，烤制时间较长，使维生素A、B族维生素及维生素C受到很大的损失，也可使脂肪受损失，另外，还会产生苯并（a）芘等致癌物质。

熏制品也有类似的特点，熏制食物的表面有适度的焦皮，具有独特的风味，但鱼、肉等经熏以后，会产生一些对人有害的物质，其中脂肪的不完全燃烧，淀粉受热的不完全分解，都可产生苯并（a）芘。特别是维生素C损失较大。

## 二、减少营养素破坏与损失的措施

### 1. 合理的初加工

各种食物原料在烹饪前都要清洗，洗涤能减少微生物，除去寄生虫卵和泥沙杂物，有利于食物的卫生。对未被霉菌污染的粮食或没有农药残留的粮食，在淘洗时，应尽量减少淘洗次数，一般为2～3次，不要用流水冲洗或用热水淘洗，不宜用力搓洗。各种副食原料如蔬菜等在改刀前清洗，不要在水中浸泡，洗的次数不宜过多，以洗去泥渣即可。这样可减少原料中某些溶于水的营养素（如水溶性维生素、无机盐、蛋白质等）因溶于水而流失。

### 2. 科学切配

各种原料应洗涤后再切配，以减少水溶性营养素的流失。原料切块要稍大，若切得过碎，则原料中易氧化的营养素损失得更多，如蔬菜切得过碎，很多细胞膜被破坏，增加了与水、空气的接触，从而加速营养素的氧化破坏。切成片、丁、丝、条、块后不要再用水冲洗，或在水中浸泡，也不应放置较长时间或切后加盐弃汁，这样可避免维生素及无机盐随水流失并减少氧气对维生素C的氧化。例如，小白菜切段炒后维生素C的损失率为31%，而切成丝炒后损失率为51%，另外，应现切现烹，现做现吃，以保护维生素少受氧化而损失。

**3. 焯水与烹饪**

有时为了除去食物原料的异味、辛辣味、苦涩味等，增加食物的色香味形或调整各种原料的烹调成熟时间，许多原料要焯水处理再烹调。操作时，一定要大火水沸，加热时间宜短，原料在沸水中打个滚就可以捞起来，这样不仅能减轻原料色泽的改变，同时可减少营养素的损失。如蔬菜中含有某些氧化酶易使维生素C氧化破坏，而此酶在60~80℃时活性最强，温度达到90℃以上则酶活性减弱或被破坏。

蔬菜经沸水烫后，虽然会损失一部分维生素，但也能除去较多的草酸，而有利于钙铁和其他无机盐在人体内的吸收。原料焯水后，不要挤去汁水，否则会使大量水溶性营养素流失。例如，白菜切后煮2min捞出，挤去汁水，可使水溶性维生素损失77%。水烫动物性原料，也需旺火沸水，原料（一般是大块原料）在投入水中时，因骤受高温，蛋白质凝固，从而保护内部营养素不致外溢。

粮食类原料在蒸煮时，因烹饪方法不同，营养素损失的多少不一。例如，捞饭（把米放在水中煮到半熟后将米捞出蒸熟，剩下的米汤大部分弃掉）是一种很不科学的烹调方法。因为米汤中含有大量的维生素、无机盐、蛋白质和碳水化合物。一般捞米饭可损失维生素$B_1$ 67%，维生素$B_2$ 50%，烟酸76%。所以应该提倡焖或煮的方法做米饭，若吃捞饭，米汤不应弃掉；熬粥时要盖上锅盖，开锅后改用小火，以免水溶性维生素和其他营养素随水蒸气挥发。

面食的种类也很多，有面条、馒头、面包、烧饼等，不同的制作方法营养素的损失差别很大。发酵面用碱量要合适，加碱过多维生素的破坏较多，同时影响外观和口味；煮饭时最好用烧开的自来水，因为生自来水含有一定数量的氯气，煮饭过程中可破坏大量的维生素$B_1$，而烧开的自来水中的氯气已挥发；面条、水饺的汤汁应设法利用，以减少营养素的损失。

**4. 上浆、挂糊和勾芡**

上浆、挂糊是将经过刀工处理的原料表面裹上一层黏性的糨糊（蛋清、淀粉），经过加热后，淀粉糊化而后胶凝，蛋清中的蛋白质受热直接胶凝，因而形成一层有一定强度的保护膜。可以改变原料的形态，保护原料中的水分和鲜味不外溢，使原料不直接和高温油接触，油也不易侵入原料内部，因间接传热，原料中的蛋白质不会过度变性，维生素不易受高温分解破坏，还可减少营养素与空气接触而被氧化，原料本身也不易因断裂、卷缩、干瘪而变形。这样烹制出来的菜肴不仅色泽好、味道鲜嫩、营养素保存多，而且易被消化吸收。

勾芡就是在菜肴即将出锅时，将已经提前调好的水淀粉淋入锅中，使菜肴中的汤汁达到一定的稠度，增加汤汁对原料的附着力。勾芡后汤汁变稠并包在菜肴原料的表面，与菜肴融合，既保护了营养素又味美可口，特别是淀粉中含有谷胱甘肽可保护维生素C。有些动物性原料如肉类等也含有谷胱甘肽，所以肉类和蔬菜在一起烹调也有同样的效果。

**5. 适当加醋、适时加盐**

很多维生素在碱性条件下易破坏损失，而在酸性环境中比较稳定。凉拌蔬菜，可适当加醋；动物性原料的菜肴，如红烧鱼、糖醋排骨，烹饪过程中也可适当加醋，促使原料中的钙游离，而易于人体的吸收。此外加醋还有利于改进菜肴的感官性状，增加风味。

食盐溶于汤汁中能使汤汁具有较高的渗透压，使细胞内水分大量渗出，原料发生皱缩、组织发紧，这样又使食盐不易渗入内部，不仅影响菜肴的外观，而且风味也欠佳。由于食盐能使蛋白质凝固脱水，对于一些富含蛋白质、肌纤维、质地较老的原料如老母鸡、鸭、鹅、牛肉、豆类等，不宜过早放盐。因为先放盐，可使原料表面蛋白质凝固，内层蛋白质吸水难，不易煮烂，这样不但延长加热时间，而且影响人体的消化吸收。然而在调制肉末肉馅时，则先加入适量的盐可使肉馅越搅黏度越大，馅料成团不散，加热后的肴馔质地松软鲜嫩。

### 6. 酵母发酵

在面团中添加发酵膨松原料，经过反应，可形成具有海绵状空洞结构的面团，成品具有蓬松柔软的特点。主要分为生物蓬松面团和化学蓬松面团两大类。

在面团中引进酵母，使之发酵蓬松的面团，称为发酵面团。面团的发酵有老酵发酵与鲜酵母发酵两种方法。在酵母发酵过程中，淀粉在淀粉酶的作用下水解成麦芽糖。酵母本身可以分泌麦芽糖酶和蔗糖酶，将麦芽糖和蔗糖水解成单糖。老酵发酵方法是中国传统的点心发酵方法。即将含有酵母的面团引入大块面团中，引发成大块发酵面团的方法。老酵发酵需加碱中和。碱与面团中杂菌产生的酸类结合，生成乳酸和碳酸，再分解为二氧化碳和水，从而既去除了酸味，又辅助发酵，使面团松发。而鲜酵母发酵，则无需加碱。化学膨松面团是将化学膨松剂引入面团，加热分解产生气体，形成多孔性状的面团。膨松剂品种较多，主要有小苏打、发酵粉以及盐、碱、矾的结合剂等。这些化学膨松剂受热分解，可产生大量的二氧化碳气体，使成品内部结构形成均匀致密的多孔，从而达到疏松的目的。在发酵过程中，由于加碱而破坏了面团中大量维生素。所以，要尽量使用优质鲜酵母发酵面团，微生物发酵面团使酵母菌大量繁殖，致B族维生素的含量增加，同时可分解面团中所含的植酸盐络合物，有利于人体对无机盐如钙、铁的吸收。

玉米中烟酸的含量较大米高，但主要为结合型，不能被吸收利用。如果加碱（小苏打等）处理，可有大量游离烟酸从结合型中释放出来被机体利用。所以，以玉米为主食的地区，在食用前，应加碱处理，以提高维生素的利用率。

### 7. 旺火急炒

旺火急炒是中国传统烹饪技艺的要求。如果烹饪原料没有设置保护层，或保护层脱落、不完整时，原料在烹制过程中，营养素的流失将随着烹制时间的延长而增多。原料表面水分的流失是因为蒸发引起的，而原料内部水分的流失则是水分子向原料外部渗透、扩散的结果。扩散是需要时间的，减慢水分的扩散速度或缩短烹制时间，均可减少原料中营养素的流失。例如，猪肉切成丝，旺火急炒，其维生素$B_1$的损失率为13%、维生素$B_2$为21%、烟酸为45%；而切成块用文火炖，则维生素$B_1$损失率为65%、维生素$B_2$为41%、烟酸为75%。据一些实验报告，叶菜类用旺火急炒的方法，可使维生素C的平均保存率达60%～70%，而胡萝卜素的保存率可达76%～90%。旺火加热能使原料迅速成熟，因成熟的速度取决于原料的蛋白质变性及其他的化学变化速度。据化学反应理论，温度每升高10℃，化学反应速度为原来的2～4倍，蛋白质在等电点附近时其变性速度可达原来的600倍，所以高温烹制可使原料迅速成熟，水分扩散时间明显缩短。对蔬菜和其他体积小、切片薄、传热快的原料，在烹饪中采用旺火急炒是减少食物营养素流失的重要手段之一。

### ❖ 对问题的解答

**问题解答：** 如何理解烹饪与食品加工的利与弊？

所有的生物体，无论是动物还是植物。都完全依赖于酶的活性而生存，生物死后，尸体又因酶的活性而腐烂，最终化为泥土。人体对于天然食物的消化吸收，需要许多不同的酶单独或联合作用，其中一些酶包含于未烹饪加工的食品中。至今为止多数人仍然认为烹饪对于食品造成的损害极小，只会消耗其中小部分营养物质，通常认为烹饪谷类食品有助于消化，因为加热会引起谷类含淀粉的细胞膜破裂，使消化液催化消化淀粉，加热既破坏天然食物的酶，也破坏酶抑制剂。

生吃食物的重要益处就是因为利用了其中的大量酶，而对食物进行烹调会破坏这些酶。阿图里·维尔塔嫩（Artturi Virtanen）教授，芬兰著名生物化学家，曾获诺贝尔化学奖，他通过实验证明，口腔在咀嚼生的食物时会分泌酶开始消化过程，研究表明胃酸并不能改变这些酶的活性，人体具有保护这些酶通过肠道的功能，从而使得食物中半数以上的酶到达结肠，从而减少可能引发结肠癌的发酵和腐化。这样也可能为酸性有益菌的形成创造条件。

澳大利亚的豪厄尔博士在他的《生理学》一书中认为，人吃烹饪食品分泌的消化酶远远多于动物吃生鲜食品分泌的消化液，造成胰脏负担过重，他认为，人类的胃主要由上下两部分构成，且各具有不同的生理功能，人类胃的上部有利用食物的酶预先消化食物的功能，新鲜食品中的酶（来自体外的外源酶）在食物消化过程中始终发挥着重要作用，进而减轻人体胰腺的负担。

通常，天然食物的酶含量与其包含的能量成一定比例，生鲜蔬菜的酶含量不高而水果的酶含量很高，在炎热的气候下，水果熟得快、烂得快，可蔬菜仅仅是枯萎和皱缩。

今天的食品工业制造了大量的色香味俱全的食品。人类开始偏爱"刺激性"食品，快餐与方便食品成瘾已成为人类健康的一大威胁。一般人对食物的信息大多来自广告，他们多半相信毫无科学根据的广告，工业食品比天然食品包装精美，易于运送及储存，经过消毒杀菌不易腐败，但营养也所剩无几，这些食品在精制过程中流失大量营养，但在广告中却宣传营养如何丰富，鼓吹它的营养价值高，即使是大学教授或医生也出于各种原因帮助做广告。广告的目的是创造财富，而不是创造健康。

## 主要参考文献与推荐阅读

葛可佑. 2004. 中国营养科学全书. 北京：人民卫生出版社

杨月欣，王光亚，潘兴昌. 2005. 中国食物成分表. 北京：北京大学医学出版社

Bowman BA, Russel RM. 2004. 现代营养学. 8版. 荫士安，汪之顼，译. 北京：化学工业出版社

Sizer FS, Whitney EN. 2004. 营养学——概念与争论. 王希成，译. 北京：清华大学出版社

# 第四章 特殊人群的营养与膳食

❖ **教学目标**：要求学生掌握不同年龄、不同生理状态下特殊人群的生理特点、营养需要、易出现的营养性疾病、合理膳食与膳食干预的知识。

**（一）知识教学目标**
1. 理解特殊人群的生理特点及营养供给特点。
2. 理解特殊人群营养干预方法。

**（二）能力培养目标**
1. 初步具备对各类特殊人群进行相关营养咨询的能力。
2. 通过具体案例学会理论联系实际设计教学内容。

与普通健康成年人相比，孕妇、产妇、乳母、婴儿、幼儿、儿童、青春期少年、老年人等人群，在生理功能、营养素的消化吸收与代谢，以及身体健康状况、易产生的营养性疾病等方面，都有很大的差异，因此不同年龄段人群营养素的需要与供给、食物的选择、食物烹调方法的选择、膳食制度的制定等都有其特殊性。

## 第一节 孕妇的营养需要与膳食干预

❖ **问题导入**：
1. 为什么孕妇会出现恶心、呕吐的妊娠反应？
2. 妊娠早期应该注意的饮食问题是什么？
3. 妊娠期食物选择应遵循的营养与安全法则是什么？

### 一、孕妇的生理特点

孕妇在妊娠期，各系统的功能会发生一系列的变化，但这种情况并非单纯的母亲的生理功能加胎儿的生理功能，而是一种适应性的改变，是生理功能的调整，与胎儿生长有着十分密切的关系。临床将妊娠过程分为3个时期：妊娠的前12周，称为早期妊娠；妊娠的第13～27周，称为中期妊娠；妊娠的第28～40周则称为晚期妊娠。

孕妇妊娠期生理功能的变化主要表现在：心脏容量比平时约增加10%；心率增加10～15次/min；心搏出量增加；妊娠32～34周血容量增加达峰值，比平时增加30%～45%；血容量明显增加，其中血浆容量增加40%～50%，而红细胞增加为18%～30%，形成血液稀释，即生理性贫血。

妊娠期骨髓中可见到红细胞中度增生，但孕妇血红蛋白常有轻度降低，除了血液稀释的缘故外，往往伴有缺铁，如补充铁剂则可得到纠正。

早期妊娠孕妇口腔中唾液分泌增多，常伴发恶心、呕吐、择食等早孕反应，一般于妊娠12周后逐渐消失；胎盘产生的大量孕激素，使胃肠道平滑肌张力减低、活动减弱、胃酸较低，胃肠蠕动减弱，故孕妇常有腹胀或便秘。

从妊娠第 8~12 周起，齿龈可出现充血、易出血，产后自然消退，这种现象可能与体内雌激素增加有关。维生素 C 缺乏时也会发生。孕妇如缺钙可出现牙齿松动。

妊娠期肾血流量增加，肾小球滤过率从早期妊娠到中期可增加 50%，持续到足月。妊娠时肾脏的这种变化，有利于代谢产物排泄，如尿素、肌肝及尿酸排出量均增多；但同时也有一些营养素被丢失，如葡萄糖、氨基酸（甘氨酸、组氨酸）等。

自妊娠起，垂体催乳素分泌量逐渐增加，到分娩前达最高峰。催乳素具有促进乳腺发育的作用，使已受雌激素与孕激素刺激的乳腺腺泡上皮进一步发育完善，为泌乳做好准备。

妊娠期肾上腺皮质激素增加。醛固酮具有保钠排钾的作用，可引起水潴留，使孕妇的血容量增加。妊娠期甲状腺功能旺盛，基础代谢率从妊娠 12 周开始逐渐增高，到足月时可增加 20%~30%。妊娠期母体体重增加，为胎儿、胎盘、羊水、子宫、乳房、血容量、水潴留和脂肪贮存增加重量的总和，为 10~12kg。妊娠 4 个月后胎儿发育较快，体重随之增加明显。晚期妊娠每周体重增加约 500g。

## 二、孕妇的营养需要

**1. 能量**

孕期能量消耗增加非常明显。主要为供胎儿、胎盘、母体组织的生长，孕期体重的增加，各种营养素特别是蛋白质、脂肪的贮存增加所需要的能量。

影响孕妇能量消耗与需要的因素很多，如胎儿的生长速度、孕前的体重、体成分、孕期体重增长数量、体脂肪的贮存量、怀孕前后活动和劳动强度等。一般以定期测定体重增加来判断能量的摄入是否合理。

2001 年由中国营养学会修订的《中国居民膳食营养素参考摄入量》建议，孕妇妊娠 4 个月后每日增加能量摄入 0.84MJ（200kcal）。

**2. 蛋白质**

整个妊娠期孕妇体内蛋白质的贮存量平均为 1kg（925g），其中一半是胎儿生长发育所需要的；另一半则是孕妇子宫、乳房、胎盘、羊水和血液中蛋白质的增长所需要。

孕期蛋白质的贮存量随孕期的不同而有所变化，在妊娠的第一个月，每日贮存量不到 0.6g，在连续的每 1/4 孕期（2 个月为 1 期）内，每日蛋白质的贮存量分别为 0.6g、1.8g、4.8g 和 6.1g。

中国营养学会修订的《中国居民膳食营养素参考摄入量》建议，孕妇的膳食蛋白质摄入量在未怀孕时供给量的基础上，早期妊娠增加 5g/d；中期妊娠增加 15g/d，晚期增加 25g/d。这个推荐量如果因为早期妊娠有严重的妊娠反应而不能实现，则在中期妊娠和晚期妊娠中应得到有效的补充。

**3. 钙**

成年妇女体内的钙总含量约为 1kg，孕期需要增加储备 30g，几乎都用于胎儿骨骼和牙齿的发育。妊娠孕妇钙的消化吸收率明显增加，至妊娠第 20 周，钙的吸收率可比平时增加 1 倍。胎儿对钙的需要量增加是孕妇钙吸收率增高的主要因素；妊娠期内分泌、血浆中维生素 D 含量的变化都会增加钙的吸收率。若膳食中钙的供给不能满足孕妇对钙的需要时，孕妇骨骼中的钙就要被溶解进入血液，导致孕妇缺钙，可产生手足抽搐、腰背酸痛等现象。因此，中国营养学会制订的钙的适宜摄入量（AI）：中期妊娠1000mg/d，晚期妊娠1200mg/d。

**4. 铁**

妊娠期铁的额外需要总量约为1000mg。孕妇对铁的消化吸收率比平时增加2~3倍；吸收的铁与一种特异性的运铁蛋白结合，转运到胎儿体内，使胎儿在出生时体内铁的储备达300mg左右，可满足婴儿在出生后4~5个月铁的需要量。这种特殊的生理机制保证了胎儿对铁的需要，即使在母亲贫血时，这种对铁的运输也照样进行。因此，孕妇膳食中铁的供给量不足，首先影响的是母亲。但如果母亲出现严重贫血，也会造成胎儿早产，或低出生体重。

铁的食物来源对消化吸收率有着十分明显的影响。我国居民膳食中铁的来源主要是植物性食物，即使在妊娠期，铁的消化吸收率也只有15%~20%，中国营养学会制订的铁的适宜摄入量（AI）：中期妊娠25mg/d，晚期妊娠35mg/d。同时要选择动物性食物中的铁作为膳食来源。

**5. 锌**

妊娠期储存在母亲和胎儿体内的锌约有100mg，其中60mg被胎儿利用。与铁一样，孕妇血液中锌的转运是一种主动转运的过程，以保证胎儿对锌的需要。中国营养学会建议孕妇锌的适宜摄入量（AI）为16.5mg/d。

**6. 碘**

碘是合成甲状腺激素所必需的营养素，而甲状腺激素对蛋白质、脂肪和碳水化合物的代谢、胎儿的生长发育，特别是中枢神经系统发育必不可少。母亲在怀孕期缺碘，胎儿智力发育的严重缺陷、生长发育迟缓，可导致克汀病（或呆小症）。由于胎儿的器官分化和形成主要是在妊娠早期和中期，因此，特别是在碘缺乏的地区，对早期妊娠或怀孕前育龄期妇女补充碘，纠正碘缺乏，可以有效地预防克汀病的发生。中国营养学会推荐孕妇碘的适宜摄入量（AI）为200μg/d。碘的消化吸收率比较高，膳食中过多的碘对胎儿、对母亲都是不利的。碘的每日可耐受最高摄入量（UL）为1000μg。

**7. 脂溶性维生素**

1）维生素A　摄入足够的维生素A对于胎儿的骨骼发育是必需的。但过量的维生素A对于胎儿来说是有害的，甚至能引起胎儿的畸形。尤其是在早期妊娠。中国营养学会对于维生素A的推荐摄入量（RNI）定为早期妊娠800μg RE/d，中期妊娠和晚期妊娠为900μg RE/d，可耐受最高摄入量（UL）为2400μg RE/d，比普通成年人的3000μg RE还略低。

2）维生素D　妊娠期维生素D的缺乏往往会影响到胎儿的骨骼发育，也能导致新生儿的低钙血症以及牙齿发育的缺陷。在北方日照较少的地区，由皮肤合成维生素D减少，如果膳食中维生素D的供给不能满足需要，则可能出现缺乏症。过量摄入维生素D对孕妇来说，也会引起中毒，中国营养学会推荐摄入量，中期妊娠和晚期妊娠都为10μg/d。

孕期血清维生素E的水平增高，维生素E的需要量增加，中国营养学会维生素E推荐摄入量定为10mg/d。

**8. 水溶性维生素**

1）维生素$B_1$　维生素$B_1$是人体能量代谢所必需的，孕期能量代谢增加，维生素

$B_1$ 需要量也增加。一般情况下,孕妇维生素 $B_1$ 缺乏时并没有十分明显的症状,但婴儿出生后,则有可能会出现先天性脚气病。维生素 $B_1$ 的供给量可以根据能量的消耗量进行计算,或增加到 1.5mg/d。

2)维生素 $B_2$、烟酸　这 2 种维生素也是人体能量代谢不可或缺的营养素,与维生素 $B_1$ 一样,由于孕期能量消耗的增加,它们的需要量也随着增加。中国营养学会推荐的摄入量为 1.7mg/d,烟酸的推荐摄入量为 18mg/d。

3)叶酸　叶酸是 DNA 合成所必需的,胎儿在生长发育的过程中,叶酸的需要量增加;同时母亲本身还有胎盘组织的增生、红细胞的增生等组织的合成,这些都需要大量叶酸的供给。早期妊娠叶酸的缺乏,已被证实是导致胎儿神经管畸形的主要原因。中国营养学会推荐的叶酸摄入量为 600μg/d。

4)维生素 C　维生素 C 对于胎儿和孕妇来说,需要量都有所增加,特别是维生素 C 还能提高铁的消化吸收率,晚期妊娠的妇女,出现牙龈红肿、出血等症状,提示有维生素 C 缺乏的表现。中国营养学会推荐的维生素 C 的摄入量早期妊娠为 100mg/d,中期妊娠和晚期妊娠都为 130mg/d,比平时增加 30mg。

普通妇女与孕妇营养素需要量的比较见表 4-1-1。

表 4-1-1　普通妇女与孕妇营养素需要量的比较

| | 蛋白质/g | 能量/MJ | 维生素 A/μg RE | 维生素 D/μg | 维生素 $B_1$/mg | 维生素 $B_2$/mg | 维生素 C/mg | 钙/mg | 叶酸/μg | 铁/mg | 锌/mg | 碘/μg | 硒/μg |
|---|---|---|---|---|---|---|---|---|---|---|---|---|---|
| 普通妇女 | | | | | | | | | | | | | |
| 轻体力 | 75 | 8.80 | 700 | 5 | 1.2 | 1.2 | 100 | 400 | 800 | 20 | 11.5 | 150 | 50 |
| 中体力 | 80 | 9.62 | 700 | 5 | 1.2 | 1.2 | 100 | 400 | 800 | 20 | 11.5 | 150 | 50 |
| 重体力 | 90 | 11.30 | 700 | 5 | 1.2 | 1.2 | 100 | 400 | 800 | 20 | 11.5 | 150 | 50 |
| 孕妇 | | | | | | | | | | | | | |
| 早期妊娠 | +5 | | 800 | 5 | 1.5 | 1.7 | 100 | 600 | 800 | 15 | 11.5 | 200 | 50 |
| 中期妊娠 | +15 | +0.84 | 900 | 10 | 1.5 | 1.7 | 130 | 600 | 1000 | 25 | 16.5 | 200 | 50 |
| 晚期妊娠 | +20 | +0.84 | 900 | 10 | 1.5 | 1.7 | 130 | 600 | 1200 | 35 | 16.5 | 200 | 50 |

注:"+"表示增加量

## 三、妊娠期营养不良对孕妇健康的影响

孕妇最易出现的营养素缺乏病有下列几种。

1)营养不良性贫血　包括缺铁性贫血(iron deficiency anemia,IDA),以及叶酸和维生素 $B_{12}$ 缺乏所引起的巨幼红细胞性贫血。以缺铁性贫血较为多见,其中多数为生理性贫血。铁摄入不足,铁的吸收利用率不高是造成生理性贫血的主要原因。

2)骨质软化症(osteomalacia)　膳食中钙供给不足,导致血钙浓度下降,母体分解自身骨骼中钙,维持血钙的正常水平,并保证胎儿对钙的需要。长期缺钙造成骨质钙的不足,引起一系列的症状:抽搐、腰痛、脊柱酸痛甚至弯曲变形。

3)营养不良性水肿(nutritional edema)　孕期缺乏蛋白质可导致营养不良性水肿。轻度缺乏时主要是引起下肢的水肿。严重缺乏时可引起全身水肿。维生素 $B_1$ 严重缺乏引

起的水肿以下肢为主。下肢水肿还可能有一些其他原因：如高血压、肾功能不良，盐的摄入量过多等。

4）维生素缺乏症（avitaminosis）　维生素D和维生素C的缺乏会引起相应的症状。

5）妊娠体重不足或超重　一般情况下，"不限制进食"的健康初产孕妇的平均体重增长为12.5kg。孕期体重增加过多或体重增加不足，对胎儿和孕妇都有不利的影响。孕妇体重增长不足与宫内发育迟缓和围产期死亡的危险性增加相关。孕妇体重增长过多与婴儿出生体重超重和继发的头盆不称等并发症危险性增加相关。母亲在妊娠前的BMI值与婴儿的出生体重呈正相关。所以对妊娠前BMI值低的妇女，孕期体重增长的推荐值高于正常体重的妇女；对矮小而超重或肥胖妇女的推荐值则较低（表4-1-2）。

6）糖尿病　患糖尿病的孕妇，如在妊娠的第6～8周时血糖升高，则发生先天性畸形胎儿的危险性上升4～10倍；晚期妊娠血糖升高可伴有巨大儿，婴儿出生时体重可大于4000g。因此，要积极预防妊娠期糖尿病的产生。对已有糖尿病的育龄妇女，要在治疗后再生育。妊娠期间禁用口服降糖药。

**表4-1-2　按孕前体质指数（BMI）推荐的孕妇总体重增长范围**

| BMI值 | 推荐的总体重增长/kg |
| --- | --- |
| 体重不足＜18 | 12.5～18.0 |
| 正常18～23.9 | 11.5～16.0 |
| 超重≥24～27.9 | 7.0～11.5 |
| 肥胖≥28 | 6.0 |

资料来源：Bowman，2004

## 四、孕妇的合理膳食与膳食干预

早期妊娠胎儿的生长发育速度比较慢，但却是胚胎细胞分化增殖和器官形成的关键阶段，尤其是怀孕的第3～9周，营养素的缺乏或过多都会造成胎儿发育不良或先天性畸形。

早期妊娠孕妇都会有不同程度的孕期反应，孕妇的膳食习惯和口味喜好会有一定的变化，所以早期妊娠孕妇膳食安排的重点在于：合理调配、防止由于强烈的妊娠反应引起母体营养素的严重缺乏，从而导致胎儿的营养不良。

### （一）早期妊娠孕妇膳食调整原则

保证优质蛋白质摄入量：来自乳、鱼、蛋、禽等食物的蛋白质至少有40g/d。

保证充足的碳水化合物摄入量：为了预防酮症（Ketosis）所造成的胎儿中枢神经系统发育受损，碳水化合物的摄入量至少为150g/d。

多吃蔬菜、水果，这一点对呕吐严重的孕妇特别重要，保证体内的酸碱平衡。

当孕妇味觉有异常时，可适量补充维生素$B_1$、维生素$B_2$。

膳食应以清淡为主，避免油腻。可采用清蒸、凉拌、水煮等烹饪方法，改善孕妇的妊娠反应。

膳食制度以应少量多餐为原则，早晨起床时如有呕心、呕吐，可先吃1～2片苏打饼干，能有效缓解症状。

此外，早期妊娠的孕妇要特别注意叶酸的供给，叶酸主要分布在动物性食物中，肝脏、肾脏、蛋类、奶类等含量都较高；一些绿叶蔬菜及酵母的含量也较高，经常食用发酵类的食品有利于孕妇叶酸的获得。

在地方性甲状腺肿流行地区，尽量常食海产品，食用加碘盐也是一种有效预防缺碘的方法。注意存放食盐的盐罐要加盖，炒菜时加盐时间应在起锅前加盐，避免碘的蒸发。

**（二）中期妊娠孕妇合理膳食与膳食干预**

到了中期妊娠时，妊娠反应基本上已消退，食欲好转。这一时期胎儿的生长速度也逐步加快，营养素需要量已明显高于早期妊娠。中期妊娠孕妇膳食调整的总原则为以下几方面。

（1）能量充足：由于胎儿生长速度加快、孕妇自身基础代谢也增强，有些孕妇在早期妊娠因严重的妊娠反应出现体重下降，在中期妊娠需要得到恢复，因此，此期首要的问题是要提供充足的能量。

（2）供给充足的B族维生素：由于能量摄取的增加，与能量相关的B族维生素，如维生素$B_1$、维生素$B_2$、烟酸等需要相应提高，可通过适当地选择加工程度低的粮食作为主食的一部分，烹饪时避免用食碱，以及每周选择动物内脏1～2次等方法解决。

（3）增加铁的摄取量，提高铁的吸收率：动物性食物中铁的消化吸收率高于植物性食物；膳食中维生素C的供给，有利于植物性食物中铁的消化吸收。

（4）增加钙的摄取量：保证每天饮用1～2瓶牛奶，增加鱼、虾等钙含量高食物的供给。同时尽量减少食物中草酸、植酸的含量，以增加钙的吸收率。

**（三）晚期妊娠孕妇的合理膳食与膳食干预**

晚期妊娠母体的代谢达到高峰，胎儿的生长速度也最快，其体重的一大半是在这一时期内增加的，同时母体和胎儿还需要有一定量的营养素贮备。因而这一时期对膳食营养素的要求最高。由于胎儿的增大，对孕妇的消化系统有一定的顶压作用，会出现便秘、易饥易饱等现象。晚期妊娠也是母亲体重增加最为迅速的一个时期，注意体重的变化速度，防止体重增加过多或不足，对于孕妇和胎儿都很重要。因此，晚期妊娠的膳食调整原则为以下几方面。

1）增加蛋白质的供给　在非孕期蛋白质摄入量的基础上，每天再增加20g，同时要注意以优质蛋白质为主。

2）供给充足的必需脂肪酸　胎儿的大脑在晚期妊娠生长迅速，应补充充足的必需脂肪酸以利于神经纤维髓鞘的形成。

3）钙与铁的供给　胎儿体内的钙有一半以上是在晚期妊娠的最后2个月内储存的；这一时期胎儿对铁的储备也迅速增加，每天平均约有5mg的铁储备；且母亲自身也需要储备一部分的铁以适应孕期血容量的增加，并为分娩时的失血增加储备。因此，对钙和铁的供给比中期妊娠更为重要，不但供给量要明显增加，还要注意钙、铁的食物来源。

4）水溶性维生素　晚期妊娠还要注意维生素$B_1$、维生素C等供应，不但要满足孕妇的需要，更是为了让胎儿有足够的储备，对预防新生儿脚气病、新生儿坏血病具有十分重要的意义。

5）体重的正常增长　密切注意体重增加的量和速度，对于体重增加过快或体重增加不足的孕妇，都要进行适当的膳食干预，使其控制在正常的范围内。

6）控制钠盐的摄入量　晚期妊娠的孕妇易出现下肢水肿。控制食盐的摄入对预防和缓解水肿有一定的帮助。孕妇的膳食要清淡，避免食用腌制品、熏制品、方便面、香肠、火腿肠等含钠盐高的食品。晚期妊娠孕妇的食物尽量以新鲜和加工程度低的食物为主。

7）少吃多餐　　在计划膳食时，应少吃多餐，以缓解孕妇易饥易饱的感觉。

❖ **对问题的解答**

**问题解答 1**：为什么孕妇会出现恶心、呕吐的妊娠反应？

早期妊娠孕妇口腔中唾液分泌增多，常伴发恶心、呕吐、择食等早孕反应，一般于妊娠 12 周后逐渐消失，原因是消化系统调整趋向于胃肠蠕动降低，增加食物经过胃肠的时间，以便于吸收更多养分，胎盘产生的大量孕激素，使胃肠道平滑肌张力减低、活动减弱、胃酸较低，故孕妇常有消化系统不适的感觉。

**问题解答 2**：妊娠早期应该注意的饮食问题是什么？

早期妊娠胎儿的生长发育速度比较慢，但却是胚胎细胞分化增殖和器官形成的关键阶段，尤其是怀孕的第 3~9 周，营养素的缺乏或过多都会造成胎儿发育不良或先天性畸形。所以早期妊娠孕妇膳食安排的重点在于：合理调配多种类食材，尤其注意多种类粮谷、杂粮、坚果的摄入，饮食要清淡，防止由于强烈的妊娠反应引起母体营养素的严重缺乏，从而导致胎儿的营养不良。早期妊娠的孕妇要特别注意叶酸的供给，叶酸主要分布在动物性食物中，肝脏、肾脏、蛋类、奶类等含量都较高；一些绿叶蔬菜及酵母的含量也较高，经常食用发酵类的食品有利于孕妇叶酸的获得。最重要的是，妊娠早期尤其要注意食品安全，防止有害化学物质对胎儿器官形成造成影响。

**问题解答 3**：妊娠期食物选择应遵循的营养与安全法则是什么？

（1）孕前期补充叶酸。孕妇缺乏叶酸引起胎儿神经管畸形，妊娠 4 周胎儿神经管分化和形成阶段，多食用富含叶酸的动物肝脏、深绿色蔬菜和豆类，也可药补。

（2）孕早期选择清淡、易消化的食物，少食多餐、注意食品安全。

（3）孕中期、末期。20 周后胎儿骨骼生长加快，保证钙、铁供给，交替供给多种谷物杂粮及副食。

（4）注意食品安全：①食用处于食物链中低端位置的食品；②尽量少食用工业化食品；③尽量食用低脂肪与低胆固醇的食物；④尽量不食用经高温和长时间烹调的食物；⑤适度性原则，避免特别偏爱某一食物。

## 第二节　乳母的营养需要与膳食干预

❖ **问题导入：**

1. 如何理解有些婴儿食用初乳出现腹泻情况？
2. 哺乳期间的膳食搭配原则是什么？

孕妇分娩后，自身首先要进行各方面的调整，一方面恢复正常的生理功能；另一方面还要为泌乳做好准备，以哺育下一代。营养与膳食干预对此都十分重要。

## 一、母乳分泌的机制

从乳腺的发育到泌乳，体内的激素一直起着重要的调节作用。在妊娠期乳腺已发育成熟，泌乳的能力已具备，却不泌乳，这是由于血液中雌激素（oestrogen）和孕激素（progestin）的浓度过高，对催乳素的功能产生竞争性抑制作用；胎盘娩出后，雌激素和孕激素的浓度降低，催乳素即发挥泌乳作用。腺腔细胞分泌的乳汁增加并进入腺管；婴儿吸吮动作刺激了母亲的乳头及乳晕部分，神经冲动到达垂体后叶，增加催乳激素分泌，作用于乳房，使乳房的血流量增大，温度增高，提高了泌乳量；催乳素还对乳腺上皮细胞的蓝状细胞产生收缩作用，使乳汁被挤出，引起泌乳或射乳现象。通过这一过程，乳房中 90% 的乳汁可以在 7min 内让婴儿吮出。另外，催乳素还作用于子宫，使子宫收缩，有利于产妇产后恢复。

## 二、母乳的营养需要

营养素丰富的膳食是乳母分泌优质乳汁的前提；如果乳母膳食不能保证乳汁分泌的需要，乳母将动用自身营养素的贮备，有时甚至动用自身组织成分，用于产生乳汁，导致乳母营养缺乏性疾病的产生，最终导致乳汁分泌减少，甚至停止。

**1. 能量**

据估算，合成 1L 乳汁约需要 3762kJ 的能量。在产后 1 个月内，新生儿的食量比较小，每天需要 500mL 乳汁；随着婴儿的生长，乳汁的需要量逐渐增大，3 个月后，母亲每日的泌乳量可达到 750~850mL。母亲分泌乳汁所需要的能量，有 1/3 来源于怀孕时脂肪的贮存，另 2/3 则来源于食物。中国营养学会建议乳母的能量供给量，是在未孕时能量摄入量基础上，每天增加 2100kJ。

**2. 蛋白质**

母乳蛋白质的含量平均为 1.2%，按日平均泌乳量 750mL 计算，乳母每日从乳汁中要分泌 9g 的蛋白质；乳母将食物中蛋白质转换为乳汁中的蛋白质，转换率为 70% 左右，这样分泌 750mL 的乳汁就需要额外消耗 13g 的蛋白质。如果乳母膳食中蛋白质的营养价值不高，消化吸收率低，则转换率就更低。因此，中国营养学会建议，乳母在未孕时蛋白质摄入量的基础上，每日增加 20g。

**3. 脂肪**

膳食中脂肪的种类可以影响到乳汁中脂肪的组成，当乳母膳食中的脂肪来源以植物油为主时，乳汁中不饱和脂肪酸，特别是亚油酸的含量也比较高。而亚油酸对于婴儿来说，是不可缺少的脂肪酸。因此，乳母脂肪的每日供给量其比例仍占总能量需要量的 25%~30%，但要注意增加亚油酸的摄入量。

**4. 无机盐**

1）钙　　正常母乳 100mL 含钙量约为 34mg，故乳母每日通过乳汁分泌而损失的钙平均为 300mg。若母亲膳食中钙含量不足，在短时间内，可动用母体骨骼组织的钙，以维持乳汁中钙含量的稳定；但当乳母膳食中长期钙的供给不能满足需要时，不但会引起乳母钙缺乏的症状，乳汁中钙的含量也会有所下降。中国营养学会将钙的适宜摄入量（AI）定为每日 1200mg。并要求膳食中供给消化吸收率高的优质钙，如牛乳及其制品中的钙，同时，可适当服用维生素 D 或多晒太阳，以增加膳食中钙的消化吸收。

2）铁　　铁并不能通过乳腺输送到乳汁，但每日也可以从乳汁中分泌 0.3～0.4mg；妊娠过程和分娩过程中铁的损失，都需要在这段时间内补充。由于铁的消化吸收率比较低，因此，需要每日从膳食中额外增加摄取量，以保证乳母铁的平衡。中国营养学会将 AI 定为 25mg。

**5. 维生素**

1）维生素 A　　膳食与乳汁中维生素 A 的含量呈正相关。乳母膳食中丰富的维生素 A 还具有促进乳汁分泌的作用，因此，维生素 A 的供给对乳母来说十分重要。中国营养学会将维生素 A 的 RNI 定为 1200μg RE。

2）维生素 D　　维生素 D 并不从乳汁中分泌，但乳母本身对维生素 D 的需要量增加，乳母膳食中维生素 D 的日摄入量增加到 10μg。

3）维生素 E　　乳母对维生素 E 的需要量增加不明显，每天的摄入量仍保持在 14mg。

4）维生素 $B_1$、维生素 $B_2$ 及烟酸　　由于乳母的能量消耗增加，对维生素 $B_1$、维生素 $B_2$ 及烟酸的需要量都增加，维生素 $B_1$ 还具有促进乳汁分泌的作用；膳食中增加这几种维生素的供给，很快就会反映到乳汁中。如果乳汁中维生素 $B_1$ 含量不足，可能引发婴儿脚气病。乳母维生素 $B_1$、维生素 $B_2$、烟酸的 RNI 分别为 1.8mg/d、1.7mg/d 和 18mg/d。

5）维生素 C　　维生素 C 在母乳中的含量与膳食有一定关系，表现为季节性的波动；乳母口服维生素 C 补充剂后，母乳中的含量也相应提高。但观察结果表明，当乳汁中维生素 C 的含量增加到 8mg/100mL 时，再增加维生素 C 的供给，也不能提高乳汁维生素 C 含量。中国营养学会 RNI 定为 130mg/d。

6）叶酸　　母乳中叶酸的含量与膳食中的含量呈正比，乳母膳食中每天叶酸的摄入量应增加到 500μg，比普通妇女增加 100μg。

## 三、乳母的合理膳食

乳母的合理膳食主要从以下几个方面进行调整。

**1. 食物要多样化，保证各种营养素的供给**

1）食物多样化　　只有选择多种不同的食物原料才能保证各种营养素的供给。特别是营养价值比较高的鱼、肉、蛋、乳、豆类等，每天都要保证一定的量。避免每天只吃一种或两种食物。有些地区，妇女产后只吃红糖、鸡蛋、小米；或只喝鸡汤，这不但不利于产妇营养素的供给，对乳汁分泌的质和量都会受到影响。

2）要特别注意蔬菜、水果的选择　　蔬菜、水果一方面可供给产妇水溶性维生素和部分无机盐，同时还可以使产妇获得膳食纤维，以防止产后便秘。产妇在产后 1～2 个月内，卧床的时间比较多，运动时间减少，易产生便秘；如果膳食中缺乏膳食纤维，则会加重便秘的发生。

3）乳类及其制品　　乳类及制品可以供给乳母丰富的钙，这对于乳母来说十分重要。虽然许多食物中钙含量并不低，但消化吸收率不高，而牛奶是天然食物中钙含量丰富，又易被人体消化吸收的首选食物。

**2. 选用合理的烹饪加工方法**

乳母分泌乳汁，每天水的需要量增加，采用炖、煨、煲等烹调方法，每天给乳母各种汤类，不但可以增加水分的摄入，也有利于乳母营养素的消化吸收；最好选用生长期比较长的动物性原料和水产类，如老母鸡、牛肉、猪排、鲫鱼、黑鱼等。这些动物性原料含有丰富的蛋白质，在用小火炖、煨、煲的过程中，蛋白质可发生变性、分解，某些氨基酸、多肽和含氮物质溶解在汤液中，使汤液醇浓、鲜美。但这并不代表整个菜的营养素都在汤里，只喝汤、不吃肉的饮食方法并不科学。乳母的食物尽量不采用油煎、炸、烤等烹调方法。

**3. 少量多餐**

在膳食计划上，乳母可以根据需要，少量多餐，并注意调整自己的膳食与生活习惯，不宜饮酒、吸烟、吃刺激性的食物，以免通过乳汁的分泌对婴儿产生不良影响。

对于乳汁分泌不佳的乳母，要找出原因，进行调整；有些食物如花生、猪蹄、鲶鱼等在民间被认为具有增加乳汁分泌的作用，可以作适当的选择。

> ❖ **对问题的解答**
>
> **问题解答1**：如何理解有些婴儿食用初乳出现腹泻情况？
>
> 初乳中含有对婴儿来说十分宝贵的免疫物质，人体为了保护这些免疫物质不在母体消化系统被蛋白酶分解，初乳中含有胰蛋白酶抑制剂，抵抗对蛋白质的分解，故有时出现蛋白质未消化出现的腹泻，可以不必紧张，免疫信息的吸收更加重要。
>
> **问题解答2**：哺乳期间的膳食搭配原则是什么？
>
> （1）食物要多样化，保证各种营养素的供给，尤其注意多种类谷物、杂粮、坚果等的搭配，保证植物性食物互不作为蛋白质的来源。
>
> （2）要特别注意蔬菜、水果的选择，蔬菜、水果一方面可供给产妇水溶性维生素和部分无机盐，同时还可以使产妇获得膳食纤维，防止母体和婴儿便秘。
>
> （3）注意烹调方法的选择（见第三章相关内容）。

## 第三节　婴儿的营养需要与喂养

### 一、婴儿的生理特点与营养需要

从出生到1岁，婴儿的体重增加3倍，身长增加50%，其生长发育的速度是一生中最快的阶段。各种营养素和能量的需要也是最高的。但与此不协调的是，婴儿的消化系统发育还不完善。

**1. 能量**

婴儿能量的消耗主要用于基础代谢、生长发育的需要、食物的代谢作用和活动的能量消耗。随着月龄的增加，总的能量消耗不断增加，能量消耗中各部分所占比例也有所变化。按千克体重计算，婴儿期每日能量的需要量：

　　　　＜1月龄 420kJ（100kcal/kg）
　　　　2～6月龄 460～502kJ（110～120kcal/kg）
　　　　6～12月龄 377～460kJ（90～110kcal/kg）

婴儿能量供给是否充足，可以根据生长发育的状况和指标，如身高、体重的增加等来判断。婴儿的日常表现也是判断能量供给是否充足的常用方法。例如，婴儿无故哭闹厉害时，往往是饥饿的表现。

婴儿能量的来源与成年人有所不同。特别是在出生后的头3个月时，主要或全部的食物是母乳，根据母乳营养素的组成，其中能量的55%来源于脂肪、35%来源于乳糖、7%来源于蛋白质。随着婴儿月龄的增加，逐步添加辅食，脂肪供给能量的比例会明显下降，碳水化合物和蛋白质增加。

**2. 蛋白质**

婴儿时期约有50%的蛋白质用于生长，蛋白质代谢处于正氮平衡状态。因此，不仅蛋白质的需要量多，还需要优质蛋白质的供给。由于婴儿肝脏的功能还不完善，对于精氨酸、组氨酸等也属于必需氨基酸，婴儿必须从膳食中获得。

母乳蛋白质必需氨基酸的组成和含量最适合婴儿的需要，按母乳蛋白质计算，每千克体重蛋白质的供给量相当于1.8~2.0g。但如果用其他食物代替母乳喂养，蛋白质的供给量就要增加。以大豆作为蛋白质来源时，则需要增加到4.0g/kg体重。

**3. 脂肪**

出生后不久的婴儿，脂肪的供给量约占总能量需要的55%，至6个月时下降到40%；7~12月脂肪占总能量的30%~40%。脂肪是婴儿能量的一个重要来源，也是婴儿中枢神经系统发育的物质基础，特别是必需脂肪酸的供给量不能低于总能量供给的1%~3%。

**4. 碳水化合物**

婴儿在2个月以内，消化液中淀粉酶的活性不高，而乳糖酶的活性较高，因此这一时期的婴儿不宜用面粉、米粉等其他谷类淀粉含量高的食物进行喂养，只能用乳类；4个月后淀粉酶的活性才逐步增加。

**5. 无机盐**

母乳中各种无机盐的含量是制订婴儿需要量的重要依据之一。婴儿时期，要特别注意以下几种无机盐的供给。

1）钙　　钙是骨骼和牙齿发育的物质基础，出生后身高的增加、骨骼的增粗以及乳牙的萌出和恒牙的钙化都需要大量的钙。虽然母乳中钙、磷的比例适当，消化吸收率比较高，但临床观察表明，部分婴儿生长发育速度比较快，母乳中的钙还不能完全满足他们的需要。钙缺乏会影响婴儿骨骼和牙齿的发育，出现佝偻病或乳牙萌出延迟。

2）铁　　正常婴儿体内贮备的铁和衰老红细胞破坏所释放的铁，仅够出生后4~6个月的利用；婴儿生长发育的速度很快，造血功能旺盛，对铁的需要量较大；母乳中铁含量约为0.15mg/100mL，吸收率约为50%。因为有铁的储备，婴儿在出生后前6个月，每天铁的需要量约为0.3mg；随着铁储备逐步耗尽，每日铁的需要量增加到10mg，因而对于4~6个月以上月龄的婴儿来说，铁供给十分重要。

3）锌　　缺锌会引起生长发育的迟缓、味觉功能下降、食欲减退等，母乳中锌含量比较高，而牛奶中的锌不能满足婴儿的需要。

4）碘　　碘是合成甲状腺激素不可缺少的原料，在胎儿期和婴儿出生后2年内，甲状腺激素对中枢神经的发育起着决定性的作用，甲状腺激素的不足将引起不可逆的智力障碍。保证碘的供给刻不容缓。

5）钠　　对于非母乳喂养的婴儿来说，要关注代乳品中钠的含量，控制钠的摄入。

**6. 维生素**

维生素对婴儿的生长发育非常重要，但在一般情况下，母体储备的维生素不多，母乳中的维生素种类和含量都不能满足婴儿快速生长的需要，因此，若不注意婴儿的正确喂养，很容易出现维生素的缺乏症。

1）维生素 C　　新生儿体内维生素 C 的贮备可供出生后 3 个月的需要；母乳中维生素 C 的含量可达 3.8mg/100mL，基本上能满足新生儿和 6 个月以内婴儿的需要；但牛乳中维生素 C 的含量不高，且受季节和饲料的影响；牛奶在消毒和食用前煮沸时也会破坏部分维生素 C。

2）维生素 D　　维生素 D 对于婴儿骨骼的生长非常重要，母乳中维生素 D 的含量不高，必须注意补充。

3）维生素 A　　母乳中的维生素 A 可以满足 4 个月以内婴儿的需要，4 个月以后就要通过添加辅食以补充母乳中维生素 A 的不足。

4）维生素 $B_1$　　由于体内的贮备较少，对婴儿来说也十分重要。婴儿能量的需要按每千克体重计算，远远高于成年人，对维生素 $B_1$ 的需求也较成年人高。母乳中维生素 $B_1$ 的含量与膳食状况有关。因此，增加乳母膳食中维生素 $B_1$ 的供给，可提高乳汁中维生素 $B_1$ 的含量。

**7. 水**

正常婴儿每天需要量为 150mL/kg，高于成年人。因此，无论是母乳喂养还是人工喂养，都要额外增加水分的供给。

## 二、婴儿的喂养

婴儿喂养可分为纯母乳喂养、混合喂养和人工喂养。

**（一）母乳喂养**

WHO 将纯母乳喂养定义为婴儿出生后的 4～6 个月以内，除添加水分和维生素 D 以外，不再添加其他任何食物。母乳喂养一直是我国人民所推崇的传统婴儿喂养的方法，尤其在广大的农村。但近年来受各种因素的影响，母乳喂养率下降。因此，要广泛宣传母乳喂养的优越性，提高我国婴儿母乳喂养的比率。

母乳喂养的优点，首先在于母乳中的各种营养素组成比例和含量与其他天然食物相比，更加适合婴儿生长发育的需要（表 4-3-1）。

表 4-3-1　母乳、牛乳的营养素含量（每 100mL）及婴儿的需要量的比较

| 营养素 | 单位 | 母乳 | 牛乳 | 婴儿需要量 | |
|---|---|---|---|---|---|
| | | | | 0～6月（体重 6.2～6.7kg） | 7～12月（体重 8.4～9.0kg） |
| 水分 | mL | 89.7 | 90.2 | | |
| 能量 | kcal | 70.0 | 67.0 | 120kcal/kg | 100kcal/kg |
| 蛋白质 | g | 1.07 | 3.40 | 1.5～3.0g/kg | 1.5～3.0g/kg |
| 脂肪 | g | 4.2 | 3.9 | 占能量 45% | 占能量 30%～40% |
| 乳糖 | g | 7.4 | 4.8 | | |
| 维生素 A | μg | 60.0 | 31.0 | 400/d | 400/d |
| β-胡萝卜素 | μg | 0 | 19.0 | | |

续表

| 营养素 | 单位 | 母乳 | 牛乳 | 婴儿需要量 | |
|---|---|---|---|---|---|
| | | | | 0～6月（体重6.2～6.7kg） | 7～12月（体重8.4～9.0kg） |
| 维生素 D | μg | 0.01 | 0.15 | 10/d | 10/d |
| 维生素 C | mg | 3.8 | 1.5 | 40/d | 50/d |
| 维生素 $B_1$ | mg | 0.02 | 0.04 | 0.2/d | 0.3/d |
| 维生素 $B_2$ | mg | 0.03 | 0.20 | 0.4/d | 0.5/d |
| 烟酸 | mg | 0.62 | 0.89 | 2/d | 3/d |
| 钙 | mg | 35.0 | 124.0 | 300/d | 400/d |
| 铁 | mg | 0.08 | 0.05 | 0.3/d | 10/d |
| 铜 | μg | 39.0 | 21.0 | 400/d | 600/d |
| 锌 | μg | 295.0 | 361.0 | 1500/d | 8000/d |

由表4-3-1可见，母乳与牛乳在营养素的组成和含量存在有一定的差别，特别是母乳蛋白质的含量明显低于牛乳，但母乳中蛋白质的消化吸收率更高，各种氨基酸的比例更适合婴儿的需要；母乳中不饱和脂肪酸的含量高于牛乳脂肪，特别是长链脂肪酸，如二十碳五烯酸（EPA）、二十二碳六烯酸（DHA），都是中枢神经系统和视网膜发育所必需的脂肪酸。由于婴儿还不能有效地利用α-亚麻酸进行这两种脂肪酸的转化，它们也属于必需脂肪酸；母乳中乳糖的含量多于牛乳，为婴儿提供了比较合适的碳水化合物的来源，有利于婴儿肝糖原的贮存。乳糖还具有促进婴儿肠道中乳酸杆菌的生长，有助于钙和铁的消化吸收，也有利于抑制大肠杆菌的生长；母乳中无机盐的含量更适合婴儿的需要。对于肾脏功能发育还不完善的婴儿来说，是有利的；维生素在两种乳汁中的含量受很多因素的影响，母乳中的含量受膳食的影响，牛乳中的含量则受饲料和季节以及牛乳加工方法等因素的影响，总的来说，维生素D含量都不高，需要通过营养补充剂添加；另外母乳中维生素K的含量也不高。

母乳喂养的优点还表现在母乳中含有大量的免疫物质，如各种免疫球蛋白（immunoglobulin）、乳铁蛋白（Lactoferrin）、溶菌酶（lysozyme）、免疫活性细胞（immunologically competent cell），还有含有双歧因子等，对婴儿还不健全的免疫系统起到一定的补充作用，有利于提高婴儿对疾病的抵抗力。

提倡母乳喂养，还因为母乳喂养具有卫生、方便、经济等特点；增进母亲与婴儿之间的感情，使婴儿有安全感；哺乳时母亲与婴儿之间的目光交流、皮肤的接触等都有利于婴儿视觉、听觉、心理和智力的发育；婴儿吸吮动作，会使母亲的子宫收缩，有利于产后母亲子宫的恢复；婴儿的吸吮还有利于乳汁的分泌。

（二）人工喂养

由于各种原因，完全不能对婴儿进行母乳喂养时，婴儿只能采用其他动物乳汁或代乳品喂养，称为人工喂养。适用于人工喂养婴儿的代乳品主要有以下几种。

1）配方奶粉　主要有初级配方、后继配方，前者为1～6个月婴儿所设计，后者为6个月以后婴儿设计。在奶粉的配方中，以母乳的营养素组成为依据和标准，基本上达到了婴儿生长所需要的营养素；但由于缺乏母乳中特有的免疫因子及其他活性物质，仍然不能完全替代母乳喂养。

配方奶粉的营养标签上一般都有详细的使用方法，母亲在进行婴儿喂养时，操作方便；但复杂的生产加工过程，也使婴儿配方奶粉的价格昂贵。

2）新鲜牛奶　　新鲜牛奶是许多人工喂养婴儿母亲的首选。由于牛奶的营养素组成和含量与婴儿的需要相差比较大，因此，必须经过稀释、加糖、煮沸、奶量计算等程序，比较复杂，对于婴儿的母亲来说，要进行适当的指导，否则易产生营养性疾病。

3）黄豆制品　　黄豆制成的豆浆可作为3个月以上婴儿的代乳品。在一些不易得到牛奶或其他动物奶的地区可以采用。我国在新中国成立初设计的"5410"代乳糕，就是以大豆为主体，添加了一定量的蛋黄、谷类、骨粉、维生素等配制而成。但目前市场上已很少见到，需要自己制作。

4）医学配方　　主要用于一些婴儿的特殊需要，如为早产儿设计的配方；为先天性代谢缺陷儿所设计的配方，如苯丙酮尿症婴儿设计的低苯丙氨酸奶粉；先天性乳糖不耐症婴儿设计的无乳糖奶粉；为牛奶过敏婴儿设计的大豆配方奶粉等。因此，这一类配方奶也称为有治疗作用的配方代乳品。

### （三）混合喂养

对于4~6个月以上的婴儿来说，纯母乳喂养已不能完全满足其需要。因此要在母乳喂养的同时，添加一些母乳以外的食品；母亲由于各种原因乳汁分泌不多，或者工作的原因不能按时喂乳的，需要添加牛奶或其他代乳品时，称为混合喂养。

### （四）辅助食品

随着婴儿月龄的增大，营养素和乳汁量需要增加，婴儿生长到4~6个月时，乳母分泌的乳汁只能满足其需要的80%左右。以铁为例，婴儿每日需铁6~10mg，每100mL母乳中含铁仅0.05mg，吸收率为50%，而4~6个月的婴儿体内储存的铁已用尽，就必须从其他食物中得到补充。因此，4~6个月以上的婴儿需要添加辅助食品。

添加辅助食品的另一目的是训练婴儿的吞咽功能，养成咀嚼的习惯。从流汁饮食过渡到糊状食品、半流质食品以致接近于成人的固体食物，这一适应阶段不是短暂的，要有半年或更长的时间。因此，不宜过迟，以4~6个月为最佳。辅助食品添加时，要根据婴儿的消化能力及营养素的需要情况，逐步适应：质由稀到稠，由淡到浓，量由少到多，质由细到粗，添加的顺序可参照表4-3-2。

表4-3-2　婴儿喂养辅助食品添加的顺序

| 婴儿月龄 | 添加的辅食 | 供给的营养素及功能 |
| --- | --- | --- |
| 4~6 | 米粉糊、麦粉糊、烂粥 | 能量（训练吞咽功能） |
|  | 蛋黄、鱼泥或鱼粉、动物血、豆腐、肝泥 | 蛋白质、铁、维生素 |
|  | 菜泥、水果泥 | 各种维生素、矿物质、纤维素 |
| 7~9 | 粥、烂面条、饼干、面包 | 能量（训练咀嚼功能） |
|  | 烤馒头片、鱼、全蛋、肝泥、碎肉末、黄豆制品 | 蛋白质、铁、锌及其他矿物质 |
|  | 水果泥、菜泥 | 各种维生素、矿物质、纤维素 |
| 10~12 | 菜厚粥、烂饭、面条、面包、馒头、鱼、碎肉末、碎肝、黄豆制品 | 能量 |
|  | 包、馒头、鱼、碎肉末、碎肝、黄豆制品 | 蛋白质、铁、锌及其他矿物 |
|  | 水果、蔬菜（碎菜） | 维生素、纤维素 |

初次添加辅食宜在两餐之间的饥饿状态添加，待逐渐适应后增加数量以替代一顿母乳或牛乳，在此基础上逐步代替两顿、三顿。

### （五）婴儿喂养的特殊问题

**1. 牛乳过敏**

牛乳蛋白质引起婴儿过敏比较常见。据估计，约有2%的婴儿会出现牛乳过敏。主要的表现为特异性皮炎、支气管喘鸣、胃肠道障碍，如呕吐、腹痛、腹泻等。对牛乳过敏的婴儿要注意，因为有时是相当危险的。在过敏症不是很严重的情况下，可选用其他品牌的配方乳，或用大豆蛋白配方。

**2. 婴儿突然死亡综合征**

婴儿突然死亡综合征（sudden infant death symptom，SIDS）是一种与人工喂养有一定关系的综合征。牛乳过敏可能是引起婴儿突然死亡综合征的一个重要原因；给婴儿饮用过高浓度的牛乳，同时又不能给予适量的饮水，会引起婴儿水与电解质的不平衡；人工喂养的婴儿缺乏母乳中的各种免疫球蛋白，对各种传染病及肠道疾病缺乏抗病能力等，也是引起婴儿突然死亡综合征的原因之一。

**3. 肥胖**

近年来对于婴儿肥胖的问题已引起许多专家及家长的注意。通常的观察结果表明，人工喂养的婴儿比母乳喂养的婴儿更容易发生肥胖，可能的因素是：母乳喂养能避免婴儿过度进食，而人工喂养的母亲往往会将婴儿本来不应吃的部分也喂了，造成过多的进食；过早地添加固体食物，导致各种营养素过多；或添加过多的蔗糖，使牛奶的能量进一步增加；这种早期的不良喂养习惯也会影响到以后儿童的饮食习惯。

但机械地认为人工喂养就会引起婴儿肥胖，而母乳喂养就不会有这种可能，也是片面的。关键是根据婴儿的营养需要，适量地供给食物，同时及早地培养婴儿良好的饮食习惯。

**4. 肠源性青紫症**

在家庭自制果汁、菜汁等辅助食物时，如果蔬菜、水果放置的时间过长，或盛放容器不干净，甚至已有细菌污染，就可能导致果汁中亚硝酸盐及硝酸盐增多，而出现肠源性青紫症（enterogenous cyanosis），严重时对生命会产生危害。因此，给婴儿添加果汁一类的辅食时，要选择新鲜的蔬菜、水果，最好现榨现吃，不在冰箱中存放；同时，注意存放容器的卫生清洁。

**5. 维生素D缺乏性佝偻病**

维生素D缺乏性佝偻病是婴儿常出现的一种营养性疾病。多见于6个月以内的婴儿，主要表现为神经兴奋性的增高，如易激惹、夜间啼哭、睡眠不安、枕秃等。维生素D缺乏的婴儿如不治疗，症状会继续加重，出现典型的骨骼变化。小于6个月的婴儿以颅骨的改变为主，颅骨变薄，前囟边缘较软，用手指轻轻压迫枕骨或顶骨的后部，就会有乒乓球样的感觉；6个月以上的婴儿，额骨和顶骨双侧骨样组织增生呈对称性隆起，到7～8个月时，变成"方盒样"头型，即"方颅"；1岁左右的患儿下肢骨在开始站立与行走后因负重而出现弯曲，形成严重的"O"形腿或"X"形腿；还会出现"佝偻病串珠""郝氏沟""佝偻病手、足镯"等症状。

经过补充维生素D和钙、增加日光照射等治疗后，临床症状和体征都会逐渐减轻、消失；血清钙、磷的浓度以及骨密度也会逐步恢复至正常。但婴儿期严重的佝偻病可残留有不同程度的骨骼畸形，特别是下肢的畸形。

**6. 维生素 $B_1$ 缺乏症**

母乳中维生素 $B_1$ 的含量不高，婴儿体内的贮存量也很少；而婴儿生长的速度很快，需要的能量也高于其他的人群，因此，维生素 $B_1$ 缺乏后会引起能量代谢的障碍，从而出现婴儿脚气病。主要的临床表现有：食欲缺乏、呕吐、排绿色稀便等消化道症状；严重时表情淡漠、呆滞、眼睑下垂；甚至出现颅内压增加、昏迷、抽搐，可致死亡；也可能以急性心脏功能不全为主要表现，如心动过速、心律不齐、低血压等。维生素 $B_1$ 缺乏症在婴儿出现时，来势凶猛，对婴儿的生命往往有比较大的威胁。

## 第四节 幼儿的营养需要与膳食干预

### 一、幼儿的生理特点

幼儿生长发育的速度不如婴儿那么迅速，但与成年人相比，仍然十分旺盛。2岁时，身高一年增长11cm，体重增长2.5～3kg；3岁时，身高增长6～7cm，体重增长1.5～2kg。断乳后的幼儿要用自己不成熟的消化器官来取得营养，这种有限的消化能力与机体对营养素的需要间存在着很大的不协调。因此，在进行幼儿的膳食制作时，要充分考虑到幼儿的这一生理特点，合理安排，合理烹饪。幼儿是良好的膳食习惯培养的最佳时期，从幼儿开始，注重良好的饮食习惯与饮食心理的培养，对其一生都会产生深刻的影响。

### 二、幼儿的营养需要

幼儿生理功能的特点和生长发育的需要，使他们对营养素的需要量与他的年龄和身高、体重不相称，往往超出母亲的想象，因此，在进行膳食计划时，一方面容易造成营养素供给量的不足；另一方面，一些母亲看到幼儿与大人一样坐在饭桌上吃饭菜，又可能会过高地估计消化吸收的能力，因此，了解幼儿的营养素需要，对幼儿的膳食计划来说，是十分关键的。

**1. 能量**

2岁和3岁时的幼儿，他们每日能量的需要分别为5.02MJ（1200kcal，男）、4.81MJ（1150kcal，女）；5.64MJ（1350kcal，男）、5.43MJ（1300kcal，女），约相当于一个中等体力劳动的母亲能量需要量的一半，因而其能量的需要量若按每千克体重计算，远远高于成年人。

**2. 蛋白质**

幼儿的生长需要大量的蛋白质，2岁幼儿每天需要40g蛋白质，3岁幼儿每天需要量为45g。若蛋白质的供给不足，就会引起幼儿的生长停滞、贫血、抵抗力下降等；但蛋白质的供给过多，则可出现食欲缺乏、大便秘结，特别是在水分供给不足的情况下，由于脱水可以引起"蛋白质热"，还会产生肾脏和肝脏功能负担过重；对幼儿蛋白质的供给要特别注意"质"，与成年人相比，必需氨基酸的种类和比例有一定的差别，因而要注意选择优质蛋白质。

**3. 脂肪**

与成年人相比，幼儿脂肪供给量占能量比较高，为30%～35%；同时还要注意必需脂肪酸的供给，因为它是幼儿中枢神经系统发育所必需的营养素。

**4. 碳水化合物**

碳水化合物占总能量需要的 50%～60%，碳水化合物是中枢神经系统重要的能量来源；碳水化合物在人体内，部分以肝糖原的形式贮存，可作为幼儿饥饿时能量的补充；碳水化合物相对来说易消化、吸收、代谢，且代谢产物对人体无毒性作用；全谷类的食物，含有比较多的膳食纤维，对幼儿肠道的健康也十分重要；要注意避免过多地选择精制糖。

**5. 无机盐**

幼儿对于钙的需要量较高，每日需要量达 600mg 以上。这一方面是幼儿生长发育和骨骼的生长需要，同时也是幼儿乳牙继续生长、萌出的需要；幼儿每日需要铁为 12mg，由于铁的来源不合理，中国幼儿贫血的发病率比较高，要特别注意膳食中铁的"质"，必要时，可增加一些铁的强化食品或营养补充剂；锌对于幼儿的生长发育以及正常的味觉十分重要，我国幼儿锌的缺乏在农村比较普遍，因而要增加含锌量高的食物的补充；幼儿中枢神经系统的发育还在进行，碘是不可缺少的营养素。幼儿每日碘的需要量是 50μg。氟对于幼儿牙齿的发育来说十分重要，也是预防幼儿龋齿的重要元素。对于氟缺乏的地区，要注意幼儿饮水中氟的供给；不缺氟的地区，则要避免氟的过多。幼儿在学习使用牙膏时，往往不能完全清理残留在口腔中的牙膏，或将它误吞下去，如果是含氟的牙膏，经常发生这样的情况，就有可能会出现氟过多甚至中毒。

饮用水能达到卫生标准的，就尽量给婴儿饮用自来水，少用纯净水，这样可避免镁、锰、氟等元素的缺乏。

**6. 维生素**

（1）维生素 A 缺乏或过多时都会影响上皮的正常功能，与有些幼儿出现的上呼吸道反复感染有关。

（2）维生素 D。生活在北方的幼儿，冬季户外活动的时间比较短；其他地区的幼儿，由于气候、环境污染等多方面的原因，日照时间不足，都会使幼儿由皮肤合成维生素 D 减少，需要从食物或营养补充剂中补充；其他各种 B 族维生素和维生素 C，也可以由于膳食结构的不合理或食物制作过程的不合理，而影响食物中的含量，造成缺乏。

**7. 水**

幼儿的新陈代谢比成年人高，对水的需要量也远远高于成年人；幼儿体内的水含量约为 65%，高于成年人；活动量大，汗液的排泄量多，也是对水的需要量多的重要原因。幼儿水的来源与成年人一样，主要是饮水和食物中的水，代谢水只占很少的一部分；饮用水对于幼儿来说，不仅是供给水，同时还是获取一些无机盐的载体，因此，对于幼儿来说，不主张饮用纯净水。

### 三、幼儿的膳食

**1. 食物要多样化**

制作时要符合幼儿消化吸收的生理特点，使幼儿逐渐适应其吞咽及咀嚼功能。在进行膳食计划时，注意多选用鱼、虾、仔鸡、嫩茎、嫩叶等食物原料；在烹调方法的选择上，要注意多采用煮、蒸、炖、煨等方法，避免使用油炸、煎、烤等。

**2. 增加餐次**

适应幼儿多动、易饥但胃纳小的生理特点，一日可以五餐或六餐；但要注意加餐的食物种类和数量。食物的种类最好是全价食物，不能选择纯热能性食物，在供给量上要注意不能超出正餐的10%左右。

**3. 养成良好的进食习惯**

幼儿能自食者，尽量自食；需要喂的幼儿，要做到喂一口，嚼一口，咽一口，再喂第二口；培养幼儿细嚼慢咽的饮食习惯，让幼儿自己决定进餐的速度；培养幼儿对各种食物的适应能力，允许幼儿对新出现食物的拒绝，但要让其反复接触，让幼儿逐步适应，而不是强迫接受；在营养价值相当的食物前，允许幼儿作选择。

## 第五节 儿童的营养需要与膳食干预

### 一、儿童的营养素供给与膳食制度

儿童的生长发育仍然十分旺盛，进入学校学习后，对于外界的认识和知识的探究进一步活跃，活动的能力和活动量也不断增大。所有这些，都使得儿童的营养素需要量与他的外表极不相符。表4-5-1是7～11岁儿童的一些营养素需要量与成年人的比较。

表4-5-1 7～11岁儿童与成年人每日营养素需要量的比较

| 年龄（岁） | 能量/MJ | | 蛋白质/g | | 钙/mg | | 铁/mg | | 锌/mg | | 维生素A/μg RE | | 维生素D/μg | | 维生素$B_1$/mg | | 维生素C/mg | |
|---|---|---|---|---|---|---|---|---|---|---|---|---|---|---|---|---|---|---|
| | 男 | 女 | 男 | 女 | 男 | 女 | 男 | 女 | 男 | 女 | 男 | 女 | 男 | 女 | 男 | 女 | 男 | 女 |
| 7 | 7.35 | 7.10 | 60 | 60 | 800 | 700 | 12 | 12 | 13.5 | 13.5 | 600 | 600 | 10 | 10 | 0.9 | 0.9 | 80 | 80 |
| 11 | 10.04 | 9.20 | 75 | 75 | 1000 | 1000 | 16 | 18 | 18.0 | 15.0 | 700 | 700 | 5 | 5 | 1.2 | 1.2 | 90 | 90 |
| 成年* | 10.04 | 8.80 | 75 | 65 | 800 | 700 | 15 | 20 | 15.0 | 11.5 | 800 | 700 | 5 | 5 | 1.4 | 1.3 | 100 | 100 |

*指轻体力劳动者

从表4-5-1可以看出，7岁儿童能量的需要已是成年人轻体力劳动者的70%；有些营养素，如钙的需要量与成年人相同；还有一些甚至高于成年人，如维生素D；11岁儿童能量的需要已与轻体力劳动者成年人持平，蛋白质、钙、铁、锌等营养素都高于成年人。但他们的体重只是成年人的1/3～1/2，因此，容易引起喂养者对他们营养素需要量的误解。对于7～11岁儿童的营养需要与膳食要求来说，还是要注意：其消化能力与实际需要量之间仍相矛盾，胃容量虽有增加，如果餐次与成年人一样的话，仍然不能适应其需要。因此，增加和调整餐次是必要的。加餐的食物占主食热能供给量15%～20%，以不影响主食的进食量为宜。

### 二、培养儿童良好的饮食行为与习惯

**1. 儿童期不良的饮食习惯**

1）三餐比例严重不合理　　主要表现为早餐不吃，或早餐质量达不到营养需要；中餐凑合，马马虎虎；晚餐则非常丰盛。这种不合理的三餐安排，会影响到身体健康与生

长发育,并可能会造成一些成年性疾病的提前发生,如肥胖、糖尿病、心血管疾病等;同时,对于小学生的学习效率和学习成绩都会有不好的影响。

2)零食　　吃零食是儿童的一种常见的饮食行为。有选择地吃零食,可作为正餐营养素不足时补充的渠道,对儿童的身体健康有好处。但如果不分时间、不限制食用量、不加以选择地吃零食,对儿童则是不利的。目前儿童零食行为存在的主要问题是,零食以各种纯热能性食物为主,如糖果、甜饮料、油炸食品等;吃零食的时间以下午放学后和睡觉前为多;零食的食用量没有控制,甚至将零食当正餐;零食的安全卫生得不到保证。

3)偏食(monophagism)　　偏食是指只偏爱某种或数种食物,而厌恶、拒食其他食物的现象。喜爱的食物就特别爱吃;不喜爱的食物就很少吃,或不吃;这样就造成了食物的单调,出现营养不良。出现偏食时,要寻找出引起偏食的原因,并加以纠正。

4)厌食(anorexia nervosa)　　对食物无欲望或欲望很低,未进食就感到饱胀的食欲缺乏状态,或拒食、畏食等现象都属于厌食。产生厌食现象的原因主要是:食物品种单调、膳食营养素组成不合理、不良饮食习惯;同时也可能与精神神经因素有关,如家长强迫进食、学业过重、情绪紧张也会造成儿童厌食。

5)贪食(boulimia)　　贪食是饮食行为异常的另外一种表现。表现为进食的数量大、进餐的速度快、食欲特别好、特别喜欢吃油炸食物和甜味食物;不饿也想吃,吃了还想吃,越吃越贪吃,最终导致肥胖、超重。造成儿童贪食的主要原因首先在于家长不良饮食习惯、错误的饮食营养观念对儿童的影响,也可能是食物中的特殊物质,如促进动植物生长的激素类物质作用的结果。贪食症一旦产生后,要彻底纠正有一定的难度,因此,预防是最重要的。

6)异食现象与异食癖(cittosis)　　有些儿童吃一些特殊的奇怪的非食物性物质,如石灰、小石子、泥土等,称为异食。如果这种异食现象持续时间比较长久,并形成一种嗜癖,称为异食癖。引起异食或异食癖的原因主要与儿童寄生虫感染、锌缺乏及精神因素有关。

**2. 培养良好的饮食习惯**

1)做好进餐前的生理和心理准备　　帮助儿童建立与进餐有关的条件反射,为进餐、消化、吸收营养素做好准备工作。

2)营造良好、科学的进餐环境　　良好的进餐环境可促进儿童的食欲,并有利于良好饮食习惯的培养。桌椅高低适合儿童身材,食具简单便于使用,等候食物上桌的时间不宜过久,食物温度适当(5~60℃)。家长与子女共餐时,避免大吃大喝,避免酗酒等不好的进餐环境。

3)制定科学的进餐制度　　根据儿童的生理特点,制定科学的进餐制度,使儿童能在摄取到适量的营养素和食物的同时,也不致过饥、过饱。

4)适当的进餐礼仪教育　　孩子的饮食礼仪和文明教育要从小开始,家长不但要言教,还要身教;学校也应结合营养教育,开设相应的课程,让儿童接受比较系统的学习与训练。

## 三、儿童常出现的营养性疾病

**1. 肥胖**

对7~22岁各年龄组人群进行的分析结果表明,7~11岁是超重和肥胖(adiposity)发生的易感人群。大城市,尤其是市区,肥胖的检出率正在成倍增长;乡村儿童过去的肥胖检出率不高，基数比较低，因而表现出肥胖检出率的增长速度甚至超过了城市；男生的肥胖发病率都高于女生；我国北方儿童的肥胖发病率高于南方。

7～11岁这一年龄段儿童肥胖发病率高，与遗传因素与环境因素有关。环境因素造成的肥胖有以下特点：出生时的体重比较高。与母亲怀孕时过度进食有关，也有遗传因素的作用及婴幼儿时期不合理的喂养。一些家长给婴儿过多地喂食；过早地添加辅食，特别是固体食物；进食的速度过快；进餐量过多、过饱，使儿童从婴儿时期就习惯于吃过多的食物，甚至形成贪食习惯；膳食中脂肪的比例过高，或纯热能性食物过多；一些家长还给儿童吃一些保健品；食物中残留的动植物类激素，会造成儿童的内分泌失调。所有这些因素都会使儿童食欲过旺，产生肥胖。

我国小学生的学习生活规律与过去相比，变化比较大。在校期间学业负担很重，没有足够的体育活动时间；而放学后的游戏项目也发生了很大有变化，上网游戏和看电视的儿童越来越多，户外活动少，能量的消耗低，也是造成体重增加的原因之一；而体重增加后的儿童更懒于活动，形成了能量摄入与消耗平衡之间的恶性循环。

**2. 缺铁性贫血**

7～11岁儿童处于旺盛的生长发育期，容易因铁的摄入不足，导致缺铁性贫血（iron deficiency anemia）。贫血对儿童生长发育，包括智力发育有严重影响，对免疫系统的发育也不利。虽然近年来我国7～11岁儿童缺铁性贫血症的发病率有所下降，但仍然是严重影响儿童身体健康的疾病之一。

对贫血患病因素的分析调查显示，不同的家庭经济状况，贫血的发病有明显的差异。但与其他营养性疾病的发病情况有所不同，城市男女生中等经济状况的家庭贫血的发病率最高；而乡村则是经济状况越好，贫血的发病率越高。产生这种现象的原因可能与这两组人群是生长速度最快，生长趋势最迅猛的人群，导致对铁的需要量增加，如果家长不注意膳食中铁的供给，反而更容易出现缺铁性贫血。

调整膳食结构是预防和治疗缺铁性贫血的有效途径。选择铁含量丰富的动物性食物，增加维生素C的供给，增加食物中的优质蛋白质的供给，都有利于提高植物性食物中铁的吸收；中国营养学会经过多年的研究证明，采用供应强化铁的酱油，能有效地减少缺铁性贫血的发生。

## 四、改善学龄儿童营养状况的行动计划与干预措施

关于青少年的营养问题，各国政府都十分重视，并相继制订了各种营养计划，以减少青少年营养问题的发生。我国政府也制定了一系列的政策与法规，加强儿童营养计划的实施与管理。其中最重要的是"学校营养午餐计划""学生奶营养行动计划""大豆行动计划"等。其目的都是为了改善儿童的营养状况。但无论哪一种计划的实施，都受许多因素的影响，如经济状况、农业的产出、居民收入等。日本和美国是开展学校营养餐制度比较早的国家，积累了一定的经验和教训，对我国实施学校营养午餐有很好的借鉴作用。

## 第六节　青少年的营养需要与膳食干预

青少年时期是人的一生中生长速度最快的第二个阶段。从形态上看，孩子的身高、

体重、肩宽、盆宽等都呈现一种突增的趋势；生理、心理的发展也与之平衡。要注意青少年时期的一些特殊营养问题。

## 一、青少年的生理特点

### 1. 性别差异增大

青春发育期生长突增后，生理功能和对营养素的需要出现性别差异。一般情况下，女孩成熟的年龄比男孩早 1~2 岁；青春期男孩的体重增加量比女孩多，增加的速度快，骨骼生长延续的时间比女孩长；女孩在青春期积聚比较多的脂肪；男孩肌肉增加比较多；女孩青春发育后月经来潮，每个月有一定的铁损失，因而对铁的需要量也增高。

### 2. 个体差异增大

同一年龄的青少年由于生长发育的速度与时间不同，营养素需要量的个体差异增大。因此，虽然有营养素的供给量标准，但还不能机械照抄，要根据其实际情况供给营养素。

## 二、青少年的营养素需要量

### 1. 能量

青春期为了满足生长的需要、肌肉组织的增加以及其他组织的生长，都要增加能量的供给（表 4-6-1）。

表 4-6-1 青少年每日能量的推荐摄入量

| 年龄（岁） | 男 | | 体力活动 | | | 女 | | 体力活动 | | |
|---|---|---|---|---|---|---|---|---|---|---|
| | 体重/kg | BMR/kcal | 轻/kcal | 中/kcal | 重/kcal | 体重/kg | BMR/kcal | 轻/kcal | 中/kcal | 重/kcal |
| 11~13 | 42.0 | 1386 | 2184 | 2426 | 2703 | 41.0 | 1246 | 1869 | 2118 | 2376 |
| 14~17 | 56.5 | 1640 | 2642 | 2952 | 3362 | 50.0 | 1356 | 1966 | 2237 | 2509 |

但由于生长速度的差异，热能的需要应根据实际的情况进行判断，以免出现热能供给不足或过多。但从目前的营养调查结果来看，由于多种原因，体重过高者的比例越来越大，而体重不足者越来越少。

### 2. 蛋白质

青少年在生长发育阶段，对蛋白质的需要量增加，如果蛋白质的供给量不足，就可能导致生长发育的延迟，甚至产生障碍。因此，青少年对蛋白质的需要量是整个人群中，除孕妇、乳母外需要量最高的人群。

青少年不但蛋白质的需要量增加，还需要供给优质蛋白质。因此，青少年不宜素食。

### 3. 无机盐

1）钙　在青春发育期能否达到骨质量的峰值是降低老年后发生骨质疏松症的重要因素。但许多青少年的实际摄入量不能达到需要量。铁缺乏是青年中最常见的营养素缺乏病。特别是在青春期的早期，男性需要铁合成肌红蛋白，而女性对铁的需要不但与肌肉的增长有关，同时还与月经来潮后铁的丢失有关，其个体差异也比较大（表 4-6-2）。

表 4-6-2　青少年与其他人群膳食蛋白质的推荐摄入量比较

| 年龄（岁） | 男/（g/d） | 女/（g/d） |
| --- | --- | --- |
| 10～11 | 70 | 65 |
| 11～13 | 75 | 75 |
| 14～17 | 85 | 80 |
| 18～49 | 75（轻体力劳动） | 65（轻体力劳动） |
|  | 80（中体力劳动） | 70（中体力劳动） |

2）锌　青少年锌的供给不足会产生生长发育的迟缓；如果儿童时期出现的锌缺乏不能及时纠正，到了青春期，会出现生长发育的停滞，"伊朗乡村病"就是最明显的例子。

3）碘　在青春期，由于生长发育对碘的需要量增加，有时会出现一时性的甲状腺肿大，属生理性，当生长发育的速度下降后，这种现象就会慢慢消失。

青春期青少年所需要的其他无机盐及微量元素及参考摄入量见表 4-6-3。

表 4-6-3　中国营养学会推荐的无机盐与微量元素参考摄入量

| 年龄（岁） | 钙/mg | 铁/mg | 碘/μg | 锌/mg | 硒/μg | 铜/mg | 氟/mg | 铬/μg | 钼/μg |
| --- | --- | --- | --- | --- | --- | --- | --- | --- | --- |
| 11～13 | 1000 | 16（男）18（女） | 120 | 18.0（男）15.0（女） | 45 | 1.8 | 1.2 | 40 | 50 |
| 14～17 | 1000 | 20（男）25（女） | 150 | 19.0（男）15.5（女） | 50 | 2.0 | 1.4 | 40 | 50 |
| 18～49 | 800 | 15（男）20（女） | 150 | 15.0（男）11.5（女） | 50 | 2.0 | 1.5 | 50 | 60 |

维生素的需要量也与生长发育有很大的关系，特别是维生素 D、维生素 $B_1$、维生素 $B_2$、烟酸等，与钙及能量的消耗增加有关；维生素 C 能增加铁的消化吸收率，它的供给量也要增加。青春发育期如果不注意膳食平衡，也会出现维生素的缺乏症（表 4-6-4）。

表 4-6-4　中国营养学会推荐的维生素参考摄入量

| 年龄（岁） | 维生素 A/μg RE | 维生素 D/μg | 维生素 E/mg | 维生素 $B_1$/mg | 维生素 $B_2$/mg | 维生素 $B_6$/mg | 维生素 $B_{12}$/μg | 维生素 C/mg | 叶酸/μg |
| --- | --- | --- | --- | --- | --- | --- | --- | --- | --- |
| 11～13 | 800（男）700（女） | 5 | 14 | 1.5（男）1.2（女） | 1.5（男）1.2（女） | 1.1 | 2.4 | 100 | 400 |
| 14～17 | 800（男）700（女） | 5 | 14 | 1.4（男）1.2（女） | 1.4（男）1.2（女） | 1.2 | 2.4 | 100 | 400 |
| 18～49 | 800（男）700（女） | 10 | 14 | 1.4 | 1.4 | 1.5 | 2.4 | 100 | 400 |

## 三、青少年的膳食干预

由于营养素和热能的需要量高于一般人，食物的供给量也比较多，因而，要选择营养素密度比较高的食物；对容易缺乏的营养素，如钙、铁、锌等无机盐与微量元素，要增加供给。

三餐的热能分配要注意早餐的供给，特别是注意早餐中蛋白质和热能的供给量；如早餐达不到要求，可通过课间加餐给予补充。但要注意加餐食物的种类和数量，避免各种纯热能性食物；青少年对各种新生事物都比较敏感，但不容易辨别正确与错误，因而，对酒精饮料、吸烟等不利于健康的行为要加强宣传教育，远离这些物质。

由于青少年心理发育还不健全,各种社会不良信息的误导,可能使青少年的膳食行为受到一定的影响,而出现营养性疾病。

## 四、青春发育期易出现的营养性疾病

### (一) 神经性厌食症

神经性厌食症(anorexia nervosa)属于怪异型的进食疾患。主要特点是:精神心理变态与躯体印象障碍;自我引起的进食过少及造成的营养不良与体重下降(恶病质);闭经与衰竭。由于缺乏统计资料,神经性厌食症在我国的真实发病情况尚不清楚。但近年来医院就诊的新病例有增多的趋势。

神经性厌食症多发生于25岁以下青春期的女性。发病年龄呈双峰型分布,13~14岁和17~18岁为高发病年龄组。女性患者至少10倍于男性患者。神经性厌食症的发病率还与社会、家庭、职业、文化教养、遗传等多种因素有关。国外报告约95%的病例为来自有一定社会地位、生活较优裕的上中层家庭的白人青少年女性。在英国16岁以上的女学生中发病率为1/250;在加拿大芭蕾舞学生中为7%;在职业芭蕾舞演员中为5%~20%,而黑人很少发生本病,包括黑人女芭蕾舞演员。神经性厌食症患者的女性双胞患病率为6%。

神经性厌食症的病因和发病机制比较复杂,尚未明确。目前倾向于认为在遗传易感性的基础上,社会、家庭环境和青春期发育引起的精神动力学变化及其造成的下丘脑功能紊乱,共同导致了异常的进食行为和内分泌功能紊乱。而长期严重的进食过少、营养不良和体重丢失,反过来更加重了精神、内分泌功能紊乱。

最常见的症状为进食减少和体重下降。患者少食甚至不食含碳水化合物的食物,主要靠进食蔬菜、水果和零食生存;体重下降迅速,患者极度消瘦,体重一般低于理想体重的80%。存在躯体印象障碍,无理由地认为自己"太胖",但对别人体重、体型的估计却比较客观。

对食物的偏见,宁肯忍受饥饿也不愿进食,但有的患者却表现出十分古怪的食物偏爱,热心于为别人精心地准备食物,喜欢收集食谱、烹饪书籍和在家中贮藏食物。

尽管极度消瘦,但大多数患者的体力、精力却异常旺盛,活动过度,否认疲劳。少数患者表现无力、淡漠、极度衰竭以至死亡。

闭经可发生于该病病程中的任何时间,通常是随体重下降,出现月经稀少以至闭经。

一些轻型神经性厌食症患者的症状不典型,如不及时纠正,就有可能发展成典型的神经性厌食症。

神经性厌食症的治疗十分困难。患者常常否认患病,拒绝治疗,并会制造各种假象造成医护人员判断错误。因此,对神经性厌食症的治疗是一项长期、艰苦、耐心和细致的工作。目前尚无特殊治疗手段,主要依靠精神行为治疗和饮食治疗。要鼓励症状较轻的神经性厌食症患者进食,饮食可以流食、半流食为主,最初供给的能量为正常需要量50%左右即可。宜少量多餐,每天不少于8次。病情好转时,能量供应可缓慢增加至正常供给量,饮食种类也可以逐渐过渡到普通饮食。通过鼻饲、中心静脉或外周静脉的营养干预,仅可暂时用于严重营养不良和顽固拒食者。在进行饮食治疗的过程中,要反复告诉患者进食的安全性,向患者保证不会使他变胖。治疗初期患者体重的增长速度以每周不超过 1kg 为宜。

### （二）贪食症

贪食症（adephagia）也是一种饮食行为疾患，特点为发作性的过度进食，通常在发作后又采取自我呕吐、使用泻药或利尿剂，通过严格饮食、过度的体力劳动等不正常的方法，以减轻体重的增加。贪食症可单独出现，也可与神经性厌食同时出现。

贪食症的患者多来自饮食丰盛的家庭，父母，特别是母亲多数为肥胖者，患者在儿童期、青年期通常也比较胖，但同时又惧怕肥胖；由于在青少年时期养成的不良饮食习惯，使贪食症的患者对食物有着不可抑制的强烈愿望，常常不能控制或限制自己的饮食，发生暴食；患者暴食后，又十分后悔，只能用呕吐的方法，或者滥用泻药、减肥药，以控制自己的体重，于是就形成了"暴食—清除—暴食"这样的一个恶性循环。

贪食症的治疗原则，与神经性厌食症的治疗相同。治疗的目的是帮助患者克服对饮食的强烈欲望，纠正异常的饮食行为。精神与心理治疗在贪食症患者的治疗中有着十分重要的作用。在进行饮食控制治疗时，要注意控制患者的餐次及摄食量。可少量多餐，每日餐次至少 6 次以上，严格控制每餐摄食量。症状好转后，逐渐减少餐次并增加每餐摄入量。

## 第七节　老年人的营养需要与膳食干预

WHO 根据各个国家和地区的不同情况，将老年界定统一在两个标准上，即 60 岁以上或 65 岁以上。

### 一、老年人的生理特点

衰老是人体进入老年后，最为突出的生理功能的改变。从组织学和功能学的角度来说，人体的衰老的特征是：细胞和构成物质的丧失，器官中功能细胞数逐渐减少，器官的功能逐渐降低；细胞代谢减缓，细胞对营养物质的汲取随着年龄的增高而减少，导致整个机体代谢的改变。但这些变化过程并不是进入老年期才会发生，许多变化可以出现在中年期。

老年人各器官和系统的功能都会变化，主要表现为以下几方面。

（1）进入老年期，激素的合成及代谢均下降。胸腺至 40～50 岁时，仅残留 5%～10% 的细胞，分泌量减少；前列腺素的合成减少，促使老年人出现相应的症状；甲状腺也发生改变，基础代谢随着年龄的增加而明显下降，75 岁的老年人，基础代谢率比 30 岁年轻人下降 26%；胰腺的功能下降，使葡萄糖耐量试验发生改变。

（2）人体从 30 岁开始，心脏功能渐减，心率可出现减慢或加速；心搏出量自 20 岁后每年下降约 1%，到 60～70 岁时，心搏出量可减少 30%～40%；血管也会随年龄的增加弹性下降，最终使血管内阻力增加；毛细血管和静脉也发生一定的变化，可出现管腔变小。

（3）消化系统器官功能的改变也是显而易见的。随年龄增加，牙齿易脱落，齿龈及齿根逐渐发生萎缩；舌表面味蕾退化，味觉功能下降；咸味阈值升高，导致老年人摄入过多的盐；口腔黏膜上皮角化增加，唾液分泌减少，易发生口干，出现吞咽困难，易发生口腔黏膜溃疡；唾液淀粉酶活性减弱，使老年人消化从口腔开始就发生改变；食道蠕动及胃排空速度均减低；胃酸中游离盐酸及总酸度均下降，至老年期可下降40%～50%；各种消化酶的分泌减少，不利于食物的消化；肠道血管硬化的出现，使小肠对各种营养素的吸收减少，以钙、铁、糖更明显；胰腺分泌的脂肪酶减少，导致脂肪吸收率下降；肠道肌张力减弱，老年人易出现便秘；胆石症随年龄增加发病率增高。

（4）随着年龄的增加，肾单位数可减少30%～40%，肾动脉硬化加重，肾排泄功能也随之减退；肾小球滤过率、葡萄糖转运量等均有降低。

（5）老年人血红蛋白减少，红细胞脆性增加；骨髓红细胞摄取铁减少；因此，老年人缺铁性贫血的发病率比较高。由于体内代谢的改变，血液中胆固醇的含量及三酰甘油的含量增高，使老年人患冠心病的可能性远远高于年轻人。

（6）老年人由于代谢的减少，心功能和呼吸系统功能的降低，运动的能力、时间、强度等都明显下降，能量的消耗减少。特别是一些老年人的消化系统功能退化比较慢，食欲比较好时，更会产生这种现象，最终使体重超重。

## 二、老年人的营养需要

### 1. 能量

老年人基础代谢率降低及活动量减少，所需要的能量供应也相应减少。体重是恒量能量摄入与消耗是否平衡的可靠指标。超重和肥胖，或体重过低，都不利于健康和长寿（表4-7-1）。

表4-7-1 我国老年人每日能量推荐摄入量

| 年龄（岁） | 身体活动水平 | RNI/（MJ/d） | | RNI/（kcal/d） | |
| --- | --- | --- | --- | --- | --- |
| | | 男 | 女 | 男 | 女 |
| 60～69 | 轻体力活动 | 7.94 | 7.52 | 1900 | 1800 |
| | 中体力活动 | 9.20 | 8.36 | 2200 | 2000 |
| 70～79 | 轻体力活动 | 7.94 | 7.11 | 1900 | 1700 |
| | 中体力活动 | 8.78 | 7.94 | 2100 | 1900 |
| 80～ | 轻体力活动 | 7.94 | 7.11 | 1900 | 1700 |

### 2. 蛋白质

过去对于老年人蛋白质的供给存在有两种看法，一种认为老年人的蛋白质供给量应大于青壮年。理由是机体对蛋白质的利用率低，分解大于合成。为补偿机体消耗，维持正常代谢，增强抵抗力需要足够的量；另一种观点则认为，老年人的蛋白质供给应与青年人相同，持这种观点的人基于"高蛋白会增加胃肠道、肝脏、肾脏的负担"的理论。

现在多数人认为，老年人随着年龄的增加，个体差异增大，发生退行性疾病与影响代谢的疾病增加，因而蛋白质以及能量的供给比较复杂，只有在正常成年人的基础上增加10%才是安全的。也就是说，在成年人蛋白质的供给量1.16g/（kg·d）的基础上调整为1.27g/（kg·d）；或者按照总能量摄入的15%供给。

### 3. 脂肪

老年人胆汁的分泌减少，酯酶的活性下降；血脂水平明显增加，胆固醇、三酰甘油和游离脂肪酸亦有增加。因此，老年人脂肪的摄入量不宜高。近年来的研究表明：4~14个碳的饱和脂肪酸易造成动脉粥样硬化；16碳的饱和脂肪酸棕榈油酸盐不影响血清总胆固醇和低密度脂蛋白胆固醇；n-3系多不饱和脂肪酸，如二十碳五烯酸（EPA）和二十二碳六烯酸（DHA），有降低血液黏度防止血栓形成和动脉粥样硬化的作用；说明膳食脂肪的结构与动脉粥样硬化（atherosclerosis，AS）发生相关。脂肪中还含有人体不可或缺的必需脂肪酸和一些脂溶性维生素，老年人过分禁忌脂肪是不合适的。

**4. 碳水化合物**

老年营养中的碳水化合物是相对地被忽视的一个问题。其实，碳水化合物的质与量，以及供给方式都会对老年人的健康与营养素的代谢产生很大的影响。当膳食中含有很高比例的碳水化合物热量时，血清往往变浊，β-脂蛋白浓度升高；老年人的糖耐量能力降低。膳食中的碳水化合物中以淀粉为佳，而用蔗糖来替代淀粉，则更容易形成高脂血症，还可能与糖尿病也有关。摄入碳水化合物的时间，从每日3次改为6次以上，更有利于老年人对糖的代谢与利用。

由于老年人的消化器官存在缺陷，如牙齿脱落、胃纳变小，而食用甜食又往往被认为是生活水平提高这么一种错觉，因而如何处理碳水化合物，使"精"与"粗"相配合，是一个值得注意的问题。总的来说，精制糖应该尽可能控制。

我国老年营养专业组建议，碳水化合物热能占总热能以55%~65%为宜。碳水化合物中有些不能被人体吸收利用的膳食纤维能增加粪便的体积，促进肠道蠕动，对降低血脂、血糖和预防结肠癌、乳腺癌有良好作用。

**5. 维生素**

人体衰老过程中的表现与维生素缺乏有类似的表现。充足的维生素有利于防止衰老。维生素A和β-胡萝卜素的摄入量充足，可以降低肺癌发生的作用；维生素D的补充有利于预防老年人的骨质疏松症（osteoporosis）；维生素E是一种天然的脂溶性抗氧化剂，能保护多不饱和脂肪酸氧化，预防体内过氧化物的生成，对消除衰老的组织细胞中的脂质过氧化物——脂褐质有着积极的作用，且能改善皮肤的弹性，推迟性腺萎缩，有延缓衰老的作用。

老年人进食量的减少，会导致维生素的摄入量不足，一些慢性病也会导致继发性维生素缺乏症。对于进食量少的老年人补充一些维生素是有益。但是如果能从食物中摄取，仍然比添加这些维生素片剂效果明显。

**6. 无机盐**

老年人常常出现钙的负平衡，机制还不十分清楚。但一部分老年男性从50岁开始，女性从40岁开始就有骨质逐步损失的现象。从老年人的骨质疏松症和钙负平衡等的研究观察表明，老年人对钙的需要比成年人高。老年人对钙的消化吸收率下降，意味着老年人应消费更多的乳制品、豆制品和其他含钙丰富的食物。必要时适当使用含钙的片剂，并且尽可能增加体力活动与户外活动，以延缓骨骼衰老。

除了一些受关注的无机盐，如铁、钠对老年人的健康起一定的作用外，近年来一些微量元素与老年性疾病的关系更加令人注意。其中铬、锰具有防止脂质代谢失常的作用；镁具有抗动脉硬化的作用，这与镁元素能改善脂质代谢，防止动脉壁损伤有关。同时，镁也能保持良好的心肌结构；钠与高血压的发病有密切关系；而钾具有拮抗钠的作用，食物中钾与钠之比最好为5:1。

## 三、老年人的膳食调整

老年营养是一个复杂的问题，有其自身的特殊性。对老年人的膳食调整，至少要注意下面几个原则。

### 1. 平衡膳食

老年人的膳食仍然以平衡膳食的要求作为基本。根据自身的需要，选择多种食物，严格的素食或限制进食量都是不合理的；各种营养素之间的平衡也十分重要的。任何一种营养素大量出现在人体内时，都会干扰其他营养素的代谢过程，甚至造成人体营养素代谢的紊乱。所以，老年人在进行营养补充或服用一些保健品时，要充分注意到这一点。

老年人退休后生活发生了比较大的变化，有些老年人的体力活动时间与程度会有所下降，而一些老年人反而有所上升。应根据老年人的具体情况确定其能量的供给。最适合的方法，是根据体重的变化状况而定，以保持适宜体重时的能量供给为宜。

### 2. 适当照顾老年人原有膳食习惯和爱好

不良饮食习惯的改变必须是一个逐渐的过程，如要改变老年人过咸、过甜的饮食习惯，必须有一个相对比较长的适应时间。如果突然改变，会造成消化系统的不适应，可能会产生相反的结果。

老年人在选择食物时，要注意其加工的程度，不宜太粗，也不宜过细过精。食物过于粗糙，会更加重消化道的负担，不利于营养素的消化吸收；过于精制，也会导致一些营养素的过多或缺乏。选择主食时，以标准米、标准面为佳；如果选择了精制的米、面，就要注意每周都选择一些粗粮、杂粮，作为补充。

### 3. 采用合理的、适合老年人的烹调方法

采用合理的、适合老年人的烹调方法，不但可以增加老年人的食欲，同时也有利于老年人对食物中营养素的消化吸收。但也要注意，并不是说老年人食物的烹调就只能采用炖、焖等方法，如果口腔的功能退化并不明显，也可以选择其他的烹调方法。

### 4. 膳食制度

老年人的膳食制度应是少食多餐，不必拘泥于一日三餐，特别要避免暴饮暴食，晚餐过饱。老年人的饮水也要注意，一次不宜过多、过猛，晚上尽量少饮，以免因为夜尿影响睡眠。

### 5. 进餐环境

创造一个愉快的进餐环境，对于老年人的食欲十分重要。现代化社会，家庭人口结构发生改变，老年人独居的现象比较普遍。特别是丧偶的老年人，会因为心理的改变、活动能力的下降、疾病的增加等，对食物的兴趣下降。解决这个问题需要社会的力量和家庭的共同努力，给老年人营造一个温暖、愉快、和睦的气氛。

## 主要参考文献与推荐阅读

林晓明，李勇．2004．高级营养学．北京：北京大学医学出版社

中国营养学会．2001．中国居民膳食营养参考摄入量．北京：中国轻工业出版社

Bowman BA, Russel RM．2004．现代营养学．8版．荫士安，汪之顼，译．北京：化学工业出版社

Sizer FS, Whitney EN．2004．营养学——概念与争论．王希成，译．北京：清华大学出版社

# 第五章　平衡膳食与科学配餐

## 第一节　膳食结构与人体健康

❖ **教学目标**：通过梳理人类膳食结构演变的历史轨迹，对人类科学膳食结构进行分析，学会理论联系实际进行相关营养咨询，并领悟作为教师如何设计相关教学内容。

**（一）知识教学目标**
1. 了解人类膳食结构演变的历史轨迹。
2. 掌握对人类膳食生活变化的理论分析。

**（二）能力培养目标**
1. 掌握对人类饮食生活状况的分析能力。
2. 通过具体案例学会理论联系实际设计教学内容。

❖ **问题导入**：
1. 在150万年前人类"茹草饮水"阶段，人类的饮食生活与今天相比最本质的不同是什么？
2. 人类进化过程中，在食物选择方面形成了怎样的生理驱动力？至今仍然影响着人类的食物嗜好。
3. 人类进化到今天，饮食环境发生了怎样的变化？对人类的影响是什么？
4. 人类的膳食结构历经演变，发生的本质变化是什么？

### 一、人类膳食结构的历史演变

"民以食为天"，为了生存和发展，人类要吃各种食物，为了吃得更舒适，人类开始选择食物，为了吃得更科学，人类开始研究食物。一部人类饮食文明史，就是人类自身不断开发食源，不断协调与自然的关系，不断改变和改善自身的进食状态，不断提高饮食生活科学性和自觉性的历史。我们分析人类膳食结构的历史变化历程，对指导我们今天科学的膳食实践是十分必要的。

**（一）人类膳食结构变化的历史轨迹**

人类的历史，自原始人群的出现迄今已有300余万年了，这一漫长的历史，若从我们祖先对原料利用和食物结构的演变上看，我们便不难发现有以下几种历史文化形态的粗略存在。

**1. 基本以植物叶、果（浆果、鲜果、坚果）、块茎、籽或嫩株等为食物的时期**

这一时期一直延续到100万年前，大约绵延了200万年之久。这一时期的人们的饮食生活基本是"茹草饮水，取草木之实"，以采集天然野生植物为主。当然，这一时期的食物除了天然之外，也有一定量的昆虫、鸟等一类小动物作补充。这一时期的人们是在树上、树下"两栖"生活的，应当说，由于野生食物极为丰富，这一时期的人们比较舒适地依赖大自然的食物库，比较融洽地同自然处于协调状态。

**2. 肉食比例提高，但仍以植物性食物为主的时期**

这一时期持续了50万~80万年，它与上一时期合称为考古学上的旧石器时期。先秦文献中所说的，昔者"未有火化，食草木之食，鸟兽之肉，饮其血，茹其毛"（《礼记·礼运》），当属这一情况，所不同的是，这时的人们已知道利用自然火种御兽、驱寒、熟物了，人类的营养模式开始多元化。

### 3. 植物、肉食结合型的时期

这一时期相当于考古学上的旧石器时代中期、晚期的10万~20万年时间。这一时期人类的生产技术有了飞跃性的发展，木矛、石索、弓箭、摩擦取火等一系列革命性事件均发生在这一时期，这些工具主要是人类向动物食源开发和利用的武器。这一时期，植物性食料的采集虽然仍占主导地位，但狩猎和渔捞得到长足的发展，动物性食物的比例进一步提高。

### 4. 传统种植业、畜牧业时期

这一时期自原始的农业、畜牧业发生到21世纪中叶，仅1万年的历史，它跨越了考古学上旧石器时代晚期、中石器、新石器时代。虽然它比以往任何时期都短，但人类的食物生产、饮食生活的面貌却以前所未有的速度发生了变化，与采集阶段比较，人类文明程度、获取食物的方式、膳食结构等都有着显著的不同。原始农业的出现，称为人类第一次产业革命，当时人们对野生植物进行了初步的分类和选择，那些收获不多，用处不大的野生植物被淘汰；原始畜牧业的出现称为第二次产业革命，捕捉了很多对人类有益的动物，如马、牛、羊、鸡、犬等，将其饲养驯化，使其成为家畜、家禽，供人食用。

栽培作物和畜养牲畜比野生食物对人类食用好处更多，如数量多、品质好、便利、可靠等，使人们越来越倚重于它，人口的不断膨胀则是造成这种倚重之势不断强化的根本原因。于是，相继出现了傍河而居，赖土为生的尼罗河、红河、黄河、长江等无数农业文明，出现了许多如蒙古草原、中亚广大地区等地的游牧文明，这两种基本的食文化类型，在近1万余年的时间里，逐渐朝单一经济的模式演化，出现了主要以农作物或畜产品为食料的食生产和食生活两种风格迥异的极端。当然，除此之外，由于生态环境的差异和经济、文明发展的不平衡，其他食文化类型，如西半球北极地区、亚北极地区以渔捞为主的因纽特人等各种食文化类型也是很多的。但基本类型是以上两种，它既反映着人类膳食结构的基本既往，也影响着这一发展的主体未来。

### 5. 现代农业时期

20世纪60~70年代，随着大工业的发展，农业机械、农业化学制品的制造和使用，以及生物学、化学、物理学等科学成果的应用，管理科学和电脑的运用，世界上的发达国家都在工业现代化的基础上，先后实现了农业的现代化。现代农业以现代农业机器、设备代替过去的人、畜动力和手工、畜力农具。实现农业的机械化、电气化甚至自动化，用现代科学方法培育和改良农作物及畜禽品种以提高其生产效能成为现代农业物质生产的主要特征。在现代生态科学的指导下，建立良好的农业生态平衡，也是现代农业必不可少的内容。

同时，这一时期也以21世纪和第二次世界大战以后逐渐形成的全球性的科技、经济、文化的飞跃发展为总的历史前提，以越来越多的人群的科学意识与理想膳食追求为社会力量。这一时期，人们重新把自己放回到大自然的正常位置中，开始深刻反省自身的饮食生活历程，他们从生态学的广阔视角和宇宙观的深度来重新认识人类自身的生活、价值和前途，主张人类回归自然，与自然和谐相处，表现在饮食生活上，就是营养、科学、文明等综合指标的合理膳食的探索与实践。近10余年来，广泛流行并被越来越多的人认同的"回归自然""绿色食品""全天然食品""黑色食品"等观念，正是其中的反映。这一时期才刚刚过去半个世纪的短暂时光，我们还处于它的初期阶段。我们将在本节第三个问题中对当今世界主要膳食结构类型进行讨论。

（二）对人类膳食结构变化的分析

通过以上对人类膳食结构历史发展的分析我们不难看出，人类的食物结构在自己漫长的饮食生活历史上是不断演变的，而人类食物结构历史不断演变则引起了以下几方面不容忽视的实质性的变化。

**1. 食物环境方面的变化**

早期的人类并不是随时都能够得到食物的，因此，储存能量成为人类食物选择的生理驱动力，储存能量的信号胜过营养需要的信号，人类首先选择高热量的食物，形成选择高热量食物的生理驱动力。尽管今天人类的食物环境发生了变化，获取食物不再困难，但大脑的演变没有足够快，没有赶上食物环境的变化，抵制高脂肪、高糖饮食仍然违背大脑意愿，并且，人类进化的结果是，具有节能模式的人能存活下来，当人类获取食物消耗的能量大大下降的今天，肥胖就成为了人类的问题。

**2. 人类食物种类的变化**

如前所述，直至植物、肉食结合型的第三时期，人类绝大部分处在游猎型的原始生活环境里，靠狩猎、渔捞、采集野生植物维持生存，人类的食物种类还非常广泛，人类将能获取的一切可食之物都列入了自己无形的食谱之中，人类的膳食结构模式是多种类、多变化的。后来，人类开始懂得有选择地栽培植物，学会了园艺和驯养动物。在从野生植物向栽培植物的过渡过程中，由于受气候、地理和土壤等因素制约，栽培植物的品种显然是很有限的；而在动物方面，又取决于当地哪些动物可以被驯养成功。于是一方面是人类越来越倚重于栽培作物和驯养动物，另一方面则是食物链和生态系统的极大错乱和重新构造，许许多多以往为人类所利用的动植物逐渐消亡了，而与此同时，大自然既没有生成、人类又没有开发出新的品种，人类生活中食物的种类因此大大减少。

使得人类食物渐趋单调化的另一原因是人文因素。随着人类文明的不断发展，文化意识越来越多地进入人们饮食生活之中，除生态和自然条件因素外，习惯、宗教、时尚等文化因素开始渗入并有力影响人们的饮食生活。例如，一些宗教禁止教众和信徒食用某些食物，许多民族的禁忌习惯，更多的人依从传统、信念和时尚的饮食模式等。长期以来，人们习惯于认为某些东西能吃而另一些东西不能吃，这样使得人们在本来已经单调的食物库中，又一次主观地缩小了自己食物选择的范畴。据现代研究统计，世界上共有5万多种可供食用的食物，但人类实际吃到的只有20多种植物、8种牲畜和5种禽类。由此可见，人类在近300万年的长期进化过程中所适应的多种类、杂食型膳食结构仅在近1万年的时间里就发生了如此单调性变化，人类的健康不能不因此受到影响。

**3. 人类饮食观念的变化**

今天的人们越来越注重食物的感观，注重它们的视觉、嗅觉、味觉、口感和心理感受（为此生产和利用了大量的调味剂、增色剂等），越来越重视食品的装饰文化，越来越重视外包装及形态、色彩等，越来越盲从于市场上工业化食品的商业诱导和自己的趋潮心理。偏食、挑食的不良饮食习惯和食物选择的日趋精、高、新的不良倾向，使人们的饮食生活越来越淡化了食物自然属性的一面，似乎饮食生理学的本义不那么重要了，重要的反倒是那些游浮于其上的文饰外表。

天造万物，物尽其用，这本来是天经地义的宇宙法则，任何生物都有其存在的物质根据，任何物质的转化形态都应有其规律性。当人类的干预行为介入之后，进食行为违背了生理学原则，这只能是以往人类文明开化程度和理智力量尚不足够强大的表现。而今天，应当是我们能够冷静、科学、透彻地考察和认识这一问题的时候了。

**4. 人食物结构变化引起的营养模式的变化**

据前苏联学者对人类原始膳食结构的分析认为，原始人食物结构的营养模式大体是：植物性食物占65%，动物性食物为30%，油脂5%；其膳食结构特点是低脂肪、低热量、低动物性食物和多蔬菜类型。不过，这里应当特别指出的一点是：那时人类的植物性食物，远非今天人类几种单调的谷物和蔬菜，而是大自然展示给人类的相当广泛的植物性食物资源。而今天，在世界范围内虽然存在着膳食结构的众多差异，但人类膳食结构总的趋势却是明显的动物性食物和脂肪比例增加，与此同时则是植物性食物品种与数量的减少。一方面，是一些贫困地区和发展中国家的广大民众的膳食构成中动物性蛋白偏低而以植物性食物为主，但其植物性食物的高比重却主要是以淀粉食品为主，其膳食结构特点是高糖、低纤维；另一方面，在发达国家则表现为明显的营养过剩，其膳食结构的特点是高热量、高蛋白、高脂肪，食物中肉类、乳品、蛋类等大量增加，食盐过量，而植物性食物尤其是多种类的蔬菜则相当少。美国与前西德等是这一类型膳食的典型代表，使得一些由于营养素过剩而导致的现代文明疾病，如脑血管病、心血管病、肥胖、癌症等病症在这些国家成为灾难。

## 二、当今世界主要膳食结构类型及特点

膳食结构的形成与生产力发展水平，文化、科学知识水平以及自然环境条件等多方面的因素有关。不同历史时期、不同国家或地区、不同社会阶层的人们，膳食结构往往有很大的差异。膳食结构不仅反映人们的饮食习惯和生活水平高低，同时也反映一个民族的传统文化，一个国家的经济发展和一个地区的环境及资源等多方面的情况。由于影响膳食结构的这些因素是在逐渐变化的，因此膳食结构不是一成不变的，通过适当的干预可以促使其向更利于健康的方向发展。但是这些因素的变化一般是比较缓慢的，所以一个国家、民族或人群的膳食结构具有相对的稳定性，不会迅速发生重大的改变。

关于膳食结构的划分有许多方法，但最重要依据仍是动植物性食物在膳食构成中的比例。根据膳食中动物性食物及植物性食物所占的比例，以及能量、蛋白质、脂肪和碳水化合物的摄入量作为划分膳食结构的标准，将世界各国的膳食结构分为以下4种类型。

**1. 以植物性食物为主的膳食结构**

大多数发展中国家如印度、巴基斯坦、孟加拉和非洲一些国家等属此类型。其膳食构成是以植物性食物为主，动物性食物为辅。其膳食特点是：谷物食品消费量大，年人均200kg；动物性食品消费量小，年人均仅10～20kg，动物性蛋白质一般占蛋白质总量的10%～20%，低者不足10%；植物性食物提供的能量占总能量近90%。

此类型膳食结构的特点是：能量基本可满足人体需要，但蛋白质、脂肪摄入量均低，来自于动物性食物的营养素如铁、钙、维生素 A 摄入会不足。营养缺乏病是这些国家人群的主要营养问题，人的体质较弱、健康状况不良、劳动生产率较低；但从另一方面看，以植物性食物为主的膳食结构，膳食纤维充足，动物性脂肪较低，有利于冠心病和高脂血症的预防。

### 2. 以动物性食物为主的膳食结构

以动物性食物为主是多数欧美发达国家如美国、西欧和北欧诸国的典型膳食结构，属于营养过剩型（又称"富裕型"）的膳食。以动物性食物为主的膳食结构以提供"三高一低"（即高能量、高脂肪、高蛋白质、低纤维）的食物为主要特点，人均日摄入蛋白质100g以上，脂肪130～150g，能量高达3300～3500kcal。食物摄入特点是：粮谷类食物消费量小，人均每年60～75kg；动物性食物及食糖的消费量大，人均每年消费肉类100kg左右，奶和奶制品100～150kg，蛋类15kg，食糖40～60kg。

与植物性为主的膳食结构相比，营养过剩是此类膳食结构国家人群所面临的主要健康问题。心脏病、脑血管病和恶性肿瘤已成为西方人的三大死亡原因，尤其是心脏病死亡率明显高于发展中国家。为此美国已提出调整膳食构成，主要包括：增加谷类食物的摄入量，使碳水化合物的供能比例由原来的占总能量的 42% 提高到 55%～60%，其中食糖供能比例不超过 10%；减少脂肪的摄入，使其供能比由原来的 45% 减少到 30%，特别减少饱和脂肪酸使其供能比不超过 10%，增加不饱和脂肪酸的摄入，使其供能比不低于 20%；胆固醇摄入量每日限制为 300mg 以下。

### 3. 动植物食物平衡的膳食结构

该类型以日本为代表。膳食中动物性食物与植物性食物比例比较适当。其特点是谷类的消费量为年人均约 94kg；动物性食品消费量约为年人均 63kg，其中海产品所占比例达到 50%，动物蛋白占总蛋白的 42.8%；能量和脂肪的摄入量低于以动物性食物为主的欧美发达国家，每天能量摄入保持在 2000kcal 左右。宏量营养素供能比例为：碳水化合物 57.7%，脂肪 26.3%，蛋白质 16.0%。

此类型膳食结构的特点是：能量的能够满足人体需要，又不致过剩；蛋白质、脂肪和碳水化合物的供能比例合理；来自于植物性食物的膳食纤维和来自于动物性食物的营养素如铁、钙等均比较充足，同时动物脂肪又不高，有利于避免营养缺乏病和营养过剩性疾病，促进健康。此类膳食结构已经成为世界各国调整膳食结构的参考。

### 4. 地中海膳食结构

该膳食结构以地中海命名是因为该膳食结构的特点是居住在地中海地区的居民所特有的，意大利、希腊可作为该种膳食结构的代表。膳食结构的主要特点包括以下几方面。

（1）膳食富含植物性食物，包括水果、蔬菜、土豆、谷类、豆类、果仁等。

（2）食物的加工程度低，新鲜度较高，居民以食用当季、当地产的食物为主。

（3）橄榄油是主要的食用油。

（4）脂肪提供能量占膳食总能量比在 25%～35%，饱和脂肪所占比例较低，在 7%～8%。

（5）每天食用少量或适量奶酪和酸奶。

（6）每周食用少量或适量鱼、禽，少量蛋。

（7）新鲜水果作为典型的每日餐后食品，甜食每周只食用几次。

（8）红肉（猪、牛和羊肉及其产品）每月食用几次。

（9）大部分成年人有饮用葡萄酒的习惯。

此膳食结构的突出特点是饱和脂肪摄入量低，膳食含大量复合碳水化合物，蔬菜、水果摄入量较高。

地中海地区居民心血管疾病发生率很低，已引起了西方国家的注意，并纷纷参照这种膳食模式改进自己国家的膳食结构。

### 三、中国居民的膳食结构

**1. 中国居民传统的膳食结构特点**

中国居民的传统膳食以植物性食物为主，谷类、薯类和蔬菜的摄入量较高，肉类的摄入量比较低，豆制品总量不高且因地区而不同，奶类消费在大多地区不多。此种膳食的特点是：①高碳水化合物。我国南方居民多以大米为主食，北方以小麦粉为主，谷类食物的供能比例占70%以上。②高膳食纤维。谷类食物和蔬菜中所含的膳食纤维丰富，因此我国居民膳食纤维的摄入量也很高。这是我国传统膳食最具备优势之一。③低动物脂肪。我国居民传统的膳食中动物性食物的摄入量很少，动物脂肪的供能比例一般在10%以下。

**2. 中国居民的膳食结构现状及变化趋势**

（1）中国居民的膳食结构现状。当前中国城乡居民的膳食仍然以植物性食物为主，动物性食品为辅。但中国幅员辽阔，各地区、各民族以及城乡之间的膳食构成存在很大差别，富裕地区与贫困地区差别较大。而且随着社会经济发展，我国居民膳食结构正向"富裕型"膳食结构的方向转变。

（2）中国居民膳食结构的变化趋势。改革开放以来，随着我国经济的高速发展，中国居民的膳食发生了明显的变化。国家食物消费调查显示，谷类食物的消费于1985年达到高峰。食用油于1975年前一直处于较低水平，80年代迅速增长，1985年为1975年的280%。中国人均肉类和食糖的消费量也都增加了2倍以上。

20世纪90年代以来，中国城乡居民的食物消费变化总的趋势是一致的，主要特点是：粮食和薯类的消费量下降。奶类和豆制品的摄入量变化不明显；钙的摄入量只到RNI的50%左右。优质蛋白质占总蛋白质比例不到1/3；牛、羊、禽肉、水产品、水果的消费量都有所增加，蔬菜的消费量稍有下降。粮谷类食物提供的能量占总能量比例下降，全国平均谷类供给能量由原来的80%以上下降为60%~70%；全国城市除低收入水平外，谷类供能比例降至60%以下；全国农村谷类平均供能比例为71.7%。动物性食物和脂肪的摄入量明显上升，多数地区动物性食物以肉类和蛋类增加最多，肉类中尤以猪肉消费量最高；动物性食物供能比已达20%左右。脂肪供能比全国为22.0%，城市为28.4%，农村为18.6%。蛋白质的供能比例明显上升，全国城乡平均为11.8%，城市为12.7%，农村为11.3%。

由于经济水平和食物资源的不同，各地膳食结构还存在着较大的差距，但总的趋势是中国居民的膳食结构正在从传统膳食向高脂肪、高能量、低膳食纤维的方向改变。

### 四、中国居民膳食结构存在的主要问题

中国地域广阔，人口众多，各地区生产力发展水平和经济情况极不均衡，城市与农村居民的膳食结构相比存在较大的差异，因此存在的弊端也各不相同，需要针对各自的特点进行合理的调整与改善。

随着中国经济的快速发展，人民的膳食结构也发生了较大变化。大多数城市脂肪供能比例已超过30%，且动物性食物来源脂肪所占的比例偏高。中国居民的疾病模式由以急性传染病和寄生虫病居首位转化为以肿瘤和心血管疾病为主，膳食结构变化是影响疾病谱的主要因素之一。研究表明，谷类食物的消费量与癌症和心血管疾病死亡率之间呈明显的负相关，而动物性食物和油脂的消费量与这些疾病的死亡率呈明显的正相关，因此城市居民主要是调整消费比例，减少动物性食物和油脂过量消费，主要应减少猪肉的消费量，脂肪供热比控制在20%～25%为宜。

全国农村谷类平均供能比例为71.7%，脂肪的供能比为18.6%，蛋白质的供能比为11.3%，从宏量营养素供能比例来看，农村居民的膳食结构已渐趋向合理，但动物性食物、蔬菜、水果、油脂的消费量还偏低，应鼓励多吃一些上述食物。

从蛋白质的来源看，优质蛋白质的比例偏低，除大城市和少数经济发达省份外，优质蛋白质所占比例均不及1/3，尤其是西北的一些省份，城乡豆类和动物性食物来源的蛋白质只占总蛋白质摄入量的8.2%。农村则更低，低于6%的农村大量存在，如甘肃农村只占3.9%。有的少数民族地区动物性食物摄入量虽高，但豆类为空白。奶类食物的摄入量都偏低，奶类一般在大城市尚能摄入一定量，农村的奶类消费甚微。有的地区盛产奶和大豆，但其摄入量反而低于其他地区，对此现象应正确引导，改变饮食习惯，充分利用当地资源，使其膳食结构合理化。维生素A和维生素$B_2$，普遍摄入不足，农村人群摄入量均在50%左右。维生素A和维生素$B_2$，在有色蔬菜和动物内脏中含量丰富，多吃有色蔬菜和一定的动物内脏能提高维生素A和维生素B的摄入量。动物性铁的摄入比例也很低，全国平均仅达膳食铁总量的9.8%。这些微量营养素的摄入不足是我国当前膳食的主要缺陷，需要重点改善。

综上所述，中国人民的膳食结构应保持以植物性食物为主的传统食物结构，增加蔬菜、水果、奶类和大豆及其制品的消费。在贫困地区还应努力提高肉、禽、蛋等动物性食品的消费。此外，中国居民的食盐摄入量普遍偏高，要逐步降低食盐的摄入量，最好降到每人每日6g以下。对于特定人群如老年人、孕妇、儿童及特殊职业人群应进行广泛的营养教育和分类指导，参照《中国居民膳食指南》所提供的膳食模式进行调整。

#### ❖ 对问题的解答

**问题解答1**：在150万年前人类"茹草饮水"阶段，人类的饮食生活与今天相比最本质的不同是什么？

在150万年前人类"茹草饮水"阶段，人类基本以植物的叶、果、块茎、籽或嫩株等食物为主，人类杂食天然野生植物性食物。人类的饮食生活与今天相比最本质的不同是，人类需要消耗很大体力寻找食物，要消耗巨大能量获取食物，并伴随的心理特征是，人类要抗拒极大的心理恐慌，因为并不是随时都能够得到食物。今天，食物

不再那么难以获得，人类随时有食物，人类在获取食物方面消耗的能量大大减少了。

**问题解答2**：人类进化过程中，在食物选择方面形成了怎样的生理驱动力，至今仍然影响着人类的食物嗜好？

人类进化过程中，在人类的大脑里，储存能量、尽量多地获取能量的信号胜过营养需要信号，因此人类形成了对高脂肪、高糖等高能量食物偏好的生理驱动力，并且，在自然环境恶劣的情况下，能够尽量多地储存能量和具有节能模式的人能存活下来。今天，我们仍然拥有着现代社会中的古老身体，我们可以把人类从进化的背景中拿出来，但是我们做不到把进化的背景从人类的身体中拿出去。

**问题解答3**：人类进化到今天，饮食环境发生了怎样的变化？对人类的影响是什么？

人类饮食环境已经发生了变化。人类食物供给充足和快捷，送餐服务等使得人类可以足不出户得到较高热量的食物。在人类进化过程中，大脑的演变没有足够快，没有赶上食品环境的变化，尽管人类能量消耗大大下降了，但是，喜欢高热量食物的嗜好没有改变。

**问题解答4**：人类的膳食结构历经演变，发生的本质变化是什么？

人类的膳食结构历经演变，发生的本质变化是由多种类多变化杂食天然野生植物和天然野生动物的膳食结构向高糖高脂肪高热量低纤维膳食结构过渡，人类的健康已经受到影响。

## 第二节 平衡膳食的理论与实践

❖ **教学目标**：掌握基于平衡膳食理论形成的《中国居民膳食指南》，学会理论联系实际进行相关营养咨询，并领悟作为教师如何设计相关教学内容。

（一）知识教学目标
1. 了解平衡膳食的基本要求。
2. 掌握《中国居民膳食指南》（2016）及"中国居民平衡膳食宝塔"的应用理论。
3. 掌握科学配餐的平衡理论。

（二）能力培养目标
1. 掌握透彻解读《中国居民膳食指南》的能力。
2. 掌握运用科学配餐的平衡理论进行膳食设计的能力。
3. 通过具体案例学会理论联系实际设计教学内容。

❖ **问题导入**：
1. 人类当今饮食生活存在的关键营养问题是什么？
2. 素食主义与肉食主义哪种饮食更好？

### 一、平衡膳食的基本要求

平衡膳食是指膳食中所含的营养素种类齐全、数量充足、比例适当，膳食中所供给的营养素与机体的需要能保持平衡。平衡膳食的建立涉及下列问题：即为保证人体健康每天应摄入的营养素的数量、各种营养素之间应保持的适当比例及各种具有不同营养价值的食物在膳食中应占的比例。这也是营养学理论与实践研究的核心问题。平衡膳食的基本要求是：①能供给足够的热量来满足生活、劳动的需要；②能供给充足的优质蛋白来满足生长发育、组织修复和更新的需要；③能供给各种无机盐和微量元素，用以构成机体组织和调节生理功能；④能供给充足的维生素，用来调节生理功能和维持正常代谢；⑤能供给适量的纤维素，用以维持正常的排泄和预防某些疾病；⑥各种营养素之间的比例适当，以便充分发挥各种营养素的生理功能。

## 二、平衡膳食的实践——《中国居民膳食指南》

合理的膳食结构是平衡膳食的基础。按照平衡膳食的基本要求，中国营养学会定期修订《中国居民膳食指南》，指导中国居民的膳食实践。

膳食指南是一个国家政府出台的用于指导国民科学饮食的指导性文件，1989年中国营养学会曾颁布了第一个《中国居民膳食指南》，在当时对于指导国民科学的饮食生活起到了重要的作用。1992年5月9日，世界卫生组织在罗马召开世界营养大会，并通过《世界营养宣言》，该宣言以消除饥饿、消除贫困、消除与膳食有关的疾病为宗旨。我国政府为贯彻世界营养大会的精神，履行世界营养宣言的宗旨，对1989年的膳食指南进行了修订，于1997颁布了第二个《中国居民膳食指南》。但随着我国居民膳食结构及生活方式发生的变化，与膳食有关的问题也在发生变化，为给居民提供最根本、准确的健康膳食信息，指导居民合理营养、保持健康，中国营养学会受卫生部委托于2006年成立了《中国居民膳食指南》修订专家委员会，对中国营养学会1997年颁布的《中国居民膳食指南》进行了修订。经过多次论证、修改，并广泛征求相关领域专家、机构和企业的意见，最终形成了《中国居民膳食指南（2007）》。随着时代的发展，我国居民膳食消费和营养状况发生了变化，为了更加契合百姓健康需要和生活实际，2014年，中国营养学会组织了《中国居民膳食指南》专家修订委员会，对2007版《中国居民膳食指南》进行修订，形成第四版《中国居民膳食指南（2016）》。

### （一）《中国居民膳食指南》（2016）及其应用

《中国居民膳食指南》（2016）由一般人群膳食指南、特定人群膳食指南和中国居民平衡膳食实践组成。一般人群膳食指南，适合于2岁以上的健康人群，共有6条核心推荐条目，每个核心条目下设有提要、关键推荐、实践应用、科学依据、知识衔接5个部分。

《中国居民膳食指南（2016）》核心推荐如下。

**1. 食物多样，谷类为主**

平衡膳食模式是最大程度上保障人体营养需要和健康的基础，食物多样是平衡膳食模式的基本原则。

> [**关键推荐**]：
> ◆每天的膳食应包括谷薯类、果蔬类、畜禽鱼蛋奶类、大豆坚果类等食物。
> ◆平均每天至少摄入12种以上食物，每周25种以上。
> ◆每天摄入谷薯类食物250~400g，其中全谷物和杂豆类50~150g，薯类50~100g。
> ◆食物多样，谷类为主是平衡膳食模式的重要特征。

### 2. 吃动平衡，健康体重

体重是评价人体营养和健康状况的重要指标，吃和动是保持健康体重的关键。

[关键推荐]：
- ◆各年龄段人群都应天天运动、保持健康体重。
- ◆食不过量，控制总能量摄入，保持能量平衡。
- ◆坚持日常身体活动，每周至少进行5天中等强度身体活动，累计150min以上；主动身体活动最好每天6000步。
- ◆尽量减少久坐时间，每小时起来活动一下。

### 3. 多吃蔬果、奶类、大豆

蔬菜、水果、奶类和大豆及制品是平衡膳食的重要组成部分，坚果是膳食的有益补充。蔬菜和水果是维生素、矿物质、膳食纤维和植物化学物的重要来源，奶类和大豆类富含钙、优质蛋白质和B族维生素，对较低慢性病的发病风险具有重要作用。

[关键推荐]：
- ◆蔬菜、水果是平衡膳食的重要组成部分，奶类富含钙，大豆富含优质蛋白质。
- ◆每餐有蔬菜，推荐每天摄入300~500g，深色蔬菜应占1/2。
- ◆每天吃水果，推荐每天摄入200~350g的新鲜水果，果汁不能代替鲜果。
- ◆吃各种奶制品，摄入量相当于每天液态奶300g。
- ◆经常吃豆制品，适量吃坚果。

### 4. 适量吃鱼、禽、蛋、瘦肉

鱼、禽、蛋和瘦肉可提供人体所需要的优质蛋白质、维生素A、B族维生素等，有些也含有较高的脂肪和胆固醇。动物性食物优选鱼和禽类，鱼和禽类脂肪含量相对较低，鱼类含有较多的不饱和脂肪酸；蛋类各种营养成分齐全；吃畜肉应选择瘦肉，瘦肉脂肪含量较低。过多食用烟熏和腌制肉类可增加肿瘤的发生风险，应当少吃。

[关键推荐]：
- ◆鱼、禽、蛋和瘦肉摄入要适量。
- ◆每周吃鱼280~525g，畜禽肉280~525g，蛋类280~350g，平均每天摄入鱼、禽、蛋和瘦肉总量120~200g。
- ◆优先选择鱼和禽。
- ◆吃鸡蛋不弃蛋黄。
- ◆少吃肥肉、烟熏和腌制肉制品。

### 5. 少盐少油，控糖限酒

我国多数居民目前食盐、烹调油和脂肪摄入过多，这是高血压、肥胖和心血管疾病等慢性病发病率居高不下的重要因素，因此应当培养清淡饮食习惯，过多摄入添加糖可增加龋齿和超重发生的风险。

[关键推荐]:
◆ 培养清淡饮食习惯，少吃高盐和油炸食品。成人每天食盐不超过6g，每天烹调油25~30g。
◆ 控制添加糖的摄入量，推荐每天摄入糖不超过50g，最好控制在25g以下。
◆ 每日反式脂肪酸摄入量不超过2g。
◆ 足量饮水。成年人每天7~8杯（1500~1700mL），提倡饮用白开水或茶水，不喝或少喝含糖饮料。
◆ 儿童、少年、孕妇、乳母不应饮酒，成人如饮酒，一天饮酒的酒精量男性不超过25g，女性不超过15g。

### 6. 杜绝浪费，兴新食尚

勤俭节约，珍惜食物，杜绝浪费是中华民族的美德。保障饮食卫生。应该从每个人做起，回家吃饭，享受食物和亲情，创造和支持文明饮食新风的社会环境和条件。

[关键推荐]:
◆ 珍惜食物，按需备餐，提倡分餐，不浪费。
◆ 选择新鲜卫生的食物和适宜的烹调方式。
◆ 食物制备生熟分开、熟食二次加热要热透。
◆ 学会阅读食品标签，合理选择食品。
◆ 传承优良文化，兴饮食文明新风。

## （二）中国居民平衡膳食模式和图示

为了更好地理解和传播中国居民膳食指南和平衡膳食的理念，《中国居民膳食指南》（2016）修订中，除了对以往的《中国居民平衡膳食宝塔》修改和完善外，还增加了中国居民平衡膳食餐盘、中国儿童平衡膳食算盘等。

《中国居民平衡膳食宝塔》形象化的组合，遵循了平衡膳食的原则，体现了一个在营养上比较理想的基本构成（图5-2-1）。平衡膳食宝塔共分5层，各层面积大小不同，体现了5类食物和食物量的多少；5类食物包括谷薯类、蔬菜和水果、畜禽鱼蛋类、奶类、大豆和坚果类以及烹饪用油盐，其食物数量是根据不同能量需要而设计，宝塔旁边的文字注释，标明了在能量为1600~2400kcal时，一段时间内成人每人每天各类食物摄入量的平均范围。

### 1. 第一层谷薯类食物

谷薯类是膳食能量的主要来源，也是多种微量营养素和膳食纤维的良好来源。膳食指南中推荐2岁以上健康人群的膳食应食物多样、谷物为主。一段时间内，成人每人每天应该摄入谷、薯、杂豆类为250~400g，其中全谷物50~150g（包括杂豆类），新鲜薯类50~100g。

谷类、薯类和杂豆是碳水化合物的主要来源，谷类包括小麦、稻米、玉米、高粱等及其制品，如米饭、馒头、烙饼、面包、饼干、麦片等。薯类包括马铃薯、红薯等，可替代部分主食。杂豆包括大豆以外的其他干豆类，如红小豆、绿豆、芸豆等。全谷物保留了天然谷物的全部成分，是理想膳食模式的重要选择，也是膳食纤维和其他营养素的来源。我国传统膳食中整粒的食物常见的有小米、玉米、绿豆、红豆、荞麦等，现代加

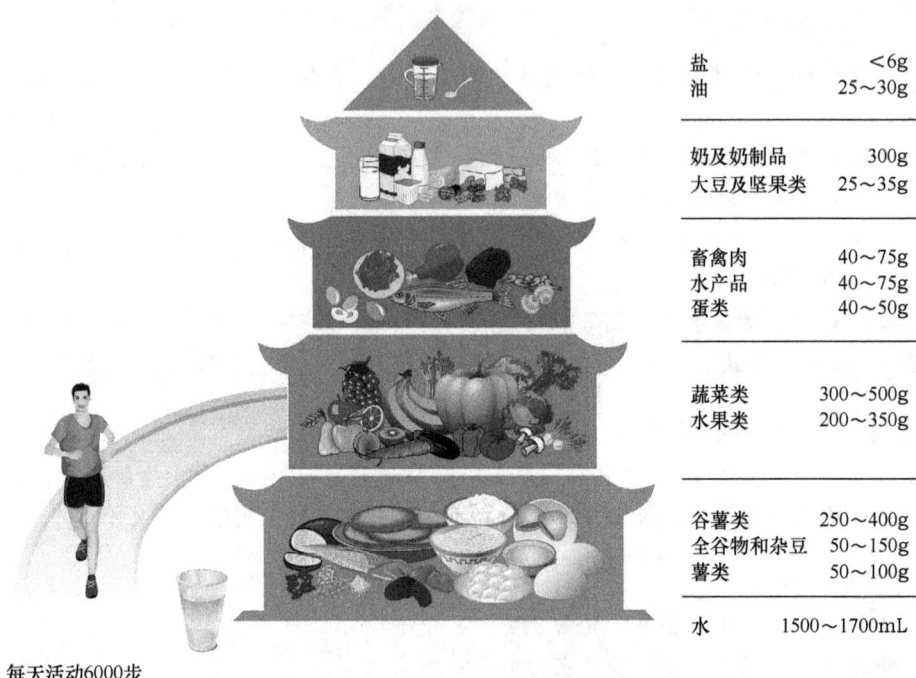

图 5-2-1　中国居民平衡膳食宝塔

工产品有燕麦片等，因此把杂豆与全谷物归为一类。2岁以上所有年龄的人都应该保持全谷物的摄入量，以此获得更多营养素、膳食纤维和健康益处。

**2. 第二层蔬菜和水果**

蔬菜和水果是膳食指南中鼓励多摄入的两类食物。在1600~2400kcal能量需要水平下，推荐每人每天蔬菜摄入量应为300~500g，水果为200~350g。蔬菜和水果是膳食纤维、微量营养素和植物化学物的良好来源，蔬菜包括嫩茎、叶、花菜类、根菜类、鲜豆类、茄果瓜菜类、葱蒜类、菌藻类、水生蔬菜类等。深色蔬菜是指深绿色、深黄色、紫色、红色等有色的蔬菜，每类蔬菜提供的营养素略有不同，深色蔬菜一般富含维生素、植物化学物和膳食纤维，推荐每天占总体蔬菜摄入量的1/2以上。

水果包括仁果、浆果、核果、柑橘类、瓜果、热带水果等。建议吃新鲜水果，在鲜果供应不足时可选择一些含糖量低的干果制品和纯果汁。新鲜水果提供多种微量营养素和膳食纤维。蔬菜和水果各有优势，虽在一层，但不能相互替代。很多人不习惯摄入水果，或者摄入量很低，应尽力把水果作为平衡膳食的重要部分。多吃蔬菜和水果也是降低膳食能量摄入的不错选择。

**3. 第三层鱼、禽、肉、蛋等动物性食物**

鱼、禽、肉、蛋等动物性食物是膳食指南推荐适量食用的一类食物。在能量需要1600~2400kcal水平下，推荐每天鱼、禽、肉、蛋摄入量共计120~200g。新鲜的动物性食物是优质蛋白质、脂肪和脂溶性维生素的良好来源，建议每天畜禽肉的摄入量为40~75g，少吃加工类肉制品。目前我国汉族居民的肉类摄入以猪肉为主，且增长趋势明显。猪肉含脂肪较高，应尽量选择瘦肉或禽肉。常见的水产品是鱼、虾、蟹和贝类，此类食物富含优质蛋白质、脂类、维生素和矿物质，推荐每天摄入量为40～75g，有条件可以多吃一些替代畜肉类。

蛋类包括鸡蛋、鸭蛋、鹅蛋、鹌鹑蛋、鸽蛋及其加工制品，蛋类的营养价值较高，推荐每天1个鸡蛋（相当于50g左右），吃鸡蛋不能弃蛋黄，蛋黄有着丰富的营养成分，如胆碱、卵磷脂、胆固醇、维生素A、叶黄素、锌、B族维生素，无论多大年龄都具有健康益处。

**4. 第四层乳类、大豆和坚果**

乳类、豆类是鼓励多摄入的。乳类、大豆和坚果是蛋白质和钙的良好来源，营养素密度高。在1600～2400kcal能量需要水平下，推荐每天应摄入相当于鲜奶300g的奶类及奶制品；在全球乳制品消费中，我国摄入量一直很低，多吃多种多样的乳制品，有利于提高乳品摄入量。

大豆包括黄豆、黑豆、青豆，其常见的制品包括豆腐、豆浆、豆腐干及千张等。推荐大豆和坚果制品摄入量为25～35g。

坚果包括花生、葵花籽、核桃、杏仁、榛子等，部分坚果的蛋白质与大豆相似，富含必需脂肪酸和必需氨基酸，作为菜肴、零食等都是食物多样化的良好选择，建议每周70g左右（每天10g左右）。10g重量的坚果仁如2～3个核桃、4～5个板栗、一把松子仁（相当于一把带皮松子30～35g）。

**5. 第五层烹调油和盐**

油、盐作为烹饪调料，是建议尽量少用的食物。推荐成人每天烹调油不超过25～30g，食盐摄入量不超过6g。按照DRI中脂肪在总膳食中的能量提供，1～3岁人群脂肪摄入量占膳食总能量35%；4岁以上人群占20%～30%。在1600～2400kcal膳食总能量需要水平下，为36～80g。脂肪提供高能量，很多食物含有脂肪，所以烹饪用油需要限量，按照25～30g计算，烹饪油提供膳食总能量10%左右。烹调油包括各种动植物油，植物油包括花生油、豆油、菜籽油、芝麻油、调和油等，动物油包括猪油、牛油、黄油等。烹调油也要多样化，经常更换种类，食用多种植物油可满足人体各种脂肪酸的需要。

我国居民食盐用量普遍较高，盐与高血压关系密切，限制盐的摄入是我国的长期目标，除了少用食盐外，也需要控制隐形高盐食品的摄入量。

**6. 运动和饮水**

身体活动和水的图示仍包含在可视化图形中，强调增加身体活动和足量饮水的重要性。水是膳食的重要组成部分，是一切生命必需的物质，其需要量主要受年龄、身体活动、环境温度等因素的影响。轻体力活动的成年人每天至少饮水1500～1700mL（7～8杯）。在高温或强体力活动的条件下，应适当增加。饮水不足或过多都会对人体健康带来危害。膳食中水分大约占1/3，推荐一天中饮水和整体膳食（包括食物中的水，如汤、粥、奶等）水摄入共计在2700～3000mL。

运动或身体活动是能量平衡和保持身体健康的重要手段。运动或身体活动能有效地消耗能量，保持精神和机体代谢的活跃性。鼓励养成天天运动的习惯，坚持每天多做一些消耗体力的活动。推荐成年人每天进行至少相当于快步走6000步以上的身体活动，每周最好进行150min中等强度的运动，如骑车、跑步、庭院或农田的劳动等。一般而言，轻体力活动的能量消耗通常占总能量消耗的 1/3 左右,而重体力活动者可高达 1/2。加强和保持能量平衡,需要通过不断摸索,关注体重变化,找到食物摄入量和消耗量之间的平衡点。

值得提出的是,平衡膳食模式中提及的所有食物推荐量都是以原料的生重可食部计算的,每类食物又覆盖了多种多样的不同食物,熟悉食物营养特点,是保障膳食平衡和合理营养的基础。

### (三)中国居民平衡膳食餐盘

中国居民平衡膳食餐盘(food guide plate,图 5-2-2)是按照平衡膳食原则,在不考虑烹饪用油盐的前提下,描述了一个人一餐中膳食的食物组成和大致比例。餐盘更加直观,一餐膳食的食物组合搭配轮廓清晰明了。

餐盘分 4 部分,分别是谷薯类、动物性食品和富含蛋白质的大豆、蔬菜和水果,餐盘旁的一杯牛奶提示其重要性。此餐盘适用于 2 岁以上人群,是一餐中的食物基本构成的描述。

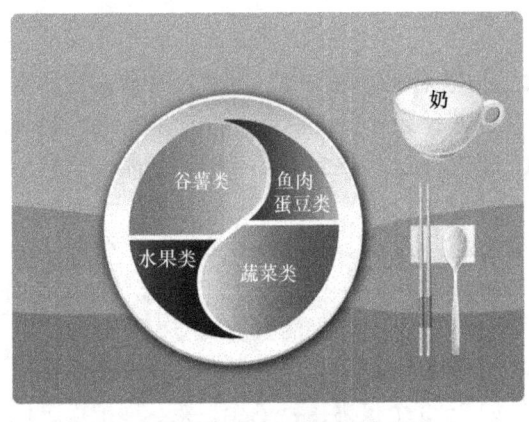

图 5-2-2　中国居民平衡膳食餐盘

### (四)中国儿童平衡膳食算盘

平衡膳食算盘(food guide abacus)是根据平衡膳食的原则转化各类事物的分量图形化的表示,算盘中要针对儿童。与宝塔相比,在食物分类上,把蔬菜和水果分为两类,算盘分成 6 行,用不同色彩的彩珠标示食物多少(图 5-2-3)。

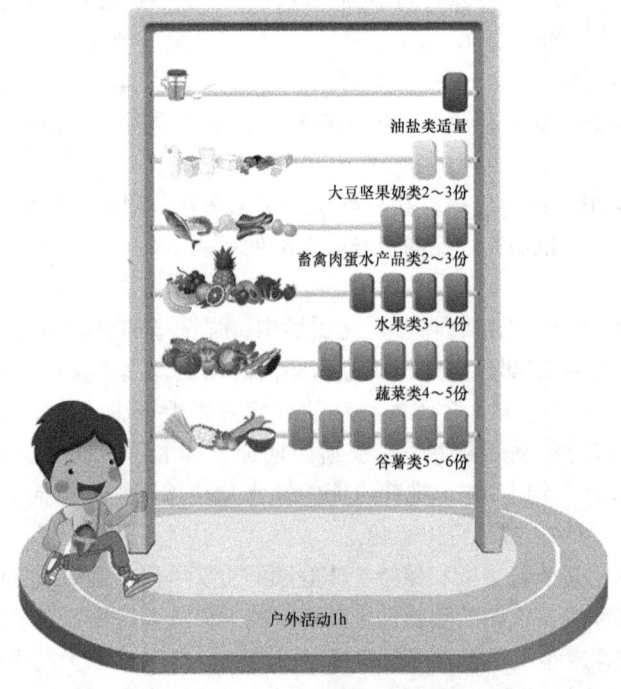

图 5-2-3　中国儿童平衡膳食算盘

## ❖ 对问题的解答

**问题解答1**：人类当今膳食存在的关键营养问题是什么？

人类当今膳食存在的最关键营养问题有7个方面。

（1）血糖负荷。当今人类过多摄入精制的碳水化合物，使得人类有较高的血糖负荷，成为导致心血管疾病和代谢性慢性病的原因之一。

（2）脂肪酸构成。人类膳食中饱和脂肪酸、人造奶油、反式脂肪酸过高是威胁人类健康的隐患，成为导致心血管慢性病的重要原因。

（3）宏量营养素成分。三大营养素的摄入量和食物来源问题是当代又一营养问题，请参阅相关章节。

（4）微量营养素密度。微量元素摄入不足及相互比例问题。

（5）酸碱平衡。人体内的矿物质调节人体的酸碱平衡，由于现代农业技术的问题，使得天然食物中矿物质不足，人类膳食中存在较为普遍的矿物质缺乏及比例失调，会导致酸碱失衡。

（6）钠钾比值。目前的研究普遍认为，人类早期的膳食，含有更高的钾钠比值，人类膳食演变的结果是钾钠比值的逆转，这个问题同样对现代慢性病的发生起到推动作用。

（7）纤维素含量。现代农业和食品加工技术都使得人类膳食中膳食纤维含量下降，是对于健康最为不利的因素。

**问题解答2**：素食主义与肉食主义哪种饮食更好？

人类是杂食动物，单纯的素食或肉食都不符合营养学原则，我们之所以讨论这一题目是在现实生活中通常人们认为肉食是高蛋白质食物，其营养价值一定远远高于植物性食物，在此，笔者列举肉食与素食的利与弊，目的是全面充分地理解两种类型的饮食。

素食是指饮食以植物来源为主，不含某些种类或所有动物性食物，素食有如下类型。

（1）绝对素食主义者：只食用植物性食物，如蔬菜、谷物、豆类、水果、种子和坚果，也称之为严格素食者。

（2）部分素食者：饮食中包括海产品、家禽、蛋、乳制品、蔬菜、谷物、豆类、水果和坚果，不含或严格限制某些肉类，例如红色的肉，也称之为半素食主义者。

（3）乳蛋素食者：其饮食中包括乳制品、蛋类、蔬菜、谷物、豆类、水果和坚果，不含肉和海产品。

（4）蛋类素食者：其饮食中包括蛋、蔬菜、谷物、豆类、水果和坚果，不含肉、海产品和奶制品。

（5）乳品素食者：其饮食中包括乳制品、蔬菜、谷物、豆类、水果和坚果，不含肉、海产品和蛋类。

首先看肉食的利与弊。肉食者饮食的益处至少表现在如下两方面。

第一，有利于儿童生长。肉类、蛋、牛奶和其他动物性食品非常有利于身体生长，缺少了它们儿童的生长就会滞后。由于严格的禁肉或经济拮据而只能单纯食用谷类的人群通常就会发生营养不良，这体现在身体矮小、对疾病抵抗力差、寿命短和婴儿夭折率高等方面。食用动物蛋白的儿童比使用植物蛋白的儿童生长状况要好。但是蛋白质并不是影响生长的唯一因素，如果家庭能够提供得起动物性食品，也应该能够提供大量的蔬菜和水果，而这些食品则提供了丰富的人体所需的维生素和矿物质。

动物和奶制品作为高蛋白食物比植物更具有优越性吗？确实如此，肉类、鸡蛋和奶制品能够提供更全面、更易消化的蛋白质。食用牛奶和肉类的儿童通常比食用谷物的儿童长得更高大，并且抗病能力也较强。他们不易患由于缺乏维生素D引起的佝偻病，这种疾病经常发生在寒冷地带很难见到阳光的绝对素食者身上。

第二，有利于充足的营养素供应。素食者的饮食需要精心安排，才不会患有营养缺乏症，而与素食者不同，食用肉类、蛋类和乳制品的女性能够保证摄入足够的维生素$B_{12}$、维生素D、钙、铁和锌，以及蛋白质的供应。肉食的不利因素主要是脂肪和胆固醇的过量问题（详见本章第三节），本教材后续内容中将讨论关于动物性食物的诸多安全问题，现代的畜牧业手段在背离动物自然生长的路上已经走得太远，肉类在包括抗生素、生长激素、传播疾病等方面的饮食风险更易让人担心。

下面看素食主义饮食的益处。

目前许多国家的饮食准则中都极力推荐素食主义饮食，强调合理的素食主义饮食可使人们的健康获益匪浅。研究素食主义的学者发现素食主义饮食与降低慢性疾病发病率之间有很大的关系。由于素食者往往食用更多的水果和蔬菜，而这些食物含有可以抵抗疾病的植物化学物质。素食主义者的饮食中可能还含有更多的纤维素，这也与防止疾病有关。另外，除去少数例外，素食主义者大多不吸烟，即使饮酒也比较适度，可能活动也比别人多。研究人员在考察饮食与健康的关系时也必须考虑到这些生活习惯的差异对健康的影响。

素食者往往较瘦，因为脂肪更容易导致发胖，这可能是素食者较瘦的一个原因。素食者较瘦另一个可能性是新陈代谢速率比非素食者高，因为当饮食混杂时，人体更偏向于消耗多余的糖类作为能量（增加糖类代谢）并将过量的脂肪储存起来。素食者患肥胖和糖尿病的概率小，因为多食用复合糖和纤维素可以降低糖尿病和其他与肥胖相关的疾病的可能性。

素食者的主要益处是脂肪摄入量较低，而糖类摄入量较高，脂肪在体内存储效率较高，而糖类转化为脂肪要消耗更多的能量，因此储存时产生的能量较少，素食者通常不会造成脂肪与胆固醇积累，这是素食者最大的益处。

但是，素食者的饮食要非常善于搭配和精心安排，否则就容易出现营养素缺乏症，尤其是微量元素铁、锌及维生素$B_{12}$缺乏症。相同体积的植物性食品所提供的能量少于动物性食品。儿童的食量是有限的，如果食素的话，可能已经吃饱了，却还没有获得足量的营养素。对于易于发胖的成年人，这种低热量的饮食是有利的，但是对于儿童，如果缺乏肉类、牛奶和鸡蛋则可能会导致生长迟缓，一生都会受到影响。

## 第三节　营养食谱设计

❖ **教学目标**：熟练掌握为常见目标人群设计营养食谱的方法，学会理论联系实际进行相关营养咨询及提高设计营养食谱的能力，并领悟作为教师如何设计相关教学内容。

**（一）知识教学目标**
1. 了解营养食谱的定义、分类。
2. 熟悉营养食谱设计的方法和原则。
3. 熟记营养计算的相关公式和表格。

**（二）能力培养目标**
1. 熟悉各类食品原料能量等值交换份表并会应用。
2. 进行营养咨询及拥有为不同生理条件人群设计营养食谱的能力。
3. 能够举一反三，灵活运用所学知识为疾病条件人群及特殊环境条件人群设计营养食谱。

❖ **问题导入**：
1. 适宜孕妇食用食物原料举例。
2. 适宜大学生食用食物原料举例。
3. 适宜中年人食用食物原料举例。
4. 适宜高血压人群食用食物原料举例。
5. 适宜高脂血症人群食用食物原料举例。
6. 适宜冠心病人群食用食物原料举例。
7. 适宜糖尿病人群食用食物原料举例。
8. 适宜肥胖人群食用食物原料举例。

### 一、营养食谱的设计方法及原则

#### （一）营养食谱的定义、分类及格式

了解营养食谱的定义和分类，掌握营养食谱的基本格式是设计营养食谱的前提。

**1. 营养食谱的定义**

营养食谱通常是指膳食调配计划，即为了合理调配食物以达到营养需求而安排的膳食计划，包括吃什么、吃多少和怎么吃。

**2. 营养食谱的组成与分类**

（1）营养食谱按使用周期分为一餐食谱、一日食谱、周食谱和月食谱等；按适应人群可以分为一般人群的营养食谱和特殊人群的营养食谱（具体目标人群还可细化）；按使用的时间可分为春季食谱、夏季食谱、秋季食谱和冬季食谱等；按功能还可以分为减肥食谱和降压食谱等。

（2）在营养配餐中多采用常用菜单和营养食谱两个术语。常用菜单是制订营养食谱的预选内容，是制订营养食谱的基础。而营养食谱则是调配膳食的应用食谱。为完成膳

食调配，需要先形成常用菜单。常用菜单是根据实际条件和营养要求制订出的供选用的各种菜点，具有稳定性、可行性和规范性的特点。由于常用菜单是根据实际情况汇集筛选而成，所以是制订营养食谱、选择菜点的依据；同时，还应根据营养与口味要求，在主料、配料、佐料的搭配、用量以及制作方法上更注重科学、合理与规范。

【知识链接】

### 制订常用菜单的方法

制订常用菜单应以本地区的主副食资源、市场供应状况、就餐人员的营养需求与消费水平、饮食习惯与口味爱好以及技术条件和加工能力为依据。

◆了解与掌握本地区的食物资源，如主副食的供应情况、产季、上市情况、价格变化等。

◆根据厨师的技术水平和设备条件，列出所有能够制作的主食品种和菜肴名称，包括热菜、凉菜和汤菜等，列出清单。在此基础上，根据本地区的食物原料构成和就餐人员的习惯与口味适当筛选。常用菜单应该达到200种以上。常用菜单是由营养菜点组成的。

#### （二）营养食谱的格式

组成营养食谱的要素：餐别、食用时间（或用餐时间）、适应人群、营养菜点名称及原料种类和数量。常见格式见表5-3-1。

表5-3-1 ×××人群一日营养食谱

| 餐别 | 主食 | 副食 | 原料种类和数量 | 水果或饮品 |
| --- | --- | --- | --- | --- |
| 早餐 | | | | |
| 午餐 | | | | |
| 晚餐 | | | | |

#### （三）营养食谱的设计原则和步骤

**1. 营养食谱设计的原则**

1）确定目标人群　　设计食谱要有针对性，确定了目标人群才能具体按照要求计算能量及营养素，不同的目标人群对能量和营养素的需求是不同的。

2）合理选择食物　　食物种类繁多，不同食物具有不同的口味和营养特点，所以选择食物时要包含中国居民平衡膳食宝塔所列举的五大类食物，以便制作出营养全面而又美味可口的膳食。另外，食物在生产、加工、运输和保藏的过程中会发生许多变化，包括食物的污染、变质和营养素的损失等，所以要尽可能选择新鲜、优质的食物。

3）营养食谱设计要有计划性　　设计的营养食谱要使其能够满足目标人群的营养需要，同时要能被用餐者愉快地接受。因此，食谱要尽量采用多种多样的食物，尽量采用当地生产和供应的食物；同时还要考虑到用餐者的经济状况、宗教信仰及饮食文化传统等方面的因素。

4）营养食谱的完善

（1）膳食评价。用适宜的方法收集消费者的膳食资料，与中国居民膳食宝塔建议的各类食物摄入量进行比较，发现其用餐过程中的主要偏差。根据用餐者的生理特征和体力活动强度选择适宜的膳食营养素参考摄入量指标，比较二者的差异，发现摄入不足或摄入过多的营养素。这种评价的结果即可作为膳食改善的基础，又可以作为再次设计类似食谱的依据。

（2）膳食改善。膳食改善的目的是要纠正当前膳食中存在的缺点，使其更加均衡合理，能够提供充足的而又不过多的能量和各种营养素以满足用餐者的营养需要。简单的方法就是以中国居民平衡膳食宝塔为标准，发现摄入不足和摄入过多的食物种类并进行相应的调整。比较准确的方法是计算出用餐者平均每人每日各类营养素的摄入量，并与相应的膳食营养素参考摄入量指标比较，发现摄入不足或摄入过多的营养素，采取适当干预措施加以改善，重新调整食谱，尽可能地达到预期的目标。

**2. 营养食谱设计步骤**

（1）调查目标人群。交流沟通，通过聊天沟通，做好相关记录，写出养生指导方案。

（2）制订养生指导方案。

（3）一日三餐所需热量的计算。例如，某大学食堂就餐人员中的一员（女大学生王某，身高163cm、体重50kg，计算其一日三餐所需能量。

A. 自然情况，见表5-3-2。

B. 自然情况分析

体重评价：BMI＝实际体重（kg）/身高（m）$^2$＝50/（1.63×1.63）＝18.8　正常

劳动强度：中体力劳动

表 5-3-2　自然情况表

| 姓名：王某 | 性别：女 | 民族：汉 |
|---|---|---|
| 身高/cm：163 | 体重/kg：50 | 联系方式： |
| 身份：大学生 | | |

【知识链接】

**体质指数诊断方法：**

体质指数（BMI）＝实际体重（kg）/身高（m）$^2$

判断标准：BMI＜18为消瘦或慢性营养不良，男性20～25为正常，＞25为超重，＞28为肥胖；女性19～24为正常，＞24为超重，＞27为肥胖。

C. 计算（保留小数点后一位数字，查表5-3-3得中等体力劳动每日每千克体重需要热量为35kcal/kg）

标准体重＝身高（cm）－105＝163－105＝58kg

建议每日需要热量：35kcal/kg×58kg＝2030kcal/d

早餐热量：2030×30%＝609kcal/d

午餐热量：2030×40%＝812kcal/d

晚餐热量：2030×30%＝609kcal/d

表 5-3-3　成人每人每天每千克体重热能供给表　　（单位：kcal/kg）

| 体型 | 体力活动量 | | | |
|---|---|---|---|---|
| | 极轻体力活动 | 轻体力活动 | 中等体力活动 | 重体力活动 |
| 消瘦 | 30 | 35 | 40 | 40～45 |
| 正常 | 20～25 | 30 | 35 | 40 |
| 肥胖 | 15～20 | 20～25 | 30 | 35 |

【知识链接】

我国一般把活动强度分为四级：极轻体力活动、轻体力活动、中等体力活动和重体力活动。

◆极轻体力活动者：编辑、办公室人员等。

◆轻体力活动者：作家、医生、会计、教师、店员等。

◆中等体力活动者：轻工业劳动者、手工业劳动者、厨师、学生、营业员等。

◆重体力活动者：非机械化的农业劳动者、矿工、搬运工、人力车夫、采石工人、建筑工人、舞蹈演员等。

（4）一日三餐主副食种类的确定（设计不带量营养食谱）。

（5）制订一日或一餐营养食谱（带量营养食谱）。

（6）食谱的调整与变化。

**3. 计算法营养食谱设计**

计算法设计营养食谱的主要思路是通过调查了解某人的饮食习惯和生活习惯，制订养生指导方案，从其一天所需的热能入手，计算出一日三餐所需要的三大产能营养素的量，进一步确定一日三餐主副食原料的数量，设计一日三餐的营养菜点并形成食谱，在应用中不断完善该营养食谱，并做到能够适当调整与变化，学生作业可做成 Word 文档形式的。

1）计算法设计营养食谱的步骤

（1）了解饮食习惯和生活习惯，做好相关记录。

（2）制订养生指导方案。

（3）人体一天所需热能的计算。

人体一天所需热能的计算方法主要有两种：①根据我国建议的《中国居民膳食营养素参考摄入量》确定用餐者的热能需要量，这是最常用、最方便的一种方法；②根据标准体重计算热能的需要量。

（4）计算蛋白质、脂肪和碳水化合物每日或每餐的需要量。我国目前建议每人每日或每餐的膳食组成为蛋白质 10%～15%，脂肪 20%～30%，碳水化合物 55%～65%。根据每餐供热比早餐 30%、午餐 40%、晚餐 30% 和三大生热营养素的能量系数，碳水化合物 4kcal/g、蛋白质 4kcal/g、脂肪 9kcal/g，计算蛋白质、脂肪和碳水化合物的每日需要量或每餐需要量。

（5）根据养生指导方案，选定一天所需原料，设计出不带量食谱（包括营养菜点的设计）。

（6）依据食物营养成分表，计算出主副食原料的数量。

【知识链接】

**计算主副食数量**

◆由已知碳水化合物的量计算出主食的量。

◆计算主食中所含蛋白质的量。

◆已知蛋白质的量减去主食中蛋白质的量即是副食蛋白质的量。

◆由副食蛋白质的量计算出副食的需要量，形成带量的营养食谱。

（7）食谱的完善与调整变化。在营养成分保证相对稳定的情况下，相类似的原料可以互相替换，做到一日原料不重样，菜点口味多变、烹调方法多样，始终能够引起消费者食欲，做到好吃又营养。在食谱应用的过程中不断发现问题、解决问题，使营养食谱越发完善。

2）计算法设计大学生一日早餐食谱

（1）了解饮食习惯和生活习惯，做好相关记录。

（2）制订养生指导方案。

A. 自然状况，见表5-3-4。

B. 自然情况分析。

体重评价：BMI＝21.7　正常

劳动强度：中等体力劳动

表 5-3-4　自然状况表

| 姓名：吕某 | 性别：女 | 民族：汉 |
|---|---|---|
| 身高/cm：169 | 体重/kg：62 | 联系方式： |
| 身份：大学生 | | |

C. 生活方式分析。

生活习惯良好。

饮食习惯良好，适量摄入各种维生素，注意补充优质蛋白质。

D. 计算。

标准体重：169（身高）－105＝64kg

建议每日需要能量：35×64＝2240kcal/d

三大生热营养素热比为蛋白质15%、碳水化合物60%、脂肪25%。

则一天需要的三种产能营养素分别为：蛋白质84g、碳水化合物336g、脂肪62g。

（3）三餐所需能量和三餐生热营养素数量的确定。

早餐能量：2240kcal×30%＝672kcal

碳水化合物：672kcal×60%÷4kcal/g＝100.8g

蛋白质：672kcal×15%÷4kcal/g＝25.2g

脂肪：672kcal×25%÷9kcal/g＝18.7g

午餐能量：2240kcal×40%＝896kcal

碳水化合物：896kcal×60%÷4kcal/g＝134.4g

蛋白质：896kcal×15%÷4kcal/g＝33.6g

脂肪：896kcal×25%÷9kcal/g＝24.9g

晚餐能量：2240kcal×30%＝672kcal

碳水化合物：672kcal×60%÷4kcal/g＝100.8g

蛋白质：672kcal×15%÷4kcal/g＝25.2g

脂肪：672kcal×25%÷9kcal/g＝18.7g

（4）确定早餐主副食的品种和数量。

早餐主副食品种的确定（设计不带量食谱）：

主食：米饭（大米）、馒头（面粉）。

副食：香葱牛肉（牛肉、葱白）、凉拌豆干（豆腐干）、香菇油菜（鲜香菇、油菜）、瓜片紫菜汤（黄瓜、干紫菜）。

早餐主副食数量的确定（设计带量食谱）：

主食：大米、富强粉

所需大米质量：100.8g×50%÷77.6%＝64.9g

所需富强粉质量：100.8g×50%÷75.8%＝66.5g

主食中蛋白质含量：64.9g×8.0%＋66.5g×10%＝11.8g

副食：牛肉、豆干

副食中蛋白质含量：25.2g-11.8g＝13.4g

副食中 2/3 的蛋白质由动物性食物供给，1/3 由豆制品供给，因此，动物性蛋白质质量＝13.4g×66.7%＝8.9g，豆制品蛋白质含量＝13.4g×33.3%＝4.5g

如果早餐副食选择牛肉或鸡腿肉中的一种，则其质量分别为

牛肉（前腱）质量：8.8g÷20.25%＝43.5g

鸡腿肉质量：8.8g÷16.2%＝54.3g

如果早餐副食豆制品选择以下任何一种，则其质量为

豆腐（北）质量：4.4g÷12%＝36.7g

豆腐干质量：4.4g÷15.8%＝27.8g

素虾（炸）质量：4.4g÷27.6%＝15.9g

同样的道理可以算出午餐和晚餐主副食的数量。

（5）大学生一日早餐食谱制订（表 5-3-5）。

表 5-3-5　大学生一日早餐带量食谱

| 餐别 | 主食 | 副食 |
| --- | --- | --- |
| 早餐 | 原料：大米 64.9g、面粉 66.4g<br><br>食物：大米饭、馒头 | 原料：牛肉 43.5g、葱白 10g、豆腐干 28.0g、油菜 100g、香菇 50g、黄瓜 30g、干紫菜 2g<br><br>食物：香葱牛肉、凉拌豆干、香菇油菜、瓜片紫菜汤 |

（6）食谱完善与调整变化（表 5-3-6）。

表 5-3-6　食谱的调整与变化

| 餐别 | 主食1 | 副食1 | 主食2 | 副食2 |
| --- | --- | --- | --- | --- |
| 早餐 | 大米饭<br>馒头 | 香葱牛肉<br>凉拌豆干<br>香菇油菜<br>瓜片紫菜汤 | 菜肉包子<br>二米粥 | 煎鸡排<br>炝海带丝 |

（7）建议：①适量运动，增强体质。②多吃果蔬类食物，注意坚果类原料的补充。③保持愉快的心情。

## 二、不同生理条件人群营养食谱设计

不同生理条件人群是指不同年龄和生理条件的人群，共包含孕妇、乳母、学龄前儿童、儿童及青少年、大学生、中年人、老年人共 7 类人群。其中有代表性的几类人群（孕妇、大学生、中年人）作为重点内容，其他不同生理条件人群由学生通过学习自行课后完成带量营养食谱的设计，这里只是提供了相关的理论支撑和不带量食谱供参考。

## （一）孕妇营养食谱设计

### 1. 孕妇的营养与膳食

妊娠是一个复杂的生理过程，孕期妇女对能量及各种营养素的需要量均有所增加。为了满足孕期对各种营养素的需要量，孕期的食物摄入量也应相应增加。由于不同时期胚胎的发育速度不同，孕妇的生理状态、机体的代谢变化和对营养素的需求也不同。

**小知识**：按妊娠的生理过程及营养需要特点，孕妇膳食营养分为围孕期（孕前3个月左右）、孕早期（1～3个月）、孕中期（4～6个月）和孕晚期（7～9个月）4个阶段。

1）围孕期营养与膳食　　合理膳食和均衡营养是成功妊娠的重要保证。为了提高生育质量，夫妻双方都应做好孕前的营养准备。育龄妇女在计划妊娠前3个月左右应注意调理自身的饮食习惯和生活习惯并使之达到最佳状态。具体应做到以下几点。

（1）多摄入富含叶酸的食物或补充叶酸制剂，叶酸是一种水溶性维生素，在体内参与氨基酸和核苷酸的代谢，是细胞增殖、组织生长和机体发育不可缺少的营养素之一。一旦缺乏叶酸，可导致胎儿神经管畸形（图5-3-1）或眼、口唇、腭、胃肠道、心血管、肾、骨骼等器官畸形的发生。

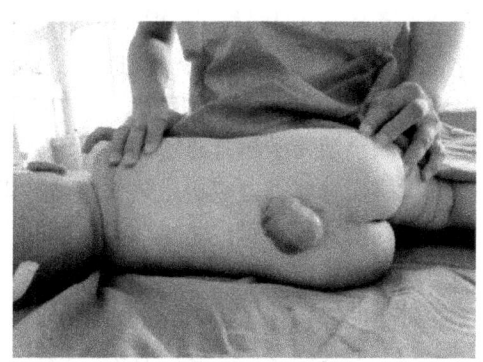

图 5-3-1　神经管畸形

**【知识链接】**

### 神经管畸形

神经管畸形，又称神经管缺陷（neural tube defect），是一种严重的畸形疾病，神经管就是胎儿的中枢神经系统。在胚胎的第15～17日开始，神经系统开始发育，至胚胎22日左右，神经褶的两侧开始互相靠拢，形成1个管道，称为神经管，它的前端称为神经管前孔，尾端称为神经管后孔，胚胎在24～25日及26日时，前孔及后相继关闭。胎儿神经管畸形主要表现为无脑儿、脑膨出、脑脊髓膜膨出、隐性脊柱裂、唇裂及腭裂等。

**小提示**：为何要在围孕期开始补充叶酸？

妊娠的前4周是胎儿神经管分化和形成的重要时期，由于怀孕的确定时间是妊娠发生的5周后或更晚，受孕者不会意识到已怀孕。而且研究表明，妇女在服用叶酸4周后，体内叶酸缺乏的状态才能得到明显改善。因此，育龄妇女至少应在孕前3个月开始注意补充叶酸。

含叶酸较丰富食物有动物肝脏、深绿色蔬菜及豆类食物等。由于叶酸补充剂比食物中的叶酸能更好地被机体吸收利用，专家建议，至少在孕前3个月开始每日服用400μg叶酸，使体内的叶酸维持在适宜水平，以确保胚胎发育早期有一个较好的叶酸营养状态，预防胎儿神经管及其他器官畸形的发生。

（2）补充富含铁的食物，围孕期良好的铁营养是成功妊娠的必要条件，围孕期缺铁容易导致早产、孕期母体体重增长不足以及新生儿低出生体重，故围孕期女性应储备足够的铁为孕期利用。含铁较多的食物有动物血和肝脏、红肉类原料以及黑木耳、红枣等。如果缺铁严重可在医生的指导下服用补铁剂。补铁的同时要适量增加维生素 C 和蛋白质的摄入以促进铁的吸收。

（3）注意补充含碘丰富食物。女性围孕期和孕早期缺乏碘均可增加新生儿发生克汀病的危险性。为保证对碘的需求，建议除正常摄入加碘食盐外，建议每周摄入一次海产食品，如海带、紫菜、海鱼等。

2）孕早期营养与膳食　　孕早期胎儿生长速度相对缓慢，平均每日增重约 1g。孕妇的营养需要量与孕前基本相同，但大部分孕妇有不同程度的早孕反应，出现恶心、呕吐及食欲缺乏，影响营养素的摄入。因此，孕早期需合理调配膳食，防止剧烈妊娠反应引起营养素摄入不足或缺乏，从而导致胎儿生长发育不良。

（1）孕早期的膳食以清淡适口、易消化为宜，避免食用油腻食物，对轻度呕吐者要鼓励进食，不可因呕吐而拒食。

妊娠早期受孕酮分泌增加的影响，孕妇的消化系统功能将发生一系列的变化：胃肠道平滑肌松弛、张力减弱、蠕动减慢，胃排空及食物肠道停留时间延长，孕妇易出现饱腹感以及便秘等现象；孕早期消化液和消化酶分泌减少，易出现消化不良；由于贲门括约肌松弛，胃内容物可逆流入食道下部，引起烧心或反胃。以上消化功能的改变可导致孕妇出现早孕反应。所以，孕早期的膳食以清淡、易消化为宜。

（2）可采用少食多餐的方法，每日至少应摄入 40g 蛋白质、150g 碳水化合物，相当于 200g 粮食加一只鸡蛋和 50g 瘦肉才能维持孕妇的最低营养需要。

孕早期反应较重的孕妇，不必像常人那样强调饮食的规律性，更不可强制进食，进食的餐次、数量、种类及时间应根据孕妇的食欲和反应的轻重及时进行调整，应少食多餐，尤其是呕吐较严重的妇女，进食可不受时间的限制，坚持进食。应尽量适应妊娠反应引起的饮食习惯的短期改变，照顾孕妇个人的喜好，不要片面追求食物的营养价值，待妊娠反应减轻时逐渐纠正以保证进食量。孕早期的妇女应注意适当多吃蔬菜、水果、牛奶等富含维生素和矿物质的食物。为减轻早孕反应可食用面包干、馒头、饼干、鸡蛋等食物。

（3）保证摄入足量富含碳水化合物的食物。粮食摄入过少可引起能量摄入不足，孕妇体内脂肪动员增强可造成血液中酮体蓄积，并对胎儿大脑发育产生不良影响。

怀孕早期应尽量多食用富含碳水化合物的谷类和水果，保证每天至少摄入 150g 碳水化合物（约合谷类 200g）。

日常生活中，谷类、薯类和水果富含碳水化合物。谷类一般含 75%，薯类含量为 15%～30%，水果含量约为 10%，其中水果的碳水化合物多为单糖和双糖，吸收较快。

（4）多摄入富含叶酸的食物并补充叶酸制剂。怀孕早期叶酸缺乏可增加胎儿发生神经管畸形及早产的危险。叶酸的良好食物来源为动物肝脏、鸡蛋、豆类、绿叶蔬菜、水果及坚果等。由于叶酸补充剂比食物中的叶酸能更好地被机体吸收利用，因此专家建议，受孕后每日应继续补充叶酸 400μg 至整个孕期。因为叶酸除有助于预防胎儿神经管畸形外，也有利于降低妊娠高脂血症发生的危险。

此外，孕妇还要戒烟限酒。

【知识链接】
### 吸烟饮酒对孕妇的危害
孕妇吸烟或经常被动吸烟，烟草中的尼古丁和烟雾中的氰化物、一氧化碳可能导致胎儿缺氧和营养不良、发育迟缓。孕妇饮酒，酒精可以通过胎盘进入胎儿血液，造成胎儿宫内发育不良、中枢神经系统发育异常、智力低下等，称为酒精中毒综合征。

3）孕中期营养与膳食　　孕中期胎儿生长速度加快，平均每日增重约10g，6个月的胎儿体重可达1000g左右。孕妇的早孕反应大多已消失或减轻，食欲开始好转，体重明显增加，此期间更容易出现生理性贫血。孕中期必须增加铁的摄入量，经常食用瘦肉、动物内脏、动物血等含铁丰富且吸收率较高的食物。此外，应及时增加食物的品种和数量，适当增加鱼、禽、蛋、瘦肉、海产品、奶类食品的摄入，以保证摄入足够的能量和各种营养素。其中鱼类除了提供优质蛋白质外，还可提供n-3多不饱和脂肪酸（如二十二碳六烯酸），这对胎儿脑和视网膜功能的发育极为重要。蛋类中的蛋黄是卵磷脂、维生素A和维生素$B_2$的良好来源。建议从孕中期开始，每日增加总计50~100g的鱼、禽、蛋和瘦肉的摄入量。孕妇从妊娠5个月开始每日需储存钙200mg，应注意增加钙的摄入量，经常食用牛奶、虾皮、海带、豆制品和绿叶蔬菜等含钙丰富的食品。继续禁烟限酒，少吃刺激性食物。

4）孕晚期营养与膳食　　妊娠最后3个月胎儿生长迅速，此期增长的体重约为出生时体重的70%，其体重由28周的1000g左右增至40周的3000g左右，是蛋白质储存最多的时期，因此应增加优质蛋白质、钙和铁的摄入量，每日的膳食组成可在孕中期膳食的基础上再增加肉、禽、鱼、蛋等动物性食品50g，每周食用两次动物肝脏和动物血。

**2. 孕妇营养食谱制订基本原则**

（1）膳食应清淡、适口，促进食欲。
（2）每餐不要吃得过饱，少食多餐。
（3）保证摄入足量富含碳水化合物的食物，孕中晚期时适当增加富含蛋白质的食物原料。
（4）多摄入富含叶酸的食物并适当补充叶酸制剂。
（5）适当增加奶类食品，常吃富含铁和碘的食物，保证体重正常增长。
（6）戒烟限酒，少吃刺激性食物。

**3. 孕妇一日营养食谱设计举例（表5-3-7）**

表5-3-7　孕妇一日不带量食谱

| 餐别 | 原料 | 食物 | 水果 |
|---|---|---|---|
| 早餐 | 面粉、胡萝卜、南瓜、糙米、大米、豆腐干、黄瓜、酱牛肉 | 蔬菜花卷、糙米粥、拌豆干瓜条、酱牛肉 | 苹果 |

续表

| 餐别 | 原料 | 食物 | 水果 |
|---|---|---|---|
| 午餐 | 黑米、高粱米、紫薯、大米、小米、红小豆、海带、豆腐、冬笋、冬菇、青椒、红椒、鸡蛋、活草虾 | 杂粮米饭、海带豆腐汤、素炒双冬、青红椒炒鸡蛋、盐水虾 | 樱桃 |
| 晚餐 | 薏米、大米、绿豆芽、山药、油菜、水发黑木耳、瘦猪肉、猪肉皮、黄花鱼、杂菌 | 薏米饭、绿豆芽炒肉丝、山药油菜炒木耳、肉皮烧鱼、杂菌汤 | 葡萄 |

## （二）大学生营养食谱设计

大学生的健康状况不容乐观，经过了高考的洗礼，很多大学生有放松的心态，饮食方面存在着早餐不吃，午餐对付吃，晚餐暴饮暴食的现象，关注大学生的心理及身体健康是一项重要的国策，因为大学生肩负着国家的使命和重任，是祖国的未来和希望。

**1. 大学生的营养与膳食**

大学生的年龄多在20岁左右，由于几乎每天都在学校食堂就餐，因此良好的学校营养餐是保证大学生健康的基础。大学生正处于由青春期向成年期转变的阶段，饮食已成人化，由于学习时间长，往往需要加餐。大学生所需要的热量和各种营养素的需要量相当于中等体力活动的中年人，由于大学生的学习任务较重，在餐次热量分配上应为30%、35%、35%。

目前，有较多的大学生饮食结构不合理，存在不良的饮食习惯，所以大学生应合理安排一日三餐，养成良好的饮食习惯，戒烟限酒，保证身体健康，以迎接繁重的学习任务，同时也为未来打下良好的健康基础。

**2. 大学生营养食谱制订基本原则**

（1）所用食物原料应符合有关食品卫生标准的要求，食堂不得选用有毒、有害、变质的原料。

（2）三餐食物要丰富，可供学生选择的原料种类尽量多些。

（3）各类食物应经常调换品种，尽可能做到食物多样化，做到粗细搭配，干稀搭配，促进学生食欲。

（4）确保每份副食中含有充足的优质蛋白质，做到荤素搭配。

（5）保证一定量的蔬菜和水果供应，尤其是北方冬季更要加以注意。深色蔬菜含有的维生素种类更丰富些，因此蔬菜中应有一半为绿色或其他有色蔬菜。

（6）考虑当地的饮食状况和学生的经济负担能力，同样营养价值的食谱的价格应分为不同层次，以方便不同经济状况的同学选择。

注：大学生的一日营养食谱在前面营养食谱设计方法中已列举过。

## （三）中年人营养食谱设计

中年人是单位的主力，家里的顶梁柱，工作和生活压力较大，繁重的工作和生活压力会给中年人带来一些危险因素，稍不留神就容易患上疾病。因此，关注中年人的身体健康状况显得格外重要。

**1. 中年人的营养与膳食**

我国规定35~49岁为中年，国际规定45~59岁为中年。中年人的生活习惯一般已形成，但有些中年人在饮食方面注意不够，或被美味佳肴所惑，或有一定误区，或因工作繁忙而不注意生活规律，长此以往，将影响身体健康。

中年人的生理特点：中年人基础代谢率下降了10%~20%，肌肉等实体组织随年龄增长而减少，脂肪组织增多。消化、循环系统功能逐渐减退，50岁左右是癌症高发阶段，负担脂肪代谢的酶和胆酸逐渐减少，对脂肪的消化吸收和分解能力逐渐下降，对各种维生素的利用率低，常出现伤口不易愈合、眼花、皮皱、衰老等症状，人体各器官功能减退。

中年人的合理膳食具体应做到以下几点。

（1）定时定量进食。中年人摄入的营养成分与人体消耗的营养物质之间在数量上应处于相对平衡状态，如能经常保持这种平衡，可少生疾病，防止早衰。

（2）防止肥胖。肥胖是由于吃得过多或代谢不平衡导致的疾病，中年人应注意控制进食量，增加运动量，防止肥胖。

（3）补充钙质。钙是人体需要量最多并较易缺乏的一种营养素。人到中年后，钙的吸收能力减弱，排泄量却增加，故要注意钙质的补充。

（4）控制食盐摄取量。摄取食盐过多会使血压升高，并易引起脑中风，每日食盐量应少于6g。

（5）预防缺铁性贫血。中年女性要注意补铁，同时多摄取动物性蛋白质和含维生素C含量丰富的食物。

（6）少吃动物油脂，多食用植物油脂。

总之，为了提高中年人的健康水平，建议控制膳食中的总能量，维持正常体重；少吃动物脂肪，多选择富含优质蛋白质、维生素A、核黄素和含宜于吸收的高钙食物，增强体力活动，保持心态平衡。

**2. 中年人营养食谱制订基本原则**

（1）膳食所提供的总能量与成年人相比要适当减少。

（2）在选择蛋白质的食物来源时，尽量挑选含饱和脂肪酸低的优质蛋白，如瘦肉、脱脂奶、大豆及其制品等，避免摄入过量脂肪。

（3）注意选择一些含钙丰富的食物，如牛奶、豆类等。

（4）摄入充足的蔬菜、水果及粗杂粮以满足机体对维生素、矿物质和膳食纤维的需要。

**3. 中年人一日营养食谱设计举例（表5-3-8）**

表5-3-8　中年人一日不带量营养食谱

| 餐别 | 食物原料 | 食物 | 水果 |
| --- | --- | --- | --- |
| 早餐 | 绿茶粉、面粉、鸡蛋、牛乳 | 绿茶花卷、水煮蛋、牛乳 | 苹果 |
| 午餐 | 大米、紫薯、倭瓜、鲜玉米、山药、鸡蛋、尖椒、黄酱、鱿鱼、鸡胸肉、虾仁、茄子 | 米饭、家常焖子、三鲜茄子煲 | |
| 晚餐 | 面粉、豆腐、紫菜、海带丝 | 发面饼、紫菜豆腐汤、蒜蓉海带丝 | 橘子 |

注：由于篇幅有限不同生理条件人群食谱设计只列举了孕妇、大学生和中年人群营养食谱的设计方法。哺乳期人群食谱设计与孕妇食谱大体相近；中学生、青少年与大学生同属脑力劳动者，设计食谱时可以参考大学生营养食谱设计的相关资料；老年人群营养食谱设计与中年人营养食谱设计大同小异，故在此不一一赘述了。

## 三、不同病理条件人群营养食谱设计

不同病理条件人群是指患常见疾病的人群,在此只列举高血压、高脂血症、冠心病、糖尿病和肥胖等人群营养食谱设计。

### (一)高血压人群营养食谱设计

高血压疾病在我国发病率非常高,但平时往往被人们忽视了,人们对高血压的相关知识还缺乏应有的了解。平时的饮食习惯和生活方式对高血压的恢复和治疗有很重要的辅助作用。

**1. 高血压概述**

人的血压过高或过低对机体都有不良影响,血压过低时,血液供应不能充分保证全身各器官和组织代谢的需要,尤其是脑、心脏、肾脏等重要器官因缺血、缺氧造成的功能障碍,将给机体带来严重的不良后果。动脉血压过高时,必然增加心脏负担,因为心室收缩时,室内压必须超过大动脉压力,血液才能射出,若动脉血压太高,心室就必须加强收缩,久之,则引起心脏扩大、肥厚,最后导致心力衰竭。临床上常见的高血压性心脏病和肺源性心脏病,就是由于主动脉或肺动脉长期高压造成的。此外,高血压长期作用于动脉管壁,可造成血管内膜损伤和破坏,导致动脉粥样硬化或血管破裂。因此,保证血压稳定对维持正常生命活动非常重要。

高血压是以血压升高为主要表现的综合征,目前我国采用国际上统一的血压分类标准(表5-3-9)。

表 5-3-9　血压的分类标准　　　　　　　　(单位:mmHg)

| 类别 | 收缩压 | 舒张压 |
| --- | --- | --- |
| 理想血压 | <120 | <80 |
| 正常血压 | 120~129 | 80~84 |
| 正常高值 | 130~139 | 85~89 |
| 高血压 | ≥140 | ≥90 |
| 1级高血压(轻度) | 140~159 | 90~99 |
| 2级高血压(中度) | 160~179 | 100~109 |
| 3级高血压(重度) | ≥180 | ≥110 |

注:1mmHg≈1.333×$10^2$Pa

高血压除与遗传因素有关外,还与过量摄入食盐、酒精、身体体重超标、能量过剩、压力过大等因素有关。

高血压的高发人群为中老年人,引起高血压的原因较复杂,其中高血脂是主要原因之一。高血压的治疗原则应以药物为主,饮食调理为辅。适当控制能量,限制食盐摄入,降低脂肪和胆固醇的摄入量,避免体重超标,供给低钠、高钾、高镁、高钙饮食,适当摄入维生素和蛋白质。

**2. 高血压膳食原则**

(1)限制总能量。对于肥胖或超重的高血压消费者,限制热量摄入是控制高血压病的重要措施。对于轻度肥胖者,使总热量摄入低于消耗量,增加体力劳动和活动,努力使体重达到和接近标准体重。

（2）限制钠的摄入，注意补钾。每天食盐供给应以2~5g为宜。同时要控制含钠高的酱油、咸菜、腌腊制品、味精、碱发面食品的摄入。

钾能阻止过高食盐引起的血压升高，对轻度高血压还具有降压作用。限钠时要注意补钾，钾钠的比例至少为1.5∶1。含钾丰富的食物有龙须菜、豌豆苗、莴笋、芹菜、丝瓜、茄子、土豆、杂豆、菌类等。

（3）限制脂类。脂肪供给每天为40~50g，除椰子油外，豆油、菜籽油、花生油、芝麻油、玉米油、红花油等植物油均含有维生素E和较多亚油酸，对预防血管破裂有一定作用。

（4）增加膳食纤维。进食富含碳水化合物和膳食纤维的粗粮、蔬菜，可促进胃肠蠕动，加速胆固醇排出，对防治高血压有利；葡萄糖、果糖及蔗糖可升高血脂，应少摄入。

（5）补充钙、镁。钙与血管的收缩和舒张有关，摄入富含钙的食物，能减少患高血压的可能，每天以供给1000mg为宜。增加镁的摄入，能使外周血管扩张，血压降低。富含钙的食物有牛奶、鱼虾、蛋类、肉类等。富含镁的食物有香菇、菠菜、豆制品、桂圆等。

（6）增加维生素的摄入。维生素C可使胆固醇氧化为胆酸排出体外，改善心脏功能和血液循环。多吃新鲜蔬菜和水果，有助于高血压的防治。其他水溶性维生素，如维生素$B_1$、维生素$B_2$、维生素$B_6$和维生素$B_{12}$均应及时补充。

（7）注意搭配具有降低血压的食物。洋葱、大蒜、胡萝卜、菊花、芹菜等均有降血压的作用，应注意选择。

**3. 高血压人群营养食谱设计**

> **小提示**：高血压人群营养原则
> ◆体重超重者，每日总能量的摄入应根据患者的标准体重来确定。
> ◆减少膳食脂肪，补充适量优质蛋白质。
> ◆减少钠盐。
> ◆注意补充钾和钙。
> ◆多吃蔬菜和水果。
> ◆限制饮酒。
> ◆除了饮食营养因素之外，过重者减体重和避免肥胖是防止高血压升高的关键策略，增加体力活动，减轻精神压力，保持心理平衡对降低高血压有一定效果。

高血压人群一日不带量营养食谱举例（表5-3-10）。

表5-3-10 高血压人群一日营养食谱

| 餐别 | 食物原料 | 食物 | 水果 |
|---|---|---|---|
| 早餐 | 面粉、豆制品、木耳 | 花卷、豆浆、拌木耳 | 水果沙拉 |
| 午餐 | 红豆、大米、茼蒿、小白菜、酱牛肉、豆腐 | 红豆饭、炝茼蒿、小白菜豆腐汤、酱牛肉 | 鸭梨 |
| 晚餐 | 大米、蔬菜、茄子、鲫鱼、青虾仁、冬瓜、尖椒 | 大米饭、蔬菜捞汁、炒茄子尖椒、香酥鲫鱼、虾滑冬瓜汤 | 香蕉 |

**（二）高脂血症人群营养食谱设计**

高脂血症在我国也非常普遍，高脂血症会引发高血压、冠心病、脑卒中、脑出血等疾病，有着潜在的危险，需要人们关注和重视。人们对高脂血症的相关知识还缺乏一定的了解。普及相关知识，了解高脂血症人群的膳食原则和营养食谱设计知识很重要。

**1. 高脂血症**

人体血浆中的脂类主要包括：三酰甘油、胆固醇、胆固醇酯、磷脂和游离脂肪酸等。血浆中的脂类不能游离存在，它们必须与某些蛋白质分子结合成脂蛋白分子，以脂蛋白的形式进行运转，参与体内的脂类代谢。

高脂血症是指由于脂肪代谢或运转异常使血浆中一种或几种脂质浓度超过正常高限的一种病症（表5-3-11）。

表5-3-11 脂代谢的分类和标准 （单位：mmol/L）

| 代谢分类 | 总胆固醇 | 三酰甘油 |
| --- | --- | --- |
| 正常值 | 3.36~5.17 | 0.4~1.71 |
| 临界值 | 5.17~6.47 | 1.71~2.26 |
| 高胆固醇血症或高三酰甘油血症 | >6.47 | >2.26 |

临床上高脂血症的治疗方法有所不同，在营养治疗时方法也有差别，但有许多原则是一致的。

血浆脂蛋白主要由消化道吸收而来，也有部分由体内合成或其他组织转化而来。高脂、高糖、高热量的食物最容易引起血浆脂蛋白的增加。饮食治疗高脂血症是最基本的治疗措施，通过长期饮食的调理，限制饮食中脂肪、胆固醇的摄入，保持能量均衡，对于肥胖患者要限制能量，控制体重，增加运动，配合降脂药物，使血胆固醇、三酰甘油浓度达到或接近正常值。具体营养治疗原则如下。

**2. 高脂血症人群的膳食原则**

（1）限制能量供应。三酰甘油增高合并肥胖者，饮食治疗应限制总能量、控制体重，碳水化合物占总能量的60%~70%，应限制单糖和双糖的摄入，少吃甜食及少饮含糖饮料，不宜吃蔗糖、蜂蜜及含糖点心和罐头。

（2）控制脂肪、胆固醇的摄入。减少脂肪摄入量，使脂肪供给热能占总能量的25%以下，降低饱和脂肪酸的摄入，少吃动物油脂及猪、牛、羊等肥肉，适当增加单不饱和脂肪酸和多不饱和脂肪酸的摄入；少吃含胆固醇高的食物，如猪脑、动物内脏、蛋黄等，胆固醇的摄入量应控制在每天不超过300mg。对重度高胆固醇血症患者，每天应低于200mg。

（3）适当增加膳食蛋白质的数量。蛋白质的摄入量占总能量的12%~15%，优质蛋白质占1/3，尤其是应摄入豆类及其制品、瘦肉、去皮鸡鸭、鱼类。植物蛋白质中大豆蛋白有很好的降低血脂的作用，所以应提高大豆及其制品的摄入。

（4）增加膳食纤维的摄入。膳食纤维对降低血胆固醇有明显的效果，因此应注意多吃水果和蔬菜，适当多吃粗粮，以保证充足的膳食纤维的摄入，以利于胆固醇的排出，减少胆固醇的合成。配餐要坚持粗细粮搭配，提倡食用全麦、粗米、粗面、新鲜蔬菜及水果。

### 3. 高脂血症人群营养食谱设计

> **小提示**：高脂血症的注意事项
> 
> 最好每日饮 200g 鲜奶或酸奶，因为牛奶富含优质蛋白质，并有轻度降血胆固醇和良好的补钙作用。每日主食 350g 左右，粗细搭配。食物口味不甜，不咸，做到七八分饱。每日进食 600g 蔬菜，200～300g 水果。蔬菜和水果有防止血液黏稠，预防心血管疾病的作用。少吃煎炸食品。每日 50～100mL 红葡萄酒。适量运动，如步行、慢跑、骑车、登山、健身操等，并长期坚持下去。注意调整睡眠时间及睡眠质量。定期体格检查，注意血压、血脂、血黏稠度等指标的异常变化，防止动脉硬化。每年定期体检。

高脂血症人群一日不带量营养食谱举例（表 5-3-12）。

**表 5-3-12　高脂血症人群一日营养食谱**

| 餐别 | 食物原料 | 食物 | 水果 |
|---|---|---|---|
| 早餐 | 面粉、牛肉末、海带、绿豆、苦瓜 | 肉末花卷、拌海带、绿豆粥、炒苦瓜 | 苹果 |
| 午餐 | 黑米、大米、豆腐、豆豉、草鱼、西兰花、尖椒、茄子 | 黑米饭、麻婆豆腐、豆豉草鱼、炝西兰花、尖椒茄子 | |
| 晚餐 | 大米、猪肉、白菜、松仁、茼蒿、虾仁、西芹 | 米饭、清蒸猪肉、炖白菜、松仁茼蒿、西芹虾仁 | 奇异果 |

### （三）冠心病人群营养食谱设计

冠心病是具有潜在威胁的一类疾病，需要人们的关注和重视。减缓工作节奏、减轻工作压力，养成良好的生活方式和饮食习惯对该病很重要。目前人们对冠心病的重视程度还不够，仍需继续加强相关知识的学习。

#### 1. 冠心病概述

冠心病是冠状动脉粥样硬化性心脏病的简称，指冠状动脉粥样硬化使血管腔狭窄或阻塞，从而引起的心脏病。高血压、高脂血症、糖尿病、肥胖症、吸烟等因素都可引起冠心病。冠心病除了临床药物治疗外，饮食上也须加以注意。

#### 2. 冠心病人群膳食原则

（1）控制总能量。能量的摄入应根据冠心病人群的标准体重、工作性质需要而定，减少每日的总热量。尤其对有肥胖家族史超重者，力求使体重接近或达到标准体重。

（2）限制脂肪。冠心病消费者要避免食用过多的动物性脂肪和富含胆固醇的食物，在配餐时尽量少选用肥肉、猪内脏、螺肉、墨鱼、鱼子、虾子、蟹黄、油炸食品、牛脊髓、猪脑等原料。

（3）控制钠的摄入。冠心病患者往往合并高血压症，尤其在合并心功能不全时，应控制钠的摄入，一般每日摄入钠盐 5g 以下。中度以上心功能不全病患者每天钠盐控制在 3g 以下。

（4）补充维生素。维生素能改善心肌代谢和心肌功能。注意增加富含 B 族维生素、维生素 C、维生素 E 的食物。

（5）适量摄入碳水化合物和蛋白质。碳水化合物应占总热量的60%～70%，少用蔗糖和果糖。蛋白质供给要注意动物性蛋白和植物性蛋白的合理搭配。提倡食用大豆制品、谷类蛋白质，可降低血胆固醇的水平。

**3. 冠心病人群营养食谱设计**

> 小提示：冠心病人群注意事项
> 
> ◆控制总能量的摄入，保持理想体重。早午餐所占比例大，晚餐所占比例适当减小，这样有利于降血脂，控制体重。
> 
> ◆每日3～4份高蛋白食品，如50g瘦肉、100g豆腐或者20g黄豆、100g虾。充足的优质蛋白可提高机体的抗病能力。
> 
> ◆食盐控制在每天6g以下。
> 
> ◆食用去除可见脂肪的牛羊肉。禁食高脂肪刺激性食物。
> 
> ◆注意摄入黄色蔬菜如胡萝卜、红薯、南瓜等，常食用黑木耳、香菇等食用菌和海带、海藻等藻类原料，适当饮用绿茶。
> 
> ◆戒烟限酒，适量运动。
> 
> ◆保持情绪良好，生活保持规律化，切忌发怒和忧郁。
> 
> ◆定期身体检查。注意血压、血脂、血液黏稠度等指标的异常变化，及时治疗血管方面的病变。
> 
> ◆摄入适量的植物性蛋白质，尤其是大豆及其制品，因大豆卵磷脂对胆固醇转运有帮助。
> 
> ◆适量的摄入碳水化合物，碳水化合物提供能量占总能量的60%左右。并以粮食类提供的多糖为主，限制单糖、双糖的摄入。

冠心病人群一日不带量营养食谱举例（表5-3-13）。

表5-3-13　冠心病人群一日营养食谱

| 餐别 | 食物原料 | 食物 | 水果 |
|---|---|---|---|
| 早餐 | 面粉、牛肉、海带、绿豆、大米 | 花卷、酱牛肉、拌海带、绿豆粥 | 苹果 |
| 午餐 | 黑米、大米、西芹、虾仁、花生、菠菜、豆豉、鳗鱼、小白菜、豆腐 | 黑米饭、西芹虾仁、果仁菠菜、豆豉鳗鱼、小白菜豆腐汤 | |
| 晚餐 | 小粒玉米、大米、西兰花、香菇、油菜、茼蒿、紫菜、鸡蛋 | 二米饭、蒜蓉西兰花、香菇扒油菜、炝茼蒿、紫菜鸡蛋汤 | 香蕉 |

## （四）糖尿病人群营养食谱设计

糖尿病的发病率正呈逐年上升的趋势，是致死率排在第三的一类疾病（前两位分别是心血管疾病和肿瘤）。注意膳食因素的影响，减缓工作节奏，养成良好的生活方式和饮食习惯，尽量降低患并发症的危险至关重要。临床监测、药物治疗、心理干预、适当运动加上合理的膳食能使病人存活至正常寿命。糖尿病人群可用饮食疗法辅助治疗。

**特别提示**：糖尿病的食疗法

◆山药粥——将山药末和入半熟的粥内，其比例为1:4，再煮成粥，服食之。要经常服用。

◆猪胰、山药——猪胰1只，洗净。山药200g，加适量水炖熟，加食盐调味。分4d服完，疗程不限。

◆鲜番薯叶，冬瓜——鲜番薯叶50g，冬瓜100g，二者均切碎，加适量水炖熟、食用，每日一剂，疗程因人而异。

◆黄鳝——科技资料报道，鳝鱼体内含有降糖成分，糖尿病患者食之有益。用法：每日适量烹调食之。

◆苦瓜——含有类似胰岛素的物质，有明显降糖作用。用法：以鲜苦瓜做菜食，每餐100g，一日3次；或将苦瓜制成干粉，每次服10g，一日3次，据报道有效率80%。

◆洋葱——其挥发油可降血糖。用法：每餐可炒食1个葱头，一日2次，炒时以嫩脆为佳，不可煮烂。

◆芹菜——是含碳水化合物最低的一种，民间自古流传治糖尿病。用法：鲜芹菜500g，洗净捣烂挤汁，一日2次分服，连用有效。

◆番石榴——国外用它治糖尿病，已有10余年的历史。用法：每日可用鲜果250g榨汁，分3次饭前服。

**1. 糖尿病概述**

糖尿病是一组因胰岛素分泌或作用缺陷而引起，以糖代谢紊乱为主的慢性血葡萄糖（血糖）水平升高为特征的代谢性疾病（表5-3-14）。

表5-3-14 糖代谢的分类和标准 （单位：mmol/L）

| 代谢分类 | 空腹血糖 | 负荷后2h血糖 |
| --- | --- | --- |
| 正常血糖（NGR） | <6.1 | <7.8 |
| 空腹血糖受损（IFG） | 6.1~7.0 | <7.8 |
| 糖耐量减低（IGT） | <6.1 | 7.8~11.1 |
| 糖尿病（DM） | ≥7.0 | ≥11.1 |

注：该标准为世界卫生组织标准，空腹血糖受损（IFG）或糖耐量减低（IGT）统称为糖调节受损（IGR，即糖尿病前期）

糖尿病患者由于体内胰岛素分泌量不足或胰岛素效应差，葡萄糖不能进入细胞内，结果导致血糖升高，尿糖增加，出现多食、多饮、多尿而体重减少的所谓"三多一少"的症状。患者主要出现糖代谢紊乱，同时出现脂肪、蛋白质、水及电解质等多种代谢紊乱，发展下去可能发生眼、肾、脑、心脏等重要器官及神经、皮肤等组织的并发症。

糖尿病的类型：1985年世界卫生组织将糖尿病分为Ⅰ型和Ⅱ型。1997年美国糖尿病协会提出新的诊断标准和分类的建议，1999年世界卫生组织也对此作了认可，最终将糖尿病分为4种类型：Ⅰ型糖尿病、Ⅱ型糖尿病、妊娠糖尿病和其他类型的糖尿病。

糖尿病患者的饮食控制概括起来包括控制血糖和血压、维持正常体重、增强机体对胰岛素的敏感性。

**2. 糖尿病患者的膳食原则**

（1）合理控制热能是首要原则，热量供给应以维持或略低于理想体重为宜。肥胖者必须减少热量摄入，以减轻体重（肥胖者体内脂肪增多，致使机体对胰岛素的敏感性下降，不利于治疗），消瘦者则要提高热量以增加体重（消瘦者由于体质弱，对疾病的抵抗力降低，影响健康）。

（2）采用由谷类、肉蛋、蔬菜、食用油等食物组成的平衡膳食。合理选择瘦肉、奶、蛋、大豆及豆制品等含蛋白质的食物，控制脂肪和胆固醇，不吃肥肉、动物内脏等。碳水化合物的量不宜过低，一般主食摄入量为150～250g。

（3）要养成良好的饮食习惯，定时定量，少食多餐，适量增加运动，以增加热能的消耗。

患者一日至少三餐，而且要定时定量。要在营养师的指导下将全日食物均匀地分配在三餐中，使每餐都含有一定比例的碳水化合物、脂肪和蛋白质食物，这样既有利于减缓葡萄糖在肠道内的吸收，增加胰岛素的释放，也符合营养配餐原则，一般按早、中、晚各占1/5、2/5、2/5比例分配。

少量多餐，定时定量，即可防止一次进食量过多，加重胰脏负担，又是防止因进食量过少而发生低血糖或酮症酸中毒的行之有效的措施，睡前加餐可以避免夜间低血糖的发生。这样可以使每餐主食量不超过100g，对控制血糖有利。

（4）糖尿病患者的饮食数量经医生和营养师确定后，即应按量进食，不得任意添加任何其他食物，若饥饿难忍，在病情许可情况下，可吃些热能低、体积大的食物，如青菜、白菜、黄瓜、冬瓜等。

（5）一般糖尿病患者可以吃的水果有香蕉、鲜荔枝、梨、桃、苹果、橘子、橙子、柚子、猕猴桃、李子、杏、葡萄等。正确的食用方法是按食物交换份的原则以一份水果取代一份主食，将水果的热量计算在每日总热量之中。而且最好在两餐之间吃。例如，200g梨、桃或橘子的热量相当于75g大米、小米。

（6）糖尿病患者的饮水和正常人一样，以白开水为主。多饮水可促进体内代谢产物的排泄。也可饮用各种汤类，如南瓜汤、用黑豆和百合同煮的黑白消渴汤、以海参和猪胰脏煮的海参胰脏汤等。糖尿病患者不宜饮各种饮料，因其中的蔗糖和防腐剂等添加剂对糖尿病不利，也不可饮浓茶、咖啡等。

（7）现代营养治疗学主张糖尿病患者每日碳水化合物摄入量应占总热量的55%～65%，折合主食为250～400g。对于单纯采取饮食治疗而病情控制不满意者，可适当减少。糖尿病患者的主食应以复合碳水化合物为主，如米、面、粗粮、杂豆等。但这类食物中碳水化合物的组成并不相同，其使血糖升高的速度也不相同。糖尿病患者的主食应以玉米面、荞麦面、燕麦面为主。同时也可采用二合面、三合面、二米或三米同食的方式增加主食的花色品种，不仅能使血糖、血脂得到满意的控制，也比细粮饱腹感强，对饥饿感明显的患者更为适宜。例如，常用的有大米、小米、高粱米同煮的三米粥，以玉米面、黄豆面、白面按2：2：1的比例做成的三合面馒头、烙饼、面条等，糖尿病患者可以经常食用。

（8）糖尿病患者可以食用山药，山药虽含淀粉多，但同时含有锌、铁、锰、铬等矿物质元素，对糖尿病及并发症有积极意义。其中铬是葡萄糖耐量因子的组成成分，锌与胰岛素的活性有关，可见山药对糖尿病患者有益而无害，食用时只要减去部分主食即可（山药 150g 可交换米、面等粮食 25g）。可制成山药粥、山药面条，也可用山药炒肉片。

**3. 糖尿病人群营养食谱设计**

糖尿病人群一日不带量营养食谱举例

早餐：煮鸡蛋、小米粥、牛奶

加餐 1：杂粮点心

午餐：拌黄瓜、炒绿豆芽、金银饭、清蒸鳊鱼、虾皮小白菜汤

加餐 2：苏打饼干

晚餐：橄榄油炝青椒肉丝、芹菜炒肉、红豆饭、三丝（胡萝卜丝、海带丝、木耳丝）汤

加餐 3：梨

### （五）肥胖人群营养食谱设计

随着国人生活水平的提高，肥胖人群的比例在逐年上升，肥胖症会影响人们生活和工作的质量，也能引起心血管疾病的发生，对人的健康危害很大，需要引起足够重视。"管住嘴，迈开腿"，通过科学合理的手段进行减肥，使肥胖人群达到正常体重是迫在眉睫的一项大事。

**1. 肥胖症概述**

肥胖症是能量摄入超过能量消耗而导致体内脂肪堆积过多或分布异常，体重增加是一种多因素的慢性代谢性疾病。肥胖症一般可分为单纯性肥胖和继发性肥胖。单纯性肥胖直接引起于长期的能量摄入超标，因而需控制能量的摄入和增加能量的消耗。父母肥胖等遗传因素也是单纯性肥胖发生的一个重要方面。继发性肥胖主要是指由于继发于某种疾病所引起的肥胖，一般都有明显的疾病因素可寻。在我国，肥胖人数也日益增多，肥胖已经成为不可忽视的严重威胁国民健康的危险因素。

若肥胖者的脂肪分布于身体上部或腹部，即过多体重分布于内脏周围，称为中心性肥胖。

> 小知识：如何判断中心性肥胖
> ◆腰围：用来测定腹部脂肪的分布。测量方法：双脚分开 25～30cm，取髂前上嵴和第十二肋下缘连线的中点，水平位绕腹一周，皮尺应紧贴软组织，但不压迫，测量值精确到 0.1cm。腰围是腹内脂肪量和总体脂的一个近似指标，世界卫生组织建议标准：男性＞94cm，女性＞80cm 作为肥胖的标准。
> ◆腰臀比：臀部最隆起的部位测得的身体水平周径为臀围。腰围与臀围之比称腰臀比。男性＞0.9 或女性＞0.8 可诊断为中心性肥胖，但其分界值随年龄、性别、人种不同而不同。

不少人盲目减肥，有的人过度节食，有的人吃泻药或未经国家批准的减肥药和减肥茶。殊不知，这样的方法只能是减去了健康而不是减去了脂肪。所以减肥要慎重，真正健康减肥应以健康的生活方式、合理的饮食方式为基础，配合积极体育锻炼。

**2. 肥胖症的膳食原则**

（1）进食低能量膳食，限制摄入脂肪和糖类过高的食品，以形成能量的负平衡，控

制能量一定要在平衡营养的前提下进行，逐步降低，并适可而止。

（2）对低分子糖、饱和脂肪酸和酒精应严格控制，这类食品包括蔗糖、麦芽糖、蜜饯、肥肉、猪牛羊的肥油、酒及酒精饮料。

（3）粗杂粮含有较多的维生素、无机盐及膳食纤维，是较好的降脂减肥食品，魔芋因其含有的葡萄甘醇聚糖吸水性强、黏度大、膨胀率高而具有减肥效果。

（4）多食新鲜蔬菜和水果，膳食中必须有足够量的新鲜蔬菜，尤其是绿叶蔬菜和水果，如菠菜、芹菜、小白菜、冬笋、豆芽、苹果等。蔬菜和水果含膳食纤维多，水分充足，属低热量食物，有充饥作用，也可以防止维生素和无机盐的缺乏。

（5）一日三餐要定时定量，进餐时要细嚼慢咽。不吃零食和甜食，不饮甜饮料，同时配合一定的体育锻炼。

### 3. 肥胖人群营养食谱设计

肥胖人群一日不带量营养食谱举例（表5-3-15）。

表5-3-15　肥胖人群一日营养食谱

| 餐别 | 食物原料 | 食物 | 水果 |
| --- | --- | --- | --- |
| 早餐 | 面粉、胡萝卜、糙米、南瓜、大米、萝卜条、牛肉 | 蔬菜花卷、南瓜糙米粥、拌萝卜条、手撕牛肉 | 梨 |
| 午餐 | 黑米、高粱米、紫薯、大米、糙米、小米、海带、豆腐、冬笋、冬菇、树椒、香椿、鸡蛋、活基围虾、红辣椒 | 杂粮米饭、海带豆腐汤、素炒双冬、香椿炒鸡蛋、白灼虾 | |
| 晚餐 | 薏米、大米、绿豆、猪瘦肉丁、胡萝卜丁、苦瓜、黄花鱼、杂菌 | 薏米饭、绿豆芽炒肉丁、橄榄油拌苦瓜、焖黄花鱼、杂菌汤 | 草莓 |

## 四、特殊环境条件下人群营养与膳食

本部分内容属于知识拓展内容，共包含高温环境、低温环境、高原环境、接触化学物质、接触电离辐射及其他人群的营养膳食情况。当学生需要为这些特殊环境条件下生活和工作的人群设计营养食谱时，这些内容作为理论支撑可以帮助学生完成相应营养食谱的设计工作。

### （一）高温环境条件下人群营养与膳食

有些时候，人们不可避免地要在特殊的环境条件下（高温、低温、高原等）生活或工作，甚至会接触各种有害因素（重金属铅、汞、镉，芳香类苯、硝基苯等）。前者可引起人体内代谢的改变，后者可干扰、破坏机体正常的生理过程，或干扰、破坏营养物质在体内的代谢，或损害特定的组织和器官，危害人体健康。而适宜的营养和膳食可增加机体对特殊环境的适应能力，或增强机体对有毒有害物质的抵抗力。

#### 1. 高温环境条件下人群的营养与膳食

高温环境通常是指32℃以上的工作环境或35℃以上的生活环境。在生产和生活中经常遇到各种高温环境，如冶金工业中的炼焦、炼铁、炼钢，机械工业的铸造、锻造、陶瓷、玻璃等工业的炉前作业，农业、运输业、夏季露天作业等。

高温下的机体不可能像常温下通过简单的体表辐射来散发代谢所产生的热量，而必须通过生理上的适应性改变来维持体温的恒定，正是这种适应性改变导致机体对营养方面有特殊的要求。

**2. 高温环境下机体生理上的适应性改变**

1）水和无机盐的丢失　　人在高温环境下为了维持体温的恒定需要通过排汗散发热量。人体汗液的99%以上为水分，0.3%为无机盐，包括钠、钾、钙、镁、铁等。其中最主要的为钠，约80mmol/L，占汗液无机盐总量的54%～68%。

2）水溶性维生素的丢失

高温环境下大量出汗也引起水溶性维生素的大量丢失。有资料显示，汗液中维生素C可达到10μg/mL，以每日出汗5L计，从汗液丢失的维生素可达50mg/d。汗液中也含有维生素$B_1$、维生素$B_2$和烟酸等。

3）可溶性含氮物丢失　　由于机体处于高温及失水状态，加速了组织蛋白质的分解，使尿氮排出量增加。

4）消化液分泌减少，消化功能下降　　高温环境下大量出汗，引起的失水是消化液分泌减少的主要原因；出汗伴随的氯化钠的流失使体内氯急剧减少，这也将影响到胃中盐酸的分泌；另外，高温刺激下的体温调节中枢兴奋剂伴随而来的摄水中枢兴奋也将对摄食中枢产生抑制性影响。两者的共同作用使高温环境下机体消化功能减退及食欲下降。

5）能量代谢增加　　一方面高温引起机体基础代谢的增加，另一方面机体在对高温进行应激和适应的过程中，通过大量出汗、心率加快等进行体温调节，也可引起能量消耗的增加。

**3. 高温环境下人群的营养与膳食**

1）饮料的补充

（1）补充水，一次补充不要太多、控制好量。

（2）补充无机盐，为补充随汗液流失的大量矿物质，应提高钾、钠、镁、钙、磷等矿物质的供给量，多喝汤、专用的高温饮料或补充盐片。

（3）饮用的温度和方式，温度在10℃较合适、少量多次饮。

（4）常用饮料，含盐饮料、不含盐饮料、茶（苦丁茶）。

（5）汤作为饮料食用。

2）新鲜的蔬菜和水果

（1）蔬菜和水果摄入可以保证维生素C和纤维素的补充，为避免食物太油腻，可以通过芳香调味品如葱、姜、蒜等增进和刺激食欲。

（2）安排一个凉爽的就餐环境。

（3）安排合适的淋浴场所。

（4）餐前可饮用适量的冷饮（10℃ 100～200mL），量不宜多。

（5）食物中准备一些凉的汤或粥。

（6）搭配消暑清凉食品如绿豆稀饭、荷叶粥、苦瓜等。

**（二）低温环境下人群营养与膳食**

低温环境多指温度在10℃以下的环境，常见于高寒地带及海拔较高地区的冬季及冷库作业、潜水作业等。低温环境下机体的生理及代谢的改变会导致其对营养的特殊要求。

**1. 低温环境下机体对营养素的要求**

1）低温环境下宏量营养素的需要　　寒冷刺激甲状腺素分泌增加，机体散热增加，以维持体温的恒定，这需要消耗更多的能量，故寒冷常使基础代谢率增高10%～15%；笨重的防寒服亦增加身体的负担使能量消耗更多。因此，在低温环境下，人体需要的能量要比正常情况多出10%～15%，低温环境下机体营养素代谢发生明显改变的是从以碳水化合物供能为主，逐步转变为以脂肪和蛋白质供能为主。低温环境下机体脂肪利用增加，较高脂肪供给可增加人体对低温的可耐受性，脂肪供能比应提高至35%～40%。碳水化合物也能增强机体短期内对寒冷的可耐受性，作为主要能量来源，供能百分比应不低于50%。蛋白质供能为13%～15%，其中含甲硫氨酸较多的动物性蛋白质应占总蛋白质的45%，因为甲硫氨酸是甲基的供体，甲基对提高耐寒能力极为重要。

2）低温环境下微量营养素的需要　　低温环境下人体对维生素的需要量增加，与温带地区比较，增加量为30%～35%。随着低温下能量消耗的增加，与能量代谢有关的维生素$B_1$、维生素$B_2$及烟酸需要量增加，烟酸、维生素$B_6$及泛酸对机体暴寒也有一定保护作用。给低温环境下人群补充维生素C可提高机体对低温的耐受性。在寒冷环境中，体内维生素A的含量水平很低。维生素A也有利于增强机体对寒冷的耐受性，日供给量应为1500μg。另外，寒冷地区户外活动减少，日照时间短，体内缺乏维生素D，每日应补充10μg左右。

寒带地区居民极易缺乏钙和钠，食盐可使机体产热功能增强。寒带地区居民食盐的摄入量可稍高于温带地区居民。寒带地区缺乏钙的主要原因是由于膳食钙供给不足和维生素D的缺乏，故应尽可能地增加寒带地区居民钙的摄入量。

**2. 低温环境下人群的营养与膳食**

1）低温对消化功能的影响

（1）消化液和胃酸分泌增多，胃排空时间减慢。

（2）食物的消化吸收充分，此时人的食欲增加。

（3）消化功能增强。

（4）喜欢含脂肪多的食物。

（5）喜食热的食物。

2）低温条件下人群的营养与膳食

（1）动物性食品（肉、禽、蛋、鱼）及豆类食物增加，以满足充足的能量、脂肪、蛋白质和矿物质的供给。

（2）供给充足的蔬菜和水果（维生素C易缺），注意补充富含维生素$B_1$、维生素$B_2$及烟酸的食物，适当补充维生素A和维生素D制剂。

（3）热食，否则影响消化。

（4）味宜浓、厚（满足口味需求的同时改善了食物的风味）。

（5）多摄入耐寒食品：牛羊肉、狗肉、鹿肉、人参等。

**（三）高原环境人群营养与膳食**

一般将海拔3000m以上地区称为高原环境。在这一高度，大气氧分压降低，人体血氧饱和度急剧下降，常出现低氧症状。我国高原地域辽阔，约占全国总面积的1/6。

**1. 高原环境人群的营养需要**

1）对能量的需要量　　人体对高原地区环境的适应，首先是为了从低氧空气中争取到更多的氧而提高机体的呼吸量，因此必然呼出过量二氧化碳，从而影响机体的酸碱平衡。严重情况下食欲减退，能量供给不足，线粒体功能受到影响，因而代谢率降低。一般情况下，从事同等强度的劳动，在高原环境适应5d后，比正常的能量需要量高3%~5%，9d后，可增加到17%~35%；重体力劳动时增加更多。

2）对各种营养素的需要量　　在三种产能营养素中，碳水化合物代谢最灵敏地适应高原代谢变化。碳水化合物膳食能使人的动脉含氧量增加，能在低氧分压条件下增加换气作用。高原环境保证充足的能量摄入，特别是碳水化合物摄入量，对维持体力非常重要。一般高原环境下，碳水化合物可提高到65%~75%。在6000m高度时，膳食中碳水化合物、蛋白质、脂肪的供能比可为80%、10%、10%，以便提高机体耐低氧的能力；在高原环境下，机体利用脂肪的能力仍保持在相当程度；在高原低氧适应过程中，毛细血管可出现缓慢新生，红细胞增加，血红蛋白增高和血细胞总容积增加，以提高单位体积血液的氧饱和度；低氧时，辅酶含量下降，呼吸酶活性降低，补充维生素后可促进有氧代谢，提高机体低氧耐力。从事体力劳动时，维生素A、维生素C、维生素$B_1$、维生素$B_2$和烟酸应按正常供给量的5倍给予。对登山运动员补充维生素E可防止出现红细胞溶解肌酸尿症、体重减轻和脂肪不易被吸收等；初登高原者，体内水分排出较多，可减少2~3kg，这是一种适应现象。这一阶段如因失水严重影响进食，则应设法使饭菜更为可口，并适当增加液体食物，保证营养素的供给，防止代谢紊乱。在低氧情况下，尚未适应的人应避免摄入过多的水，防止肺水肿。未能适应高原环境的人，还要适当减少食盐的摄入量，这样有助于预防急性高原反应。

**2. 高原环境人群的营养与膳食**

1）高原环境对人的影响

（1）处于高原环境一段时间后，对缺氧能够产生一定的适应，缺氧症状可明显减轻，这种适应称为高原习服。

（2）缺氧、低气压和低温是高原环境与平原的差别。

（3）三大营养素对习服的影响：高碳水化合物有利于习服，高脂不利于习服，蛋白质影响不大。

（4）补充维生素可抵抗缺氧，利于习服。

（5）与低温条件下的人群相似，宜增加钾的摄入，限制钠的摄入，注意补充铁。

2）高原条件下人群的营养与膳食

（1）维持正常食欲；能量供给量在非高原环境能量供给量的基础上增加10%。

（2）供给营养合理又易于吸收的食物；能量供给量蛋白质10%~15%，脂肪20%~25%，碳水化合物60%~75%，海拔高于6000m时蛋白质10%，脂肪10%，碳水化合物80%，补充水溶性维生素。

（3）多米少面，加有白糖的大米粥可以抑制呕吐。

（4）多吃酸、甜的食品，不喝浓茶，七分饱，晚餐少吃。

（5）避免吃产气和含大量膳食纤维的食物如豆类、啤酒、韭菜。

（6）避免吃生冷饮食，高原气压低，需用高压锅煮食物，否则不宜烂。

（7）节制烟、酒。

（8）宜用高原耐缺氧饮食，如酥油茶、牦牛肉、蘑菇、虫草等。

### （四）接触化学物质人员营养与膳食

有些人因为职业的原因接触有毒有害化学物质，这些物质进入人体后在肝脏经肝微粒混合功能氧化代谢，其中绝大多数代谢减毒后经胆汁或尿排出体外，部分有毒有害物质可直接与还原性谷胱甘肽结合而解毒。机体营养状况良好时，可通过对酶活性的调节来增加机体的解毒能力，提高机体对毒物的耐受和抵抗力。

**1. 接触化学毒物人员的营养素需要**

1）蛋白质　　良好的蛋白质营养状况，既可以提高机体对毒物的耐受能力，也可调节肝微粒酶活性至最佳状态，提高机体的解毒能力。尤其是含硫氨基酸充足的优质蛋白质供给，可提高谷胱甘肽还原酶的活性，增加机体对铅及其他重金属、卤化物、芳香烃类毒物的解毒作用。蛋白质影响毒物毒性的主要机制，膳食蛋白质缺乏时可影响毒物体内代谢转化所需要的各种酶的合成或活性。

2）碳水化合物　　人体内的解毒反映需要消耗能量，碳水化合物的生物氧化能快速提高能量，并供给反应所需要的葡萄糖醛酸。增加膳食中的碳水化合物的供给量，可以提高机体对苯、卤代烃类和磷等毒物的抵抗力。糖原的减少会降低肝脏的解毒能力。

3）维生素　　有些毒物能影响维生素 A 的代谢，降低其在动物和人体内的含量，因此毒物接触者应摄入较多的维生素 A。维生素 C 具有良好的还原作用，能清除毒物代谢所产生的自由基，保护机体免受毒物造成的氧化损伤。维生素 C 还可使氧化型谷胱甘肽再生成还原型谷胱甘肽，继续发挥对毒物的解毒作用。

4）微量元素　　铁与机体能量代谢和防毒能力有直接或间接的关系。缺铁可以使血红色素酶活性降低，进而影响解毒反应。锌对金属毒物有直接和间接的拮抗作用。锌可在消化道内拮抗镉、铅、汞、铜，影响它们的吸收。硒以硒胱氨酸的形式存在于谷胱甘肽过氧化物酶的分子中。硒具有抗氧化作用，保护细胞膜的结构。缺硒还可使肝微粒体酶活性下降，影响毒物的转化。硒能与某些金属毒物如汞、镉、铅等结合形成难容的硒化物，减轻有毒金属的毒性。

**2. 接触化学毒物人员的营养与膳食**

（1）补充富含含硫氨基酸的优质蛋白质。例如，职业接触铅的人员蛋白质摄入量中动物性蛋白应占总量的 50%。

（2）补充 B 族维生素。临床上维生素 $B_1$、维生素 $B_{12}$、维生素 $B_6$ 通常作为神经系统的营养物质用于铅中毒人群。

（3）膳食中注意搭配富含维生素 C 的食物。除每日提供 500g 新鲜蔬菜外，还应补充维生素 C 100mg/d。

（4）保证硒、铁、钙等矿物元素的膳食供应，以抵抗有毒金属的吸收及排出。

（5）对于经常接触铅和苯的人员应注意补充能促进造血功能的营养素，如铁、维生素 $B_{12}$、叶酸、维生素 C 及维生素 K 等。

（6）适当限制膳食脂肪的摄入。

### （五）接触电离辐射人员营养与膳食

天然存在的电离辐射主要来自宇宙射线及地壳中的铀、镭等。非天然的电离辐射可以来自核试验、核动力生产、医疗照射等。

**1. 电离辐射对健康和营养代谢的影响**

电离辐射可以直接和间接地损伤生物大分子，造成 DNA 损伤。DNA 损伤是电离损伤的主要危害。

1）对能量代谢的影响　电离辐射可以抑制脾脏和胸腺线粒体的氧化磷酸化，线粒体氧化磷酸化的抑制是辐射损伤早期的敏感指标。辐射也影响三羧酸循环，造成机体耗氧量增加。

2）对蛋白质的影响　蛋白质对辐射的相对敏感性较低，高剂量辐射才能引起蛋白质分子空间构象的改变和酶的失活。照射后蛋白质的合成代谢受到抑制，容易出现负氮平衡，尿氮排出增加。

3）对脂肪代谢的影响　照射后，多不饱和脂肪酸发生过氧化反应，生成氢过氧化物，从而影响生物膜的功能和促进生物膜的老化。同时，体内自由基的生成与清除失去平衡，自由基浓度增高，也会加重脂质过氧化。

4）对碳水化合物的影响　照射后可以引起肝糖原增加，常出现高血糖症。主要是由于组织分解代谢增强，氨基酸的糖异生作用增强了。但电离辐射不影响果糖的利用。

5）对维生素代谢的影响　辐射产生大量的自由基，对有抗氧化作用的维生素影响较大，维生素 C 和维生素 E 损失较多。照射后，维生素 $B_1$ 的消耗增加，同时尿中排出增加，造成血液中维生素 $B_1$ 含量下降。其他维生素的损失不太明显。

6）对矿物元素代谢的影响　大剂量射线照射后，由于组织分解和细胞损伤，出现高钾血症，尿中的钾、钠、氯离子排出增多。放射损伤时伴有呕吐和腹泻，钠、氯离子丢失较多，可使水盐代谢发生紊乱。照射后血清中锌、铁、铜增加，锌/铜比值下降。

**2. 接触电离辐射人员的营养与膳食**

能量的供给应充足，蛋白质可占总能量的 12%～18%。蛋白质以优质蛋白质为主，可以减轻小肠吸收功能障碍，改善照射后产生的负氮平衡。膳食中搭配适量的脂肪，脂肪可选用富含必需脂肪酸和油酸的油脂，如葵花籽油、大豆油、玉米油、茶油或橄榄油等。碳水化合物供给应占总能量的 60%～65%。碳水化合物应适当选用对辐射防护有较好效果的富含果糖和葡萄糖的水果。此外，还应选用富含维生素、矿物质和抗氧化剂的蔬菜，如卷心菜、马铃薯、番茄等，改善照射后维生素 C、维生素 $B_1$ 或烟酸代谢的异常。另外，酵母、蜂蜜、杏仁、银耳等食物的摄入对辐射损伤有良好的防护作用。

### （六）其他人群的营养与膳食

还有很多在特殊环境下工作和生活的人群的营养与膳食需要我们关注，普及推广营养配餐知识有重要的现实意义。

**1. 振动和噪声环境条件下人群的营养和膳食**

1）振动和噪声环境条件下人群的营养指南

（1）蛋白质。蛋白质对振动及噪声防护有利，要补充充足的优质蛋白质。

（2）维生素。补充维生素 $B_6$ 有利于保持和提高劳动能力，补充维生素 C 可使肌肉耐力提高，疲劳感减轻，补充 B 族维生素和维生素 PP 及维生素 C 对预防振动损伤有好处，可服用应用维生素复合制剂。

2）振动和噪声环境条件下人群的营养和膳食

（1）食用能促进食欲的食物。

（2）多吃优质蛋白质含量高的食品。

（3）补充新鲜的蔬菜和水果。

**2. 粉尘环境条件下人群的营养与膳食**

1）粉尘环境条件下人群的营养指南

（1）增加优质蛋白质，每日在90～110g。

（2）增加富含维生素$B_6$食物的摄入或口服维生素$B_6$片剂，因为维生素$B_6$在蛋白质的代谢中起着重要作用。

（3）为提高机体免疫力，增加维生素C的摄入，每日供给量在150mg左右。

（4）增加维生素D的摄入量，多晒太阳，促进肺组织病灶部位的钙化愈合。

（5）适当增加膳食纤维和胶原蛋白较多的食物，促进粉尘的排出。

2）粉尘环境条件下人群的营养与膳食

（1）选择富含优质蛋白质的原料配餐，如肉类、蛋类、水产类、大豆类等。

（2）补充新鲜的蔬菜和水果，增加维生素C的摄入。

（3）注意补充维生素$B_6$和维生素D制剂。

（4）膳食适当增加木耳、银耳、海带等富含胶原蛋白和膳食纤维的食物，促进体内粉尘的排出。

❖ **对问题的解答**

**问题解答1**：适宜孕妇食用的食物原料举例。

◆阿胶　　阿胶性平，味甘，能滋阴补血，是中医最常用的调精、止血、安胎、保胎药，妊娠胎漏下血者食之最宜。凡体质虚弱的孕妇，见有先兆流产现象，或有习惯性流产史者，均宜炖化阿胶服用。

◆鸡蛋黄　　鸡蛋黄性平、味甘，有滋阴养血的功效。李时珍认为："鸡子黄，气味俱厚，故能补形，古人谓其与阿胶同功，正此意也。"

◆海参　　海参有补肾、益精、养血的功效。孕妇先兆流产或习惯性流产，多为肾虚不固而致，应当以益肾为主。海参不仅能滋补益肾，还可补血。因此，体质虚弱的孕妇食用海参，有养胎保胎、养血止血的食疗效果。

◆鲈鱼　　鲈鱼性平、味甘，具滋补、安胎、治水气的作用。《食疗本草》中即有"鲈鱼安胎、补中"的记载。孕妇怀孕期间宜食之，若出现妊娠水肿或胎动不安者，更适合食用鲈鱼。

◆葡萄　　葡萄性平、味甘酸，有补气血、强筋骨和利小便的作用。适宜气血不足的胎漏下血的孕妇和水肿的孕妇食用。"葡萄补气，滋肾液，益肝肾，强筋骨，安胎"，故有先兆流产者宜食。

◆柠檬　　柠檬味极酸，有止呕和安胎的功效。孕期妊娠恶阻和胎动不安者宜食之。

◆菠菜　　菠菜中的叶酸含量居于蔬菜之首。叶酸可保护胎儿免受脊髓分裂、脑积水、无脑等神经系统畸形之害。同时，蔬菜中的大量B族维生素还对防止孕妇盆腔感染、精神抑郁、失眠等常见的孕期并发症等有益。

◆橄榄油　橄榄油中含有丰富的维生素和多种微量元素，如钙、铁、锌、镁等，有益骨骼发育，尤其适合孕妇食用，不仅能补益自身体质，还可促进胎儿发育。

**问题解答2**：适宜大学生食用的食物原料举例。

◆牛奶及奶制品　牛奶及奶制品是优质蛋白质、核黄素、钾、钙、磷、维生素$B_{12}$、维生素D的极佳来源，这些营养素可为大脑提供所需的多种营养。牛奶中的钙质人体更容易吸收，其他奶类制品如酸奶、奶酪、奶片，也都是钙的良好来源。

◆鸡蛋　鸡蛋的蛋白质是优质蛋白质，鸡蛋黄含有丰富的卵磷脂、胆固醇和卵黄素，对神经的发育有重要作用，有增强记忆力、健脑益智的功效。

◆瘦肉　瘦肉可供给充足的热量和优质蛋白质。瘦肉含矿物质丰富，尤其含铁（红色瘦肉）、磷、钾、钠等较多。瘦肉也是B族维生素的良好来源，如维生素$B_1$、维生素$B_2$、维生素$B_{12}$和维生素PP等。

◆海产品　海带和虾皮是高钙海产品，每天吃25g海带，就可以补钙约300mg。并且它们还能够降低血脂，预防动脉硬化。海带与肉类同煮或是煮熟后凉拌，都是不错的美食。虾皮中含钙量较高，25g虾皮就含有500mg的钙，所以，用虾皮做汤或做馅都可以起到很好的补钙效果。

◆核桃　核桃因其富含不饱和脂肪酸，被公认为是中国传统的健脑益智食品。每日吃2～3粒核桃为宜，持之以恒，可起到营养大脑、增强记忆、消除疲劳等作用。

◆芝麻　芝麻含有大量的脂肪和蛋白质，还富含维生素A、维生素E、卵磷脂、钙、铁、镁等营养成分，将芝麻捣烂，加入少量白糖冲水喝，或食用芝麻糊、芝麻饼干、芝麻馅等制品，可收到较好的健脑效果。

◆葵花籽　葵花籽含有丰富的铁、锌、钾、镁等微量元素以及维生素E，所以葵花籽有一定的补脑健脑作用。实践证明，喜食葵花籽的人，不仅皮肤红润、细嫩，而且大脑思维敏捷、记忆力强、言谈有条不紊。

◆香蕉　香蕉营养丰富，热量低，含有称为"智慧之盐"的磷，香蕉又是色氨酸和维生素$B_6$的超级来源，含有丰富的矿物质，特别是钾离子的含量较高，常吃有健脑的作用。

**问题解答3**：适宜中年人食用的食物原料举例。

◆芡实　适宜脾虚久泻、肾虚多尿者食用，能补脾止泻、益肾固摄。《神农本草》中说它能"补中，益精气，强志，令耳目聪明，久服轻身不饥，耐老。"可用芡实和大米一同煮粥食用。凡脾肾不足的人经常吃些芡实粥，确实能收到补脾肾、抗衰老的效果。

◆木耳　木耳具有补气止血，润肺止咳的作用，可以预防血栓的形成及防治动脉粥样硬化和冠心病，还能起到抗癌防癌的作用。

◆豆浆　豆浆营养丰富，又有补虚润燥的作用，是中老年人最佳保健食品。豆浆含有优质蛋白质，与牛奶含量相等，但脂肪含量比牛奶低，而且所含脂肪又以不饱和脂肪酸为主，不会增加血液中的胆固醇，故喝豆浆或多吃其他豆制品，对防治中老年人高血压和冠心病也有益。

◆藕粉　藕粉富含淀粉、蛋白质、维生素C等营养成分，它能健脾、开胃、养血、止泻。对牙齿脱落松动者，民间常用藕粉作粥食用。

◆海带　中老年人常吃些海带，对预防和治疗糖尿病、高血压、冠心病、高脂血症、动脉硬化、贫血、老年人骨质疏松以及癌症均有裨益。海带是一种营养丰富的低脂肪食物，又含多量碘、钙、铜、硒等多种微量元素。

◆海参　海参性温味咸，有补肾益精、养血润燥的作用，最适宜中老年人食用，可将海参和火腿或猪肉、羊肉一同煨食。此外，海参中含有大量黏蛋白，其中包括硫酸软骨素的成分，近代老年医学研究证明，这种硫酸软骨素的减少与肌肉的衰老现象有关。因此，常吃海参有延缓衰老的功效。

◆枸杞子　枸杞子古人称其为"却老"，《神农百草经》中即有"久服坚筋骨，轻身不老"的记载，唐代甄权亦云"补精气诸不足，易颜色变白，明目安神，令人长寿。"历代对枸杞子抗衰老的文献记载颇多。长期食用枸杞子，对中老年人头晕耳鸣、精神恍惚、心悸、健忘、失眠、视力减退、贫血、须发早白、消渴等多有裨益。

◆茯苓　茯苓性平、味甘，为历代医家最为常用的"上品"之药，《神农本草经》认为"久服安魂养神，不饥延年"。据研究，茯苓中的主要成分茯苓多糖，能增强人体的免疫功能，经常食用可提高人体的抗病能力。

此外，百合、莲子、红枣、桑葚等食物原料也适合中年人食用。

**问题解答4**：高血压人群食用食物原料举例。

◆玉米　玉米须中含木聚糖、谷固醇、维生素K、有机酸等，有利尿、降压、利胆、抗凝血等作用，对高血压、糖尿病、胆囊炎、胆石症有辅助治疗作用。

◆绿豆　现代研究表明，绿豆是高钾低钠食品，能降低血压和维持血压的稳定。绿豆与小米一起煮粥，因所含氨基酸互补，可以提高营养价值。高脂血症患者每日食用绿豆50g，血清胆固醇可有明显下降。绿豆芽适合肥胖患者食用，吃绿豆芽既可以填饱肚子，又不用担心会发胖。高血压、冠心病、高脂血症的患者也应多食用绿豆芽。

◆白薯　日本科学家发现，白薯中有一种具有特殊功能的黏蛋白。这种黏蛋白是多糖蛋白的混合物，属胶原和黏多糖类物质，能保护黏膜，提高机体免疫力，还可以促进胆固醇的排泄，保持血管壁的弹性，降低血压，防止动脉硬化。

◆芹菜　现代药理研究证明，芹菜中含有丰富的维生素P，能降低毛细血管的通透性，具有降低血压的功效。芹菜的叶和根营养也很丰富，如芹菜叶的蛋白质、脂肪、糖类及维生素C的含量均超过了茎部。芹菜用做食疗时，最好不要将叶和根丢掉。营养专家研究证实，每日食用50g芹菜，有稳定的降压作用。

◆洋葱　科学家发现，洋葱中含有前列腺素样物质，它是一种较强的血管扩张剂，能减少外周血管和心脏冠状动脉的阻力，降低血液黏稠度，从而使血压下降。洋葱几乎不含脂肪，而它所含的挥发油有降低胆固醇的作用。另外，洋葱还含有降糖成分。

**问题解答5**：高脂血症人群食物原料选择举例。

◆黄豆　　黄豆所含的脂肪优于动物脂肪，富含油酸和亚油酸，这类不饱和脂肪酸有降低胆固醇、预防动脉硬化的作用。黄豆所含的纤维素富含皂苷，它通过吸收胆酸而促进胆固醇的代谢，有助于减少胆固醇在血管内的沉积。经常食用豆制品，对高脂血症、高血压病、动脉硬化、冠心病、脂肪肝患者很有益处。

◆山楂　　山楂中含有大量的维生素C，在水果中的维生素C含量仅次于鲜枣和猕猴桃。而且，山楂中的维生素C能被其本身的酸性物质所保护，加热后也不被破坏，更是其他水果比不了的。维生素C在防治动脉硬化、减肥、降脂、抗老防衰方面具有重要作用。可以说，山楂是一味防治心血管疾病的良药。山楂的多种制剂都具有明显的降脂作用，对血胆固醇和三酰甘油的增高都有良好疗效，是降脂复方中最常用的药物之一。

◆苹果　　苹果是蔷薇科植物苹果的果实，具有生津润肺、开胃醒酒的功效。苹果中含有大量苹果酸和果胶，能分解体内的脂肪，降低胆固醇。苹果酸和果胶在肠道中能与胆酸结合，阻止胆酸被重新吸收进入血液，使血液中的胆酸含量减少，胆固醇向胆酸的转化增加，从而抑制低密度脂蛋白氧化，发挥抗动脉粥样硬化的作用。

◆大蒜　　近年来的科学研究表明，大蒜可以降低血清胆固醇和三酰甘油，能防治动脉硬化，大蒜中的蒜氨酸是降血脂的有效成分。此外，从大蒜中提取的甲基烯三硫和二烯丙基二硫，具有很强的抗血小板聚集的作用，能降低血液黏稠度，预防中风的发生。

◆马齿苋　　近年来美国科学家发现，马齿苋含有α-亚麻酸。它是一种不饱和脂肪酸，一般存在于海产品中，在植物中少见，而马齿苋中的含量却很丰富。它具有抑制人体血清胆固醇和三酰甘油生成的生理功能，能防治冠心病和高脂血症。

**问题解答6**：冠心病人群食物原料选择举例。

◆可用食物：粮食类，应包含部分粗杂粮，可用土豆、山药、芋头等代替部分主食；豆类及其制品、蔬菜、水果、酸奶、脱脂奶、鸡蛋清、鱼类、去皮鸡肉、小牛肉及猪瘦肉；鲜蘑菇、香菇、赤小豆、绿豆、豌豆、毛豆、大蒜、大葱、韭菜、芹菜、茄子、海带、紫菜、海木耳、木耳、芝麻、绿茶等均有降脂作用。

◆限用食物：去除可见脂肪的牛羊肉、火腿，除小虾类的贝类以及蛋黄等食物。

◆忌用食物：含动物脂肪高的食物，如肥牛肉、肥羊肉、肥鹅、肥鸭；含高胆固醇的食物，如猪皮、猪爪、动物脑髓、肝脏、肾脏、鱼子、蟹黄、奶油、腊肠；含高能量高碳水化合物的食物，如油酥甜点心、水果糖、白糖、冰淇淋、巧克力等；刺激性食物，如辣椒、芥末、胡椒、咖喱、烈性酒、浓咖啡等。

**问题解答7**：糖尿病人群食物原料选择举例。

◆苦瓜　　苦瓜中存在一种名为"多肽-P"的化学物质，被称为植物胰岛素。有明显的降血糖作用。近年研究发现苦瓜也有一定的抗肿瘤作用。因苦瓜味极苦，故仅适于煸炒、拌等烹调方法。

◆豇豆　　我国自古栽培豇豆，为夏季重要蔬菜。豇豆味甘、性平，健脾补肾。用带壳干豇豆水煎，吃豆喝汤可治疗糖尿病。

◆黄瓜　　黄瓜中所含的葡萄糖苷、果糖、甘露醇等不参与通常的糖代谢，故糖尿病患者用以代粮充饥，不会使血糖升高。

◆荞麦　　荞麦中还有其他粮食中很少有的"芦丁"，该成分可降低人体血脂和胆固醇，对防治高血压和心血管疾病颇有帮助。荞麦中还含有糖类、钙、磷、铁及维生素B族、维生素E、烟酸等成分，还含有丰富的膳食纤维，对糖尿病有食疗作用。

◆燕麦　　燕麦中含丰富的膳食纤维，可溶性的燕麦纤维，容易被人体吸收，有降血脂的作用，特别是裸燕麦中含有对人体有益的亚油酸等不饱和脂肪酸，并含有皂苷，可抑制胆固醇升高，对降脂有效；且燕麦热量含量低，既有利于减肥，又能适合心脏病、高血压和糖尿病患者对食疗的需要。

**问题解答8**：肥胖人群食物原料的选择举例。

◆黑米　　黑米又称黑粳米，因色素在果皮层的浓厚沉积呈黑色和紫色而得名。为米中珍品，有"黑珍珠"的美誉。黑米外表纯黑发亮，香味独特。黑米的营养价值高于普通大米，黑米具有显著的食疗功效，长期食用可治头昏、目眩、贫血、腰腿酸软等症。由于其含有大量的膳食纤维故有一定的减肥功效。

◆大麦　　禾本科小麦族大麦属作物，因麦粒、麦苗均大于小麦，故名大麦。藏族同胞的主食青稞就是大麦的一种。大麦含淀粉、蛋白质、钙、磷和尿囊素等成分。大麦成分与小麦类似，但膳食纤维丰富，含量高于小麦，因此不如小麦口感好。

◆小米　　小米又称粟、粟米，禾本科狗尾草属，是我国最早食用和种植的禾本科植物，比稻米要早。分为糯性小米和粳性小米两类。小米营养超过大米，热量也比大米高，特别是蛋白质和维生素$B_1$、维生素$B_2$的含量明显占有优势。小米具有独特的保健作用，小米不但气味香、甜糯、营养好，易于消化吸收；而且有促进食欲，健脾胃、滋养肾气、补虚清热的功效。小米磨制时只是去掉了谷皮，因此膳食纤维含量丰富，有辅助减肥的功效。

◆玉米　　玉米又称苞米、苞谷、棒子等。按颜色可分为黄玉米、白玉米、紫色玉米；按性质可分为硬粒型、糯质型、甜质型、爆裂型等。黄玉米含有一定量的胡萝卜素，可以在人体内转化为维生素A；玉米脂肪含量较多，而且富含不饱和脂肪酸，其中50%为亚油酸，还含有谷固醇、卵磷脂等，常食玉米油能降低血清胆固醇，对预防高血压、冠心病有食疗作用。玉米中富含镁，镁有防癌、抗癌作用。近年，科学家发现玉米中还含有一种长寿因子——谷胱甘肽，所以玉米的健康作用受到重视。玉米含粗纤维较多，有一定的减肥作用。

◆高粱米　　高粱米又称芦粟、木稷、荻粱，禾本科高粱属，也是历史悠久的禾本科植物，主要分布于东北、华北地区。品种有粒用高粱、糖用高粱（甜高粱）、饲用高粱和工艺用高粱（编织用）。高粱米含粗纤维较多，口感粗糙。

◆海带　　海带是带科植物海带的叶状体，或大叶藻科植物大叶藻的全草，具有软坚、利水、止血的功效。海带最突出的特点是富含碘、钙、铁，海带中所含的甘露醇，有利尿、降压、降低血液中胆固醇和三酰甘油的含量，还有抗凝作用，能预防血栓的形成。患有高血压病、高血脂、冠心病、肥胖病的人应多食海带。海带含大量的可溶性膳食纤维食用后有饱腹感，有一定减肥效果。

◆魔芋　　魔芋为多年生草本植物，块茎扁圆形，直径达25cm，属天南星科植物。在云南、四川、贵州、湖北、陕西等地均有栽培。魔芋含有甘露聚糖、蛋白质、淀粉等成分，具有低热量、低脂肪和高纤维的特点。魔芋性味温辛，有毒，有化痰散结，行瘀消肿，解毒止痛功效。可治疗糖尿病、高血压和多种癌症。魔芋有毒，故食前必须经磨粉、蒸煮、漂洗等加工过程，以免中毒。魔芋精粉可制作魔芋豆腐、魔芋挂面、魔芋面包、魔芋肉片、果汁魔芋丝等。魔芋制品有明显的减肥效果。

## 主要参考文献与推荐阅读

卢亚萍．2009．现代酒店营养配餐．哈尔滨：哈尔滨工业大学出版社

卢亚萍．2014．营养配餐与养生指导．北京：北京大学出版社

帕特里克·霍尔福德．2008．营养圣经．范志红，译．海口：南海出版社

彭景．2008．烹饪营养学．北京：中国纺织出版社

赵霖，鲍善芬．2012．中国人该怎么吃．北京：人民卫生出版社

Bowman BA, Russel RM．2004．现代营养学．8版．荫士安，汪之顼，译．北京：化学工业出版社

Sizer FS, Whitney EN．2004．营养学——概念与争论．王希成，译．北京：清华大学出版社

# 第二篇 饮食卫生

# 第六章 食品安全的现代问题

## 第一节 食品污染与食品安全

> ❖ **教学目标**：认识人类饮食生活中存在的食品安全的现代问题，学会获取食品安全方面重要的教学信息。
>
> **（一）知识教学目标**
> 1. 理解食品卫生与食品安全的概念。
> 2. 掌握食品污染的概念及对人体的危害。
> 3. 掌握食品安全的传统问题与现代问题。
>
> **（二）能力培养目标**
> 1. 掌握饮食活动的饮食风险判断。
> 2. 通过具体案例学会理论联系实际设计教学内容。
>
> ❖ **问题导入**：
> 1. 如何通过对食品安全性概念的理解，指导学生树立饮食风险意识？
> 2. 食品安全的传统问题与现代问题有什么本质不同？

### 一、食品卫生与食品安全的概念

#### （一）食品卫生的概念

1986年，世界卫生组织在题为《食品安全在卫生和发展中的作用》的文件中，曾把"食品安全"与食品卫生作为同义词，定义为"生产加工储存销售和制作食品过程中确保食品安全可靠，有益于健康并且适合人消费的种种必要条件和措施。"的国家标准，《食品工业基本术语》（GB 15091—1995）也将食品安全与食品卫生当作同义词："食品卫生（food hygiene 或 food safety）为防止食品在生产、收获、加工、运输、贮藏、销售等各个环节被有害物质（包括物理、化学、微生物等方面）污染，使食品有益于人体健康、质地良好，所采取的各项措施。同义词：食品安全。"

近年来，随着使用频率与范围越来越广，"食品安全"不同于"食品卫生"的原本的含义越来越突现出来。世界卫生组织在1996年《确保食品安全与质量：加强国家食品安全控制体系指南》中对食品卫生的概念作了比较明晰的阐述：食品卫生是指为确保食品在食物链的各个阶段具有安全性与适宜性的所有条件与措施。这个概念强调了食品安全是食品卫生的目的，食品卫生是实现食品安全的措施和手段，也就是说，在适于人类消费的目的上食品安全是比食品卫生高一个层次。另外，日本、欧盟等一方面制定食品安全法作为食品安全管理的基本法律，确定食品安全管理的框架；另一方面，食品卫生法仍作为一项非常重要的食品安全保障制度，继续加强。这也反映了食品安全与食品卫生之间关系是目的与手段之间的关系。但是仅仅食品卫生还不能确保食品安全，食品安全包含了比食品卫生更广阔的含义。

### (二) 食品安全的概念

世界卫生组织在 1996 年《确保食品安全与质量：加强国家食品安全控制体系指南》中作了比较明晰的阐述，食品安全指的是对食品按其原定用途进行制作和（或）食用时不会使消费者健康受到损害的一种担保。食品安全可以用具体指标加以测定和评价，它强调食品中不应含有可能损害或威胁人体健康的有毒、有害物质或因素，避免导致消费者受到急性或慢性的危害，这种危害包括对摄入者本身及其后代的不良影响。

在 2009 年 6 月 1 日起施行的《中华人民共和国食品安全法》中对食品和食品安全的定义分别是：食品，指各种供人食用或者饮用的成品和原料以及按照传统既是食品又是药品的物品，但是不包括以治疗为目的的物品。食品安全，指食品无毒、无害，符合应当有的营养要求，对人体健康不造成任何急性、亚急性或者慢性危害。这里所说的无毒、无害是相对的，在现阶段把有毒、有害物质降低到人们可接受的程度是允许的，但是不得超过国家技术法规、规范强制性要求规定的有毒、有害物质的限量。在判定食品是否为无毒、无害时，应排除某些过敏性体质的人食用某种食品或其他原因产生的毒副作用。

### (三) 食品安全与食品卫生的联系与区别

首先，食品安全是以食品卫生为基础，食品卫生是食品安全的最基本保障。在当前食品安全形势比较严峻的情况下，为了拓宽和强化食品生产经营范围及对食品安全的监管力度，我国在 2009 年 6 月 1 日颁布实施《中华人民共和国食品安全法》，替代《中华人民共和国食品卫生法》。

其次，食品安全涉及的范围比较广泛，包括食品卫生、食品质量、食品营养等相关方面内容，食品安全包括食品（食物）的种植、养殖、加工、包装、贮藏、运输、销售、消费等环节的安全；而食品卫生的范围比食品安全稍窄一些，通常不包含种植养殖环节的安全。

食品安全的全过程预防和控制的理念落实在食物链的各环节之中。在产地环境管理中，公共管理机构可以采取措施禁止在受到严重污染、不适宜种植食用农产品的产地环境种植食用农产品；在农业投入品管理中，可以采取措施在生产过程中禁止高残留、剧毒农药的使用，禁止高危害饲料及饲料添加剂、兽药的使用，并可以按照禁药期、隔药期的要求规范农药兽药的使用；在动物疫病防治方面，可以将患有动物疫病的食源性动物在屠宰前进行无害化处理；在食品生产加工管理方面，可以 GMP、HACCP 等管理方法来消除非食品原料、化学非法添加物的存在。在食品安全流通领域，需要通过进货验收、出货台账、索证索票制度、确保流通领域食品安全管理。食品安全的全过程预防和控制的理念还要求采取措施实现全程追溯制度（如食源性动物的免疫耳标制度）、产品召回制度等，这一方面可以迅速切断不安全食品的供应链，召回此类产品，另一方面还可以追究食品生产经营者的责任，强化对食品生产经营者的监督。

而食品卫生强调的是结果检测（当然，食品卫生也有一定程度上的过程控制含义，但比较弱），预防性不如食品安全明确。食品卫生的要求是在食用农产品种植出来以后，在检疫动物被屠宰以后，通过检测的方法判定是否存在农药、兽药、有害重金属超标的问题，是否存在动物疫病等问题，进而对这些已经被发现存在问题的产品采取措施进行控制，而对于生产过程中存在问题的产品，未经检测的大量产品却无法控制。这显然都不符合"止恶于未萌之时"的公共管理理念。

食品卫生也不具备综合性预防和控制的理念。依据食品安全的综合性预防和控制的理念，食品安全管理还应采取风险分析方法，进行食品安全监测，实行市场准入制度，坚持科学民主法制的原则，强调食品安全信用，加强食品安全宣传教育等综合性手段，来实现食品安全的目的。

### （四）食品安全性控制与人类食物链

随着新的食品资源的不断开发，食品品种的不断增加，生产规模的扩大，加工、消费方式的日新月异，储藏、运输等环节的增多，以及食品种类、来源的多样化，原始人类赖以生存的自然食物链变得更为复杂，逐渐演化为今天的自然链和人工链组成的复杂食物链网。这样一方面满足了人口增长、消费水平提高的要求，另一方面，也使人类饮食风险增大，确保食品的安全性成为现代人类日益重要的社会问题。

现代人类食物链通常可分为自然链和加工链两部分。从自然链部分来看，种植业生产中有机肥的搜集、堆制、施用等环节，如果忽视了严格的卫生管理，可能将多种侵害人类的病原菌、寄生虫引入农田环境、养殖场和养殖水体，进而进入人类食物链。滥用化学合成农药或将其他有害物质通过施肥、灌溉或随意倾倒等途径带入农田，可使许多合成的、难以生物代谢的有毒化学成分在食物链中富集起来，构成人类食物中重要的危害因子。由于病原菌、有害化学杂质等大量进入动物产品，为消费者带来致病风险。而滥用兽药、抗生素、生长刺激素等化学制剂或生物制品，使其在畜产品中微量残留，进而在消费者体内长期超量积累，产生副作用，尤其对儿童可能造成严重后果。从加工链部分来看，现代市场经济条件下，蔬菜、水果、肉、蛋、乳、鱼等应时鲜活产品及其他易腐坏食品，在其储藏、加工、运输、销售的多个环节中如何确保不受危害因子侵袭而影响其安全性，是经营者和管理者始终要认真对待的问题，不能有丝毫疏忽。食品加工、包装中滥用人工添加剂和包装材料等，也是现代食品生产中新的不安全因素。在食品送达消费者餐桌的最后加工制作工序完成之前，清洗不充分、病原菌污染、使用调味品、高温煎炸烤等，仍会使一些新老危害因子一再出现，形成新的饮食风险。

由此可见，食品安全性中的危害因子，可能产生于人类食物链的不同环节，其中某些有害物质或成分特别是人工合成的化学品，可因生物富集作用而使处在食物链顶端的人类受到高浓度毒物之害。认识处在人类食物链不同环节的可能危害因子及其可能引发的饮食风险，应用食品毒理学的理论和方法，掌握其发生发展的规律，是有效控制食品安全性问题的基础。

## 二、食品污染概述

### （一）食品污染的概念

食品污染是食品安全中的一个热点问题。食品污染是指食品生产、加工、储存、运输和销售过程中受到有毒、有害物质的侵袭，从而使食品的安全性、营养价值或感官性状发生改变的过程。摄入有害因素污染的食品有可能引起急性中毒性或感染性表现，也可能具有慢性长期的危害。污染可以发生在从食品原料生产到产品食用整个过程的各个环节，进入食品中对人体有害的物质被称为食品污染物。污染物是构成食品不安全的主要因素，解决这一问题一直是食品卫生工作的重要内容。

在食品污染中，微生物性污染和化学性污染又是当前乃至今后相当长的时间里主要的食品污染问题。工业化的发展带来的环境污染问题，新技术、新材料、新原料的使用，使污染食品的因素日趋多样化和复杂化，一些老的污染物问题尚没有得到很好的控制，又出现了不少新的污染物，一些过去不是主要食品污染物的物质现在却引起了轰动全球的食品污染事件。从近年来国际上接连不断发生的食品污染事件中可以看出污染物对食品卫生危害的严重性，如发生在比利时的二噁英事件、发生在法国的李斯特菌污染事件及发生在日本的肠出血性大肠埃希菌 $O_{157}:H_7$ 污染事件等。这一系列的食品污染事件对人类的健康构成了严重威胁，引起了各国政府和国际组织的高度重视。

### （二）食品污染的分类

按食品中污染物的性质，可将食品污染分为生物性污染、化学性污染和物理性污染三类。

（1）生物性污染是指由微生物及其有毒代谢产物（毒素）、病毒、寄生虫及其虫卵、媒介昆虫等生物对食品的污染。其中，以微生物的污染最为常见，是危害食品安全的首要因素。

由于生物性污染具有不确定性和控制难度大的特点，因而备受食品安全监管部门的关注。

新技术如基因工程技术生产的新产品对健康的影响也越来越受到人们的关注。目前全球已经有十多个国家种植转基因作物，主要是大豆、玉米、棉花、油菜和马铃薯。如基因改造的抗除草剂农作物可能造成除草剂用量增加等问题引起了广泛争议。目前人类对基因工程食品的安全性了解不够，这类食品的安全性是可以接受的，还是可能威胁人体健康的还需要进一步研究确证。

（2）化学性污染主要是指化学物质对食品的污染，包括农用化学物质如农药、兽药在食品中的残留，滥用食品添加剂对食品的污染，违法使用的有毒化学物质如苏丹红、孔雀石绿等对食品的污染，有害元素如汞、铅、镉、砷等对食品的污染，食品加工不当产生的有毒化学物质如多环芳烃类、丙烯酰胺、氯丙醇、$N$-亚硝基化合物、杂环胺等对食品的污染，食品包装材料和容器如金属包装物、塑料包装物及其他包装物可能含有的有害化学成分和工业废弃物等所造成的污染。这些污染食品的化学物质有的来源于食品所处的环境，有的来源于食品的加工、烹饪过程。

意外事故导致的环境污染物对于食品安全的威胁也不容忽视。2015年8月12日，天津港国际物流中心区域内瑞海公司所属危险品仓库发生特别重大火灾爆炸事故，导致100余人死亡，造成重大人员伤亡和财产损失。其中事故区警戒区以内的水环境主要是氰化物污染，警戒区里面的氰化物污染比较严重，最大超标356倍，引起公众对周边空气质量、水环境质量和近海海域水质的高度关注，进而引发对食品安全的极大担忧。根据我国规定，灌溉水中氰浓度在 0.5mg/L 以下，对作物、人畜是安全的。世界卫生组织规定鱼的中毒限量为游离氰 0.03mg/L。

很多动物、植物和微生物体内存在着天然毒素，如蛋白酶抑制剂、生物碱、氰苷、有毒蛋白等，食品贮藏过程中产生的过氧化物、醛、酮等化合物，也给食品带来了很大的安全隐患。

（3）物理性污染是指食品生产加工过程中的杂质，如玻璃片、木渣、石块、金属片或放射性核素超过规定的含量而对食品的污染。

天然放射性物质在自然界中的分布很广，存在于矿石、土壤、天然水、大气和动植物的组织中，可以通过食物链进入食品中。20世纪90年代中期，WHO根据辐照食品安全性的研究结果，得出结论：只要在规定的剂量和条件下辐照食品，辐照不会导致食品成分的毒性变化，不会增加微生物学的危害，不会导致营养供给的损失。但核试验、核爆炸、核泄漏及超量辐射等可能使食品受到放射性核素的污染。

综上所述，食品不安全因素可能产生于食物链的不同环节，其中的某些有害物质可因生物富集作用而使处在食物链顶端的人类受到高浓度有毒有害物的危害。

### （三）食品污染对人体的危害

食品污染及其对人体健康和安全的危害，涉及面相当广泛。如果病原微生物污染食品而在食品中大量繁殖并产生毒素时，可引起食源性疾病或食物中毒；如果食品被某些有害化学物质污染，含量虽少，但当有害物质长期连续地通过食物作用于人体时，可表现为急性或慢性中毒、致畸、致癌、致突变等潜在性危害。食品污染对人体健康的影响，取决于污染物的种类、数量、性质及人体的摄入量等因素。一般对人体的危害分为以下几类。

**1. 急性中毒**

毒性是指某种物质所具有的对机体造成损伤的能力。中毒是指机体受到有毒物质作用后所引起的功能性或器质性改变而出现的病理状态。当人体摄入较大剂量的污染物后，在较短时间内造成机体损伤，并出现临床症状（如头痛、腹泻等），称为急性中毒，如沙门氏菌食物中毒、亚硝酸盐食物中毒等。

**2. 慢性中毒**

由于长期摄入少量被有毒有害物质污染的食物，可对机体造成永久的损伤，引起慢性中毒。例如，过量食用含有大量人工合成色素或香精等添加剂的食品，短期内不易看出危害，但它可以引起呼吸系统疾病；长期摄入微量受黄曲霉毒素污染的粮油，能引起肝功能异常和肝脏组织病理变化。由于慢性中毒的原因较难发现，容易被人们忽视，应给予足够的重视。

**3. 致畸作用**

摄入食物中的有毒有害污染物，可以通过母体作用于胚胎，引起形态和结构上的异常而导致畸胎、死胎或胚胎发育迟缓。例如，吃了含亚硝胺、甲基汞、黄曲霉毒素等的食物可引起畸胎或胚胎变异。

**4. 致癌作用**

当污染物随食品进入人体后，可引起人体的恶性肿瘤，称为致癌作用。由于污染物的剂量小，毒性不强，致癌作用通常是慢性作用的，但如果污染物剂量大、毒性剧烈，则可一次性冲击量致癌。例如，亚硝胺可慢性致癌；黄曲霉毒素既可慢性诱癌，也可冲击性致癌。

**5. 致突变作用**

突变是指生物细胞在某些诱变因子的作用下，细胞中的遗传物质发生改变，并在细胞分裂过程中传给后代细胞，使新的细胞获得新的遗传特征。例如，有的农药可影响正常妊娠或使骨髓细胞增殖加快，表现为白血病。这种不正常细胞增殖影响正常细胞功能，最终引起致癌作用。

### ❖ 对问题的解答

**问题解答1**：如何通过对食品安全性概念的理解，指导学生树立饮食风险意识？

作为一名烹饪专业的中职教师，讲授食品安全这门课的目的，是要传授给学生食品中可能存在的威胁人体健康的一切有害因素；要介绍这些因素的种类、来源、性质作用、含量水平和控制措施。但作为应用知识，也要在受教育者的饮食观念中引入饮食风险的概念，树立起较为强烈的饮食风险意识，指导学生学会判断食物或饮食生活中存在的风险，并在内心明确如何减少饮食风险。

食品安全性是指食品中不应含有可能损害或威胁人体健康的有毒、有害物质或因素，从而导致消费者急性或慢性毒害或感染性疾病，或产生危及消费者及后代健康的隐患。对这一概念的理解就涉及如下问题，如哪些物质或成分应划作有毒、有害类？因为许多物质或成分的毒性是与剂量多少有关的，所谓"不应"或"不能"含有某种有毒有害物质，是指不得检出还是检出剂量不得超过某个阈限值之外？现代超微量分析方法发展很快，许多化学成分的检出精度不断提高，不少曾被认为是"无污染"食品或"清洁"食品远非那么纯净，而许多被宣布为有毒有害的化学物质实际上在环境中和食品中都被发现以极微数量广泛存在，这个安全性怎么界定？从对人体健康的影响来看，除明显致病的以外，所谓慢性毒害、慢性病、健康隐患、对后代健康的隐患等，也都需要更明确的解释。

有鉴于此，美国学者Jones曾建议区分绝对安全性与相对安全性两种不同的概念。绝对安全性被认为是指确保不可能因食用某种食品而危及健康或造成伤害的一种承诺，也就是食品应绝对没有风险。不过，由于在客观上人类的任何一种饮食消费甚至其他行为总是存在某些风险，绝对安全性或零风险是很难达到的，尽管这是当代环境威胁加剧条件下普通消费者追求的目标。所谓相对安全性，被定义为一种食物或成分在合理食用方式和正常食量的情况下不会导致对健康损害的实际确定性。任何食物成分，尽管是对人体有益的成分或其毒性极低，若食用数量过多或食用条件不当，都可能引起毒害或损害健康。饮食的风险不仅来自食品污染，还大量来自食品本身含有的天然毒素。另外，某些食品的安全性又因人而异，某些食物对多数人是安全的，但对少数有鱼类过敏症的人可能带来危险。食物中某些微量有害成分的影响，也往往在对该成分敏感的人群中表现出来。以上讨论说明，一种食品是否安全，取决于其制作、食用方式是否合理，食用数量是否适当，还取决于食用者自身的一些内在条件，问题是相当复杂的。

食品绝对安全性与相对安全性的区分，在很大程度上也反映了消费者和食品管理者、生产者及科技界主流派对什么是安全食品在认识角度上的差异。消费者要求提供没有风险的食品，而食品管理者、生产者从食品构成及食品科技的现实出发，认为安全食品并不是完全没有风险的食品，力求把可能存在的任何风险降至最低限度。可以认为，这样两种不同的概念既是对立的，又是互补的，是人类对食品安全性认识发展与逐渐深化的表现，从需要与可能、现实与长远的不同侧面，概括了食品安全性的较完整的含义。

风险概念是一个应用较广的概念。风险可简单地理解为人所不欲事件的概率或机会的多少。做任何事情都有风险问题，风险有一些是可以度量的，如保险公司所经营的项目，而有一些只能根据风险评价结果给以估算，如某种食品成分的风险。这两种风险通常都是针对整个人群而言，并非指个人风险，后者通常比群体风险要低或高一些。就食品而言，个人风险将视危害成分暴露量、个人敏感性及饮食方式等而定。例如，在外就餐可能有食品污染、餐具不洁、染病机会多等危险，但有省时、便捷、美味的好处，相对而言，其风险在多数情况下是可以接受的。教师在教学中要教会学生充分、全面地认识与判断饮食风险，现实生活中几乎不存在无风险或零风险的饮食生活，问题在于明确我们正在面临什么风险，我们能接受什么样的风险。

对食品安全性的充分理解，与毒性概念及其相应的风险概念分不开。毒性是指物质在任何条件下对有机体产生任何种类（慢性或急性）损害或伤害的一种能力，这也包括损害正在发育的胎儿（致畸性）、改变遗传密码（致突变）或引发癌症（致癌）的能力等。事实上，随着分析技术的进步，已发现在越来越多的食品中特别是天然食品中含有多种微量的有毒成分，但不造成实际危害，这可以说明在一定的剂量范围内产生的风险很小，即含量水平对毒性有重要意义。不过，关于某些致癌物质的致癌作用是否也如别的毒物一样存在一个"无效应水平"，即在剂量-反应曲线中有一个毒性的阈限值，至今仍是一个有争论的问题。这就是为什么致癌物质的"安全水平"迄今未能建立起来的原因。近年应用较多的癌症多阶段模型倾向于认为：癌症是由于生长调节基因的改变引起的。由损害DNA的有害化学成分引起基因改变，是癌症初始阶段的基本特点，并会在以后阶段反复发生，恶性肿瘤细胞的产生需要有多次反复性的突变的诱发，故与年龄的关系密切。一般认为，致癌化学物质剂量与生物反应之间的关系，在低剂量下呈线性，加大剂量可能使反应曲线变陡。对致癌物而言，并不存在某种阈限剂量值。致癌毒物的高剂量、短时期暴露固然有害，低剂量、长时期的暴露也会产生累加性的基因损害，造成恶果。显然，癌症发展过程的研究对传统毒性概念在食品安全性上的应用提出了挑战。

**问题解答2**：食品安全的传统问题与现代问题有什么本质不同？

食品安全的传统问题通常是指食品不卫生、腐败变质、传播流行病、掺杂制伪等，英国C. E. Fisher（1998）列举的当代发达和较发达社会或国家的饮食风险清单，可以视为食品安全的现代问题：①营养过剩或营养失衡；②酗酒；③微生物污染；④自然产生的食品毒素；⑤环境污染物（包括核污染）；⑥农药及其他农用化学品残留物；⑦兽用药物残留；⑧包装材料污染；⑨食品添加剂和饲料添加剂；⑩新开发食品及新工艺产品（如生物技术食品、辐照处理食品等）；⑪其他化学物质引起的饮食风险（如工业事故污染食品）；⑫假冒伪劣食品（劣质、掺杂毒物异物等）。以上可归纳为现代食品安全性的六大类问题，即营养失控、微生物致病、自然毒素、环境污染物、人为加入食物链的有害化学物质及其他不确定的饮食风险。

从以上列举的食品安全的现代问题可以看出，与传统的食品安全问题相比，食品安全的现代问题涉及了更广泛与复杂的内容，传统的食品安全问题在现代依然存在，同时出现了许多新的问题。

第一，不良的饮食和生活方式作为一个营养问题已经发展成为食品安全问题，这是在"粗茶淡饭"式的温饱水平生活中所没有的问题。影响人类健康的疾病有两大类：感染性疾病和退行性疾病。感染性疾病往往由细菌或病毒等病原引起，退行性疾病如糖尿病、癌症、心脏病以及骨质疏松症依旧是发达国家中疾病和死亡的罪魁祸首，其发生不是因简单的感染引起的，成人的退行性疾病却往往与包括环境、行为、社会以及遗传的因素有关，它们往往共同作用，并且彼此互相影响。其中生活方式是可以选择和控制的。生活方式的选择在体内日积月累将会产生截然不同的后果：健康或慢性疾病。退行性疾病也经常称作慢性疾病。前已述及，世界卫生组织曾严肃地告诫人们："大约在2015年，生活方式疾病将成为人类头号杀手"。由不良饮食习惯、情绪紧张、吸烟酗酒等不健康的生活方式而患的疾病，如高血压、冠心病、肥胖症、糖尿病、癌症和呼吸道疾病等都与不良的生活方式有关。情绪紧张是疾病的根源。现代医学研究认为，一切对人体健康不利的影响中，最严重的就是恶劣的情绪、过度紧张和疲劳，不仅会诱发疾病，损害健康，还会夺去人的生命。吸烟和酗酒是生活方式的帮凶，酗酒的重要危害是因为体内的酒精与脂肪之间在代谢中会发生相互作用，当体内既有脂肪又有酒精时，身体倾向于储存相对无害的脂肪，而把有毒的酒精作为能源消耗掉，酒精加速了脂肪向肝脏堆积，特别是在腹部，如在过度饮酒者中见到的"啤酒肚"，这是身体为了免于受有毒酒精的损害而产生的自然反应，称躯干性肥胖，此类肥胖者的危险在于内脏脂肪的堆积，中腹部区域深层堆积的脂肪要比皮下脂肪流动性强，更容易转化成血脂。

第二，食品的生物性污染是传统的食品安全中就存在的问题，但在今天，食品的微生物污染呈现出新旧交替和旧病复发两种趋势。据世界卫生组织公布的资料，在过去的20多年间，新出现的传染病已发现并得到确认的就有30余种，如丙、丁、戊型肝炎，新型霍乱，克-雅氏病的新变种、猪流感的新变种（见本章第二节问题解答2）。另外，某些曾经被认为已得到根治或控制的流行传染病又有复发的趋势，如结核病正在世界范围蔓延，霍乱由于饮水和环境卫生恶化又开始出现，因放松灭蚊登革热又在世界一些城市地区发生。虽然在过去几十年间研制成功许多抗生素和杀虫剂，使得不少传染病得到控制或被消灭，但是由于药物使用不当致使某些致病微生物和传病媒介产生了抗药性，许多原来著名的抗生素，现在对一些普通传染病基本上已失去了效用。社会经济及文化发展的不平衡、食品生产与消费方式的改变，以及病原微生物适应性和抗性在与人类的共同进化中不断提高，都使得这一食品安全的传统问题已经今非昔比了。

第三，自然产生的食品毒素是指食品本身成分中含有的天然有毒有害物质，如一些动植物中含有生物碱、氢氰糖苷等，其中有一些是致癌物或可转变为致癌物。天然的食品毒素，实际上广泛存在于动植物体内。

第四，人类正处在一个历史上前所未有的发展昌盛时期。在进入20世纪以来的100年中，世界人口增加了将近3倍，人类的历史已进入了一个具有较高的工农业生产力、发达的科学技术文化、经济空前繁荣、信息交流频繁的崭新时代。世界性人口膨胀、资源掠夺、生态破坏也正引发一场新的人类生存危机。这突出地表现为食物、水源、能源短缺，生态环境恶化，环境污染物在食品成分中的存在，通过环境及食物链而危及人类饮食健康。无机污染物中的汞、镉、铅等重金属及一些放射性物质,有机污染物中的苯、邻苯二甲酸酯、磷酸烷基酯、多氯联苯等工业化合物及二噁英等工业副产物(见本章第三节),都具有在环境和食物链中富集、难分解、毒性强等特点,对食品安全性威胁极大。在人类环境持续恶化的情况下,这是传统食品安全中几乎不存在的问题。

第五,人为加入食物链的化学物质,包括农牧业生产及食品加工过程中为保障生产、提高质量及安全性所使用的多种化合物,既有人工合成的,也有自然生成的,其应用数量、残留量及稳定性均极不相同。农药、兽药、饲料添加剂及食品添加剂等,近年成为当今食品安全性方面的关注焦点。

通过以上分析我们发现,食品安全的传统问题依然存在,但其主要是生物性污染与传播疾病,而食品安全的现代问题则是传统的生物性污染物面临"升级",同时以化学性污染物为主,原始人类赖以生存的自然食物链,逐渐演化为今天由自然链和人工链组成的复杂食物链网,这一人工组成的复杂食物链网充斥着以往人类食物链中不存在的化学物质,这些化学物质对人体健康的影响是今天卫生学研究的新问题。

 **讨论题**

你认为食品安全现代问题中对人类最危险的因素是什么?

## 第二节 生物性污染对食品安全性的影响

❖ **教学目标**:认识人类饮食中生物性污染的分类及来源,学会分析人类食物链不同环节中的可能生物性危害因子,并领悟作为教师如何设计相关教学内容。

(一)知识教学目标
1. 了解不同微生物对食品污染的卫生学意义。
2. 掌握食品腐败变质的必要条件:食品本身适宜的性质、食品受到微生物污染、创造有利于微生物大量生长繁殖的条件。

(二)能力培养目标
1. 掌握食品腐败变质的控制措施。
2. 通过具体案例学会理论联系实际设计教学内容。

❖ **问题导入**:
1. 从人类与细菌的竞赛中能获得的启示是什么?
2. 从甲型H1N1流感引发的疑问:猪类中传染的病毒为何突然袭击人类呢?
3. 如何从疯牛病事件看慢病毒对食品安全性的影响?

一、生物性污染的分类及来源

生物性污染主要包括细菌及其毒素、霉菌及其毒素、病毒、昆虫及其虫卵、寄生虫及其虫卵等对食物的污染,其中微生物的污染所占比例最大。微生物污染主要有细菌与细菌毒素、霉菌与霉菌毒素。在食品中的细菌包括能引起食物中毒、人畜共患病以及其他以食品为传播媒介的致病菌,还有能引起食品腐败变质的非致病菌。寄生虫和虫卵往往是污染食品而使人致病的,如蛔虫、绦虫、华支睾吸虫以及旋毛虫等,主要是粪便或土壤污染了饮水或食品。昆虫污染主要包括粮食中的甲虫、螨类、蛾类,以及动物性食品和某些发酵食品中的蝇蛆等。这些污染会造成食品的腐败变质,并对消费者的健康造成危害。

食品在生产、加工、运输、销售、烹调等各环节中都可能受到生物性污染,其对食品的污染主要通过以下几种途径实现。

**1. 原料受污染**

食品原料包括动植物,它们在生长过程中可能受到来自大气、水、土壤等环境中无处不在的微生物的污染。

来自于环境中的食品原料在采集时表面往往附着着许多细菌,尤其是表面有破损时,破损处常有大量细菌聚集。

健康的畜禽机体组织内部如肌肉、脂肪、心脏、肝脏、肾脏等组织器官一般是无菌的,而畜禽体表、消化道、上呼吸道等器官是有微生物存在的,这些微生物在屠宰时可能污染动物体。屠宰后的畜禽丧失了先天的防御机能,微生物容易侵入组织并在其中迅速生长繁殖。

**2. 加工过程的污染**

加工过程的污染主要来自食品加工的环境不清洁、加工过程中管理不严格以及食品从业人员的污染。

**3. 储藏过程的污染**

食品的储藏是把食品或其原料经过从生产到消费的整个环节保持其品质不降低的过程。食品储藏的环境与条件是造成食品微生物污染的重要因素。不良的储藏环境下,外部的微生物如细菌会通过空气等途径侵入食品,鼠或昆虫等污染食品;储藏条件不佳会使残留在食品中的细菌在食品中大量生长繁殖,从而使食品中细菌的总数迅速上升。

**4. 运输和销售过程的污染**

食品运输的交通工具和容器具不符合卫生要求,可使食品在运输过程中再次受到污染。食品在销售过程中的污染往往被忽视,散装食品的销售用具、包装材料都可能成为污染源,销售人员不合理的操作也可能造成食品的污染。

**5. 食品消费的污染**

食品在消费过程中也可能被污染且更易被忽视,食品在购买后到消费这一段时间内的存放不合理,如在食品烹调过程中,未能将食品烧熟煮透、生熟不分等不良操作,可能使食品中已经存在或污染的微生物大量生长繁殖,从而降低食品的安全性;或将食品在冰箱中存放时间过长;或烹调用具的不卫生等均可造成食品的污染。

## 二、食品的腐败变质

食品腐败变质(food spoilage),是指食品受到各种内外因素的影响,造成其原有化学性质或物理性质发生变化,降低或失去其营养价值和商品价值的过程,如鱼肉的腐臭、油脂的酸败、果蔬的腐烂和粮食的霉变等。食品的腐败变质原因较多，有物理因素如高温、高压和放射性物质的污染等，化学因素如重金属盐类的污染等，生物因素如昆虫、寄生虫及微生物的污染以及动植物食品组织内酶的作用等。本章讨论的是微生物引起的食品腐败变质。

食品的周围环境中，到处都有微生物的活动，其中，细菌对食品的污染是最常见的生物性污染，是食品最主要的卫生问题。微生物对食品的污染从卫生学角度来看可分为以下三类。

（1）致病菌：如致病性细菌、人畜共患病原菌、产毒霉菌。

（2）相对致病菌（或条件致病菌）：正常状态不致病，但当某些条件如定居点改变或宿主发生转换时具有致病性，如条件致病性大肠杆菌、表皮葡萄球菌、不产毒的霉菌与常见酵母菌。

（3）非致病菌：食品中的细菌大部分是非致病菌，它们污染食品的程度是间接估测食品腐败变质以及评价食品卫生质量的重要指标。

食品被微生物污染后，是否会引起腐败变质，与食品本身的性质、微生物的种类和数量、食品存在的环境等因素有着密切的关系。

## 三、食品鲜度的评价指标

在对食品鲜度判定时，应将感官指标、理化指标、微生物指标三者结合起来，对照国家食品卫生标准进行综合评价。

### （一）感官指标

烹饪原料发生腐败变质时，必然会从色、香、味等感官性状上反映出来，人们可以用感觉器官如眼、鼻、手去判断。感官指标主要有色泽、气味、组织状态等。用感官检验原料的新鲜度，虽然有时因人而异，经常存在判断上的偏差等缺点，但由于其简便、灵敏、不需要专用仪器设备而经常被使用。

**1. 色泽**

原料无论在加工前或加工后，本身均呈现一定的色泽，常称为固有色泽，如有微生物繁殖引起腐败变质时，色泽就会发生改变。

细菌具有的色素有的在细菌体内，称为菌体内色素；有的分泌至细菌细胞外，称为菌体外色素。它们都会使原料变色。另外，微生物代谢产物的作用也会促使原料发生化学变化而变色。例如，腊肠由于乳酸菌增殖过程中产生了过氧化氢促使肉色素褪色或变绿。在原料上出现的异常色泽有时呈片状、斑点状，有时呈全部或局部分布等特点。

**2. 气味**

各类原料本身有一定的气味，新鲜动植物原料及其制品因微生物的繁殖而产生变质，人们的嗅觉就能敏感地觉察到有不正常的气味产生。它们主要来自于氨基酸的腐败分解产物。

氨基酸除了脱氨、脱羧，形成各种碱性含氮物质外，半胱氨酸和色氨酸的分解产物可以产生不愉快的腐臭气味。从半胱氨酸产生硫醇、硫化氢和甲烷，从色氨酸产生粪臭素和吲哚。鱼肉中蛋白质分解产物氧化三甲胺，可被还原为三甲胺，产生恶腥味，三甲胺含量常作为鱼类鲜度的评价指标。

原料中产生的腐败臭味，常是多种臭味混合而成的。有时能分辨出比较突出的不良气味，如酸臭、胺臭、粪臭、硫化氢臭、酯臭。但有些腐败味则较难形容，不易细分。因此，评定食品质量不是以香臭味来划分，而是按照正常气味与异常气味加以评定。

**3. 组织状态**

固体食品变质时，组织细胞破坏，细胞内容物外溢，出现变形软化，如鱼肉类出现肌肉松弛、弹性差、发黏等现象。固体食品粉碎后加工制成糕点、奶粉、果酱，微生物引起变质后产生黏稠、结块湿润等现象。液态食品变质后即出现浑浊沉淀，表面出现浮膜、变稠，如鲜奶因微生物作用引起变质可出现凝块、乳清析出而分层或变稠，有时还生成气泡。这些变化均易被察觉。

（二）理化指标

食品中可降解的三大营养素在腐败变质的过程中均产生一些中间产物，可作为判断其新鲜程度的理化指标，如挥发性盐基氮（total volatile basic nitrogen，TVB-N）作为评价高蛋白原料鲜度的理化指标。它是指碱性条件下能与水蒸气一起蒸馏出来的碱性含氮物质的总量。

细菌对完整的蛋白质分子没有致腐能力。但原料中的蛋白质往往先由于固有酶的作用发生自动分解，生成较简单的肽类、氨基酸，这时细菌对这些物质就能够进行分解作用。细菌分解反应有脱羧反应和脱氨反应等形式。经脱羧酶反应，使氨基酸的末端羧基脱离，形成各种胺类，经细菌脱氨酶反应，可形成氨。不管氨基酸分解形成胺类还是氨，通过这些碱性含氮物质总量的测试，可以得出氨基酸总的分解破坏程度，它与蛋白类原料的腐败变质有明确的对应关系。

（三）微生物指标

食品腐败变质是食品本身、环境因素和微生物作用三者互为条件、相互影响、综合作用的结果，其中微生物和食品中的酶起主导作用，因此食品中的细菌数量确实与食品腐败变质有很密切的关系，这至少可以从三方面得到证明：第一，食品中细菌数多腐败变质得就快，否则就慢。例如，同是在0℃下放置的牛肉，当牛肉细菌数达到1000个/$cm^2$时，牛肉可以保存18d而不腐败变质，可是当牛肉的细菌数增加到10万个/$cm^2$时，牛肉就只能保存7d。第二，食品在低温下不容易腐败，如用冰箱保存食品，几天或十几天也不腐败。第三，极端一点讲，如果食品是无菌的，那么食品便可长期保藏而不腐败。正因为细菌数对食品腐败有这么大影响，所以细菌数可以评定食品鲜度，如正常食品应在1万个/g以下，10万个/$cm^2$应为腐败标志。新鲜、次鲜与变质肉细菌数应分别定为1万个/g、1万～100万个/g、100万个/g以上。

那么，食品中的大肠菌群及其食品卫生意义是什么呢？

按照现在微生物学的分类，人们把大肠埃希氏菌属、柠檬酸杆菌属、肠杆菌属和克雷伯菌属等四个菌属合称为大肠菌群。大肠菌群各菌属主要有三个方面的共同微生物学特征：一是它们在生长繁殖过程中需氧或兼性厌氧、不形成芽孢、在35～37℃下能发酵乳糖产酸产气、染色时属革兰氏阴性、形态上全是杆菌。二是这些菌属的"原籍"（来源）都是温血动物的肠道，当然有的已经离开原籍很久了，也有人说，它们本来是同宗，是由大肠埃希氏菌属这个"正统"分化出去的，即原本都是大肠埃希氏菌，后面三属因"流浪"在外久了，生活习性发生了变异，才"独立门户"自成另一菌属的，不管怎么说，温血动物粪便中，大肠菌群检出率高达 88.8%～100%。三是大肠菌群和肠道致病菌如伤寒杆菌、痢疾杆菌等有千丝万缕的联系，因为它们都是来自肠道，这个不体面的共同"出身"，使它们难以"划清界限"，往往"鱼龙混杂"，人们见到大肠菌群自然会怀疑有肠道致病菌混在其中。

由以上的介绍人们自然会想到食品中有大肠菌群细菌存在意味着什么，这便是它的食品卫生意义。第一，食品中有大肠菌群细菌，意味着这个食品是被人畜禽等温血动物粪便污染了的，食品被粪便污染，这当然是必须控制的严重食品卫生问题；第二，食品中有大肠菌群细菌，暗示食品中也可能存在肠道致病菌，虽然这只是一种可能，但也是食品可能引发疾病的一个信号，也是必须采取预防措施的。食品中大肠菌群数量多少表示食品是否清洁，首先是被人与畜禽粪便污染的程度和肠道致病菌存在的危险性大小，所以许多食品都规定了大肠菌群的数量标准，即不得超过多少的限制。

检查食品中的活菌数是判定食品腐败的有效方法。发酵食品含有许多微生物，不能仅凭活菌数来了解腐败程度。活菌数的测定虽然耗时长、不方便，却是检查腐败过程中不可缺少的。一般食品中的活菌数达到 $10^8$ 个/g 时，可认为处于初期腐败阶段。

### ❖ 对问题的解答

**问题解答1**：从人类与细菌的竞赛中能获得的启示是什么？

1928年，英国生物学家弗莱明在培育葡萄球菌的采血过程中，偶然发现青霉菌能分泌具有杀灭葡萄球菌能力的神秘物质，这就是世界上第一个抗生素——青霉素。青霉素的诞生，使人类获得了战胜葡萄球菌、肺炎球菌、链球菌和螺旋体等许多病菌引起的传染病的武器。但也正从那时起，人类与细菌就进入了一场无休止的角逐。

在青霉素临床使用 5 年后，1946年医生们发现了一种不易被青霉素消灭的葡萄球菌——具抗药性的"细菌突变体"。当然，为此随后又研制出了一种新的抗生素，但紧接着更新的细菌突变体又出现了……竞赛就这样进行着。总的来说人类始终保持着微弱的领先地位，所以像结核病、梅毒、淋病、细菌性肺炎等细菌性传染病都慢慢地被征服了。当时医学界曾满怀信心地认为：人类真正的挑战将是面向征服癌症、心脏病和其他病毒性疾病了。然而，今天面对的严峻的事实却是：医疗界所谓战胜细菌性传染病的预言实际上只是幻想，如今每一种致病菌都有好几种变体，有些细菌几乎对所有的药物都有抵抗力。

20世纪70年代南非出现的几种抗药肺炎菌株（引发手术伤口感染、儿童耳部感染及脑膜炎的细菌）已蔓延到欧美。难怪一位专家说："细菌眼下正在取胜，它们的生存史比人类悠久得多，自然要比人类聪明得多。"细菌在进化的方式上与达尔文描述的羚羊为逃避狮子的追捕而奔跑速度逐步加快的道理一样，它们逐渐对抗生素产生了抵抗力。当一个菌落被施以一定剂量的青霉素后，大多数细菌都死亡了。但出于偶然，一些幸运的细菌的身上带有可使它们免受药物作用的"抗药基因"，细菌突变体则会将这种基因传递给后代。难怪一位从事抗生素研究的学者说："抗生素的使用，引起了生物学历史上有记载以来史无前例的进化改变！"正是抗生素的滥用使人类陷入了前所未有的困境。

**问题解答2**：从甲型H1N1流感引发的疑问：猪类中传染的病毒为何突然袭击人

类呢？

从2009年年初开始，在许多国家和地区陆续开始了甲型H1N1流感的流行，对这一事件的分析有利于教学中对于流感病毒变异性的深入认识。

人类已知的病毒超过4000种，但真正能引起疾病的有几百种，其中几十种能引起大规模流行病，流感病毒一般有它一定的种属限制。通常情况下，不同种属的流感病毒会在专属的种群中传播，很少跨界，就是禽有禽的流感病毒，猪有猪的流感病毒，人有人的流感病毒，不是可以随便感染人的。H1N1俗称猪流感，是一种常年在猪类中传染引起呼吸系统疾病的病毒，通常不会传染给人，更极少在人与人中间传播。因为病毒作为寄生者，自身无法呼吸和吸收营养，其生存繁殖必须依靠进入其他生物的细胞来完成，而不同病毒攻击的细胞也不一样，只有找到适合自己的细胞之后病毒才能开始复制的使命。然而，随着环境的变化在一代又一代的复制中，病毒随时可能发生变异，产生新的病毒，引发新的传染病。

据美国疾病控制中心证实，甲型H1N1流感新型变异病毒是人类流感病毒、北美洲禽流感病毒，以及北美洲、欧洲和亚洲甲型H1N1流感也就是猪流感的混合体。

在人类历史上，流感是威胁人类健康甚至夺取生命的最严重敌人之一，最近100年人类曾多次遭到大规模流感的侵袭，其中最为严重的就是1918～1919年的西班牙流感，据不完全统计，西班牙流感总共造成了2000万～4000万人死亡，人们始终没有弄清疫情的起因，直到1993年，科研人员才最终确定造成灾难的元凶是流感病毒的变异体。2001年，澳大利亚科学家吉布斯使用基因技术进一步研究西班牙流感病毒，他把其中的某个基因与30种类似的猪流感、人类流感病毒的相同基因进行对比，发现造成1918年全球流感大流行的原因很可能是猪流感病毒的一段编码跳到了人类流感病毒的基因中之后，产生了具有很强毒性的新病毒。当2009年年初甲型H1N1流感在墨西哥暴发并迅速向全世界蔓延时，许多人开始担心1918年的悲剧会不会再次上演，这两次相差百年的流感都是由变异的流感病毒所引起的，但它们侵入的人类已经大不相同，首先，1918年的西班牙流感从大流行到最终锁定元凶科学家用了将近100年的时间，2009年暴发的新型流感疫情人们只用了短短几天的时间就找到了致病源，另外，在治疗上也有天壤之别。

人类从未停止过同病毒的抗争，通过药物和疫苗等方法成功控制或消灭了一些传染病，天花就是其中之一。但病毒也在进化变异中，从17世纪中期开始，地球温度逐渐上升，人类活动不断向自然界深入，破坏了地球复杂的生态平衡，为疾病的蔓延带来了新的机会，现代化的交通更是可以在几小时内把一种病毒从地球的一端飞速带到另一端，这使得人类与病毒抗争的形势变得越来越严峻，尤其是近几十年来抗生素被当作医疗万能武器频繁使用，在杀灭病毒的同时，人类免疫系统也受到伤害，抵抗力减弱。2003年的SARS也是一种变异的新型冠状病毒。

既然这是由猪身上发生变异而来的流感病毒，是不是猪肉最好不吃了呢？经研究证实，这种甲型H1N1病毒是多种病毒在猪身上混合重组变异而成的新型病毒，然后又反攻人类的，这种病毒最早是从猪身上传播到人的，之后其可在人与人之间传播，不吃猪肉也不能预防。

**问题解答3**：如何从疯牛病事件看朊病毒对食品安全性的影响？

1996年，英国发生疯牛病的消息震惊了全世界，因为英国政府宣布疯牛病和人类所患的克-雅氏病（人类型疯牛病）可能有某种联系。

疯牛病是牛海绵状脑病的俗称，是一种慢性、致死性、退化性神经系统疾病，以牛摇晃、站立、走路不稳、攻击性增强为特征，是一种牛海绵状脑病（俗称疯牛病），由一种目前尚未完全了解的病原朊病毒引起。实际上只是一种致病性的蛋白。它侵入大脑中的蛋白质细胞，然后改变这些细胞并且导致疾病。"朊病毒"具有一些特殊性，不同于一般病毒或其他病原。其潜伏期长，牛为4～5年，人可能长达10～20年，甚至更长，且不易发现。该病毒抵抗力强，136℃高温要60min才能杀死。用有效剂量的氯制剂等消毒药品处理，均不能使其灭绝。

现已证明疯牛病可以在物种之间传播，人类同样有被感染的可能，这种发生在人体上的海绵状脑病称为克-雅氏病。在最初感染此病患者中的大脑中被改变的蛋白质细胞和被疯牛病感染的大脑蛋白质细胞具有相同的遗传标记，证明了两者之间的联系。1920年，Creutzfeldt首先报道Creutzfeldt-Jakob病（简称克-雅氏病），次年Jakob以"痉挛性假性硬化症"为题作了描述。为纪念这两位德国神经病学专家Creutzfeldt和Jakob最早发现此病，后人称之为克-雅氏病。

1957年，Gajdusek和Zigas首先在大洋洲巴布亚新几内亚的一个原始部落里，发现一种致命的亚急性中枢神经系统变性疾病，按当地语言称之为"Kuru"（因害怕而震颤之意）病。其病理改变同1920年发现的克-雅氏病一样，这种病是该部落在祭奠死者时吃掉尸体后感染的。克-雅氏病实际上是一种痴呆症，患者长期昏睡或变成痴呆，解剖死者大脑发现进行性淀粉样病变，脑内的灰质和白质逐渐消失，脑子变成海绵状，因而脑功能消失，所以此病又称"海绵状脑病"。其临床早期症状多为头晕、视力模糊、记忆力减退、反应迟钝、走路不稳等，以后逐渐出现智能衰退、行为变化、情感异常、视觉障碍、共济失调，甚至伴有幻觉、妄想等。一旦出现上述症状，则病情迅速发展，绝大部分出现肌肉阵挛发作，最后发展为完全痴呆。平均病程为1～2年，患者往往死于感染。患者脑组织活检及免疫组化检查可见淀粉样蛋白沉积。这种淀粉样蛋白沉积在脑内，可破坏神经细胞而出现各种临床症状。对病原体研究结果认为是朊病毒。此病虽罕见，但具有很大的危险性，由于其潜伏期长，从两年到十几年、几十年，且无自觉症状，难于早期诊断，待发生痴呆时，脑内的进行性淀粉样病变已经形成，难于逆转。死亡率几乎为100%。

疯牛病最早发生并流行于英国，由于该国将感染过疯牛病的牛或肉骨粉出口而引起其他一些国家发生疯牛病。自1987～1999年证实的病牛就达17余万头，对已经发生疯牛病的国家（包括英国在内的30余个国家和地区）造成了巨大的经济损失和严重的社会恐慌。发现疯牛病的国家已经有24个，分别是英国、爱尔兰、法国、瑞士、葡萄牙、荷兰、比利时、卢森堡、列支敦士登、丹麦、西班牙、德国、意大利、捷克、希腊、日本、斯洛伐克、斯洛文尼亚、芬兰、奥地利、波兰、以色列、加拿大和美国，我国没有发现疯牛病。

英国的疯牛病的发生要从20世纪70年代英国羊曾患一种叫做瘙痒病的怪病说

起，瘙痒病又称奔跑病或震颤病，是由朊病毒感染绵羊和山羊中枢神经系统的一种疾病，这些羊所患的就是"海绵状脑病"。由于英国人在处理患瘙痒病的羊时，没有丢弃它们的骨骼，而是将其骨骼磨成骨粉添加在制备的配合饲料中喂牛。英国饲料厂多年来利用患"海绵状脑病"的羊的骨粉生产牛饲料，因而英国许多牛在接受喂食上述饲料后，经过数年潜伏期而发病。而在此后一发不可收拾，导致疯牛病不仅大量在英国牛群中流行，也同时在进口英国牛饲料的国家中出现。英国当时进行的流行病学研究表明，这种疾病源于用动物尸体制作的饲料。1988年7月，英国政府决定禁止用病牛的尸体制作牛饲料，1989年，英国政府又禁止用牛脑、脊髓、扁桃体、胸腺、脾、肠制作供人消费的食物。发现疯牛病的国家和地区也都对这种疾病在做连续不断的监控，故疯牛病发病率已开始下降。

以往人类对饮食途径传播传染病的认识是从急性传染病而来的，自从朊病毒感染被发现后，经饮食途径传播的传染病又出现了更为复杂的新问题。

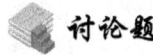

**讨论题**

从禽流感和甲型H1N1流感引发的思考是什么？

## 第三节 化学性污染对食品安全性的影响

❖ **教学目标**：认识如何通过生物富集作用将环境污染物引入人类饮食中，学会分析人类食物链不同环节中的可能化学性危害因子，并领悟作为教师如何设计相关教学内容。

（一）知识教学目标

1. 了解违禁兽药为何屡禁不止。
2. 了解有毒金属污染食品的途径。
3. 了解人为加入食物链的有害化学物质的来源。

（二）能力培养目标

1. 掌握饮食活动中可降低饮食风险的食物种类与加工方式的选择。
2. 通过具体案例学会理论联系实际设计教学内容。

❖ **问题导入**：

1. 如何看待污染食物链的抗生素？
2. 如何理解进入食物链的动物激素？
3. 在远离工业污染源的湖泊里，鱼体内甲基汞为何如此之高？
4. 铅污染食物的途径有哪些？
5. "米糠油"事件的中毒物质是什么？

### 一、化学性污染概述

化学药品、化学试剂的广泛使用使食品的化学污染问题越来越严重。人类对化学物质的食品安全性认识经历了一个长期的探索过程。自食品添加剂开始应用以来，就得到了WHO的高度重视，从1953年第六届世界卫生大会的倡议，到1956年首次召开由WHO和FAO组成的食品添加剂联合专家委员会（JECFA），对食品工业使用的添加剂进行了一系列的毒理学评价。1997年6月在日内瓦召开的食品法典会议进一步明确了食品添加剂、农药残留、兽药残留等化学污染物的安全问题。所有这些都意味着人类对应用化学物质对食品安全性的影响的不断探索和关注。

食品化学性污染指的是食品在生产、加工、储存、运输和消费过程中受到有毒有害化学物质的污染，造成食品安全性、营养性和感官性状发生改变的过程。化学性污染物种类繁多，来源复杂，主要来自环境污染、农用化学物质的污染、兽用化学物质的污染、食品添加剂、重金属的污染、工业事故、制假掺假、食品与烹饪加工过程的污染等。

## 二、环境污染与生物富集作用

环境污染包括水污染、大气污染、噪声污染、微生物污染、放射性污染等。

自20世纪90年代以来，我国成为世界上最大的化肥消费国。2005年，我国化肥和氮肥产量分别为5177.86万t和3809.03万t，2014年分别达到6876.85万t和4564.24万t（图6-3-1）。从我国各省氮肥使用量来看，以长江中下游地区和华北地区用量最多，而大多数西北边远省区使用量较低。其中2014年我国生产化肥6876.85万t，比2013年下降2.17%，这是近几年来我国化肥产量首次出现年度同比下降，主要原因是化肥价格大幅下跌，企业经济效益差，企业开工率降低，氮肥整体开工率降至七成以下。但随后，2015年我国化肥产量继续升高。

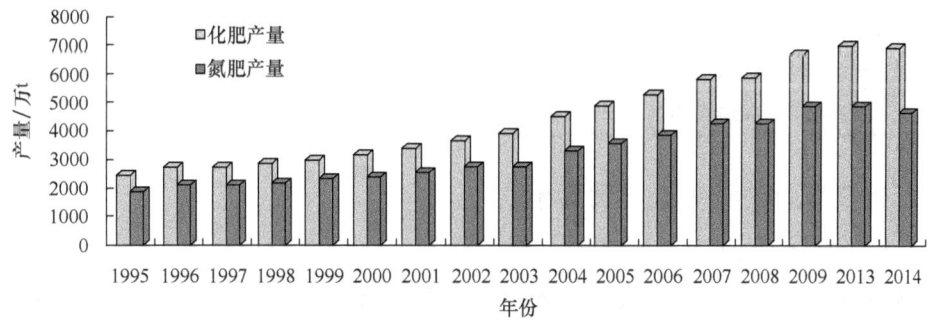

图6-3-1　1995～2014年我国农用化肥和氮肥生产情况（国家统计局，2016）

目前，环境污染受到世界各国政府的重视。随着节能减排、环保低碳等环境污染治理措施的不断推进，环境污染状况正在逐步得到遏制和改善。但环境污染问题将长期存在，并对食品安全构成严重威胁。

人类的工业活动和生活不断向环境中排放有害物质和生活废弃物，从而造成大气、水体和土壤的污染。对食用者健康有害的食品污染物，直接间接都是来自环境。在一些情况下，空气、土壤、水体以及各种器物和人畜等生物，只是将外界污染物"带进"食品中的媒介，环境的污染程度和食品的污染程度基本是相同的，但是还有一大部分物质，特别是那些从生物机体内代谢消失较慢即所谓生物半减期（biological half life）较长的物质，如汞、镉、铅等金属毒物，如锶（90）、铯（137）等放射性核素，DDT、六六六等有机氯农药和其他不易降解代谢的有害物质，它们虽然也有前述那种方式对食品的污染，但更重要的是通过食物链污染食品。这里关键的问题是，环境的轻微污染对于食品则是严重的污染，这是因为环境污染在沿着食物链传递的过程中的生物富集作用。

生物富集作用是指食品污染在沿食物链传递的过程中逐级浓缩的现象。国内外食品卫生检验中都可以看到，有机氯、重金属和工业三废污染物，往往动物性食品污染比植物性食品污染严重，其重要原因之一就是动物一般是居于食物链的较高级位置，因而体内富集的有害污染物浓度较大。由此可以理解，空气、土壤、水体中有害污染物，即便浓度很低，不到1ppm，甚至是以ppt计，污染极其轻微，也可以经过作为食物的生物富集，而造成食物的严重污染，有时可超过环境中浓度的成千上万倍（见本节问题解答3）。

英国学者曾并列出现代食品安全问题的六大类别（表6-3-1），在这六类问题中，有四类与环境直接或间接相关。其中，环境污染物被单列为一类。如果把农药、化肥等环境因子视为人为加入食物链的有害物质，第五类也与环境直接相关。环境中的有害微生物和自然毒素会影响食品安全，可视为与环境间接相关。可见，环境污染因素已经成为威胁食品安全的主要原因之一。

表6-3-1 现代食品安全问题类别及其与环境的相关性

| 现代食品安全问题类别 | 环境的相关性 |
| --- | --- |
| 营养失控 | — |
| 微生物致病 | 间接相关 |
| 自然毒素 | 间接相关 |
| 环境污染物 | 直接相关 |
| 人为加入食物链的有害物质 | 直接相关 |
| 其他不确定的饮食风险 | — |

## 三、农药残留对食品安全性的影响

**1. 农药与农药残留**

农药通过预防和清除农作物中的病害、虫害、鼠害和杂草，调节植物的生长发育，显著增加农作物产量，为现代农业做出了巨大的贡献。

据统计，全世界农药市场的组成（以销售额计）为：杀虫剂占28%，杀菌剂占19%，除草剂占48%，其他占5%。而我国农药产品的组成为：杀虫剂占72%，杀菌剂占11%，除草剂占15%，其他占2%。杀虫剂中有机磷农药占70%，有机磷农药中高毒农药占70%。我国生产的所有农药制剂中，乳油、可湿性粉剂等剂型占到60%以上，成为影响环境质量和人体健康的潜在因素。

农药的分类比较复杂，按其来源可分为：①由矿物原料加工制成的无机农药，如硫制剂的硫黄、石灰硫黄合剂，铜制剂的硫酸铜、波尔多液，磷化物的磷化铝等，目前使用较多的有硫悬浮剂、波尔多液等。②生物源农药，一类是用天然植物加工制成的植物性农药，所含有效成分为天然有机化合物，如除虫菊、烟草等；另一类是用微生物及其代谢产物制成的微生物农药，如Bt乳剂、井冈霉素、白僵菌等。生物源农药具有对人畜安全、不污染环境、对天敌杀伤力小和有害生物不会产生抗药性等优点。③有机合成农药，主要有有机磷、有机氯、氨基甲酸酯、拟除虫菊酯等。这类农药具有药效高、见效快、用量少、用途广等特点，但是可以污染环境，易使有害生物产生抗药性，对人畜安全性相对较低。

农药残留是指农药使用后残存于生物体、食品（农副产品）和环境中的微量农药原体、有毒代谢物、降解物和杂质的总称，具有毒理学意义。残存的数量称为残留量。在生物体内、食品、农副产品、饲料和环境中农药残留的法定最高允许浓度为最大残留限量（MRL），当农药过量施用，超过最大残留限量（MRL）时，将对人畜产生不良影响或通过食物链对生态系统中的生物造成毒害。

**2. 食品中残留农药的来源**

农药对食品的污染有施药过量或施药期距离收获期间隔太短而造成的直接污染；也有作物从污染环境中对农药的吸收，生物富集及食物链传递作用而造成的间接污染；另外，食品在运输及贮存过程中的交叉污染以及意外事故和人为投毒均为食品中残留农药的来源。集中表现在食品中农药残留超标，甚至引起人的中毒事故。

**3. 常用农药对食品的污染和毒性**

常见农药包括有机氯类、有机磷类、氨基甲酸酯类、拟除虫菊酯类等农药。进入人体的农药将对人体产生急性毒性和慢性毒性，包括致突变性、致癌性和对生殖及对下一代的影响。

## 四、兽药残留对食品安全性的影响

### （一）兽药与兽药残留

兽药在畜牧业中的应用非常广泛，在降低动物发病率和死亡率，促进生长，提高饲料利用率和动物生产性能，改善产品品质方面的作用十分明显，已成为现代畜牧业不可或缺的物质基础。包括抗生素、磺胺制剂、生长促进剂和各种激素等。

兽药残留（veterinary drug residue）是"兽药在动物源性食品中的残留"的简称，是指给动物用药后蓄积或贮存在细胞、组织或器官内的药物原形、代谢产物和药物杂质。兽药残留既包括原药，也包括药物在动物体内的代谢产物和兽药生产过程中所伴生的杂质。广义上的兽药残留是指化学物残留，除兽药外还包括通过食物链进入畜禽体内的农药和环境污染物在动物的细胞、组织、器官或可食性产品中蓄积、贮存。

兽药在动物体内的分布与残留和兽药投予时动物的状态（如食前、食后）、给药方式（是随饲料投予还是随饮水投予，是强制投予还是注射等）、兽药种类有很大关系。兽药在食用动物中不同的器官和组织含量是不同的。在一般情况下，对兽药有代谢作用的脏器，如肝脏、肾脏，其兽药浓度高。

理论上讲，进入动物体内的兽药其代谢和排出体外的量随着时间的推移而增加，也就是兽药在动物体内的浓度是降低的。兽药在24h、12h、6h内的半衰期随兽药的种类和动物的个体而不同。例如，鸡通常所用的药物其半衰期大多数在12h以下，多数鸡用药物的休药期为7d，一般按规定的休药期给药的动物性食品食用是安全的。

### （二）食品中兽药残留来源

造成兽药残留的原因是动物性产品的生产链长，包括养殖、屠宰、加工、贮存运输、销售等环节，任何一个环节操作不当或监控不利都可能造成药物残留，而畜禽养殖环节用药不当是造成药物残留的最主要原因。另外，加工、贮存时添加的色素与防腐剂等超标使用，也会造成药物的残留。

非法使用违禁药物、不遵守休药期的规定、超量用药、兽药生产商违反规定生产兽药、未经批准的药物或人药用于可食性动物、环境污染造成药物残留、有关部门对兽药残留的监督管理不严等问题依然存在，这些同样是造成食品中兽药残留的主要原因。

### （三）兽药残留对人体的危害

动物性食品中残留的兽药进入人体后，具有一定的危害作用。一般来说，动物性食品中残留的兽药对人并不表现为急性毒性作用。人们长期摄入低剂量的残留兽药，则可能由于残留兽药在体内的逐渐蓄积而导致各种慢性毒性作用。某些过敏体质的人，接触残留的兽药，也可引起变态反应。

**1. 毒性作用**

外源化学物的毒性与接触剂量、接触时间密切相关。动物组织中兽药残留水平通常都很低，绝大多数兽药残留产生慢性、蓄积毒性作用。

**2. 过敏与变态反应**

过敏与变态反应（hypersensitivity and allergy）是一种与药物有关的免疫反应，与消费者的遗传性有关，与药物剂量的大小无关。引起过敏反应的残留抗生素主要是青霉素、四环素及某些氨基糖苷类抗生素，其中以青霉素及其代谢产物引起的过敏反应最为常见和严重。轻者引起皮肤瘙痒、皮炎和荨麻疹，重者引起急性血管性水肿、休克甚至死亡。在我国，因食用牛羊奶后发生过敏反应的病例屡见不鲜。这主要是由于用青霉素或磺胺药物治疗奶牛和羊的乳房炎等所引起的。

**3. 细菌耐药性**

细菌耐药性是指有些细菌菌株对通常能抑制其生长繁殖的某种浓度的抗菌药物产生了耐受性。经常食用低剂量药物残留的食品可使细菌产生耐药性。动物在经常反复接触某一种抗菌药物后，其体内的敏感菌株将受到选择性抑制，从而使耐药菌株大量繁殖。

在某些情况下，经常食用含药物残留的动物性食品，动物体内的耐药菌株可通过动物性食品传播给人体，当人体发生疾病时，就给临床上感染性疾病的治疗带来一定的困难，耐药菌株感染往往会延误正常的治疗过程。已发现长期食用低剂量的抗生素能导致金黄色葡萄球菌耐药菌株的出现，也能引起大肠杆菌耐药菌株的产生。日本、美国、德国、法国和比利时学者研究证明，在乳、肉和动物脏器中都存在耐药菌株。当这些食品（如肉馅、牛肉调味酱等）被人食用后，耐药菌株就可能进入消费者消化道内。

耐药因子的转移是在人的体内进行的，但至今为止，具有耐药性的微生物通过动物性食品移生到人体内而对人体健康产生危害的问题尚未得到解决（见本节问题解答 1）。

**4. 菌群失调**

在正常情况下，各种菌群在互相拮抗下维持着相对平衡状态，构成人体内外的微生态环境。另外人体内的某些益生菌群还能合成人体所需的 B 族维生素和维生素 K。但长期或过量摄入动物性食品中的残留抗生素，会使益生菌群遭到破坏，有害菌大量繁殖，造成消化道微生态环境紊乱，导致长期腹泻或引起维生素缺乏，危害人体健康。

**5. 致畸、致癌、致突变作用**

当人们长期食用具潜在的致癌、致畸和致突变作用的含药物残留的动物性食品时，药物在人体内不断蓄积，可能引起基因突变或染色体畸变。

**6. 激素作用**

性激素及其类似物主要包括甾类同化激素和非甾类同化激素。20世纪70年代以前，许多国家将其作为畜禽促生长剂。动物的肝脏、肾脏在注射或埋植部位常有大量同化激素存在，被人食用后可产生一系列激素样作用，并有一定的致癌性。可表现为儿童早熟、肥胖儿、儿童异性化倾向。

**7. 环境生态毒性**

兽药残留对环境的影响程度取决于兽药对环境的释放程度和释放速度。动物养殖生产中滥用兽药、药物添加剂会导致动物的排泄物、动物产品加工的废弃物未经无害化处理就排放于自然界中，使得有毒有害物质持续性蓄积，从而导致环境受到严重污染，最后导致对人类的危害。

**（四）常见兽药残留及违禁兽药**

长期使用兽药可导致其在食用动物组织中残留，进而危害人体健康，常见药物包括β-内酰胺类、氨基糖苷类、四环素类、大环内酯类、氯霉素类、磺胺类、喹诺酮类、硝基呋喃类等药物。除此之外，激素残留也对人体健康造成极大影响（见本节问题解答2）。

目前，农业部严禁使用的具有促生长作用的激素和兽药包括：①β-受体激动剂，如盐酸克伦特罗（clenbuterol hydrochloride）、沙丁胺醇（salbutamol）等；②性激素，如己烯雌酚；③促性腺激素；④具有雌激素样作用的物质（如玉米赤霉醇等）；⑤肾上腺素类药（如异丙肾上腺素、多巴胺等）。

根据农业部2011年颁布第193号公告，目前，在我国禁用的兽药主要包括21大类，其中影响面较广的禁用兽药主要有瘦肉精、己烯雌酚、喹乙醇、孔雀石绿等。

## 五、有毒金属污染及食品安全公害事件

污染土壤环境的重金属主要是指生物毒性显著的镉、汞、铅及类金属砷，其次是指毒性一般的重金属铜、铬、镍、锌、钴、锡等，当前最引起人类关注、毒性最大、污染最广泛的是镉、汞、铅、铬，以及类金属砷。

从有害元素污染食品途径的分析可知，食品中的有害元素仅少部分来自于天然环境且含量很低，主要是在部分食品生产、加工、贮运等过程中受到污染而导致有害元素在其中含量相对较高。因此，有毒金属对食品的污染是历史上重要的卫生学公害事件的原因。所谓公害，是指由于人为地破坏环境或污染致使人体健康或生活环境的损坏，但自然灾害和事故要除外，这是世界公认的。

以下列举四件历史上重要的公害事件。

**（一）镉中毒与"骨痛病"事件**

1956年，日本神通川流域富山县有一种称为"疼痛病"的怪病。此病见于高龄女性。开始是肩、腰、膝盖疼痛，而后是上臂、大腿并扩展到全身疼痛，稍受撞击便发生骨折。经查明，此病是由镉摄入超标引起的骨软化症，1968年被认定为关系到公害的疾病。此病是因长期通过神通川流域的饮用水、农作物特别是大米摄取镉而发生的，这种异常的镉污染源是位于神通川上游的一冶炼锌矿厂，排出含镉废水污染了河水，经灌溉农田后，

稻米含镉量很高，长期食用这种高含镉米而得病。

（二）砷奶事件

1955年6月左右，日本冈山境内人工喂养婴儿多人出现原因不明发烧、腹泻、肝功能障碍、皮肤发黑等症状。同样症状扩展到九州等地区，患例达12 344人，死亡130例。对这一大事件调查结果，查明是砷中毒，原因食品为某公司生产的奶粉。从原因食品奶粉中检出大量砷化物，以亚砷酸计高达30～40μg/g。这是由于生产过程中用于中和原奶的磷酸氢二钠中混有大量杂质砷，未加处理就使用而发生的中毒事件。此外，使用的磷酸氢二钠实际上还含有大量砷，按亚砷酸钠计居然高达3.77%～9.12%。以此事件为契机，日本改正了食品卫生法，规定了食品添加剂的规格标准，1960年制定了"食品添加剂公定书"。

（三）汞与水俣事件

在各种重金属中，汞是唯一在常温下是液态并易流动的金属，相对密度为13.595，属于对人体有害的金属。经常有人由于把体温计放到嘴里测量体温时结果吃下水银的案例，但吃下水银却没有出现中毒，那么，水银到底有没有毒，若有毒，它又是怎样毒害人体的呢？为什么吃下水银却不会中毒呢？

无机汞和有机汞对人体的危害特征与途径不同，以下是一个无机汞中毒的案例：2007年4月，很多媒体报到了河北省满城县一座乡村小学里发生群体性汞中毒的事件，这起中毒事件是由于学生随意玩水银造成的。该起事件是源于一个孩子把水银带到了学校，分给了许多孩子玩，全班29名同学有27名分到了水银，只有两个孩子没分到，由于水银滑溜溜，亮晶晶的，摔散了，又可以拢在一起，所以孩子们都把水银捧在手里玩，之后先是其中一个孩子拉肚子，身上出现红疹，晚上睡不着觉，浑身疼痛，双手火烧样疼痛，到医院检查后发现尿中汞超标，当时为孩子看病的医生询问到了孩子汞的来源后，2007年4月3日，保定市职业病防治所对这个学校的全体师生进行尿汞检查，结果发现其他班级的同学没有问题，带着汞在学校玩的同学所在的班级全班同学全部尿汞超标，两位任课教师也被查出尿汞超标，为什么吞食水银却没有中毒，孩子们拿在手中玩耍却中毒呢？为什么在这个教室里代课的老师和没有分到水银的同学也中毒了，这就涉及无机汞释放其毒性的途径。

水银是自然界中唯一的一种在常温下呈液态的金属，具有挥发性，在零摄氏度时就能蒸发，温度越高，蒸发越快。人体可以以呼吸道、皮肤和消化道三种方式接触到汞。金属汞在通过皮肤和消化道进入人体后，身体对汞吸收得很少，人体仅能吸收摄入量的万分之一，而当金属汞以汞蒸气的方式通过呼吸道进入人体时，汞蒸气很容易通过肺泡壁进入血液，这样人体便可以吸收其中的80%了，从而造成汞中毒，这就是为什么在上面案例中没分到水银的孩子和没参与玩水银的老师也会中毒，分到水银的孩子们把汞放在小瓶子里，经常拿出来玩一玩的过程中，这个班的教室中就历经了一段持续性被挥发的汞污染的过程，当时正直冬天，教室没有开窗，封闭性较强，汞在空气中就累积到了一定的浓度。

汞对人体的危害主要是两个问题，一个是神经系统的问题，患者头晕、头疼、失眠、记忆力减退、食欲缺乏等；二是有一部分人会产生肾脏的损害，汞蒸气进入人体后汞的代谢方式很特殊，一开始，它分布在全身，大约两周以后，进入体内的汞要进行第二次分布，金属汞会从身体的各个部位逐渐向肾脏转移，因此检测尿汞是判断汞中毒的依据，手的灼烧感是汞对神经的侵害。

以上谈的仅仅是无机汞对人体的损害，而水银的有机形态甲基汞的毒性远远比无机汞严重得多。20世纪50年代，甲基汞曾经制造过一起被列入人类环保史上八大公害事件之一的骇人听闻的水俣事件。

1950年左右开始在熊本县水俣市的渔村部落发生许多原因不明的中枢神经疾病。此病后来被叫做"水俣病"。这种病症最早出现在猫的身上，猫步态不稳、抽搐甚至跳海死去，不久，这种病症也出现在人的身上，感觉障碍、精神失常直至死亡。当时，在这座城市坐落着一家大型化工厂，是日本氮肥公司在水俣的工厂，该厂把含有大量无机汞的废水排向了附近的水域湾。水域湾水体中的微生物将无机汞转化成剧毒的甲基汞，蓄积在水俣湾的水产品中，水俣市的多数人因食用了富含甲基汞的鱼和其他海产品导致甲基汞中毒，称为水俣病。水俣病会导致很多神经方面的症状，如神经障碍、脑功能损害、运动性共济失调，甲基汞是一种十分危险的毒素，当人们吃下含有甲基汞的鱼类之后，甲基汞便进入胃与胃酸作用，产生氯化甲基汞，经过肠道几乎全部吸收进入血液，这和无机汞在消化道不吸收的情况完全不同。甲基汞可以穿越血脑屏障进入脑细胞，大脑富含类脂质，脂溶性的甲基汞容易蓄积在脑细胞内，对大脑造成进行性和不可恢复性损害。污染甲基汞的鱼即使是微量地摄入对人体也会产生不利影响，甲基汞可以导致失忆、生育能力降低和心血管疾病等危害。而作为一种神经毒剂，甲基汞的危害在于对发育中的胎儿和幼儿的神经系统会产生恶劣的影响，胎儿在发育过程中若接触甲基汞即使是少量也会对大脑造成无法修复的影响。而中枢神经系统在发育的过程中一旦有甲基汞接触会造成永久性损害。

### （四）铅污染与铅中毒

铅是自然界分布很广的元素，因此，几乎所有的食品都含有微量的铅。铅对人的危害是多方面的，铅中毒可以损害人的神经系统，患者可以出现头晕、头疼、失眠、多梦等症状，严重时可以出现中毒性脑病，表现为痴呆、精神异常等，铅对消化系统的伤害是导致肝脏的损伤，出现难以忍受的腹绞疼，同时对人的生殖系统、肾脏都有可能带来潜在的危害。铅可以通过呼吸道和消化道两种途径进入人体引起中毒，不论是从呼吸道还是消化道进入体内的铅，在一开始它在身体当中的分布是均匀的，人的大脑、心脏、肾脏、肝脏等很多脏器及肌肉软组织当中都有铅的成分，但是，铅进入体内大概40d的时候，其在体内要进行第二次的分布，95%以上的铅最终要转移到人体的骨骼系统当中，进入到骨骼当中的铅的半衰期是20~30年，所以长期接触铅的人体内骨骼当中含有的铅是很高的，靠自然排出体外基本上是伴随一生。

儿童比起成人更容易受到铅的毒害，因为儿童血脑屏障尚未发育健全，铅毒侵袭机会比成人大大增加。成人的铅中毒剂量是血铅400μg/L，儿童铅中毒是100μg/L。

美国匹兹堡大学儿童精神病学科长年以来致力于铅对儿童影响的研究，多年来，母亲们不断向儿科医生诉说自己的孩子们在受到有毒的铅暴露后性格发生的变化，孩子变得烦躁不安、凶猛好斗，一旦受到挫折通常会变得很暴力。经研究发现，铅与认知力损害、孩子注意力集中的时间缩短，计算能力、逻辑思维能力、记忆力、语言能力下降等引起的学习障碍有关。如今美国一些环境研究人员提出了更为惊人的结论，他们认为儿童受到铅等有毒物质的广泛暴露有可能是引发20世纪美国犯罪率攀升的元凶。

与原始人类相比现代人体内的铅含量增长了100倍，这其中60%来源于食物，30%来源于饮水，10%来源于吸入的空气。现在，无论是发达国家还是我国，铅中毒已经替代以往的营养不良和感染性疾病成为危害儿童健康的头号问题，更是新世纪儿童智能发育的第一杀手。根据国际性组织消除儿童铅中毒联盟对40个国家188项关于儿童铅中毒的研究表明，全世界2岁以下的儿童中有75%、3岁以上的儿童中有46%血铅水平超标。

地球上最大的铅污染是土地和空气，每年有2万t铅以烟尘形式散发到空气中，这是其危害人类的重要方式之一。在汽油含铅量实行控制以前，人类血铅的50%以上是由加铅汽油所造成的。有三种情况的铅接触需要注意，第一是职业接触，如蓄电池的生产；第二是环境接触；第三是有病乱投医，如一些医用偏方等。还有生活中常用的物品上同样隐藏着铅的危害。例如，劣质的陶瓷容器，因铅被用于陶瓷的釉料和涂底中，它能使釉面显现出完美的光泽，色彩越鲜艳的陶瓷容器含铅量也就越高，因此在选择陶瓷容器时，无论用来盛放食物还是使用，都要尽量挑选容器内部没有花纹图案的。水晶制品也是一种颇具危险的铅污染源，有美丽的毒品之称，它的氧化铅含量高达20%～30%，如果用来盛酒，酒会将水晶制品中的铅溶解出来并溶于酒中，水晶做的酒瓶或酒杯观赏更好，尽量不用其盛装酒水饮用。除此之外，屋内墙壁上的铅白油漆、印刷纸张、皮蛋、铁皮罐头这些都隐藏着铅的危害，铅的污染几乎无处不在。

要做到尽量避免铅中毒，饭前洗手，水流可以冲掉手上沾染的铅，不用报纸印刷品直接包装食品，不吃含铅量较高的食物，每天第一次打开水龙头时，要让水流两分钟左右，尽量选择无铅化妆品和染发剂，出行时不要在汽车来往密集的马路附近走等，这些都是预防铅中毒的生活习惯（见本节问题解答4）。

## 六、人为加入食物链的有害化学物质对食品的污染

食品的化学性污染还可以来自食品添加剂、食品工业事故、制假掺假事件、人类工业副产物等。

### （一）主要人为加入食物链的有害化学物质

**1. 多氯联苯**

1）多氯联苯简介　　多氯联苯（polychlorinated biphenyl，PCB）是氯化二苯环组成的目前已知最多有209个同分异构体的一系列化合物，是1929年在美国首次合成的，曾经是20世纪初化学工业一项重要发明。它以卓越的化学稳定性、抗燃性、绝缘性曾经广泛应用于电容器和变压器中的绝缘油、耐火增塑剂和液压油，以及润滑剂、密封剂、染料、杀虫剂（五氯酚及其钠盐）等的生产。

PCB在大气、水体和土壤中具有持久性、生物蓄积性、长距离大气传输性等特性，是影响食品安全的重要的环境污染物。

2）多氯联苯的毒性　　现已证实PCB会对人造成肝脏、皮肤、呼吸道、内分泌系统、生殖系统、甲状腺、关节的损害。国际癌症研究机构（IARC）将PCB列为"人类可能的致癌物质"。

3）预防多氯联苯污染食品的措施　　①彻底清除多氯联苯可能的污染源。②加强食

品安全监管，防止意外事故的发生。③严格执行国家相关管理规定。2005年，随着一批国家强制性卫生标准的发布，对PCB的控制开始与国际接轨。我国关于食品中多氯联苯的限量标准主要集中在水产品上。④建立对多氯联苯管理的科学体系。

**2. 二噁英**

1）二噁英简介　　二噁英（dioxin）不是商业产品，也无任何应用价值，它是很多含氯产品生产过程中的副产品，被国际上公认为持久性有机污染物（POP）。二噁英为2组共210种氯代含氧三环芳烃类化合物的统称，包括75种氯代二苯并-对-二噁英（PCDD）和135种氯代二苯并呋喃（PCDF），其中2，3，7，8-四氯二苯对二噁英（2，3，7，8-tetrachloro-dibenzo-p-dioxin；TCDD）是迄今为止所知的毒性最强的环境污染物之一，其毒性相当于氰化钾（KCN）的1000倍，它在啮齿类动物体内的半衰期为2～4周，而在人类则是7～11年。

2）二噁英的来源及其污染现状　　有关资料表明，自然环境中的二噁英95%来源于焚烧垃圾的焚烧炉中。据估计，有90%的人群是通过饮食（以动物类食品为主）而意外摄入含二噁英的食品。

研究显示，目前我国每人每日二噁英膳食摄入量为72.48pg，按体重折算成每日膳食摄入量为1.21pg/（kg·BW），每月膳食摄入量为36.24pg/（kg·BW），这一污染水平已经与发达国家使用垃圾焚烧技术造成的污染水平相当，也接近世界卫生组织和联合国粮食及农业组织推荐（暂定）的每月耐受摄入量70pg/（kg·BW）。

3）二噁英的毒性　　美国国家环保局发现，二噁英可致癌，还有生殖毒性、神经毒性、内分泌毒性和免疫毒性效应，被国际社会公认为环境内分泌干扰物。

2011年年初，世界媒体连续报道德国的"二噁英"污染丑闻。调查发现是德国的一家公司违规将工业用脂肪售给饲料生产商，造成饲料中二噁英超标的丑闻。部分有毒饲料脂肪样本中的二噁英含量超标78倍。德国农业部证实，部分德国的鸡蛋、鸡肉、火鸡肉及猪肉样本中的二噁英含量超标1倍。

4）预防二噁英污染食品的措施　　①控制二噁英对环境的污染；②加强对二噁英的监测和监管工作。

**3. 丙烯酰胺**

1）丙烯酰胺简介　　丙烯酰胺是一种白色晶体，是一种有毒的、具有潜在致癌性的化学物质。2002年10月，英国Reading大学与瑞士雀巢研究中心研究小组首次公开发表有关食品中丙烯酰胺生成机制的论文。研究表明，食品中的丙烯酰胺主要是由于马铃薯和谷类等食品原料中的主要氨基酸之一——天冬酰胺（asparagine），通过美拉德反应在经过高温（>121℃）烹调后生成丙烯酰胺，还原糖数量、游离氨基酸数量和加热条件是生成丙烯酰胺的三大主要因素。

2）丙烯酰胺的来源和毒性　　2005年2月，联合国粮食及农业组织和世界卫生组织联合食品添加剂专家委员会（JECFA）对食品中的丙烯酰胺进行系统的危险性评估，认为食物是人类丙烯酰胺的主要来源。

目前，通过食品摄入的丙烯酰胺由于含量较低，因此，食品中丙烯酰胺的急性中毒事例较少。丙烯酰胺的毒性主要表现在慢性毒性、神经毒性、遗传毒性、生殖发育毒性，并被列为可能致癌物质。

3）预防丙烯酰胺污染食品的措施

（1）改进食品的加工烹调方法和饮食习惯。在煎、炸、烘、烤食品时，尽量避免温度过高或加热时间过长。提倡采用蒸、煮、煨等烹调方法。

（2）探讨降低丙烯酰胺含量的加工方法。例如，在加工过程中使用有机酸以降低马铃薯的pH，抑制丙烯酰胺的产生；加入含巯基化合物如半胱氨酸、同型半胱氨酸、谷胱甘肽等促进丙烯酰胺的降解；采用真空油炸；利用臭氧使丙烯酰胺发生分解反应。

（3）均衡饮食。均衡摄取食物，选择那些饱和脂肪含量较低的以及纤维含量较高的谷物、水果和蔬菜等多样化食物。

（4）建立标准。加强食物和人群监测，建立食品中丙烯酰胺的限量标准，建立简便、低成本的检测方法，加强对人群暴露水平的评估。WHO规定，成年人每天摄入的丙烯酰胺不应超过 $1\mu g/(kg \cdot BW)$。

### （二）几种典型非食用物质添加剂

自2008年以来，卫生部全国打击违法添加非食用物质和滥用食品添加剂专项整治领导小组陆续公布了6批《食品中可能违法添加的非食用物质和易滥用的食品添加剂名单》，其中违禁添加剂有48种（表6-3-2）。

表6-3-2 非食用物质名称及可能添加的食品品种

| 名称 | 可能添加的食品品种 |
| --- | --- |
| 吊白块 | 腐竹、粉丝、面粉、竹笋 |
| 苏丹红 | 辣椒粉、含辣椒类的食品（辣椒酱、辣味调味品） |
| 王金黄、块黄 | 腐皮 |
| 蛋白精、三聚氰胺 | 乳及乳制品 |
| 硼酸与硼砂 | 腐竹、肉丸、凉粉、凉皮、面条、饺子皮 |
| 硫氰酸钠 | 乳及乳制品 |
| 玫瑰红B | 调味品 |
| 美术绿 | 茶叶 |
| 碱性嫩黄 | 豆制品 |
| 工业用甲醛 | 海参、鱿鱼等干水产品，血豆腐 |
| 工业用火碱 | 海参、鱿鱼等干水产品，生鲜乳 |
| 一氧化碳 | 金枪鱼、三文鱼 |
| 硫化钠 | 味精 |
| 工业硫黄 | 白砂糖、辣椒、蜜饯、银耳、龙眼、胡萝卜、姜等 |
| 工业染料 | 小米、玉米粉、熟肉制品等 |
| 罂粟壳 | 火锅底料及小吃类 |
| 革皮水解物 | 乳与乳制品、含乳饮料 |
| 溴酸钾 | 小麦粉 |
| β-内酰胺酶（金玉兰酶制剂） | 乳与乳制品 |
| 富马酸二甲酯 | 糕点 |

续表

| 名称 | 可能添加的食品品种 |
| --- | --- |
| 废弃食用油脂 | 食用油脂 |
| 工业用矿物油 | 陈化大米 |
| 工业明胶 | 冰淇淋、肉皮冻等 |
| 工业乙醇 | 勾兑假酒 |
| 敌敌畏 | 火腿、鱼干、咸鱼等制品 |
| 毛发水 | 酱油等 |
| 工业用乙酸 | 勾兑食醋 |
| 肾上腺素受体激动剂类药物（盐酸克伦特罗，莱克多巴胺等） | 猪肉、牛羊肉及肝脏等 |
| 硝基呋喃类药物 | 猪肉、禽肉、动物性水产品 |
| 玉米赤霉醇 | 牛羊肉及肝脏、牛奶 |
| 抗生素残渣 | 猪肉 |
| 镇静剂 | 猪肉 |
| 荧光增白物质 | 双孢蘑菇、金针菇、白灵菇、面粉 |
| 工业氯化镁 | 木耳 |
| 磷化铝 | 木耳 |
| 馅料原料漂白剂 | 焙烤食品 |
| 酸性橙Ⅱ | 黄鱼、鲍汁、腌卤肉制品、红壳瓜子、辣椒面和豆瓣酱 |
| 氯霉素 | 生食水产品、肉制品、猪肠衣、蜂蜜 |
| 喹诺酮类 | 麻辣烫类食品 |
| 水玻璃 | 面制品 |
| 孔雀石绿 | 鱼类 |
| 乌洛托品 | 腐竹、米线等 |
| 五氯酚钠 | 河蟹 |
| 喹乙醇 | 水产养殖饲料 |
| 碱性黄 | 大黄鱼 |
| 磺胺二甲嘧啶 | 叉烧肉类 |
| 敌百虫 | 腌制食品 |
| 邻苯二甲酸酯类物质 | 乳化剂类食品添加剂、使用乳化剂的其他类食品添加剂或食品等 |

非食用物质在烹饪原料及食品加工中的出现，给人们的身体健康造成了极大的伤害，检测技术的发展为人们避免这种风险提供了坚实的技术保障，但是仍有一部分非食用物质无法检测。例如，表6-3-2中硼砂详见第七章第三节中五得利"硼砂门"事件的真相。

❖ 对问题的解答

**问题解答1**：如何看待污染食物链的抗生素？

（1）牲畜饲料中广泛使用抗生素的后果。美国《时代》周刊文章披露：美国农场每年为饲养牲畜（主要是牛、猪和家禽）投入的抗生素数量接近美国全国抗生素年产量的一半。医学科学工作者对在饲料里掺入抗生素越来越感到忧虑，因为引起疾病的微生物对抗生素的抗药性不断增强，这将严重影响人体患病时应用抗生素的治疗作用。

　　在牲畜饲料里经常掺入抗生素，消灭了动物身上通常存在的生命力较弱的许多微生物，却使有抗药性的微生物得以繁殖，促进了细菌的抗药性。这些具有抗药性的细菌通过人类的肉食途径进入人体，并把抗药性传播给其他细菌。美国明尼苏达、亚特兰大等联邦疾病控制中心的流行病学家们发现，对抗生素有抗药性的细菌致使很多人患了胃肠病。吃了用添加金霉素的饲料饲养的牛的牛肉做的汉堡肉排，正是这种细菌的来源之一。专家们说："我们能够用事实说明某种对抗生素具有抗药性的细菌，从农场转移到餐桌上的实际过程。"南达科他州在3个月的时间里发生了3起对抗生素有抗药性的新港沙门氏菌感染。调查结果发现，患者吃的牛肉都来自附近的同一个饲养场。该饲养场经常在饲料里掺入金霉素。而明尼苏达州10名患者光顾的8家超级市场内出售的牛肉也是上述饲养场提供的。

　　美国食品药品监督管理局（FDA）自1977年以来，一直建议禁止在饲料中掺入青霉素。但农场主却自由地选择使用人类不常用的抗生素来代替青霉素。所以专家们建议要进一步加强对饲养牲畜（牛、猪和家禽）的上市肉食的药物检查。加拿大大学、美国大学（细菌）抗药研究中心的专家、德国有关研究所的医师等研究细菌抗药问题的权威提出：由于金黄色葡萄球菌抗药菌株在全球范围内的迅速传播，许多国家的微生物学家正试图说服欧盟，禁止将广泛用于人类医药的抗生素在"自由贸易"招牌的保护下堂而皇之地用于农牧业。

　　（2）奶及奶制品中抗生素的残留不容忽视。人患了由细菌引起的疾病时，常常需用抗生素（青霉素、链霉素、螺旋霉素、先锋霉素等）治疗。同样，牛患了乳腺炎等也常常应用抗生素治疗。而鲜奶、奶粉中残留抗生素的原因主要是由于给牛注射抗生素造成的。卫生部门曾对市售135份鲜奶、60份奶粉进行了检查，检测结果：135份鲜奶中查出有30份含残留抗生素，检出阳性率达22%，从60份奶粉中检测出有抗生素残留的2份，检出率为3.3%。上述检测结果说明，鲜奶和奶制品中存在的抗生素污染不容忽视。

　　人若长期食用含抗生素的鲜奶、奶粉等，可引起消化道原有的菌群失调和二重感染。众所周知，人体内除了致病细菌外还有许多非致病细菌，它们不但对人体无害，还参与体内的一系列正常生理活动，如果这些非致病菌被食物中残留的抗生素抑制，就会导致体内正常菌群失调，造成如霉菌和白色念珠菌等细菌的二重感染，同时还可使致病细菌产生耐药性，对抗生素有过敏史的人，还可引起过敏反应。

　　世界各国对奶及奶制品中残留抗生素的问题极其重视。我国有关奶与奶制品卫生管理办法中规定："应用抗生素5d的乳汁、乳房炎乳及变质乳不得提供食用。"但是，一些奶牛场的工作人员对食品中抗生素残留的危害性认识不足，违反规定，致使健康乳汁与含抗生素的乳汁相混，造成抗生素的污染。

　　（3）人类尚未使用的抗生素在农牧业中应用安全吗？德国及丹麦准备对已在农

牧业中广泛使用的抗生素 avoparcin 发出临时禁令。理由是其与目前仅剩的能制服金黄色葡萄球菌抗药菌株的抗生素——万古霉素及替考拉宁的作用极为相似，这会导致在医院内出现类似抗药菌株，使金黄色葡萄球菌对所有抗生素都产生抗药性。英国公共卫生实验服务部呼吁，为避免出现对抗药菌株束手无策的局面，应保留人类需要使用的或作用机制类似人类使用的抗生素。目前对多种药物抗药的菌株正在增加，造成患者用药无效，有些患者为此而死亡。而这在10年前是闻所未闻的，医学正面临危机。

德国的医师已在农场动物及肉制品中发现抗万古霉素菌株。英国科学家则发现了可吞噬抗生素、以抗生素为食的"超级细菌"。这种肠道球菌属的细菌以万古霉素作为稳定的食物来源，如果没有万古霉素，它们反而不能生存。这个新发现使医学界大为吃惊，因为万古霉素是目前用来对付细菌的最强有力的抗生素药物。过去50年，大多数病菌适应了抗生素的攻击后，会产生新的变种，增强繁殖能力，继续危害人类健康。而现在细菌竟以抗生素为食，表明它们的抗药性发展到了新的水平。

细菌抗药的问题已引起严重后果，全球原已下降的结核病及白喉的发病率，如今又急剧回升。抗药菌株的出现甚至使简单感染的治疗也变得十分困难。正是这一现实情况使科学家呼吁，禁止将用于人类医疗的药物用于农牧业。

**问题解答2**：如何理解进入食物链的动物激素？

现在大多数的肉类中，不管是鸡肉、牛肉、猪肉还是羊肉，都使用过这样或那样的激素，有的牲畜可能刚刚服用过含有激素的饲料就被宰杀了。牛奶中也就必然有一定的残留了。激素可以加速牲畜生长速度，提高产奶量，同时，关于人类乳腺癌、纤维瘤、卵巢癌、宫颈癌等的增加与兽用激素使用的相关性研究提示着人们兽用激素的安全性问题。欧洲人的健康意识比较强，因此，一些在美国广泛使用的兽用激素在欧洲是被禁止使用的，但也不断地有来自商业方面的要求解除禁制令的呼声，因为这涉及一系列的经济利益链。

（1）牛肉中的己烯雌酚（DNS）。临床上己烯雌酚曾作为可促进生育的药物广泛应用，可是，后来美国医学界发现，有相当数量年龄在18~20岁的姑娘颈部长出了肿瘤，这时人们才如梦方醒。原来当初这些女孩子们的母亲都曾因为难以受孕而来求医，医生为了帮助她们怀孕，将己烯雌酚当作促进生育的药物给她们大量服用。经过分析，医生们认为这些姑娘颈部肿瘤发生的原因，就是由于她们的母亲在怀孕时服用己烯雌酚造成的。

己烯雌酚是一种人工合成的雌性激素，过去很长一段时间，西方国家曾将其作为饲料添加剂掺入牛饲料中，以促进动物生长。据认为，牛吃了含有己烯雌酚的饲料后，其机体可提高饲料转化为蛋白质的效率。上述事件披露后，人们普遍关注在牛肉中是否含有己烯雌酚，以及食用含有己烯雌酚的饲料喂养的牛肉是否安全。

在公众舆论的压力下，美国食品药品监督管理局（FDA）对此进行了调查。在1万个牛肉样品中，只从2个样品中检出了己烯雌酚。试验表明，在停止向家畜饲喂己烯雌酚10d之后，家畜组织中的己烯雌酚便会完全消失。因此，政府有关部门决定，在牛屠宰前10d，应当停止饲喂含有己烯雌酚的饲料。后来，由于一些无知的、不道德的农场主不遵守这一法令，美国政府只得暂时禁止使用己烯雌酚。

（2）动物激素影响人类生殖系统。著名的柏林夏里特医院教授德尔纳宣布："由于食物链被污染，不育妇女的数量在不断增加"。他把这归因于因受环境的影响，人的激素失去平衡。导致妇女不育的原因显然与导致男子产生的精子数量减少和质量下降的原因相同：即一方面是因为使用雌激素，特别是在集约化生产的牛和猪的饲料中大量使用雌激素；另一方面，丹麦斯卡凯贝克教授在1993年就已指出，怀孕期间生活在有害化学物严重污染环境的妇女，生下的男孩将来产生的精子很少。因为农药、油漆、洗涤剂、纺织品或化妆品里的毒素污染了我们的食物链。

激素在基因和环境之间起着调节者的重要作用，在早期发育阶段机体激素含量不正常会留下终生的机能和生育紊乱。德纳尔在雄性老鼠出生前和出生后分别注入大剂量雌激素，导致雄性老鼠精子生产紊乱，并且难以治愈。而雌性老鼠对过量的雌激素也敏感地作出反应，甚至注入小剂量雌激素就足以使雌性幼鼠成年时形成多囊卵巢。

在澄清给人体应用雌激素是否也会出现这种情况时，美国医生从20世纪50年代的资料中找到了答案。当时，为了防止流产，美国医生曾让数百万名孕妇服用大剂量雌激素。后来对出生的孩子们进行调查证明，服用过大剂量雌激素的孕妇生下的男孩中有许多长大以后精子的活力和密度下降；而在这些妇女的女性后代中观察到，有许多人月经周期失常。

**问题解答3**：在远离工业污染源的湖泊里，鱼体内甲基汞为何如此之高？

在北美洲的东北部生活着一种叫潜鸟的鸟类，黑白相间的羽毛，乌黑的头，白白的肚子，这种美丽的鸟以其悠扬悦耳的鸣叫声而著称。潜鸟会潜泳的本领可以使其潜入水下80m深，在水下待上1min。这种鸟被看作是北美自由和荒野精神的象征，是加拿大货币上的图案，但目前它们的生存却遭遇了甲基汞的威胁，现在我们需要看看潜鸟体内甲基汞的来源及其给我们的启示。

美国纽约东北部的艾迪朗达克的国家公园，是著名的度假地，这里有数不清的池塘、湿地，是潜鸟生活的理想环境，每年冬天潜鸟会从美国南方沿海地区迁徙到艾迪朗达克湖区繁衍。艾迪朗达克的国家公园河流遍布，物种丰富，附近并没有化工厂，但这里的鱼体内却有含量很高的甲基汞，成为了潜鸟体内甲基汞的污染源，这种看不见的毒物在这里的鱼和动物体内聚集，逐渐损伤它们的神经系统，这个问题如此严重以至于纽约州的卫生管理部门建议育龄妇女和15岁以下的儿童禁止食用几种艾迪朗达克湖区捕获的鱼类，人们无法理解如此洁净美丽的湖泊怎么会有甲基汞污染呢，让我们关注一下这里的甲基汞是怎么来的吧。

20世纪80年代，加拿大魁北克大学的马克教授偶然发现了一个现象，这个发现不仅是汞污染研究的一个重要里程碑，更重要的是启发我们认识到汞污染和每个人都息息相关。

80年代，马克教授等一群环境科学家在对加拿大东部的考察中意外地发现了一个奇怪的现象，城市、工业中心附近的湖泊或河里的鱼应该含有更多的汞，那些非常干净的距离工业区数百公里以外的湖泊应该汞含量很低，但结果却是恰恰相反，他们发现，居住在城市附近的鱼体内甲基汞浓度很低，而生活在受到很好保护的干净的环境中的鱼类体内却有着很高的汞含量，北欧和美国的研究者也发现了类似的情况，如此偏僻洁净的地方鱼体内的汞是从什么地方来的呢？经研究发现是人类工业排放的方式造成的。燃煤电厂、炼油厂等向大气排汞，这些偏僻地方的汞竟然是从空气中沉降来的，因汞是在大气当中唯一能呈气态形式存在的金属元素，化学性质非常稳定。气态汞有很强的迁徙能力，因此，地球上一个地方排放汞，它就可以通过迁徙而影响到地球的另一个地方。艾迪朗达克的国家公园正好位于很多燃煤电站的下风口，汞在大气中随风漂移过程中，一旦在某处沉降之后，一部分汞会被水底和土壤中的微生物转化成剧毒的甲基汞，这个关于汞的可怕的秘密是在水俣事件后由日本环境科学家发现的，当年水俣市工厂的含汞废水排放到水俣湾后，海底淤泥里的细菌在厌氧环境下可以把无机汞转化成剧毒的甲基汞，并且进入大鱼吃小鱼，小鱼吃虾米的食物链中，甲基汞是一种很难代谢的毒素，当小鱼吃了浮游生物，大鱼吃掉小鱼，随着食物链的能级不断向上，甲基汞就会随之逐渐积累，甲基汞含量不断放大浓缩，位于食物链较顶端的物种含量会富集很高。

既然偏远地区的湖中的汞从大气中来，并且汞散布在大气中到处都是，那么为什么却单单在这些纯净偏远的地方鱼体内的汞会如此之高呢？

科学家经调查研究后发现，生活在城市附近的鱼生长速度很快，因为长得快，一到了年龄人类就会吃掉它们，活不过一年，而同样是这种鱼，如果居住在非常干净的自然环境中就可能会活3~5年，鱼会积累3~5年的汞，比城市附近的鱼汞含量高得多。

2006年9月，美国《时代周刊》杂志发表了一篇关于汞污染的文章，文章描述了当代世界面临的越来越严重的汞污染问题。文章说，仅美国的440个火力发电站，每年便会向空气中排放44t的汞，一部分汞在附近随沉土和降水落到地面和海洋，而另一部分会随着大气环流在全球范围内流动。科学家发现，汞不仅在水生生态系统内积累，北美东北部的鸟，一共有178个品种全部受到了汞污染，连北极熊体内也累积了汞，汞已经遍布到了地球的任何一个角落。在这样的背景下，2001年，联合国环境规划署正式开展了对全球汞污染问题的评估。2002年12月，《全球汞评估报告》正式出版，报告指出，汞及其化合物对全球环境产生了显著的不利影响，汞被联合国环境规划署称为继温室气体之后另一种能够影响全世界的全球性污染。潜鸟的问题就像一扇窗子，启发人类认识自身面临的威胁。汞污染问题不仅出现在美国，全世界对汞污染的关注程度也越来越高，在随处飘飞的水银面前，没有什么地方是真正安全的。

问题还没有结束，是不是有无机汞污染的湖泊里的鱼体内有机汞污染就一定高呢？

我国环境科学工作者在对贵州一座重度汞污染的水库进行调查中有了新的发现，距离贵阳市区22公里的百花湖是一座建设于20世纪60年代的水库。当对百花湖的水样和沉积物的测量时，发现水体中汞含量要比贵阳市附近的背景区高几倍，但百花湖中的养殖鱼的单质汞和甲基汞含量却非常低。为什么水体受到了汞的污染，而水中的鱼类却没有受到影响呢？原因之一是百花湖是碱性的水体，碱性水体不利于无机汞转化成甲基汞；之二是人工养殖的鱼成长速度非常快，并主要以草食性的鱼为主，在整个食物链中处于营养级底端的位置，这就让我们面对汞污染时在选择食用鱼的时候会遇到一定的困难，因为，有时有明显污染源的湖泊如百花湖，鱼体中有机汞的量并不高，而没有直接污染源的湖泊如偏远地区的湖泊中的鱼不见得汞含量低。以上所说的成年潜鸟的食物就是鱼，当鱼体受到污染，潜鸟处于食物链的高端，食用其他鱼类的肉食性鱼，这些鱼在水生食物链处于高处，会比位于食物链下端的食草的鱼虾的体内积累更多的毒素，潜鸟体内积累的汞因此会高。

这样，汞的问题就是相当复杂的了。那么，在全球汞污染的大环境下，作为没有专业经验的消费者在吃鱼时该如何选择才能避免汞污染的侵害呢，是否有简单易行的方法呢。我们必须了解哪些鱼体内可能含有更多的汞，在食物链底部的鱼，如食草的鱼，体内汞含量较低，在我国，人们就喜欢吃鲤鱼、草鱼、胖头鱼、白鲢鱼等食草鱼。而鲶鱼、黑鱼、带鱼等肉食性鱼汞含量很高。因此，要尽量吃较小的位于食物链底端的鱼，少食用食物链顶部的那些肉食性的鱼类，特别是海里的类似金枪鱼等，一般含大量汞，不建议经常食用。对于野生的鱼，尽量吃食草的鱼，对于食肉的野生鱼，食用小的鱼。

**问题解答4**：铅污染食物的途径有哪些？

以下选择几个人类接触铅的途径作为铅中毒的教学案例。

**案例1**：中国浙江南部的一些小城镇是铅中毒高发地区，这里是远离城市的宁静山村，人们的生活简单质朴，但许多人血铅水平高。这些人都没有从事与铅有关的工作，不是职业性接触铅的人；当地没有工业污染，如蓄电池生产冶炼厂、电缆厂等与铅有关系的工业，寻找铅的污染源是重要问题。专家经调查发现铅来自当地普遍使用的一种器皿：锡壶，锡壶含铅是因为其在制造过程中往往通过加入铅增加其硬度，用锡壶盛装酒时，存放时间越长，温度越高，酒中的含铅量也就越高。

**案例2**：因四氧化三铅有消炎作用，主要成分为四氧化三铅的红丹制成的痱子粉去痱效果较好，给婴儿擦这种痱子粉导致铅中毒的案例时有发生，手上污染后入口污染，红丹在医学上的用途主要用来治疗皮肤病，成人接触不会中毒，因为皮肤吸收无机铅的比率只有1%，但对儿童来说，红丹通过消化道进入体内引起中毒。

**案例3**：炼丹之术：早在战国末期的燕齐等国就已经兴起，后来历朝历代愈演愈烈。在唐朝，道家被推崇到主要地位，道士们的炼丹活动更加兴盛起来。唐朝的宪宗、穆宗、敬宗、武宣宗等都是因为服食丹药而身亡，中国历史上的皇帝因吃炼丹药而死的有14位之多。现代科学研究发现，炼丹术炼制的药主要是汞、砷、铅、铜一类的化合物，这些物质少量内服可以使人体红细胞数迅速增长，使皮肤红润、发热、御寒，这种表面现象迷惑了希望成仙的皇族们。然而，这些元素有的本来就对人体有害，有的虽然对人体有益，但需要量极少，稍微过量就会适得其反，长期服用就会导致慢性中毒。

**案例4**：历史学家的预测——古罗马帝国的灭亡同铅中毒有关

古罗马人很早就掌握了铅的冶炼技术。所以在古罗马帝国，铅锌合金器皿的应用非常普遍。古罗马人喜欢用铅作房顶的瓦片和饮水用的水管。考古学家在发掘古罗马的坟墓时，曾发现尸骨上常有一些黑斑，原来这是沉积于骨骼中的铅与尸体腐烂时产生的硫化氢作用生成的硫化铅黑斑，这说明铅不仅有毒，而且是累积性的。

铅的化合物还被古罗马人广泛用作食物添加剂，如将其放入葡萄酒内可以除去酸味,并将葡萄酒染上鲜红的颜色。酿酒时加入一定量的铅化合物可使酒味更加醇香且带有甜味。含铅的化妆品可使美容增白效果更佳,所以在贵族妇女阶层被广泛接受用于化妆品。因为铅对人类神经和生殖系统有强烈的毒性,加之婴儿血脑屏障不完善,铅可进入大脑损害婴儿智力。由于慢性铅中毒的危害,男性生殖系统会被破坏造成不育症。而女性慢性铅中毒则会发生不孕、死胎或诞生低能儿。由于铅对机体的毒性是不可逆的,所以享受着很高的"铅文明"的贵族阶层受到的影响最为严重。据史料记载,"铅文明"带来的副产品使古罗马帝国当时50%以上的公爵无子嗣。即使有子女的,许多也是低能儿,所以历史学家推测古罗马帝国的灭亡同铅有关。

**问题解答5:**"米糠油"事件的中毒物质是什么?

1968年10月,以福冈县为中心的西日本一带发生了一种怪病,皮肤有色素沉着、肿胀、发疹等症状。主诉有自觉症状的患者达1.4万例。至1984年3月末止,确定为米糠油病患者共1833例,其中8例死亡。原因食品判定为K公司的米糠油,此病便冠以"油症"之名。油症的原因是米糠油脱臭工序中用作加热介质的多氯联苯(商品名为Kanechlor)从加热管道的微孔漏出混在油中,人吃了才发病的。这一事件可以说是机械设备不完备和卫生管理体制粗糙所致。

**讨论题**

要想减少化学性污染导致的食品安全性问题,解决问题的关键是什么?

## 第四节　食源性疾病及其预防

❖ **教学目标:** 认识人类饮食中食物中毒的共同特点及其流行病学特点,了解食物中毒、人畜共患传染病和人畜共患寄生虫病对人体的危害,并领悟作为教师如何设计相关教学内容。

**(一)知识教学目标**

1. 了解食物中毒与食源性疾病的区别。
2. 掌握食源性疾病及其预防。
3. 掌握降低感染食源性寄生虫病风险的措施。

**(二)能力培养目标**

1. 掌握常见食物中毒的规律。
2. 掌握食源性疾病的传播规律。
3. 能够初步判断有毒食物中的病原物质。
4. 通过具体案例学会理论联系实际设计教学内容。

❖ **问题导入:**

1. 抽搐的真相?
2. 在旅游景区参加荔枝采摘项目为什么要慎重?
3. "假沸"现象与生豆浆食物中毒。
4. 他脑中的虫从哪里来?

食源性疾病，从广义上讲，就是由食物和摄食而引起的疾病，涵盖了由食物和摄食而引发的各类疾病，包括传染性、非传染性及营养代谢性疾病（心血管疾病、肿瘤、糖尿病等）等。1984年，WHO对食源性疾病的定义为"食源性疾病是指通过摄食进入人体内的各种致病因子引起的、通常具有感染性质或中毒性质的一类疾病"，并指出"每一个人均面临食源性疾病的风险"。食源性疾病在发达国家和发展中国家都是一个普遍和日益严重的公共卫生问题。

食源性疾病可分为食物中毒、急性经口传染病和慢性疾病。急性疾病病因大多清楚并基本有预防对策。但对于慢性疾病，首先关于是否染上就不容易判断，到达慢性疾病的临床发病需要很长时间，尤其在寻求与特定食品的因果关系或证据上极其困难。

## 一、食物中毒

食物中毒指摄入了含有生物性、化学性有毒有害物质的食品或把有毒有害物质当作食品摄入后所出现的非传染性（不同于传染病）急性、亚急性疾病。可以认为食物中毒属食源性疾病范畴，是食源性疾病中最为常见的疾病。食物中毒既不包括因暴饮暴食而引起的急性胃肠炎、个别人吃了某种食物（如鱼、虾、牛奶等）而发生的变态反应性疾病、食源性肠道传染病（如伤寒）和寄生虫病（如旋毛虫病、囊虫病）、食入非可食状态食物（如未煮熟蔬菜等）而引起的胃肠功能紊乱，也不包括因一次大量或长期少量多次摄入某些有毒、有害物质而引起的以慢性毒害为主要特征（如致癌、致畸、致突变）的疾病。

食物中毒发生的原因各不相同，但发病具有如下共同特点，其一是发病潜伏期短、来势急剧，呈暴发性。短时间内可能有多数人发病，发病曲线呈突然上升趋势。其二是发病与食物有关，发病者有共同食物史；流行波及范围与污染食物供应范围相一致；停止污染食物供应后，流行即告终止。其三是中毒病人临床表现基本相似，以恶心、呕吐、腹痛、腹泻等胃肠道症状为主。其四是人与人之间无直接传染。

上述特点，在集体暴发性食物中毒发生时相对比较明显，而在个体散发性病例中就不太明显，因此易被忽略，故在实际工作中需要引起注意。

食物中毒的流行病学特点表现为具有明显的季节性和地区性。食物中毒虽然全年皆可发生，但第二、第三季度是食物中毒的高发季节，特别是第三季度，如细菌性食物中毒主要发生在5~10月，化学性食物中毒则全年均可发生。我国肉毒梭菌毒素中毒90%以上发生在新疆地区；副溶血性弧菌食物中毒多发生在沿海各省；而霉变甘蔗和酵米面食物中毒多发生在北方。

动物性食品引起的食物中毒在我国较为常见，占50%以上，其中肉及肉制品引起的食物中毒居首位。

一般按病原物质，将食物中毒分为细菌性食物中毒、真菌及其毒素食物中毒、动物性食物中毒、有毒植物中毒及化学性食物中毒五类，其中细菌性食物中毒的发生率最高。表6-4-1显示几种食物中毒的发生情况。2010年国内食物中毒事件统计显示，微生物（包括细菌和真菌）性食物中毒事件的报告起数和中毒人数最多，分别占总数的36.82%和62.10%；有毒动植物及毒蘑菇引起的中毒事件的死亡人数最多，占死亡总数的60.87%。

表 6-4-1　食物中毒分类

| 食物中毒种类 | 占总中毒比例 /% | 常见中毒源 |
| --- | --- | --- |
| 细菌性食物中毒 | 49.86 | 致病性大肠埃希菌、副溶血性弧菌、肉毒梭菌等 |
| 真菌及毒素和霉变食物中毒 | 9.36 | 黄曲霉素、展青霉素、单橘青霉、毒蘑菇等 |
| 有毒动植物食物中毒 | 21.19 | 河豚毒素、贝类毒素、生物碱、毒苷、毒酸等 |
| 化学性食物中毒 | 10.57 | 有机磷、亚硝酸盐、砷化物、乙醇、瘦肉精等 |
| 其他食物中毒 | 8.08 | — |

### （一）细菌性食物中毒

细菌性食物中毒是指摄入含有细菌或细菌毒素的食品而引起的食物中毒。细菌性食物中毒是最常见的一类食物中毒。

**1. 细菌性食物中毒发生的基本条件**

（1）细菌污染食物（食品腐败变质，交叉污染，从业人员带菌，食品运输、贮存过程等的污染）。

（2）在适宜的温度、水分、pH 及营养条件下，细菌大量繁殖或产生毒素。

（3）进食前食物加热不充分，未能杀灭细菌或破坏其毒素。

细菌性食物中毒全年皆可发生，但在夏秋季节发生较多，引起细菌性食物中毒的食物主要为动物性食品。

**2. 细菌性食物中毒的特点**

1）地区差异　不同国家或地区由于环境因素、饮食习惯、食品种类、加工方法、贮藏、运输和厂房的条件以及个人卫生等有所不同，食物中毒的类型也有较大的差异。如美国人主食肉、蛋、奶和糕点，金黄色葡萄球菌引起的食物中毒最多；日本人喜食生鱼片，副溶血性弧菌引起的食物中毒最多；我国东南沿海地区居民有生食海鲜的习惯，导致副溶血性弧菌、河弧菌、霍乱弧菌等弧菌属细菌引起的食物中毒较多；而我国内陆地区因经济因素制约，卫生条件较差，葡萄球菌、蜡样芽孢杆菌、大肠埃希菌引起的食物中毒较多。

2）季节性明显　细菌性食物中毒随气温的变化而变化，一般发生于夏秋季，5~10 月较多。因为夏秋季节气温高，细菌在食物中容易生长繁殖。值得注意的是，随着异常气候以及全球性自然灾害的增多，一些新的病菌引起人类细菌性食物中毒的报道也增加，并且无明显季节差别。

3）病原菌模式已发生变化　以往统计首位的沙门氏菌、副溶血性弧菌、志贺菌、葡萄球菌现在呈下降趋势，而过去报道较少的变形杆菌属、大肠埃希菌呈上升趋势。近年来还出现了许多新的病原菌致食物中毒的报道，如大肠埃希菌 O157、霍乱弧菌 O139 等。

4）急性胃肠炎为主要临床症状　主要表现为呕吐、腹痛、腹泻、发热等，起病急、病程短、恢复快、愈后良好、死亡率低，发病者常有集体共餐经历。对抵抗力低的人群，如老人、儿童、患病者和身体衰弱者，发病症状常较为严重。

**3. 细菌性食物中毒的发病机制**

根据临床表现，可将细菌性食物中毒分为胃肠型和神经型两类。

1）胃肠型食物中毒　主要发生在温暖潮湿季节，特点为潜伏期短，集体发病，大多数伴有恶心、呕吐、腹痛、腹泻等胃肠炎症状。根据腹泻发生的机制不同，胃肠型食物中毒大体可分为感染型和毒素型两种。

由活菌引起的食物中毒称为感染型，由菌体产生的毒素引起的食物中毒称为毒素型，由毒素型和感染型两种协同作用引起的食物中毒称为混合型。

细菌性食物中毒一般都表现有明显的胃肠炎症状，如有发热和急性胃肠炎症状，可能为细菌性食物中毒的感染型；若无发热而有急性胃肠炎症状，则可能为细菌性食物中毒的毒素型。

2）神经型食物中毒　　又称肉毒中毒，是由于进食含有肉毒梭菌外毒素的食品而引起的食物中毒。肉毒梭菌毒素是目前已知的化学毒物与生物毒素中毒性最强烈的一种神经毒，经消化道吸收进入血液循环，作用于神经肌肉接点和植物神经末梢，尤其对运动神经与副交感神经有选择性作用，通过抑制神经末梢传导的化学介质（即乙酰胆碱）的释放，从而引起肌肉麻痹。在临床表现上以中枢神经系统症状为主，还有眼肌或咽部肌肉麻痹，重症者也可影响颅神经；若抢救不及时，死亡率很高；但对知觉神经和交感神经无影响。

### 4. 常见细菌性食物中毒

常见的细菌性食物中毒见表6-4-2。

表6-4-2　常见细菌性食物中毒一览表

| 疾病 | 病原体 | 潜伏期 | 临床症状 | 主要传播途径 | 预防措施 |
|---|---|---|---|---|---|
| 沙门氏菌食物中毒 | 少数沙门氏杆菌，如鼠伤寒沙门氏菌等，不产生外毒素 | 12～14h | 头昏、全身乏力、恶心、呕吐、腹痛、腹泻，多数还有发烧 | 多由动物性食品引起，特别是畜肉类及其制品 | 加强肉类食品卫生管理。避免生熟食品交叉污染，定期健康检查。食品低温储藏，食前彻底加热灭菌 |
| 副溶血性弧菌食物中毒 | 副溶血性弧菌，某些菌株在特定条件下可产生耐热的溶血毒素 | 一般11～18h | 腹痛、腹泻、恶心、呕吐，其次还有头痛、发汗、口渴等 | 海鱼、虾、蟹、贝类等海产品是此类食物中毒的主要食品 | 食品低温贮藏、食前烧熟煮透，若生食应盐水浸渍，洗净后用食醋拌渍 |
| 李斯特菌食物中毒 | 主要是单核细胞增生李斯特菌，产生溶血物质李斯特菌溶血素 | 3～70d | 个体出现轻微类似流感症状 | 主要有乳及乳制品、肉类制品及水果。尤以在冰箱中保存时间过长的乳制品、肉制品最为多见 | 食品加工中心温度必须达到70℃持续2min以上。蒸煮后还要防止二次污染。未加热的食品不宜放入冰箱 |
| 大肠埃希氏菌食物中毒 | 致病性大肠埃希氏菌，包括产肠毒素大肠埃希氏菌等 | 10～15h以至3～4d | 恶心、发热、突发性剧烈腹痛、腹泻，先水便后血便 | 受污染的土壤、水和带菌者的手均可污染食品 | 不吃生的或加热不彻底的牛奶、肉等动物性食品，防止食品生熟交叉污染 |
| 变形杆菌食物中毒 | 普通变形菌、奇异变形菌、莫根变形菌三种 | 2～30h | 恶心、呕吐、头晕、头痛、乏力、阵发性剧烈腹痛、腹泻 | 带菌者污染、生熟食品的交叉污染，食前未回锅加热或加热不彻底 | 从业人员定期健康检查，控制生熟交叉污染 |
| 葡萄球菌食物中毒 | 以金黄色葡萄球菌最为多见，其产生肠毒素 | 2～4h | 恶心、剧烈反复呕吐、腹痛等，腹泻较少或较轻。可有头痛、乏力、出冷汗等 | 最常见的中毒食品为乳及乳制品，蛋及蛋制品，各类熟肉制品，主要污染源是带菌的人和动物 | 防止带菌人群污染，定期对乳畜健康检查，低温、通风贮藏，贮存时间最好不超过6h，食前灭菌 |

续表

| 疾病 | 病原体 | 潜伏期 | 临床症状 | 主要传播途径 | 预防措施 |
|---|---|---|---|---|---|
| 肉毒梭菌食物中毒 | 肉毒梭状芽孢杆菌，产生外毒素，即肉毒毒素 | 1～7d | 头晕无力，视力模糊，继而吞咽困难、颈肌无力等，最后可因呼吸肌麻痹而死亡 | 主要来源是土壤，食前未彻底加热 | 彻底清洗食品原料，食前彻底灭菌，食品应避免在污染以及在较高的温度或缺氧的条件下贮存，以防毒素产生 |
| 志贺菌食物中毒 | 宋内氏志贺菌（*S. sonnei*） | 10～14h | 剧烈的腹痛、多次腹泻、发热。少数发生痉挛，严重出现休克症状 | 生熟食品均可繁殖，食前未经加热，苍蝇传播 | 加强食品卫生监管，从业人员患细菌性痢疾或带菌者应予治疗，并暂离接触食品岗位 |
| 空肠弯曲菌食物中毒 | 空肠弯曲菌空肠亚种 | 3～5d | 腹痛可呈绞痛、腹泻、发热，还有头痛、乏力、呕吐等，重者可致死亡 | 动物粪便和健康带菌者；染菌器未彻底消毒交叉污染；食前未彻底加热 | 避免食用未煮透或灭菌不充分的食品，尤其是乳品 |

### （二）真菌性食物中毒

真菌及其毒素食物中毒是指摄入被真菌及其毒素污染的食物而引起的食物中毒。发病率较高，病死率因菌种及其毒素种类而异。

**1. 真菌性食物中毒的特点**

（1）与进食某种被真菌及其毒素污染的特定食品有关。各种食品中出现的霉菌以一定的菌种为主。例如，玉米、花生以黄曲霉为主，小麦以镰刀菌为主，大米以青霉为主。

（2）无传染性和免疫性。真菌毒素一般都是小分子化合物，一次暴露不会使机体产生抗体，因此机体对该类毒素无免疫性，中毒可反复发生。

（3）有明显的季节性和地区性。真菌生长繁殖及产生毒素需要一定的温度和湿度，因此中毒往往有明显的季节性和地区性。例如，我国南方气候湿润，温度适中，是真菌性食物中毒的多发地区。

（4）真菌毒素性质稳定。采用一般的烹调方法很难破坏和除去被污染食物中的真菌毒素。在检测过程中，时常发生被真菌毒素污染的食品中检测不出产毒菌株的现象，这是因为真菌毒株在适宜的条件下产生毒素，当条件改变（如食品经过贮藏和加工），产毒菌株死亡，但毒素相对稳定，不易被破坏。

**2. 真菌毒素的分类**

真菌毒素是某些丝状真菌产生的具有生物毒性的次级代谢产物，一般分为霉菌毒素和蕈类毒素。

霉菌可以产生有毒代谢物，常见的产毒霉菌主要包括曲霉属（如黄曲霉、杂色曲霉、赭曲霉）、青霉属（如展开青霉、橘青霉、黄绿青霉）、镰刀霉属（如单端孢霉烯族化合物、玉米赤霉烯酮、丁烯酸内酯）、交链孢霉属等。

有毒蕈类在形状上与食用菌相似，俗称野生蘑菇，人们一旦误食就会引起严重的中毒症状。蕈类的毒性主要是由其含有的毒素所致，包括毒肽（主要为肝脏毒性，毒性强、作用缓慢）、毒伞肽（肝肾毒性，毒性强）、毒蝇碱（作用类似于乙酰胆碱）、光盖伞素（引起幻觉和精神症状）、鹿花毒素（导致红细胞破坏）等；毒素可单独或联合作用，引起复杂的临床表现。

### 3. 常见真菌性食物中毒

常见的真菌性食物中毒见表6-4-3。

**表6-4-3 真菌性食物中毒一览表**

| 疾病 | 有毒成分 | 潜伏期 | 临床症状 | 疾病如何传播 | 预防措施 |
|---|---|---|---|---|---|
| 黄曲霉毒素中毒 | 黄曲霉毒素 | 12h | 黄疸、呕吐、厌食、发烧、急性肝细胞坏死、肝出血、肝硬化、腹水及下肢水肿等 | 黄曲霉和寄生曲霉菌很容易污染食品，尤其花生和玉米，且南方及温湿地区春夏两季易发生 | 防霉；去毒（挑选霉粒、碾压水洗、油碱炼、油吸附、紫外线去毒）；严格执行食品中允许限量标准 |
| 赤霉病麦中毒 | 禾谷镰刀菌 | 0.5~1h | 胃部不适、恶心、呕吐、头晕、头痛、腹胀、腹痛、腹泻等，重症可四肢酸软、心悸、呼吸加快、颜面潮红、步态不稳、部分体温、脉搏略升高 | 作物抽穗灌浆时，如条件适合即可发生赤霉病，另谷物收获后若保存不当也可感染 | 加强田间管理，推广抗赤霉病品种，收获后及时脱落，晒干或烘干后干燥、通风贮存。分离病麦，可做成发酵食品，感染严重者工业用 |
| 霉变甘蔗中毒 | 节菱孢霉，产生耐热的3-硝基丙酸毒素 | 短者10min，长者十几小时 | 头晕、头疼、恶心、呕吐、腹泻、眩晕、视力障碍、无力，甚至出现阵发性抽搐、失禁。严重者呼吸衰竭死亡 | 南方甘蔗运至北方堆放过冬，春季气温上升，霉菌大量繁殖引起 | 成熟后再收割，收割、贮存及运输中要防冻、防伤，贮存不宜过长，食用前仔细检查质量 |
| 霉变甘薯 | 甘薯长喙壳菌或茄病镰刀菌 | 1~24h | 头晕、头痛、恶心、呕吐、腹痛、腹泻；重者肌肉震颤及痉挛、瞳孔散大、嗜睡、昏迷、发热，最后死亡 | 病原菌多寄生在甘薯的伤口、破皮、裂口处 | 收获及贮藏时避免薯块及薯皮破损；定期检查贮藏甘薯，及时剔出黑斑病；食前去除黑斑及腐烂部分 |
| 麦角中毒 | 麦角菌 | 7~10d | 腹痛、腹泻、呕吐等，全身不适、眩晕、感觉迟钝、言语不清、呼吸困难、肌肉痉挛、昏迷、体温下降、血压上升等。甚至肢体坏死、心力衰竭而死 | 当谷物中夹杂有大量的麦角（麦角菌休眠体），在加工中未能清除 | 清除食用粮谷及播种粮谷中的麦角，严格执行谷物及面粉中麦角的允许量标准 |
| 曼陀罗中毒 | 莨菪碱 | 一般0.5h | 头痛、恶心、腹痛、吐泻、瞳孔散大、心跳加快、皮肤血管扩张、血压先升后降、死亡多因中枢性呼吸抑制所造成 | 多因豆类混入曼陀罗种子，而制作豆制品时没有认真清理杂物而引起中毒，也有粮食中混入的 | 售粮农民和从事粮食收购加工的人员都应尽责挑除粮食中有毒物质。消费者应提高中毒意识，有病早医 |

### （三）天然有毒动植物食物中毒

近年来，人们对化学性物质对食品安全的影响有了一定的认识，总认为纯天然的、不添加任何化学物质的食品就是绝对安全的，这类食品也越来越受大众的青睐。但事实并非如此，部分食品原料包括植物、动物和微生物，本身就含有对它们自身无害但对其他生物有害的复杂的天然有毒有害物质。

为什么在食品中存在着有毒物质呢？一种解释是，动植物在长期的进化过程中为了防止昆虫、微生物、人类等的危害，这是保护自己的一种手段。例如，含有丰富营养的马铃薯是很好的维生素和碳水化合物的来源。但是它们含有有毒物质——生物碱，如茄碱。茄碱是马铃薯中的一种生物碱，它是一种很好的天然农药，在马铃薯中残存可以防止马铃薯甲虫、叶跳虫和其他马铃薯害虫，有利于其物种生存。另外一种解释是，这种有毒物质可能是正常植物在代谢作用中产生的废物，或是代谢产物，这种化合物的产生对植物本身有利，而对哺乳动物有害。

有毒动植物食物中毒就是食用了有毒的动植物或对动植物的加工处理方法不当而引起的食物中毒，包括河豚、贝类、动物甲状腺及肝脏等有毒动物及组织造成的中毒；毒蕈、木薯、四季豆、发芽马铃薯、山大茴及鲜黄花菜等有毒植物或对它们烹调不当造成的中毒。

**1. 有毒动植物性食物中毒的流行病学特点**

（1）有明显的地区性和季节性。地区性发生与不同地区有毒动植物的分布、生长特点及当地人们的采摘捕捉方式、饮食习惯等有关。中毒事件全年均可发生，以7～9月居多。

（2）散发性发生且偶然性大。散发多见于家庭，但集体食堂、公共餐饮业也有暴发的可能。

（3）来势凶猛且发病集中。发病突然，大多数患者集中在同一天或同一餐次，一般在进食后2～24h内发病。

（4）发病率和死亡率较高。自然界内有毒的动植物种类很多，所含的有毒成分也比较复杂。有毒动植物性食物中毒发病急、病程短、来势凶猛、症状复杂，目前没有有效的治疗方法。

**2. 食物中天然有毒物质引起中毒的原因**

食物中天然有毒物质引起的中毒，可能有以下几种原因。

1）遗传原因　　食物成分和食用量都正常，因遗传原因而引起症状。例如，牛奶，对绝大多数人来说是营养丰富的食品，但有些人由于先天缺乏乳糖酶，不能将牛奶中的乳糖分解为葡萄糖和半乳糖，因而不能吸收利用，而且饮用牛奶后还会发生腹胀、腹泻等症状。

2）过敏反应　　食物成分和食用量都正常，因过敏反应而发生症状，如一些日常食用而无害的食品，有些人食用后因体质敏感而引起局部或全身症状时，称食物过敏。引起过敏的食物称过敏原食物。各种肉类、鱼类、蛋类以及各种蔬菜、水果都可能成为某些人的过敏原食物。另外，有些食物中含有光敏感物质引起某些人的过敏反应。

3）食用量过大　　食品的成分正常，但食用量过大也会引起各种症状。例如，荔枝是我国的著名水果，含维生素C较多。李时珍在《本草纲目》中记载：荔枝能补脑健身、开胃益脾。但是，连续多日大量吃鲜荔枝，可引起"荔枝病"，发病时有饥饿感、头晕、心悸、无力、出冷汗，重者有抽搐、瞳孔缩小、呼吸不规则，甚至死亡。有人发现荔枝含有一种可降低血糖的物质，即 $\alpha$-次甲基环丙基甘氨酸，所以，"荔枝病"的实质是低血糖症。

4）食物成分不正常　　在丰富的自然界资源中有许多含有有毒物质的动物、植物和微生物，如河豚、鲜黄花菜、毒蘑菇等，少量食用即可引起中毒。甚至蜜蜂从有毒植物上采集花粉而制成的蜂蜜也含有该种植物的有毒物质，人若食用后即引起相应的中毒症状。

5）食用方式　　某些天然食物中含有微量有害成分，是否引起食物中毒与食用方式有关。例如，柿子是人们喜食的水果之一，不仅富含维生素C，还有润肺、清肠、止咳等作用。但是，要注意食用方式，一次食用量不能过大，尤其是未成熟的柿子，更不能空腹食用，否则，容易形成胃柿石。

胃柿石是由于柿子在人的胃内凝聚成块所致。小者如杏核，大者如拳头，而且越积越大、越滚越坚，以致无法排出。常有剧烈腹痛、呕吐等症状，重者引起呕血，久病还可并发胃溃疡。如用X线钡餐检查，可见胃内有移动性占位性缺损。由此间接显示柿石的大小和形状。但有时可误诊为胃部肿瘤。小的柿石可以排出，大而坚的柿石无法排出者，只能采用手术取出。

胃柿石的形成有多种原因。一是由于柿子中的柿胶酚遇到胃内的酸液后，产生凝固而沉淀；二是柿子中含有一种可溶性收敛剂红鞣质（未成熟的柿子中含量高），红鞣质与胃酸结合亦可凝成小块，并逐渐凝聚成大块；三是柿子中含有14%的胶质和7%的果胶，这些物质在胃酸的作用下也可以发生凝固，最终形成胃柿石。

当空腹、多量食用柿子或与酸性食物（或药物）同时食用，或是胃酸过多者都容易发生胃柿石病。由于上述几种情况胃内的酸度都较高，有利于胃柿石的形成。因此，为避免胃柿石的形成，不要空腹或多量或与酸性食物同时食用柿子，还要注意不要吃生柿子和柿皮。

### 3. 动植物中的天然有毒物质

动植物的天然成分在遇到个别过敏机体或摄食量过大时，会引发机体中毒反应。但还有一些天然成分，少量摄食即可引发机体中毒反应，如河豚毒素（河豚）、生物碱（鲜黄花菜）、毒苷（发芽马铃薯）等。根据化学组成，可将动植物天然毒素分为蛋白类和非蛋白类两种。

1）蛋白类毒素　　蛋白类毒素的核心成分为蛋白质，可作为异体抗原使机体发生过敏反应。例如，植物中的胰蛋白酶抑制剂、蓖麻毒素、巴豆毒素等，动物中的鲶鱼、石斑鱼、青海湖裸鲤等鱼卵中的鱼卵毒素以及对机体有害的酶（如蕨类植物中的硫胺素酶）。中毒临床症状表现为恶心、呕吐、腹痛、腹泻、口干、胸闷，严重时痉挛、抽搐，甚至死亡。

2）非蛋白类毒素　　动植物中的非蛋白类毒素种类繁多，包括苷类（如皂苷、氰苷）、生物碱（如茄碱、秋水仙碱）、非蛋白类神经素（如河豚毒素、肉毒鱼毒素、肾上腺皮质激素）等。这类毒素大多专一作用于机体的神经系统，具有相似的生理作用与中毒症状，中毒者常死于呼吸肌肉麻痹引起的呼吸衰竭。

### 4. 常见天然有毒动植物食物中毒

常见的天然有毒动植物食物中毒的相关情况见表6-4-4。

表6-4-4　常见有毒动植物食物中毒一览表

| 疾病 | 有毒成分 | 潜伏期 | 临床症状 | 传播途径 | 预防措施 |
| --- | --- | --- | --- | --- | --- |
| 河豚中毒 | 河豚毒素，即氨基全氢间二氮杂萘 | 10min至5h | 手指、唇、舌尖等部位刺痛发麻，并呕吐、腹痛，随后四肢肌肉麻痹。而后言语不清、血压和体温下降，最后因呼吸麻痹、循环衰竭而死 | 误食河豚，未将河豚毒素去除干净便食用河豚肉，食用已吸河豚毒液和软体卵籽的麦螺 | 最好不食用，如食用加工处理前必须先去除内脏、头、皮等含毒部位，洗净血污，经盐腌、晒干后，安全无毒方可，其加工废弃物应妥善销毁 |
| 鱼类组胺中毒 | 组氨酸脱羧产生的组胺 | 数分钟至数小时 | 面部、胸部及全身皮肤潮红、刺痛、灼烧感，头晕、心动加速、胸闷、呼吸急速、血压下降。有时可有荨麻疹，个别出现哮喘 | 青皮红肉鱼类（如鲐鱼、鲣鱼、鲭鱼、金枪鱼、沙丁鱼、秋刀鱼、竹荚鱼等）受富含组氨酸脱羧酶的细菌污染 | 冷冻、冷藏、腌制时鱼体较厚者应劈开背部，盐量不低于25%。注意鱼类鲜度，及时烹调，烹调时加醋烧煮和油炸等可减少组胺 |

续表

| 疾病 | 有毒成分 | 潜伏期 | 临床症状 | 传播途径 | 预防措施 |
|---|---|---|---|---|---|
| 麻痹性贝类中毒 | 主要是石房蛤毒素 | 数分钟至20min | 唇、舌、指尖麻木,随后四肢末端和颈部麻木、眩晕、发音困难、流涎、头痛、恶心,最后可因呼吸衰竭窒息而死 | 赤潮发生时,海中毒藻密度增加,花蛤、香螺、织纹螺等常食用的贝类摄食了这些有毒藻类 | 赤潮时禁止贝类捕捞和销售。食前清洗漂养,去除内脏,食用时采取水煮捞肉弃汤等 |
| 鱼胆中毒 | 胆汁毒素 | 5~12h | 恶心、呕吐、腹痛、腹泻,随后出现黄疸、肝大、肝功能变化;尿少或无尿,肾衰竭,严重者死亡 | 鱼胆服用量和服用方法不当 | 无论什么烹调方法都不能去毒,不要滥用鱼胆治病,必需使用时,应遵医嘱,并严格控制剂量 |
| 动物甲状腺中毒 | 甲状腺素 | 10~24h | 头晕、头痛、烦躁、乏力、抽搐、震颤、脱皮、脱发、多汗、心悸等 | 牲畜屠宰时未摘除甲状腺而被人误食 | 一般烧煮方法不能去毒,因此屠宰牲畜时应严格摘除甲状腺 |
| 动物肝脏中毒 | 维生素A | 0.5~12h | 头痛、恶心、呕吐、腹部不适、皮肤潮红、瘙痒,继而脱皮 | 维生素A过量引起 | 不过量食用含大量维生素A的动物肝脏 |
| 雪卡鱼中毒 | 雪卡毒素 | 几小时到几周,甚至数月 | 恶心、呕吐、口干、腹痉挛、腹泻、头痛、虚脱、寒战、口腔有金属味、肌肉痛等,重症不能行走,甚至死亡 | 食用热带海域珊瑚礁周围的鱼类,如梭鱼、黑鲈等 | 由于加热和冷冻均不能去毒,因此以不食用含毒鱼类和软体动物为主,其他参照有毒贝类中毒 |
| 毒蕈中毒 | 胃肠毒素;神经毒素;溶血毒素;肝脏毒素 | 0.5~6h以至6~12h | 腹痛、腹泻、水样便、恶心、呕吐;流涎、流泪、大汗、瞳孔缩小、脉缓等。重症患者出现精神错乱、幻觉、狂笑、动作不稳、意识障碍等 | 高温多雨的夏秋季,由于个人采摘野生鲜蘑菇,又缺乏识别有毒与无毒蘑菇的经验,误食毒蕈造成 | 有组织地采集蕈类,在采蘑菇时应由有经验的人指导,不采不认识或未吃过的蘑菇,提高鉴别毒蕈的能力 |
| 发芽马铃薯中毒 | 龙葵素(solanine) | 1~12h | 咽喉有抓痒感及烧灼感,上腹部烧灼感或疼痛,并出现胃肠炎症状,此外,头晕、头痛、瞳孔散大、耳鸣,严重者抽搐,因呼吸麻痹而死 | 以春末夏初季节更为常见,由于马铃薯贮存不当导致发芽或变青,烹调时又未能将其中龙葵素除去或破坏 | 宜贮存于无阳光直射、通风、干燥的阴凉处,可采用辐照处理。食用时应去皮、去芽,挖去芽周围组织,经充分加热后食用,烹调时放些食醋 |
| 含氰苷类食物中毒 | 苦杏仁苷和亚麻苦苷 | 1~2h | 口中苦涩、流涎、头晕、头痛、恶心、呕吐、心悸、脉频及四肢乏力等症状,重症者胸闷、呼吸困难。严重者意识不清、昏迷、四肢冰冷,最后因呼吸麻痹或心跳停止而死亡 | 误生食水果核仁,特别是苦杏仁和苦桃仁;生食或食入未煮熟透的木薯或喝煮木薯的汤所致 | 勿食用干炒的苦杏仁,加工时应反复用水浸泡,充分炒熟或煮透,并敞开锅盖而挥发除去毒性;选用产量高而含亚麻苦苷低的木薯品种,加工时应去皮,其余加工方法同苦杏仁 |
| 菜豆中毒 | 皂苷及红细胞凝集素 | 1~5h | 恶心、呕吐、腹痛、腹泻、头晕、头痛、少数胸闷、心慌、出冷汗等 | 烹调时没有充分加热 | 烹调时炒熟煮透,最好炖食 |
| 棉酚中毒 | 棉酚、棉酚紫和棉酚绿 | 潜伏期较长 | 皮肤潮红、烧灼难忍、头昏、乏力、烦躁、恶心、瘙痒等,甚至出现四肢麻木、口干、心慌、无力等 | 食用未经蒸、炒加热而直接榨油,且未经碱炼的粗制生棉籽油 | 勿食粗制生棉籽油,榨油前必须将棉籽粉碎,经蒸、炒加热后再榨油,再经过加碱精炼后才能食用 |

续表

| 疾病 | 有毒成分 | 潜伏期 | 临床症状 | 传播途径 | 预防措施 |
|---|---|---|---|---|---|
| 鲜黄花菜中毒 | 秋水仙碱进入人体被氧化成二秋水仙碱（剧毒） | 一般在4h内 | 嗓子发干、心慌胸闷、头痛、呕吐、腹痛及腹泻，重者还出现血尿、血便、昏迷等 | 鲜黄花菜烹调不当 | 烹调前先将鲜黄花菜焯水，然后清水浸泡2～3h，中间换水。也可采摘后先晒干再食用 |
| 白果中毒 | 白果二酚、白果酚、白果酸等 | 1～12h | 呆滞、食欲缺乏、口干、头晕、呕吐、腹泻等，还有抽搐、呼吸困难、昏迷、瞳孔散大等，严重者因呼吸、心脏衰竭而死 | 白果烹调不当 | 采集白果时避免与种皮接触；不生食白果及变质白果；生白果去壳及绿色的胚，加水煮熟后弃水再食用 |

### （四）化学性食物中毒

化学性食物中毒是指摄入有害化学物质并达到中毒剂量引起的食物中毒。

**1. 化学性食物中毒发生原因**

食品被较大量的化学物质污染是引起化学性食物中毒的主要原因。可能污染食品的有害化学物质主要有：①金属及其化合物，如砷、铅、汞等化合物；②农药如有机磷、有机氯、砷制剂等；③兽药，如盐酸克伦特罗（瘦肉精）等；④工业用有毒物质，如甲醇、甲醛等。

大多数引起食物中毒的化学物质具有在体内溶解度高，易被胃肠道或口腔黏膜吸收的特点。

**2. 化学性食物中毒的流行病学特点**

（1）发病无传染性。

（2）植物性食品中的果蔬类食品在化学性食物中毒中多见，其次是动物性食品。

（3）一般在进食后不久即发病，摄入量多的发病时间短，病情重。

（4）发病一般无明显的季节性，一年四季均有发生，第三季度发病率相对较高。

（5）发病无地域性，但农村的发病率与死亡率高于城镇，且多发生在家庭。

**3. 常见化学性食物中毒**

常见的化学性食物中毒见表6-4-5。

表6-4-5 常见化学性食物中毒一览表

| 毒物（毒素） | 来源 | FAO/WHO 的每周容许摄入量（PTWI）/每日允许摄入量（ADI） | 临床症状 | 预防措施 |
|---|---|---|---|---|
| 有机磷农药 | 因使用有机磷农药后而残留在蔬菜、水果、谷类等植物性食品上 | 甲基对硫磷 ADI 为 0.02mg/kg | 头晕、头痛、腹痛、流涎、多汗、肌肉震颤、瞳孔缩小等。重者惊厥、昏迷、肺水肿及呼吸停止而死亡 | 加强管理制度，必须专人、专库、专柜保存，不得用盛过农药的容器盛放食物。合理施用农药 |
| 汞（Hg） | ①自然环境本底污染；②工业三废的污染；③食品生产加工过程的污染；④农药和食品添加剂的污染 | 总汞的 PTWI 为 5μg/kg，甲基汞为 3.3μg/kg | 有机汞化合物，影响中枢神经系统；无机汞化合物和元素汞，通常对胃肠道有腐蚀作用，如呕吐、腹泻带血及食道黏膜坏死 | 禁止使用含汞农用化学物质；工业三废中汞含量必须严格控制在排放标准内；经常检测食品中的汞量 |

续表

| 毒物（毒素） | 来源 | FAO/WHO 的每周容许摄入量（PTWI）/每日允许摄入量（ADI） | 临床症状 | 预防措施 |
|---|---|---|---|---|
| 镉（Cd） | 含镉（Cd）化肥、农药、工业三废以及容器与包装材料等均可造成食品的镉污染 | PTWI 为 6.7μg/kg | 主要损害肾脏、骨骼和消化系统 | 严格执行含镉工业三废的排放标准；按期检测用镉工业附近的地面水大田作物及人尿中的镉含量；工农业中尽可能采用镉的代用品 |
| 铅（Pb） | 工农业生产中常用的如农药、油漆、颜料、釉药，某些添加剂、汽油的防爆剂等，此外，食品的包装、容器管道等设备，特别是食品用锡箔等 | PTWI 为 25μg/kg | 主要损害造血系统、神经系统、胃肠道和肾脏 | 限制用于食品加工的工具、管道、包装、容器、食品添加剂及药物中的铅含量；制定完善的食品中铅的卫生标准；监测使用铅的工厂对环境的三废排放 |
| 砷（As） | ①工业三废的污染；②使用含砷农药的直接污染；③食品加工过程中容器的污染；④食品添加剂使用不当 | 砷的 ADI 为 0.05mg/kg，无机砷 PTWI 为 0.015mg/kg | 喉部或胃烧灼痛，呼吸有蒜臭味，其他可有腹泻、极渴，长期摄入小剂量可能产生角化过度症；无机砷可导致皮癌和肺癌 | 砷化合物应严格保管，包装应有特殊标记；限制各种食品中的含砷量；经常检测食品中有机砷和无机砷量 |
| 氟（F） | 来源于工业三废及生产的氟化物，如钢铁、砖瓦、陶瓷和水泥（来自其中的陶土）、玻璃、搪瓷和纤维玻璃；磷酸盐饲料补充剂及肥料等 | 我国制订氟的适宜摄入量（AI）为成年人 1.5mg/d，UL 为 3.0mg/d | 急性氟中毒：腹痛，腹泻，呕吐，过度流涎，渴，出汗，四肢痛，痉挛。慢性氟中毒：牙齿异常（釉斑），甚至致跛残 | 避免食入含多量氟的食品和水。要求各类工厂安装设备除去颗粒物质和气体以消除过量氟的来源。高钙和镁的饮食可能减少氟的吸收和利用 |
| 多氯联苯 | 通过工业三废可污染食品，某些食品包装材料中也含有多氯联苯 | 我国对海产品包括海产鱼、贝及藻类食品的限量标准是 0.2mg/kg | 全身粉刺丛生，大量眼屎，齿龈色素沉着，并损害肝脏、心脏，也有孕妇产黑娃娃的现象发生 | 烹调前去皮及除去与皮相连的脂肪是有效的控制措施，或含脂肪食品在烹调溶化后弃汤处理。利用阳光干燥可使虾中多氯联苯大量减少 |
| N-亚硝基化合物 | 蔬菜中的硝酸盐、亚硝酸盐，动物性食品中的硝酸盐、亚硝酸盐，环境和食品中的胺类 | 我国规定肉类制品中的硝酸盐最大使用量为 0.5g/kg，亚硝酸盐为 0.15g/kg | 急性中毒可产生以肝坏死、出血为特征的急性肝损害，慢性中毒则产生以纤维增殖为特征的肝硬化，并发展为肝癌。对动物有致畸作用 | 食品以新鲜为原则，腌制酸菜要在 1 个月以上才能食用；严格执行限量标准；开发亚硝酸盐代用品；做好食品保藏；香料应与食盐分开包装；多吃富含维生素食物；注意口腔卫生 |
| 多环芳烃化合物，如苯并（a）芘 | 烟熏食物、高温烤制食物，工业三废、食品加工过程中受机油和包装材料污染 | 我国规定食品中苯并（a）芘含量应 ≤5μg/kg，食用油中应 ≤10μg/kg | 可通过胎盘屏障进入胎儿体内，产生毒性和致癌作用 | 改进食品的烤熏工艺；防止环境中 PAH 污染食品；对已经污染的食品应去毒；严格执行苯并（a）芘容许限量 |
| 杂环胺类化合物 | 烹调方式不当，食物中含高蛋白氨基酸 | 未能制订食品中杂环胺的允许限量标准 | 具有致突变性和致癌性 | 改变不良烹调方法和饮食习惯；增加蔬菜和水果的摄入量；加强食品中杂环胺的监测 |
| 二噁英 | 含氯化合物的使用；城市垃圾不完全燃烧与热解；食物链中生物富集 | WHO 规定的 TDI 为 1~4pg/kg 体重 | 皮肤出现痤疮。引起肝肥大。具有抑制雌激素作用和致畸性，Ⅰ类致癌物 | 控制环境污染，加强对食物中二噁英的监测和监督工作 |

## 二、人畜共患传染病

人畜共患传染病，即同一种病原体即可引起人类患病，也可引起动物患病。现已证明，人和动物的共患病多达数百种，其中约30%是通过接触、排泄物直接传染的，其余大量的是通过肉、奶、蛋等动物性食品传染给人，使人类患病，人畜共患病对人类的危害超过人类本身独有疾病的危害。其病原体主要是微生物和寄生虫。

根据本章第二节中微生物对食品的污染从卫生学角度的三种分类，致病菌污染食品可引起食物中毒、肠道传染病、人畜共患病等食源性疾病。致病菌包括沙门氏菌、结核杆菌、伤寒杆菌、肉毒杆菌等；条件致病菌指在自然界分布较广，在通常情况下不致病，只有在特殊条件下才有致病力的一些细菌，常见的有葡萄球菌、链球菌、变形杆菌、蜡样芽孢杆菌等，它们在一定条件下引起食物中毒。

在人类食源性疾病中，病毒也是一个重要的致病因素。食源性病毒一般可通过粪—口传播，主要临床表现为病毒性胃肠炎和甲型、戊型病毒性肝炎。病毒的传播途径不同，感染症状也不同。已经证实可引起食源性病毒性传染病的病毒有脊髓灰质炎病毒、轮状病毒、星状病毒、甲型肝炎病毒、戊型肝炎病毒、杯状病毒等。据世界卫生组织统计，自2013年埃博拉病毒在西非暴发以来，截至2015年8月，已有约1.12万人死于该疾病。由于技术限制，确认食品的病毒污染及其引发的食源性疾病还存在困难。

常见的急性经口人畜共患传染病见表6-4-6。

**表6-4-6 急性经口传染病一览表**

| 种类 | 疾病 | 病原体 | 临床症状 | 疾病如何传播 | 预防措施 |
| --- | --- | --- | --- | --- | --- |
| 细菌性引起 | 细菌性痢疾 | 痢疾杆菌又称志贺菌，我国常见福氏和宋内氏痢疾杆菌 | 腹痛、腹泻、黏液脓血便，体温可高达40℃，严重者大便带有黏液或脓血，左下腹压痛，久病者可贫血、营养不良和神经衰弱等 | 病菌随病人和健康带菌者的粪便排出，污染环境，而使食品、饮水受到污染；日常生活通过接触手、食物、饮水以及蚊蝇等媒介方式，经口感染 | 从业人员患病应调离岗位。不食腐败变质和不清洁的食物。污染的食具、用具等可采用煮沸或5%漂白粉和3%来苏儿溶液等消毒 |
| | 伤寒 | 伤寒杆菌 | 持续性高热、神智淡漠、相对缓脉、脾大、皮肤玫瑰疹及血中白细胞减少等 | 病菌随伤寒患者和带菌者粪便和尿排出体外，通过污染饮水和食物，经口感染，苍蝇也可起媒介作用 | 对饮用水进行保护和消毒。对疾病的携带者要及时发现和治疗。制作食品的操作过程要卫生 |
| | 霍乱 | 霍乱弧菌（Vibrio cholerae） | 患者频繁剧烈上吐下泻后，导致机体严重脱水，外周循环衰竭，血压下降. 脉搏加快，严重者可致休克或死亡 | 病菌随患者或健康带菌者粪便及呕吐物排出，污染饮水和食物，通过手、水、被染食物器具、蝇、蟑螂等媒介经口感染 | 开展管饮食、管饮水、管粪便的措施；发生疫情，确定疫区并彻底消毒和采取管理措施，对接触者进行登记和检疫 |
| | 结核病 | 结核分枝杆菌、牛分枝杆菌和禽分枝杆菌 | 慢性咳嗽、极度疲劳、食欲缺乏，最后咳嗽出血 | 通过患者咳嗽或打喷嚏喷出的飞沫进行传染。病原体生活在各种食物中，并由此传染给人 | 食物食用前彻底灭菌。防止对着食物咳嗽和打喷嚏。对患结核病的动物检查和处理 |
| | 炭疽病 | 炭疽芽孢杆菌 | 发热、头痛、局部淋巴结肿大、呕吐、腹胀、腹痛；呼吸衰竭而亡 | 接触患病动物尸体及皮、毛；食用患病动物的肉、奶及其制品；吸入炭疽杆菌芽孢 | 从业人员可每年接种疫苗，对病畜应隔离，并进行消毒等处理 |

续表

| 种类 | 疾病 | 病原体 | 临床症状 | 疾病如何传播 | 预防措施 |
|---|---|---|---|---|---|
| | 布鲁氏菌病 | 羊、猪、牛、犬、沙林鼠和绵羊布鲁氏菌 | 发冷、头疼、发烧、夜间大量出汗、身体极为虚弱（感染后6～30d） | 通过皮肤（尤其是破伤处）、黏膜、眼结膜进入体内；食用染病的肉、奶及其制品；空气吸入 | 预防应切断传播途径，做好畜禽卫生管理，食前彻底灭菌 |
| 病毒引起 | 病毒性肝炎 | 甲型肝炎病毒（hepatitis A, HAV） | 皮肤和白眼珠发黄（黄疸）、恶心、食欲缺乏、身体虚弱，感染一个多月之后，病征开始明显 | 通常由急性期感染者和亚临床感染者的粪便排出体外，通过污染的水、蔬菜、食品、手、用具等经口传染 | 接触食物的人要洗手，对饮用水进行保护和消毒；避免吃水生贝壳动物（主要从污水中捕捞的蛤和牡蛎） |
| | | 戊型肝炎病毒 | 与其他类型肝炎无区别。戊型肝炎与甲型肝炎之间的差别关键在于孕妇和住院患者的死亡率较高，达10%～20% | 主要经口感染，由肠道和血液循环侵入肝脏，在肝细胞内增殖后排到血液和胆汁，最后经粪便排出体外 | 清洁水源，人排泄物的清洁处理，以及个人卫生、食品卫生的改善等是最基本的常规控制措施。另外，可注射疫苗 |
| | | 乙型肝炎病毒（HBV） | 除一般病状外，主要为肝脏受损后症状，如肝区痛、肝大、肝触痛、黄疸、茶色尿及肝功能损害 | 主要为肠道外途径，如血液和其他体液等。也可通过唾液、胃肠道和食品传播 | 目前大多采用疫苗进行预防，更重要的预防措施是切断各种传播途径 |
| | 口蹄疫 | 口蹄疫病毒（foot and mouth disease virus） | 发热、头痛、呕吐。口干和灼烧感，唇、舌、齿龈及咽部发生水疱。重者可并发胃肠炎、神经炎、心肌炎，以及皮肤、肺部继发感染，可因心肌炎而死亡 | 患病偶蹄动物是主要传染源。患病初期最具传染性，经破溃的水疱、唾液、粪、乳、尿和呼出的气体向外排出病毒。处于潜伏期和治愈后的病畜也可携带病毒并排毒 | 当前许多国家都有疫苗，有些国家已消灭此病，除严防从国外传入外，一经发现病畜应立即捕杀、消毒、封锁隔离一段时间 |
| | 克-雅氏病 | 慢病毒 | 患者长期昏睡或变成痴呆 | 与患病牛羊接触或食用病牛羊肉及其制品有关。特别是一些国家的牛饲料加工中允许使用牛羊等动物内脏和肉作饲料 | 对患病牛羊应合理处置，严禁食用病牛羊肉及其制品，严禁使用牛羊等动物的内脏和肉作饲料 |

## 三、通过饮食途径传播的人畜共患寄生虫病

### （一）演化中的寄生现象

自然界有了生物以后，就逐渐出现生物与生物之间的关系。在千差万别的生物关系中，两种生物一道生活的现象非常普遍，统称为共生现象或共生。如按两种生物之间的利害关系可粗略地归类：一方受益，另一方既不受益也不受害者，称为共栖。例如，人口腔内的齿龈内阿米巴（*Eniamoeba gingivalis*）以细菌为食物，但不侵犯组织。双方互相依赖，彼此受益者称互利共生。例如，牛、马胃内生活的纤毛虫在分解植物纤维过程中获得营养物质，而纤毛虫的死亡则为牛、马提供蛋白质。一方受益，另一方受害者则称寄生。例如，寄生于植物、动物或人的病毒、细菌、真菌、寄生虫。通常寄生的一方称寄生物，被寄生的一方称宿主，属于动物的寄生物则称寄生虫。人类有100种以上比较常见的寄生虫病。

## （二）寄生虫的生物学

在形成寄生生活的过程中，反映寄生虫生长发育的过程称寄生虫的生活史，这包括发育的阶段、宿主的数目和种类、寄生的部位、寄生期等。

一种寄生虫只能与某种或某些宿主建立寄生关系，称为宿主特异性。宿主特异性是受寄生虫和宿主两方面的遗传基因控制的。寄生虫生活史的各个发育期需要相应的宿主提供适合于它生存、发育乃至繁殖的物理的、化学的以及营养的环境，并且宿主对它不具有先天免疫力。因此，这样的宿主对寄生虫是相容的。当然，这种特异性是在长期演化过程中形成的。

寄生虫可在脊椎和无脊椎动物的各种系统、器官和组织寄生，具体寄生部位因虫种而异。人体寄生虫的寄生部位可粗分为血内（包括淋巴管内）、细胞内、组织内和呼吸道、胃肠管及其他管腔内。在寄生环境中，寄生虫生活和获得营养物，与宿主之间进行物质代谢的交换。在宿主体内，有的寄生虫的寄生部位比较专一，有的则可在多种器官或组织中寄生。这种现象是在演化过程中，寄生虫与宿主之间长期相互适应的结果。在肠管，常有多种寄生物寄生，包括寄生虫、细菌、病毒等。它们构成不同的生物群落，其代谢产物将在群落之间、群落与宿主之间产生影响，发挥综合作用，从而影响寄生物的寄生或对宿主的致病性。

寄生虫的生活史如需两个以上宿主，其性成熟期寄生的宿主称终宿主，无性期寄生的宿主称中间宿主。如需两个以上的中间宿主，则按顺序称第一、第二中间宿主。有的寄生虫侵入非正常宿主，不继续发育，但可生存，以后有机会进入正常宿主体内，仍可继续发育，此种非正常宿主则称转续宿主。有些寄生虫既可在人体也可在脊椎动物体寄生，脊椎动物体内的寄生虫可以传染给人，在流行病学上，这些动物称为储存宿主或保虫宿主，食品寄生虫的感染途径及同中间宿主的关系见图6-4-1。

## （三）寄生虫与宿主之间的相互作用

寄生现象的出现及其演化对寄生虫和宿主双方各自的演化注入了新的因素，并成为对宿主和寄生虫自然选择的重要条件。对宿主来说，寄生虫及其产物都是异物。寄生虫的抗原致敏宿主免疫活性细胞，诱发宿主产生免疫应答。

寄生虫在细胞、组织或腔道内寄生，可以由于机械性作用，破坏细胞，损伤组织。这不仅见于成虫，而且也见于移行中的幼虫。疟原虫破坏红细胞，钩虫损伤小肠黏膜，蛔虫幼虫移行穿破肺泡毛细血管等都是例证。肠管寄生虫还可影响宿主对营养素的吸收，可导致吸收不良或营养不良。

寄生虫与宿主之间相互作用的结果，一般可归为三类：①宿主清除了体内寄生绦虫，并可防御再感染。②宿主清除了大部分或未能清除体内寄生虫，但对再感染具有相对的抵抗力。宿主与寄生虫之间维持相当长时期的寄生关系，见于大多数寄生虫感染。③宿主不能控制寄生虫的繁殖，如不及时治疗，宿主可以死亡。

寄生是自然界非常普遍的现象。寄生虫从它的生命开始到终结，至少有一个时期或一个发育阶段在另一种生物的体表或体内的一定部位生活并获得营养物，且可能造成损害。我们现阶段所认识的寄生虫与宿主之间的关系是它们长期演化的结果，因互相之间的适应性不同，可以出现多种多样寄生现象。

食源性寄生虫病是指进食生鲜的或未经彻底加热的含有寄生虫虫卵或幼虫的食品而

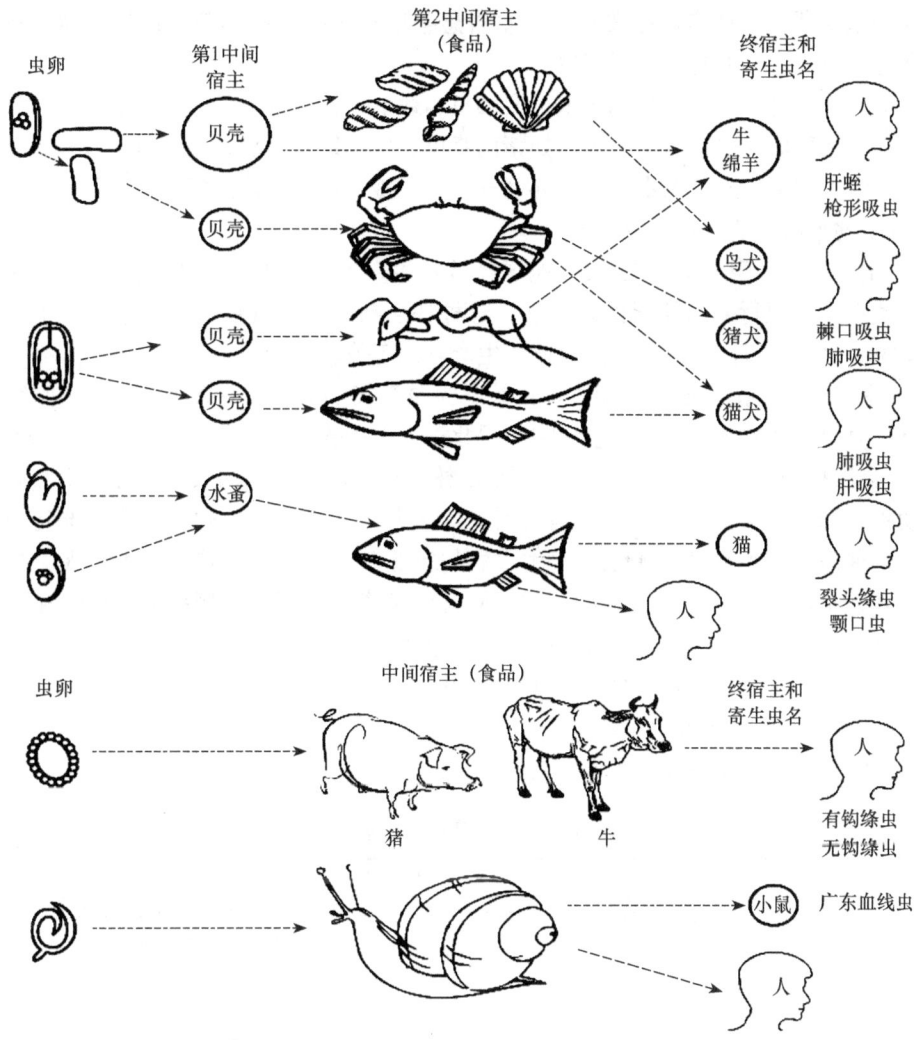

图 6-4-1 食品寄生虫的感染途径及同中间宿主的关系（河端俊治，1992）

感染的一类疾病的总称。有些人体寄生虫病可以在人和动物之间自然地传播，这些寄生虫病称为人畜共患寄生虫病。主要病原有原虫（如隐孢子虫）、节肢动物、吸虫（如华支睾吸虫）、绦虫（如猪带绦虫）、线虫（如蛔虫），其中后三者统称为蠕虫。国内早期常见的人寄生虫病绝大多数是通过人类粪便传播的，以土源性寄生虫为主；近年通过饮食传播的食源性寄生虫的感染率却不断上升。食源性寄生虫比土源性寄生虫对人类健康的危害性更大，其多寄生在人体各个器官内。

**（四）食源性寄生虫分类**

按照食源性寄生虫食物宿主的不同，可将其分为肉源性寄生虫、螺源性寄生虫、鱼源性寄生虫、淡水甲壳动物源性寄生虫和植物源性寄生虫。

**（五）寄生虫污染食品的途径**

寄生虫污染食品的途径包括水、食物、土壤、空气（飞沫）、节肢动物、人体。而食源性寄生虫病的传播途径为消化道。人体感染常因生食含有感染性虫卵的蔬菜或未洗净的蔬菜和水果所致，或者因生食或半生食含感染期幼虫的畜肉和鱼虾而受感染。寄生虫通过食物传播的途径主要有以下三种。

（1）人→环境→人，如隐孢子虫、贾第虫、蛔虫、钩虫等。

（2）人→环境→中间宿主→人，如猪肉绦虫、牛肉绦虫、肝片吸虫等。

（3）保虫宿主→人或保虫宿主→环境→人，如旋毛虫、弓形虫等。

### （六）寄生虫病的流行病学特点

1）地方性　　某种疾病在某一地区经常发生，无需自外地输入，这种情况称地方性。寄生虫病的流行常有明显的地方性，这种特点与当地的气候条件、中间宿主或媒介节肢动物的地理分布、人群的生活习惯和生产方式有关。

2）季节性　　由于温度、湿度、雨量、光照等气候条件会对寄生虫及其中间宿主和媒介节肢动物种群数量的消长产生影响，因此寄生虫病的流行往往呈现出明显的季节性。

3）自然疫源性　　在人迹罕至的原始森林或荒漠地区，某些人畜共患寄生虫病可在脊椎动物之间相互传播，人进入该地区后，这些人畜共患寄生虫病则可从脊椎动物传播给人，这种地区称为自然疫源地。寄生虫病的自然疫源性不仅反映了寄生于人类的寄生虫绝大多数是由动物寄生虫进食而来的，同时也说明某些寄生虫病在流行病学和防治方面的复杂性。在涉及野外活动，如地质勘探、探险和开发新的旅游区时，了解当地寄生虫病的自然疫源性是必要的。此外，自然保护区的建立，也可能形成新的自然疫源地。

### （七）常见人畜共患寄生虫病

常见的通过饮食途径传播的人畜共患寄生虫病见表6-4-7。

表6-4-7　人畜共患寄生虫病一览表

| 疾病 | 病原体 | 临床症状 | 传播途径 | 预防措施 |
|---|---|---|---|---|
| 猪绦虫病（猪囊尾蚴病） | 有钩绦虫 | 当幼虫侵袭到心脏、脑、眼睛或神经时，其症状由缓和的消化失调向严重失调转化 | 猪吃了人粪便污染的食物而得到虫卵进而孵化出幼虫侵入肌肉。人由于生吃了施粪肥的蔬菜（菜上有虫卵）或含有幼虫的未熟猪肉而感染 | 各类猪肉及其制品都要煮熟。用人粪便做肥料的蔬菜一定要煮熟，对切肉用的刀、砧板、抹布、盛具要生熟分开并及时消毒，严禁喝生水 |
| 牛绦虫病（牛囊尾蚴病） | 无钩绦虫 | 患者常无症状。偶尔出现贫血、恶心或腹泻与便秘交替。当虫子的节段进入大便时，肛门可感到不舒服 | 水、饲料和牧草中的病人粪便沉积物（有虫卵）引起牲口传染病。虫卵在牲口体内孵化，幼虫侵入到肌肉组织中。人从未熟的畜肉中得到幼虫 | 将畜肉彻底煮熟。在畜牧场使用适当的卫生设施。保护牧场、饲料和牲口，避免人粪便和污物污染 |
| 旋毛虫病 | 旋毛虫 | 恶心、呕吐、腹泻、高烧、肌肉疼痛，甚至使肌肉运动受到限制。如幼虫进入脑脊髓，还可引起脑膜炎样症状 | 猪吃了污染的垃圾或有病的老鼠而被感染（其他的食肉动物如狗同样）。幼虫从猪的肠中迁移到肌肉中并在此形成包囊。人吃了生的或未煮熟的猪肉（或狗肉）而感染 | 加强肉品的兽医卫生检验，彻底煮熟猪肉（直至肉的粉红色消失）或将肉放在-15℃以下连续冷冻20d以上（对食肉动物如狗的肉也要进行类似的处理） |
| 华支睾吸虫病（肝吸虫病） | 华支睾吸虫 | 食欲减退，消化不良，上腹不适，肝区隐痛，乏力，轻度腹泻，水肿，消瘦，神经衰弱等。重者肝硬化、腹水和胰腺炎 | 患者、带虫者、受感染的杂食动物和野生动物均可成为传染源。人因食入含有华支睾吸蚴的生鱼虾或未煮熟的鱼虾而感染 | 不喝生水，不食用未加热彻底的鱼、虾；对食用的动物的肉或被华支睾吸虫污染的食品必须加热煮熟 |

续表

| 疾病 | 病原体 | 临床症状 | 传播途径 | 预防措施 |
|---|---|---|---|---|
| 蛔虫病 | 蛔虫 | 腹部不适或上腹部或脐部周围疼痛，食欲减退、易饿、便秘或腹泻、呕吐、哮喘、荨麻疹等，甚至腹膜炎、肠梗阻 | 蛔虫卵通过灰尘、水、土壤或蝇、鼠及带虫卵的手等污染食物如蔬菜、水果及水生生物，人可因生食未洗净的这类食物而感染 | 不饮生水，细心洗净生吃蔬菜，所有的食物最好都煮熟，对人粪便进行卫生处理，从业人员应养成良好的卫生习惯 |
| 弓形体病 | 弓形体 | 发热、不适、盗汗、肌肉疼痛、咽痛、皮疹等，部分有淋巴结肿大、心肌心包炎、肝炎、关节炎、肾炎和脑病等 | 接触和生食有本病的畜禽肉；猫粪，猫、犬等的痰和唾液污染食物，水源和手等经口感染；还可因昆虫叮咬、输血等感染 | 加强肉品卫生检验；从业人员定期健康检查；粪便无害化处理；蛋、乳及肉应煮熟；生、熟用具严格分开 |
| 阿米巴病 | 溶组织内阿米巴 | 腹泻、脓血便为主，还有不规则发热、消瘦、肝大、肝区疼痛 | 患阿米巴病慢性恢复期和无症状排囊的人或兽（主要为家猪和犬等）排出有囊粪便直接污染水源和食物或间接通过蝇粪污染食物后，经口传播 | 加强"三管（管饮食、管饮水、管粪便）一灭（灭蝇）"，控制人群中带囊者这一主要传染源；防止自然感染阿米巴原虫的动物直接或间接污染食品 |

## ❖ 对问题的解答

**问题解答1：**抽搐的真相？

出生于湖北的一个叫王爱武的女孩在6岁时因饥饿吃了霉变的甘蔗，结果从手不听使唤到四肢疼，三十几年没下过床，二十四小时抽搐疼痛，经医学检验是由于霉菌毒素的毒性作用使大脑控制抽搐的关键部位受到了损伤，大脑不能指挥身体做正常动作了，只会让她不停地抽搐。

甘蔗在霉变之后，通常白色的甘蔗发暗，会出现浅褐色或褐色，口味上有酒糟味或酸辣味。误食后最开始可能是消化道症状，恶心、呕吐、腹痛十几天之后，就会出现意识和语言功能障碍、瘫痪等症状。致病霉菌叫节菱孢霉菌，其常常滋生在放置过久的甘蔗里。这种霉菌会产生一种分泌物3-硝基丙酸，是一种神经毒素，进入胃肠后会被吸收进入血液里，再进入人的大脑，只要不到0.5g，就能引起人的中毒，而且可能会危害终生。

**问题解答2：**在旅游景区参加荔枝采摘项目为什么要慎重？

荔枝是我国著名的特产水果，味甜而美，含维生素C较多（95mg/500g）。若连续多日大量吃鲜荔枝可突然发生低血糖症，机制尚未阐明。可能因为荔枝中含有2-次甲基环丙基甘氨酸能降低血糖。发病时，有饥饿感、头晕、心悸、出冷汗、无力；严重者出现抽搐、瞳孔缩小、脉细弱而频、呼吸不规则并可突然昏迷。

近年在盛产荔枝的地区开发的采摘式旅游产品，游客消费某一数额后，可以随意食用，部分游客一次食用量过大，由于荔枝同时为热性水果，一次食用量过大容易内热过剩，出现上火、鼻出血的现象，也能导致低血糖眩晕。

**问题解答3：**"假沸"现象与生豆浆食物中毒。

在一般的情况下，没有人饮用生豆浆。但是，有些人在煮豆浆时，当80℃左右，皂素受热膨胀，形成泡沫上浮，造成"假沸"现象，而此时豆浆中的有害成分并未受到完全破坏，饮用这种半生不熟的豆浆也会引起中毒。通常在食用0.5~1h后即可发病，主要为胃肠炎症状。

在煮豆浆时，"假沸"之后应继续加热至100℃，泡沫消失，表明皂素等有害成分受到破坏，然后再用小火煮10min，彻底破坏豆浆中的有害成分，以达到安全食用的目的。也可以在93℃加热30~75min，121℃加热5~10min或121℃喷雾干燥30min有效地消除有毒物质。

**问题解答4**：他脑中的虫从哪来？

家住四川简阳市某村的杨发均突然意识模糊，嘴角抽搐。到医院进行检查之后发现老杨得了脑囊虫病，吃药后老杨得到了好转，但老杨从未吃过患有绦虫病的猪肉，周围也没有患有绦虫病和囊虫病的人，老杨脑中的囊虫是从哪来的呢？经医生详细询问，老杨的病因也终于查明，原来老杨喝了由河蟹泡的酒治风湿病，河蟹体内有寄生虫。

## 讨论题

你认为食品安全现代问题中对人类最危险的因素是什么？

### 主要参考文献与推荐阅读

车振明，李明元. 2013. 食品安全学. 北京：中国轻工业出版社

丁晓雯，柳春红. 2011. 食品安全学. 北京：中国农业大学出版社

高阳，杨薇，王佳江，等. 2009. 我国食品安全现状、问题及对策. 中国食物与营养，（1）：15-17

河端俊治. 1992. 食用食品卫生. 张洪祥等，译. 北京：北京大学出版社

胡术阁. 2010. 对我国生态环境问题的思考. 哈尔滨市委党校学报，（1）：34-37

蒋云升. 2003. 烹饪卫生学. 北京：中国轻工业出版社

任端平，潘思轶，何晖，等. 2006. 食品安全、食品卫生与食品质量概念辨析. 食品科学，27（6）：256-259

任盈盈. 2004. 食品安全调查. 北京：东方出版社

汤云，朱云松. 2008. 我国食品安全的现状分析及对策. 中国食物与营养，（7）：6-8

田松. 2008. 我们是行走的塑料. 博览全书，（6）：77-81

王际辉. 2013. 食品安全学. 北京：中国轻工业出版社

王利兵等. 2012. 食品安全化学. 北京：科学出版社

王清华. 2008. 食品安全大透视. 哈尔滨：黑龙江科技出版社

王亚伟. 2006. 烹饪营养与卫生. 北京：北京大学出版社

杨洁彬，王晶，王柏珍，等. 2007. 食品安全性. 北京：中国轻工业出版社

赵霖. 2001. 中国人怎么吃. 北京：军事医学科学出版社

郑昌江. 2012. 饮食营养卫生的理论与应用. 南京：江苏教育出版社

# 第七章 烹饪原料卫生

❖ **教学目标**：认识烹饪中常用的各类原料存在的安全性问题，学会理论联系实际对这些原料进行鲜度判定，并领悟作为教师如何设计相关教学内容。

**（一）知识教学目标**
1. 了解各类原料存在的安全性问题。
2. 了解各类原料卫生标准。

**（二）能力培养目标**
1. 掌握各类原料的保藏技术。
2. 掌握应用原料知识判定各类原料鲜度的能力。
3. 通过具体案例学会理论联系实际设计教学内容。

## 第一节 肉禽蛋类原料卫生与安全

❖ **问题导入：**
1. 我们吃的肉放心吗？
2. 这样的鸡敢吃吗？
3. "瘦肉精犯罪"新手段。

肉是畜禽经放血后除去内脏、头、蹄、尾的带皮或不带皮的肉体部分，又称胴体（carcase）或白条肉（carcass meat），主要由肌肉组织、脂肪组织、结缔组织和骨骼构成，内脏、头、蹄、尾、皮、毛和骨等组织称为副产品（by-product）。

畜肉是一类易腐性较高的原料，这与肉中固有酶的作用、外界微生物的污染等因素有关。市售肉类还可能出现兽医卫生监督机构漏检的病畜肉以及注水、掺杂等卫生问题。

我国蛋类资源丰富，蛋及蛋制品消费量较大，若蛋类食品在生产、加工、贮藏、运输等方面受到污染而变质，可能危害人体健康。

### 一、畜、禽肉类原料的安全性问题及控制

**（一）畜、禽肉类原料的安全性问题**

1）肉类的腐败变质　肉从新鲜到腐败变质要经过僵直、成熟（后熟）、自溶和腐败四个变化过程。

不适当的生产加工和保藏条件也会促进肉类腐败变质，其原因有：健康牲畜在屠宰、加工、运输、销售等环节中被微生物污染；病畜宰前就有细菌侵入，并蔓延至全身各组织；牲畜因疲劳过度，宰杀后肉的后熟力不强，产酸少，难以抑制细菌的生长繁殖，导致肉的腐败变质。

2）人畜共患传染病　见第六章第四节中人畜共患传染病。

3）农药和兽药的污染　当畜禽饲料中有农药残留，可通过食物链在畜禽的肉、内

脏中残留；畜禽在养殖期间使用的抗生素或生长促进剂等药物，也可能在畜禽的肉、内脏中残留，造成食用性危害。尤其在动物养殖中违法使用的饲料添加剂（如盐酸克伦特罗），当其残留在动物组织中被人食用后可发生急性或慢性中毒。

4）掺假　肉类的掺假主要表现在增重和掩盖劣质方面。通常是在猪、牛等屠宰前进行强制灌水，或在屠宰后向肉中注水，形成"注水肉"。注水的方式有：活体胃肠内连续灌水，心脏、血管注入，肌肉注射等。在"注水肉"中，可能添加了阿托品、洗衣粉、明胶、色素和防腐剂等，更有甚者往肉中注入卤水，因卤水能使肉色鲜艳，使蛋白质凝固，注入的水流不出来。也可能注入污水，带入重金属、农药、病原微生物等有毒有害物质。因此，"注水肉"对人体健康的危害不容忽视。

### （二）畜、禽肉类原料的安全性控制

畜肉在保藏过程中，要阻碍微生物繁殖，减弱在固有酶作用下的品质变化过程，延长肉的保藏期限。

1）肉的冷却　肉的冷却是迅速排除肉体内部热量，在肉的表面形成一层干膜，阻止微生物生长繁殖，延长肉的贮藏时间。一般肉的冷却温度不能低于肉汁的冰点（$-1.2 \sim -0.5$℃）。冷却后的肉体，肉层温度应达到 $0 \sim 4$℃，表面有干膜。此法只能短期贮存肉类，约 2 周以内。

2）肉的冷冻　冷却后的肉类，因肉内分解酶和微生物活动仍在进行，只可做短期保藏，若要长期贮存，冷却后必须冷冻。冷冻间温度一般控制在 $-23 \sim -18$℃，在 24h 内把冷却肉温度从 $0 \sim 4$℃冻结至 $-18$℃，在此条件下可较长时间保藏。冷冻后的肉若不准备长期冷藏，可放在温度为 $-1 \sim 1$℃，相对湿度为 85%～90% 的冷库中贮存，可放置 $20 \sim 30$d。

3）肉的冷藏　肉的冷藏是为了保藏冷冻肉。把冷冻肉放在温度为 $-18 \sim -16$℃，湿度为 90%～95% 的冷藏间贮存，肉体温度保持在 $-8$℃以下，贮藏期可达 6 个月以上。

禽类的保藏条件见表 7-1-1。

表 7-1-1　禽肉的保藏条件

| 原料名称 | | 冷却放置 | | | 冷冻保藏 | | |
| --- | --- | --- | --- | --- | --- | --- | --- |
| | | 贮存温度 /℃ | 相对湿度 /% | 保藏期限 | 贮存温度 /℃ | 相对湿度 /% | 保藏期限 |
| 鸡 | 整只 | $-1 \sim 1$ | 85 | $2 \sim 4$d | $-23 \sim -18$ | — | $4 \sim 10$ 个月 |
| | 切碎 | $-1 \sim 1$ | 85 | $1 \sim 2$d | $-23 \sim -18$ | — | $3 \sim 6$ 个月 |

### （三）畜、禽肉类卫生标准

我国制定的肉类卫生标准是 GB/T 5009.44—2003，其中包括鲜（冻）猪肉（GB 2707—2005），牛、羊、兔肉（GB 2708—1994）和禽肉（GB 2710—1996）。

1）鲜、冻猪肉鲜度判定　骨髓和腱的变化也可作为带骨肉感官检验的参考判断指标。新鲜肉骨内充满骨髓，骨髓结实、黄色或白色、折断处有光泽、不陷入骨的折断边缘内，腱有弹性、结实，关节表面光滑有光泽，关节液呈透明状。腐败时则骨腔内骨髓不充满，质地柔软，以手指摸时呈烂泥状，色泽常呈污灰色，腱湿润，关节表面附有大量黏液，关节液如血浆状。

鲜、冻猪肉鲜度判定见表 7-1-2。

表 7-1-2　鲜、冻猪肉鲜度感官指标

| 项目 | 鲜猪肉 | 冻猪肉（解冻后） |
| --- | --- | --- |
| 色泽 | 肌肉有光泽，红色均匀，脂肪乳白色 | 肌肉有光泽，红色或稍暗，脂肪白色 |
| 弹性（组织状态） | 纤维清晰，有坚韧性，指压后凹陷立即恢复 | 肉质紧密，有坚韧性，解冻后指压凹陷恢复较慢 |
| 黏度 | 外表湿润，不粘手 | 外表湿润，切面有渗出液，不粘手 |
| 气味 | 具有鲜猪肉固有的气味，无异味 | 解冻后具有鲜猪肉固有的气味，无异味 |
| 煮沸后肉汤 | 澄清透明，脂肪团聚于表面 | 澄清透明或稍有浑浊，脂肪团聚于表面 |
| 挥发性盐基氮（TVB-N）含量/（mg/100g） | ≤20 | |
| 汞（以汞计）含量/（mg/kg） | ≤0.05 | |
| 水分含量/% | ≤77 | |

2）畜类内脏的鲜度判定　畜类内脏器官包括心、肝、肺、肾、胃和肠。其组织一般含水量高，酶活性大，酶的种类多，纤维细嫩，且组织结构适合于酶类活动，又易受污血、粪便、胃内容物等污染，保藏过程中，极易腐败变质。其鲜度判定见表 7-1-3。

表 7-1-3　畜类内脏鲜度感官指标

| 名称 | 新鲜 | 变质 |
| --- | --- | --- |
| 肠 | 乳白色，稍软，略带坚韧，黏液无变质异味，无脓点、出血点、伤斑 | 淡绿色或灰绿色，组织软化，有腐败臭味 |
| 胃 | 乳白色，黏膜清晰，质结实无异臭 | 灰绿色，无光泽，组织松弛，有臭味 |
| 肾 | 淡褐色，有光泽、弹性，组织结实，无异臭 | 灰绿色，无光泽，组织松弛，无弹性，有异臭 |
| 心 | 淡红色，脂肪乳白色，组织结实，有弹性，气味正常 | 红褐色或绿色，组织松弛，无弹性，有异臭 |
| 肺 | 粉红色，有弹性，无异臭 | 灰绿色，有异臭味，无弹性，无光泽 |
| 肝 | 棕红色，有光泽、润滑，略有弹性，组织结实，紧密 | 发绿，无光泽，触及易碎，无弹性，有酸败味 |

3）禽肉鲜度判定　禽肉鲜度判定见表 7-1-4。

表 7-1-4　鲜、冻禽类鲜度感官指标

| 项目 | | 鲜禽产品 | 冻禽产品（解冻后） |
| --- | --- | --- | --- |
| 组织状态 | | 肌肉有弹性，经指压后凹陷部位立即恢复原位 | 肌肉经指压后凹陷部位恢复较慢，不能完全恢复原状 |
| 色泽 | | 表皮和肌肉切面有光泽，具有禽种固有的色泽 | |
| 气味 | | 具有禽种固有的气味，无异味 | |
| 煮沸后肉汤 | | 透明澄清，脂肪团聚于液面，具固有香味 | |
| 淤血 | 淤血面积＞1cm² 时 | 不允许存在 | |
| | 淤血面积＜1cm² 时 | 不得超过抽样量的 2% | |
| 硬杆毛/（根/10kg） | | ≤1 | |

续表

| 项目 | 鲜禽产品 | 冻禽产品（解冻后） |
|---|---|---|
| 肉眼可见异物 | 不得检出 | |
| 解冻失水率/% | — | ≤8 |
| 挥发性盐基氮（TVB-N）含量/（mg/100g） | ≤15 | |

注：①淤血面积以单一整禽或单一分割禽体的1片淤血面积计
②硬杆毛指长度超过12mm的羽毛，或羽毛根直径超过2mm的羽毛
③肉眼可见异物指产品上有碍人类食用的杂物或污染物（如黄皮、粪便、胆汁及非禽源性异物，或塑料、金属、饲料残留）

光禽新鲜度感官检验除注意以上特征外，还可检查头、皮肤、翅和肢及腔内状况。禽喙有霉菌生长或不愉快气味；口腔黏膜无光泽；皮肤有霉斑或稍有霉味；皮肤呈灰黄色，都应认为是鲜度下降。同时还应注意口角黏液的腐败气味和内脏、浆膜、腹壁肌肉是否有腐败现象。

## 二、蛋类原料的安全性问题及控制

用于烹饪原料的鲜蛋有鸡蛋、鸭蛋、鹅蛋、鸽蛋和鹌鹑蛋，其中以鸡蛋和鸭蛋的应用较为普遍。

### （一）蛋类原料的安全性问题

1）微生物污染　　鲜蛋的污染多来自养殖环境、饲料、不洁的产蛋场所、卵巢、生殖腔和贮运各环节。主要生物性污染源是致病菌（如沙门菌、空腔弯曲菌和金黄色葡萄球菌）和引起腐败变质的微生物。

2）抗生素、生长激素及其他化学性污染　　蛋的化学性污染与禽类的化学性污染关系密切。饲料中的抗生素、生长激素、农药、兽药和重金属污染物，以及饲料本身含有的有害物质（如棉饼中游离棉酚）可以向蛋内转移和蓄积，造成蛋的污染。

3）违法、违规加工蛋类　　我国曾发生过使用化学药品人工合成假鸡蛋的事件。假鸡蛋的蛋壳由碳酸钙、石蜡及石膏粉构成，蛋清主要由海藻酸钠、明矾、明胶、色素等构成，蛋黄的主要成分是海藻酸钠液加柠檬黄类色素。假鸡蛋无任何营养价值，长期食用可造成过量摄入铝（明矾中含铝）而导致记忆力衰退、痴呆等严重后果。我国还发生过为生产高价红心蛋，违法在饲料中添加具有致癌作用的化工染料苏丹红的事件。

### （二）蛋类原料的安全性控制

蛋在保藏前必须严格挑选，蛋越新鲜，蛋壳越完整，则耐藏性越高。

1）鲜蛋的冷却　　蛋内容物为半液体状态的均质物质，突然遇冷会收缩减少其容积，蛋内形成负压，导致空气中微生物通过蛋壳孔隙进入蛋内，使鲜蛋逐渐变坏。另外较高温度的蛋直接送入冷藏间，会增加冷藏间热负荷，因此，冷藏前必须先行冷却，冷却间温度最好低于蛋温2~3℃（相对湿度为75%~80%），每隔1~2h将库温降低1℃，在24~28h内逐渐把蛋内温度降至1~2℃，结束冷却，移入冷藏间。

2）鲜蛋的冷藏　　鲜蛋若要长期贮存，必须在低温下冷藏，冷藏的常用温度为−1℃，相对湿度为80%，在此冷藏温度和湿度下，蛋不易霉坏，其干耗量也较小。冷藏

鲜蛋每隔1~2个月应翻箱一次，保藏期限一般不宜超过6个月。冷藏蛋出库前应注意缓慢升温，若快速升温会使蛋壳表面凝结一层水珠，使蛋外膜破坏，加速蛋的腐败变质。其保藏条件见表7-1-5。

表7-1-5 蛋类保藏条件

| 原料名称 | 温度/℃ | 相对湿度/% | 保藏期限 |
| --- | --- | --- | --- |
| 整蛋 | -2~2 | 80~85 | 2~4周 |
| 蛋粉 | 2 | 最小 | 6~12个月 |
| 其他蛋制品 | -2~2 | 80~85 | 2~4周 |
| 冷藏整蛋 | -23~-18 | — | 6~8个月 |

### （三）蛋的卫生要求

鲜蛋销售前必须进行安全卫生检验，符合鲜蛋卫生质量要求方可在市场上出售，因此要严格遵守国家鲜蛋卫生标准（GB 2748—2003）。

1）感官指标　蛋类鲜度感官指标应符合表7-1-6的规定。

表7-1-6 蛋类鲜度感官指标

| 项目 | 指标 |
| --- | --- |
| 色泽 | 具有禽蛋固有的色泽 |
| 组织形态 | 蛋壳清洁、无破裂，打开后蛋黄凸起、完整、有韧性，蛋白澄清透明、稀稠分明 |
| 气味 | 具有产品固有的气味，无异味 |
| 杂质 | 无杂质，内容物不得有血块及其他鸡组织异物 |

2）理化指标　蛋类鲜度理化指标应符合表7-1-7的要求。

表7-1-7 蛋类鲜度理化指标

| 项目 | 指标 |
| --- | --- |
| 无机砷/（mg/kg） | ≤0.05 |
| 铅（Pb）/（mg/kg） | ≤0.2 |
| 镉（Cd）/（mg/kg） | ≤0.05 |
| 总汞（以Hg计）/（mg/kg） | ≤0.05 |
| 六六六、滴滴涕 | 按GB 2763—2016规定执行 |
| 食品添加剂 | 按GB 2760—2014规定执行 |

### ❖ 对问题的解答

**问题解答1**：我们吃的肉放心吗？

在主要食用农产品中，除粮食外，2012年农业部在全国150个大中城市对蔬菜、畜禽产品、水产品、果品、茶叶等五大类产品开展了4次农产品质量安全例行监测，共检测102个品种，抽样近4万个，检测参数87项。检测结果表明我国食用农产品质量安全水平稳中有升。

农业部对全国31个省（区）150个大中城市畜产品中瘦肉精以及磺胺类药物等

兽药残留监测结果显示，2012年我国畜产品质量安全总体合格率为99.7%，较2011年上升0.1个百分点。在2009~2012年连续4年畜产品质量安全合格率保持在99%的高位水平，表明畜产品的总体质量"基本稳定，稳步趋好"（图7-1-1）。

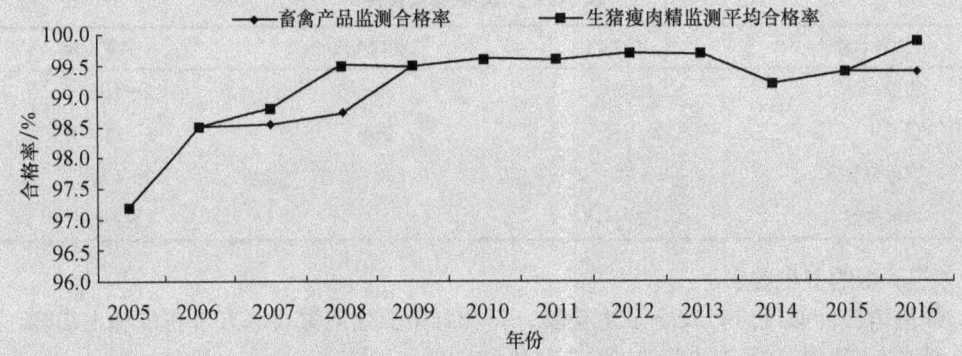

图7-1-1 2005~2016年我国畜产品质量安全、生猪瘦肉精污染物抽检合格率

具体来看，畜产品的兽药残留抽检合格率稳中略降。2012年1~7月畜产品兽药残留抽检合格率为98.7%，较上年下降了0.6%，这是自2009年以来畜产品兽药残留抽检合格率首次低于99%。生猪瘦肉精污染物的监测结果表明，2012年全国生猪瘦肉精污染物抽检合格率为99.7%，较上年提高了0.2个百分点，连续6年稳步上升，生猪瘦肉精污染基本得到控制并逐步改善。

但是我国畜产品质量安全仍不容忽视。

2015年上半年，国家食品药品监督管理总局采取随机抽查的方式，在全国范围内抽检了33 252批次食品样品，其中检验不合格样品1236批次，样品合格率为96.3%。抽检情况表明，当前我国食品安全状况总体保持稳定，但仍存在一些突出问题。

在抽检的24类食品中，粮、油、肉、蛋、乳等5类大宗日常消费品的合格率都高于平均水平（96.3%）。其中，肉及肉制品抽检4678批次，不合格148批次，样品合格率96.8%。

关于抽检发现的主要问题，一是发现禁限用农兽药残留超标，占不合格样品总数的2.8%。主要是部分样品中检出克百威、氯霉素、孔雀石绿、瘦肉精和恩诺沙星等禁限用农兽药。二是非法添加非食用物质和超范围、超限量使用食品添加剂，占不合格样品的19.3%。主要是个别样品中检出硼砂、罗丹明B、富马酸二甲酯和罂粟碱等非食用物质，以及部分样品中发现防腐剂、甜味剂和着色剂等添加剂不合格。三是微生物指标不合格，占不合格样品的35.0%。主要是部分样品菌落总数、大肠菌群和霉菌等指示性微生物指标超标。但也有个别样品检出铜绿假单胞菌、单增李斯特菌和金黄色葡萄球菌等致病菌。四是重金属指标不合格，占不合格样品的12.7%。主要是部分样品铝、铅、镉等指标超出标准限值。五是品质指标不合格，占不合格样品的31.9%。主要是部分样品酸价、酒精度和电导率等项目不合格。

**问题解答2**：这样的鸡敢吃吗？

2012年11月23日，中国经济网连发两篇报道《粟海集团供KFC原料鸡45天速成——不等发病即被屠宰》《肯德基麦当劳原料鸡45天速成——工人称饲料把苍蝇毒死了》，引起公众对"速成鸡"事件的关注。

2012年11月23日，粟海集团速成鸡被曝光后，新浪农业24日发布新闻《粟海集团回应速成鸡遭疑过量用药：一日连发三文》指出，今日粟海集团在其官网罕见的一日连发三篇文章自证清白。

2012年11月23日9时14分，凤凰网财经转载中国经济网的报道《肯德基麦当劳原料鸡45天速成——工人称饲料把苍蝇毒死了》。当日18时19分，肯德基随后通过新浪官方微博回应称：山西粟海集团在肯德基鸡肉原料供应体系中属于较小的区域性供应商，仅占鸡肉采购量的1%左右。过往食品安全记录正常。根据媒体报道内容，肯德基将进行调查，加强检验，并根据调查情况作相应处理。直到当日20时52分，麦当劳通过新浪官方微博回应称，"经核实，很肯定地告诉大家，报道中说到的供应商（指粟海集团）不是我们现有鸡肉供应商。请大家放心，与食品安全有关的一切麦麦向来视为重中之重，严格遵守政府各项安全标准。……亲们可放心享用。"

2012年11月27日，山西日报发布新闻《粟海集团肉鸡和饲料样品正在检验中》指出，山西省市县各级党委、政府高度重视，省领导派出了以省畜牧局局长为组长的工作组第一时间赶赴永济指导工作。

2012年11月29日，凤凰网转载每日经济新闻《"速成鸡"事件不断发酵——媒体曝粟海集团已停止进药》。

2012年12月4日，新华网发布新闻《山西公布"速成鸡"调查结果：所检项目均符合国家标准》。到此为止，"速成鸡"事件还一直处于酝酿期。

2012年12月6日，中国经济网发布新闻报道《肯德基"速成鸡"再曝安全隐患：花钱能买检疫合格证》，详细描述了45天"速成白羽鸡"从雏鸡进入鸡场、肉鸡出栏屠宰、检验检疫等多个环节所暴露出的安全隐患，引发了"速成鸡"事件的全面暴发。

2012年12月17日，南方都市报发布新闻《危"鸡"四伏肯德基"45天速成鸡"大起底》指出，品牌快餐连锁店所用的白羽鸡，从养殖到出栏屠宰等多个环节存在风控隐患。鸡舍密度高、抽检比率低、病鸡流向存隐患等问题给白羽鸡的风险控制带来挑战。

飞速长成的鸡到底谁之过？

2012年12月18日，上海市食品药品监督管理局表示，已经第一时间组织监督员对其产品进行抽检。

2012年12月20日，上海食品安全委员会办公室通报了对百胜集团初步调查的结果，2010~2011年，百胜集团送检的山东六和集团的鸡类产品共19批，其中8批抗生素残留不合格，这些检测结果均以检测报告的形式送给了百胜集团，但是百胜集团并没有按照我国食品安全法规定及时采取相应措施。与百胜公司签有合同的上海市食品药品检验所没有及时将不合格情况通报上级主管部门，也是导致肯德基长期隐瞒问题的主要原因。

2012年12月23日，北京市动物卫生监督所通报，北京市共有23家单位从山东六和集团进货肉鸡，包括吉野家和北京二商集团。北京市动物卫生监督所针对贮藏山东六和集团肉鸡产品的冷库进行全面摸排，对现库存产品立即采取就地封存措施。

2012年12月25日，国务院新闻办公室举行发布会，农业部总经济师、新闻发言人毕美家表示"速生鸡"名称不恰当。

**问题解答3**："瘦肉精犯罪"新手段。

2012年5月初，《法制日报》记者从河南省新密市人民检察院获悉，该院在半个月内连续公诉了两起特殊的瘦肉精案件：案件的被告不是生猪养殖户，且瘦肉精的添加选择在屠宰上市的前一个环节而非生猪出栏之前，以逃避生猪检疫监督的诸多环节，进一步加大了瘦肉精监管的难度。

早在20世纪90年代，国内就已出现瘦肉精中毒事件。1998年，中国香港、广东等地发生了因食用猪肺汤的食物中毒事件，元凶就是瘦肉精。2001年8月30日，浙江省桐庐县发生一起因食用含有瘦肉精的猪肉和猪内脏集体中毒事件，中毒群众多达180余人。此后，2003年的杭州、2006年的上海、2009年的广州也分别发生了瘦肉精中毒事件。2011年3月15日，央视曝光了河南济源双汇食品有限公司连续多年收购由瘦肉精养殖的生猪，引起了社会的广泛关注。2012年5月，"瘦肉精犯罪"出现新手段。瘦肉精问题出现较早，但一直没有得到很好解决。其中，检测成本较高、犯罪活动越来越隐蔽是原因之一，而由监管制度漏洞等所造成的政府监管不力也是瘦肉精问题难以解决的重要原因。早在2006年，农业部相关人士就对瘦肉精危机背后的制度漏洞进行了解析。农业部畜牧业司有关负责人指出，首先，由于我国现行法律法规并没有要求肉品上市前强制性进行瘦肉精含量检测，因此，成了一些监管部门不检测的主要理由；其次，国家规定生猪养殖和屠宰这两个阶段的瘦肉精检测，是通过抽检方式进行的，由于抽检经费严重不足，因此，抽检率仅有千分之一；最后，餐桌上食用的猪肉要经过五六道关，即药品、饲料、养殖、屠宰、加工、销售等几个环节才能盖合格证，但是多部门分头管理的体系难免出现监管脱节。对于相关管理部门的监管不力、行动迟缓，网民也表达了强烈的不满。

解决瘦肉精问题既要各司其职，又要形成合力，政府必须加强部门配合，各司其职，各负其责，共同加强食品安全监管。各级农牧部门应加强对饲料企业监管，开展饲料和养殖环节瘦肉精专项整治，从源头杜绝瘦肉精猪肉流入市场。

## 第二节　水产类原料卫生与安全

❖ **问题导入：**
1. 我们吃的水产品放心吗？
2. 是什么原因导致公众的食品安全神经如此敏感？——螺旋藻铅超标事件。

水产品（fishery product）主要指来自淡水和海水的鱼类、甲壳类、贝壳类、头足类、棘皮动物、腔肠动物、藻类，以及除水鸟和哺乳动物以外的其他种类的水生生物及其加工制品。

水产品包括许多动物界的类群，如软体动物门（河蚌、田螺等）、节肢动物门（虾、蟹等）、棘皮动物门（海胆、海参等）、脊索动物门、鱼纲（鲭鱼、带鱼）等，用于烹饪行业原料最普遍、最多数的是鱼纲。水产品风味独特，营养丰富，但也容易被微生物、寄生虫和其他有害物质污染，从而影响其安全卫生。

## 一、水产品的安全性问题

我国水产品存在很多问题，突出表现在以下几方面。

**1. 某些水产品种的内源性有毒成分**

许多水产品体内含有天然毒素，如河豚毒素、雪加毒素、贝类毒素和组胺等，被人误食后能引起食物中毒。见第六章第四节中天然有毒动植物食物中毒。

**2. 水产品的养殖、收获、储运、加工和销售过程中的外源性污染**

1）水产养殖环境的污染加剧　　由于工业排污、城镇生活排污、农业排污和事故性排污等方面的影响，水产养殖区域水质日趋恶化，主要污染物为无机氮、磷酸盐、石油类和重金属。此外，具有致癌、致畸、致突变的环境激素类化合物的检出率和含量也日趋升高。养殖环境污染的加剧对水产品质量的影响日趋严重。

2）水产养殖的人为添加污染日趋严重　　导致这种结果出现的主要原因是不恰当地使用渔用肥料、添加剂和药物。不但造成了养殖环境中化合物和药物的高残留，破坏了养殖生态环境，而且直接危及水产品质量。研究结果基本表明，水产品中的甲醛是人为添加的，其含量是沿食物链经生物富集作用逐渐增大的，并且在储存和加工过程中甲醛含量会有不同程度的增加。

3）养殖环境恶化为病原体和致病微生物提供了基础条件　　养殖环境恶化致使水产养殖生物的病毒病、细菌病、寄生虫病和营养病频繁发生。大规模暴发性病害不但造成水产养殖生物的大量死亡，也严重影响水产品的卫生安全质量。

4）水产品的收获、储运、加工和销售过程卫生质量和安全质量操作不规范　　对"从生产到餐桌"全过程可能产生的危害、危害特征和危害程度认识模糊，关键控制点控制不严格，致使水产品安全卫生和安全质量存在隐患甚至引发严重问题。

## 二、水产品的贮藏和加工卫生

**1. 有效的保鲜措施**

有效的保鲜措施包括低温、盐腌、防止微生物污染和减少鱼体的损伤，其中防止水产品发生自溶和腐败，最有效的措施是低温保藏。

1）冷却　　刚捕获的水产品温度较高，易发生自溶和腐败，故应立即放入冰块降温，返港时水产品表面温度不得高于5℃。一般在水产品中放入碎冰或冰水冷却，直至运送到岸边。取出水产品的内脏，清洗干净后加冰，保鲜效果则更好。在夏季保存1d需要冰量与鱼的体积相同；保存2d冰量为鱼量的1.5倍；保存3d冰量为鱼量的2倍。冰藏时鱼体应与冰接触充分，鱼体的温度接近0℃，细菌的生长较缓慢，但仍能发生自溶。如果鱼体与冰未能充分接触，鱼的保鲜时间会缩短。

2）冷冻　　选择新鲜水产品在-25℃以下速冻，要求尽快通过最大冰晶带，速冻过程不得间断，直至深层温度达-18℃以下，在-20℃下可保藏6~9个月。在冻藏中，水产品仍会发生脂肪氧化、蛋白质变性、水分蒸发等变化，因此，含脂多的水产品不宜久藏。为了抑制这些变化，常在水产品冻结后再包冰衣，使水产品不能与外界氧气接触，并能抑制需氧菌的生长，从而延长其保藏期。在冻藏中再结合真空包装、气调包装或辐照处理，效果更佳。

3）冷藏　　冷藏只需按要求随意调节冷藏室温度，不需加冰而使鱼体保持低温状态。在0℃下冷藏时，水产品仍会缓慢自溶和腐败。在-0.5~2.5℃贮藏水产品时，其细菌数和挥发性盐基氮含量均随着贮藏时间延长而增加，14d后出现腐败臭味，21d后明显腐败。在-10~-5℃下冷藏，仅能保藏2~3周，此后细菌开始缓慢生长，引起鱼的腐败。

**2. 加工卫生**

加工水产品的原料必须来自无污染的水域，符合国家卫生标准，应新鲜、有害物质不得超标。来源于人工养殖的水产品必须经过停药期，其组织内药物残留量符合《动物性食品中兽药最高残留限量》标准的规定。贝类原料必须使用活品，并按有关规定进行暂养或净化。

运输销售过程的卫生要求。生产运输渔船（车）应经常冲洗，保持清洁卫生，减少污染；外运供销的鱼类及水产品应达到规定鲜度，尽量冷冻调运。鱼类在运输销售时应避免污水和化学毒物的污染，提倡用桶或箱装运，尽量减少鱼体损伤，不得出售和加工已死亡的鱼类。含有天然毒素的鱼类，不得流入市场。有生食鱼类习惯的地区应限制食用品种，严格遵守卫生要求。

## 三、水产品的卫生要求

我国已制定了近40种水产品国家卫生标准和多种行业标准，重要标准有《GB 2733—2015　食品安全国家标准　鲜、冻动物性水产品》，针对海水鱼、头足类、淡水鱼、河虾、海虾、牡蛎、海蜇等。各类水产品的卫生指标主要包括反映新鲜度的挥发性盐基氮和组胺，以及环境污染物、有害金属、有机氯农药、多氯联苯等。

1）鲜鱼鲜度判定　　鱼类鲜度判定见表7-2-1。

表7-2-1　鱼类鲜度感官指标

| 项目 | 淡水鱼 | 海水鱼 |
| --- | --- | --- |
| 体表 | 体表有光泽，鳞片较完整不易脱落，黏液无浑浊，肌肉组织致密有弹性 | 鳞片完整或较完整，不易脱落，体表黏液透明无异臭味，具有固有色泽 |
| 鱼鳃 | 鳃丝较清晰，色鲜红或暗红，无异臭味 | 鳃丝较清晰，色鲜红或暗红，黏液不浑浊，无异臭味 |
| 眼睛 | 眼球饱满，角膜透明或稍有浑浊 | 眼球饱满，角膜透明或稍有浑浊 |
| 肛门 | 紧缩或稍有凸出 | — |
| 肌肉 | — | 组织有弹性，切面有光泽，肌纤维清晰 |
| 挥发性盐基氮（TVB-N）含量/（mg/100g） | ≤20 | ≤30 |

2）鲜虾鲜度判定　　虾的鲜度判定见表7-2-2。

表 7-2-2　虾类鲜度感官指标

| 项目 | 河虾 | 海虾 |
|---|---|---|
| 感官指标 | 虾体具有各种河虾固有的色泽，外壳清晰透明，虾头与虾体连接不易脱落，尾节有伸屈性，肉质致密无异臭味 | 体表：虾体完整，体表纹理清晰，有光泽<br>肢节：头胸节与体节间连接紧密，允许稍松弛，壳允许有轻微红色或黑色<br>眼球：眼球饱满突出，允许稍萎缩<br>肌肉：肌肉纹理清晰，呈玉白色，有弹性，不易剥离<br>气味：具有海虾的固有气味，无任何异味 |
| 挥发性盐基氮（TVB-N）含量/（mg/100g） | ≤20 | ≤30 |

3）**鲜蟹鲜度判定**　河蟹鲜度判定：活河蟹动作灵活好爬行，善于翻身，腹面甲壳坚硬，肉多、黄足，脐盖与蟹壳之间突起明显。垂死者精神委顿，不愿爬行，将其仰卧时，不能翻身。我国《水产品卫生管理办法》规定，对死河蟹禁止生产经营。

海蟹鲜度判定见表 7-2-3。

表 7-2-3　海蟹鲜度感官指标

| 项目 | 海蟹 |
|---|---|
| 感官指标 | 气味：具有海蟹的固有气味，无任何异味<br>体表：体表纹理清晰，有光泽，脐上部无胃印<br>螯、足：步足与躯体连接紧密，提起蟹体的步足不松弛下垂<br>鳃：鳃丝清晰，白色或微褐色<br>蟹黄：蟹黄凝固不流动<br>肌肉：肌肉纹理清晰、有弹性，不易剥离 |
| 挥发性盐基氮（TVB-N）含量/（mg/100g） | ≤25 |

4）**鲜贝鲜度判定**　贝类应以死活作为可否用于烹调的界限。其中扇贝的品质指标见表 7-2-4。

表 7-2-4　扇贝鲜度感官指标

| 项目 | 卫生要求 |
|---|---|
| 贝壳外观 | 贝壳表面无畸形、破碎，附着物少，表面无污泥 |
| 贝壳色泽 | 呈浅褐色或淡黄色 |
| 活力 | 离水时双壳紧闭有力或可以自主开合，外套膜伸展并紧贴壳口 |
| 气味 | 呈海湾扇贝特有的气味，无异味 |

❖ **对问题的解答**

**问题解答1：我们吃的水产品放心吗？**

在主要食用农产品中，除粮食外，2012 年农业部在全国 150 个大中城市对蔬菜、畜禽产品、水产品、果品、茶叶等五大类产品开展了 4 次农产品质量安全例行监测，共检测 102 个品种，抽样近 4 万个，检测参数 87 项。

农业部对全国 150 个大中城市水产品氯霉素、孔雀石绿、硝基呋喃物代谢等监测结果表明，2012 年水产品检测合格率为 96.9%，较 2011 年上升了 0.1 个百分点（图 7-2-1）。自 2006 年首次将孔雀石绿纳入水产品质量安全监测指标以来，虽然在

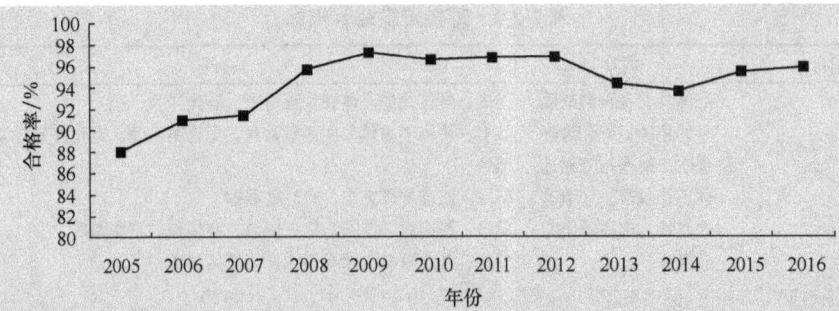

图 7-2-1 2005~2016 年我国水产品质量安全总体合格率

2009~2010 年略有起伏,但在 2005~2012 年基本保持"稳中向好"态势,水产品质量安全总体检测合格率逐步提升。

2015 年上半年,国家食品药品监督管理总局采取随机抽查的方式,在全国范围内抽检了 33 252 批次食品样品,在抽检的 24 类食品中,粮、油、肉、蛋、乳等 5 类大宗日常消费品的合格率都高于平均水平(96.3%)。其中,水产及水产制品的样品合格率为 92.8%。

**问题解答 2**:是什么原因导致公众的食品安全神经如此敏感?——螺旋藻铅超标事件。

2012 年 2 月 29 日,国家食品药品监督管理总局向地方监管部门下发通知,通报检出铅、砷超标的 13 家"不合格"螺旋藻生产企业名单,多家保健功能食品企业旗下的螺旋藻产品被检出重金属铅含量严重超标,包括汤臣倍健螺旋藻片、绿 A 螺旋藻精片等知名品牌。然而,一天之后,事件发生了突变。2012 年 3 月 30 日凌晨,国家食品药品监督管理总局对外公布"最新"抽检结果显示,原"黑名单"上的 13 家"不合格"螺旋藻生产企业除 1 家外"均合格"。2012 年 4 月 10 日,在外界质疑声四起时,国家食品药品监督管理总局回应,2 月 29 日通知所涉及的 13 个产品是"监测"发现的"可疑产品",而 3 月 30 日公布的则是"监督检查"的结果。一时间,螺旋藻"铅超标"成为社会关注焦点。虽然国家食品药品监督管理总局的澄清公告使螺旋藻铅超标事件逆转,但是新公布的检测报告没有得到大众的信赖,"铅超标"让消费者心存疑虑且影响到国内螺旋藻企业的信用危机,使相关企业遭受较大的经济与声誉损失。受该事件影响,金象、同仁堂等药房纷纷采取下架措施,汤臣倍健于 2012 年 3 月 29 日采取停盘措施;随机采访的保健品消费者表示,如果真存在问题将不会再购买汤臣倍健的产品。

北京大学工学院食品与生物资源工程研究所所长陈峰教授对螺旋藻铅超标事件作出点评:媒体误用标准,作出不当判断,不经核实即公布,非食品安全事件。

## 第三节 粮食谷物与豆类原料卫生与安全

❖ **问题导入**:
1. 五得利"硼砂门"事件的真相。
2. 吃辛拉面可以致癌吗?
3. 吃药可能吃进地沟油?

## 一、粮食谷物原料卫生与安全

粮食是人类的基本食品,人们食用粮食比食用其他任何一种食品都多,是人类赖以生存的重要物质基础。粮食是指烹饪食品中,作为主食的各种植物种子总称,也可概括称为"谷物",包括麦类、粗粮和稻谷类三大类。其形式又可分为原粮:稻谷、小麦、大麦、玉米等;成品粮:大米、面粉、玉米粉等。它们在保藏过程中易发生陈化、霉变、卫生质量下降。

**1. 粮谷类原料的安全性问题**

日常膳食中的各类粮谷原料,在加工、生产、运输、销售等环节中,也可能会受到其他有害物质的污染,威胁人体健康,影响粮食质量变化的主要因素有温度、水分、氧气、地理位置、仓库结构、粮堆的物理化学和生物特性,还有微生物、食品添加剂、农药残留、重金属、熏蒸剂的残留、仓储害虫、有毒种子和无机夹杂物的污染以及粮食掺假问题。

**2. 粮谷的贮藏卫生管理**

在实际生产中,为了保证粮谷类原料的安全与卫生,必须做好以下几方面的工作:①控制粮谷类的水分和贮藏条件;②防止农药残留和有害金属污染;③防止有毒种子及无机夹杂物污染;④运输、包装、销售的卫生要求;⑤加强依法监管。

**3. 粮谷原料的品质判定**

我国相关安全卫生标准有《食品安全国家标准 粮食》(GB 2715—2016)、《食品安全国家标准 淀粉制品》(GB 2713—2015)、《食品安全国家标准 食品中农药最大残留限量》(GB 2763—2016)等。

1)大米的品质判定 大米的感官指标见表 7-3-1。

表 7-3-1 大米的感官指标

| 指标 | 良质 | 劣质 | 陈大米 |
| --- | --- | --- | --- |
| 色泽 | 呈精白色或淡青白色,有光泽,呈半透明状 | 米粒色泽差,表面呈异色,有黄色、灰褐色,甚至黑色、绿色等 | 米粒暗淡无光 |
| 组织状态 | 米粒呈长形或椭圆形,籽粒均匀,组织紧密完整,有少量碎米,无霉变、无虫害、无杂质 | 米粒不完整,组织疏松,有结块,有霉粒 | 皮层变厚、坚硬、柔韧性低、发脆、易裂断,蒸煮后黏度小 |
| 气味、口味 | 具有纯正的香味、气味,无霉味,无腐败,无异味 | 有霉味、酸味,有异味 | 食用时口味寡淡、香气薄,口感粗糙,饱腹时间短 |

2)面粉的品质判定 面粉的感官指标见表 7-3-2。

表 7-3-2 面粉的感官指标

| 指标 | 良质 | 劣质 |
| --- | --- | --- |
| 色泽 | 呈白色或微黄色,不发暗,无杂色 | 不正常,呈灰白色或深黄色,变暗,色泽不均匀 |
| 组织状态 | 呈粉米状,用手捏无颗粒感,用手捏后松开不结块,无虫害、无杂质 | 面粉发生霉变,易成团,结块,发黏 |
| 气味、口味 | 具有正常的小麦粉固有的清香味,无霉变、酸味、苦味或其他异味 | 有霉味、发酸、苦味或其他异味 |

劣质粮谷应禁止食用。霉变、运输中被毒物及病虫害污染的谷类应经相应处理，并改作他用。

## 二、豆及豆制品卫生与安全

豆类泛指所有产生豆荚的豆科植物。豆类的品种很多，可用作主食，也可用作副食。鲜嫩的大豆（又称毛豆）可作为菜肴配料。大豆发芽后可制豆芽。大豆磨粉后可以加工成各种豆制品，如豆浆、豆腐、豆腐干等。绿豆可加工成粉丝，赤豆等加工包子馅心。可见豆类原料在烹调上使用非常广泛。豆制品类原料可分为发酵性原料和非发酵性原料，前者如腐乳、豆豉，后者如豆腐、豆腐干及其他卤制、油炸制品。

食用油脂通常包括以油料作物制取的植物油及经过炼制的动物脂肪，其中大豆油是烹饪上常用的重要传热介质。

**1. 豆及豆制品的安全性问题**

豆及豆制品的安全性问题主要包括微生物污染、天然有毒有害物质、农药残留、重金属污染和掺假问题。

**2. 豆及豆制品的安全卫生管理**

通常豆类在经过加工以后可对抗营养因子起到不同程度的钝化作用。防止豆制品的微生物污染及腐败，要注意选料、生产、包装、运输、销售等过程中的环境卫生、器具卫生及个人卫生；另外低温冷藏可以抑制微生物大量生长繁殖，因此豆制品放在冷藏柜台出售较为理想。尤其是有些豆制品，是在食用前不加热或不经处理而直接食用的，则卫生要求更应严格。

**3. 豆类原料品质判定**

大豆的卫生标准包括面筋卫生标准，豆制品卫生标准，辐照豆类、谷类及其制品卫生标准和食用豆粕卫生标准。

其中面筋卫生标准按 GB 2711—2014，适用于以小麦为原料制成的面筋等。

豆制品卫生标准按 GB 2712—2014，适用于以大豆或其他杂豆为原料经发酵制成的豆腐、卤制、炸卤、熏制、干燥豆制品及腐乳、豆豉等。

1）豆制品品质判定　　豆制品感官指标见表 7-3-3，理化指标见表 7-3-4。

表 7-3-3　豆制品感官指标

| 品名 | 良质 | 劣质 |
| --- | --- | --- |
| 豆腐 | 乳白色或淡黄色，有光泽。具有豆腐特有的香味和细腻香嫩感。块型完整，软硬适度，质地细嫩，无杂质，无豆，无石膏渣 | 灰白色或深黄色或发红呈褐色，无光泽。有酸败味，有异味。组织松散，表面粗糙，不细嫩，有牙碜 |
| 卤制豆腐干 | 色泽正常，有光泽。具有豆腐干特有的香味、滋味，无酸味，无异味。块型完整均匀。质地细腻，有弹性，边角整齐无杂质 | 色泽不正常，无光泽。有不良气味、滋味，有酸败味。发黏，掰开后拉丝，有弹性，有游离水渗出 |
| 油豆腐 | 皮薄软，不实心，黄澄发亮 | 表面色暗，中心较硬。有哈喇味、霉腐味，发黏 |
| 豆腐皮 | 乳白色或淡黄色，有光泽。具有豆腐皮特有的香咸味。组织软硬度适中，厚薄均匀，有韧性 | 色泽变暗，无光泽。有酸臭等异味。表面发黏 |

续表

| 品名 | 良质 | 劣质 |
| --- | --- | --- |
| 腐竹 | 黄色或淡黄色，有光泽。味香，无异味。呈条形或片叶状，有空心、易折，无杂质，无虫蛀 | 灰黄或深黄色，无光泽。有酸败或其他不良滋味、气味。有破碎、虫蛀等异常现象 |
| 素鸡 | 切口光亮，无裂缝，无破皮，无重碱味 | 切口可见较多裂缝，有碱味，质松碎。表面发黏，有酸臭味 |
| 红腐乳 | 表面红色或枣红色，内部呈杏黄色，有光泽。具红腐乳固有的香气。滋味鲜美，咸淡适口，无异味。块型整齐、均匀，质地细腻，无杂质 | 色泽不正常，无光泽。有苦、涩、酸等异味。块型不整，质地较粗 |

表 7-3-4　豆及豆制品理化指标

| 项目 | 指标 |
| --- | --- |
| 砷（以 As 计）/（mg/kg） | ≤0.5 |
| 铅（以 Pb 计）/（mg/kg） | ≤1.0 |
| 食品添加剂 | 符合 GB 2760—2014 的规定 |
| 生产加工过程 | 符合 GB 14881—2013 的规定 |

市售豆腐、豆腐干的微生物学指标为：细菌总数（cfu/g）≤$10^5$，大肠菌群（个/100g）≤150，致病菌不得检出。

2）豆芽品质判定　孵生豆芽多选用颗粒完整，无虫蛀、无霉变的黄豆或绿豆做原料，用水应干净无害，浇水不宜过多。

在孵生豆芽过程中禁用化肥、农药（除草剂类）催发豆芽。凡是豆芽粗壮发水，色泽灰白，芽杆粗胖，根短、无根或少根，豆粒发蓝，如将豆芽折断，断面有水分冒出，有的残留化肥的气味，如带有氨腺味等大多都是使用化肥和除草剂的，属违法经营的产品，不能食用，要注意识别。

豆芽感官指标见表 7-3-5。

表 7-3-5　豆芽感官指标

| 品名 | 良质 | 劣质 |
| --- | --- | --- |
| 色泽 | 洁白，根部呈白色、清晰，头部呈淡黄色，有光泽、鲜艳 | 灰白发暗，无光泽，不鲜艳，茎部带浅棕色 |
| 气味、滋味 | 具有豆芽固有的豆香味，无异味 | 有霉烂、酸臭味，有农药及其他不良气味 |
| 组织状态 | 豆芽挺身完整，组织脆嫩，无霉烂 | 豆芽萎蔫，不完整，腐烂或霉烂出水 |

❖ 对问题的解答

**问题解答1**：五得利"硼砂门"事件的真相。

2012年8月28日，河北省沧州市运河区公安分局接到运河区工商分局移交的线索：在辖区内个体商贩夏某和李某销售的凉皮内，分别检测出国家明令禁止的有毒添加剂硼砂。经过询问，夏某和李某都否认在凉皮加工过程中添加硼砂等物质，制作凉皮的面粉成为可疑的对象。随后，办案民警对两摊贩使用的面粉进行抽样，北京出入境检验检疫局检验检疫技术中心的检测报告显示检出硼砂。

2012年9月5日，办案民警对沧州市两家提供面粉的五得利面粉经销商进行调查。两位经销商称，他们销售的面粉从五得利面粉厂保定市雄县分厂和衡水市深州分厂购入。办案民警现场封存了涉案的贰零粉、叁零粉和超精小麦粉后，抽样再次送北京市出入境检验检疫局检验检疫技术中心检测。

2012年9月11日，北京市出入境检验检疫局检验检疫技术中心出具了面粉检出硼砂的检测报告。检测报告显示，贰零型号面粉（生产编号：20120901）硼砂含量为4.66mg/kg；叁零型号面粉（生产编号：20120818）硼砂含量为4.56mg/kg，超精小麦硼砂含量为4.33mg/kg。

2012年9月19日，邯郸市政府网刊登了题为《武安市工商局迅速清查不合格面粉问题》的消息，称对"通知中所列的非法添加硼砂的同厂家、同品牌、同规格、同批次的'五得利'面粉全面进行拉网式清查，一经发现立即要求食品经营者停止销售、下架封存"。

2012年9月29日，中国新闻网发文指出，中国最大的面粉生产企业五得利面粉"硼砂门"事件已逾半月，尽管企业及官方先后举行发布会澄清五得利未有非法添加硼砂问题，但记者近日实地探访发现，"乌龙事件"的阴影仍在，企业"伤痕难平"：五得利面粉销量暴跌40%，出现"建厂以来最黯淡的销售记录"。

到底是谁毁了面粉企业？

中国农业大学食品科学与营养工程学院副教授朱毅详细分析了相关检测方法后指出，"在进行是否添加硼砂的判断时，应考虑方法的检出限，以及该类食品中的本底含量，在与本底比较之后，才能进行分析判断。""五得利面粉至少应该拿到还没有碾磨的麦子，测算出本底值，面粉检测值减去这个本底值，才是外加的硼砂含量。"

朱毅在其博文《硼砂的2012》中写道："截至目前能得到的各路公开消息，我基本可以判断这是一起乌龙事件，祸起于同行竞争，或者不幸于媒体在迅捷报道和事实真相之间的误差。"

中国工程院院士陈君石在接受采访时指出，在面粉中添加硼砂的行为是绝对不允许的，但判定企业是否添加硼砂，不应只看检测报告，关键是要看执法部门是否拿到了企业添加的直接证据。

解放军301医院营养科教授赵霖在接受采访时也说，质检机构只能检出硼的含量，而硼砂是以酸根形式出现的，"样品中有没有硼砂，这个判断需要矿物部门来判断，质检部门只能判断硼元素。"

**问题解答2**：吃辛拉面可以致癌吗？

2012年10月25日，韩国媒体报道，2012年6月，韩国知名方便面品牌"辛拉面"生产商韩国农心集团生产的6款方便面调料中，在韩国被检出含有一级致癌物苯并（a）芘。而韩国农心集团表示，由于韩国食品医药产品安全厅在其方便面产品中发现的苯并（a）芘含量极低，对身体无害。

中国台湾媒体主动将2012年6月新出厂的产品送检后发现，除了乌东面，辛拉面的调味包也含有致癌物。出于对公众健康考虑，中国台湾的一些超市已经开始下架在售的两款问题产品爽口海鲜味乌冬面和香辣海鲜味乌冬面。

在韩国辛拉面致癌物事件曝光后，中国台湾辛拉面业者在2012年10月底向消费者承诺，有问题的调味包已经全数销毁，最新检验报告都是"未检出"。然而，当台湾TVBS电视台主动将2012年6月新出厂的5款产品送检后，却发现爽口乌东面、香辣海鲜味乌东面、辛拉面的调味包都含有轻微的致癌物苯并（a）芘（分别为0.76ppb、1.27ppb、0.75ppb）虽然含量都低于欧盟限量5ppb的标准，但已引发消费者恐慌。

对于辛拉面调味包检验出致癌物，中国台湾经销商解释称检出物低于欧盟标准值，且有可能是加热时难免产出的，还呼吁中国台湾卫生部门尽快订出方便面安全标准。

2012年10月26日，韩方向中国国家质量监督检验检疫总局通报，韩国食药厅决定对韩国农心公司6种产品，即农心辣味乌冬面、农心鲜虾味大碗面、农心乌东面、农心生生乌冬碗面、农心辣味乌冬面多连包和农心生生乌冬面实施召回。

我们吃的方便面放心吗？

北京农业大学教授白小明称苯并（a）芘是一种常见的高活性间接致癌物质，释放到大气中以后，与大气中各种类型微粒形成的气溶胶结合在一起，在8μm以下的可吸入尘粒中，吸入肺部的比率较高，经呼吸道吸入肺部，进入肺泡甚至血液，导致肺癌和心血管疾病。在油炸、烧烤、烟熏、烘焙等食物中常见，油脂经高温制作也会产生苯并（a）芘。他指出，通过韩国面企问题，我国的方便面也要加紧质量管理，让消费者们对本国产品放心，这就要求我们的企业应加大科技投入能力，能够跟上消费者的需求，生产有自己特色的产品，恢复消费者的消费信心。

**问题解答3：吃药可能吃进地沟油？**

2010年7月13日，国务院办公厅发布《关于加强地沟油整治和餐厨废弃物管理的意见》（国办发[2010]36号），决定组织开展地沟油等城市餐厨废弃物资源化利用和无害化处理试点工作。2011年9月13日，中国警方全环节破获特大利用"地沟油"制售案，一举摧毁横跨14个省的"地沟油"犯罪网络，捣毁地沟油"黑工厂"与"黑窝点"6个，并抓获主要犯罪嫌疑人32名。2011年12月卫生部向社会公开征集"地沟油"检测方法，并于2012年5月初步确定了4个仪器法和3个现场使用的快速检测法。2012年8月5日，中石化开炼地沟油，地沟油将有可能华丽变身成为新能源，并最快于2013年转化成航空油。

2012年8月28日，宁波市中院开庭审理了全国首例特大地沟油案，并揭开了惊天秘密：健康元全资子公司河南焦作健康元生物制品有限公司涉嫌采购地沟油制药，并"用于生产制药原料"。受地沟油制药事件负面消息的影响，整个医药板块遭受重挫并领跌两市，不少医药类个股暴跌，食品饮料股也受到牵连。为了消除地沟油事件所带来的负面影响，2012年8月30日傍晚，健康元官网挂出了《健康元药业集团股份有限公司澄清公告》，承诺将高度重视并采取最大的努力给社会公众一个满意的答复。

——吃药可能吃进地沟油？

不少网友都对健康元地沟油事件感到十分恐慌："之前是餐饮，现在连吃药都可能吃进地沟油！"对此，中山大学孙逸仙纪念医院急诊科王彤教授安抚说，头孢类抗生素临床最常见不良反应多为轻症过敏，而且是"一过性"的，如风疹等；退一万步说，医生开头孢类抗生素不能超过3天，绝大部分患者不会拿其"当饭吃"，所以，即使"有毒"也应该对人体损害不大；他认为大部分头孢类抗生素还是安全的，市民不必太过恐慌。

对此，广州市第八人民医院院长尹炽标表示："临床使用头孢类抗生素暂未发现药品质量导致的患者严重不良反应，倒是用药过滥、选择不恰当导致的副作用或问题比较多。"他指出，临床目前很难"倒推"如果化工原料环节选材出现问题，但之后经过层层加工后符合出厂标准，是否会对终端患者的疗效、身体健康产生影响。

"虽然门急诊暂时没发现近期有服用头孢类抗生素出现严重不良反应者，但不排除个别人服下即休克，其实还是主要与过敏体质有关。"他介绍，健康元地沟油事件存在风险："最好是有行业标准来把关，不然企业拿捏不当，医生、患者用起来也提心吊胆。"他提醒患者注意，如果近期感觉使用头孢类抗生素以后过敏反应不消或是出现持续性不适，还应立即就医并详细报告，以便及时处理。

——地沟油如何炼药？

据药学专家梅兴国教授介绍，7-ACA只是生产头孢菌素类抗生素的中间体，以7-ACA作为原料生产抗生素还需要经过多步化学反应，经过反复分离纯化，最终达到抗生素药品的纯度。

从理论上来说，微生物的营养来源是不是地沟油与7-ACA的质量、相关药品的质量、药品服用者的身体健康，基本不存在直接关系。

## 第四节　果蔬类原料卫生与安全

❖ **问题导入：**
1. 我们吃的蔬菜与水果放心吗？
2. 你吃的白菜年龄有多大？

蔬菜和水果（简称果蔬）在人类膳食中占有极重要地位。果蔬易受寄生虫虫卵和农药的污染，但更易被土壤微生物严重污染而较难控制。果蔬离开土壤后还在进行呼吸作用。果蔬还有含糖多、水分含量高等特点，它们决定了果蔬的易腐性。

## 一、果蔬的安全性问题

### 1. 蔬菜、水果中常见的天然有毒有害物质

蔬菜、水果中含有大量的维生素、矿物质、膳食纤维等营养成分。少量品种含有一些天然毒素，若食用不当会引起中毒。

如蔬菜中的亚硝酸盐、十字花科蔬菜中的有毒成分（十字花科植物中的常见蔬菜包括油菜、甘蓝、芥菜、萝卜等，它们均含有芥子油苷，可对机体产生生长抑制和致甲状腺肿大的作用。由于油菜和甘蓝部分还可作为牲畜饲料，近年来，国内外有关家畜食用油菜、甘蓝榨油后的菜子饼引起中毒的报道也日渐增多）。其他见第六章第四节中表6-4-4常见有毒动植物食物中毒一览表。

**2. 生物性污染**

一般来说，土壤源性细菌的污染以长在地下的根类蔬菜最多，其次是靠近地面收割的叶菜类。从离地面一定高度收取的黄瓜、茄子、豆类等受土壤细菌的污染较轻，而被酵母、霉菌污染的机会较多。

细菌能经伤口（机械损伤、虫咬伤、冻伤）和自然孔口（气孔、水孔、皮孔、花栓等）进入果蔬内部，真菌除了这两种途径外，也可直接穿透表皮的角质层侵入果蔬内部。

很多因素影响果蔬中微生物的侵入和生长，如果蔬本身的pH、果蔬成熟程度、组织的完整性、保藏和培育的条件、是否存在抗生物质等。它们决定了微生物的易感性和果蔬食品的易腐性。

另外，由于施用人畜粪便和生活污水灌溉菜地，使蔬菜被寄生虫卵污染的情况较严重。

**3. 有害化学物质的污染**

1）农药残留　　蔬菜和水果施用农药较多，其农药残留较为严重。如甲胺磷为高毒杀虫剂，应禁止在蔬菜、水果上使用，但调查结果显示甲胺磷不仅广泛存在于各类蔬菜、水果中，且含量也较检出的其他有机磷农药含量高。

2）"三废"污染　　工业废水中含有许多有害物质，如酚、镉、铬等，若不经处理直接灌溉菜地，毒物可通过蔬菜进入人体产生危害。据调查，我国平均每人每天摄入铅86.3μg，其中23.7%来自蔬菜；平均每人每天摄入镉13.8μg，其中23.9%来自蔬菜，2.9%来自水果。

## 二、果蔬的保藏

蔬菜、水果含水分多，组织嫩脆，易损伤和腐败变质，因此贮藏的关键是保持蔬菜、水果的新鲜度。贮藏条件应根据蔬菜、水果的种类和品种特点而异。一般保存蔬菜、水果的适宜温度是0℃左右，此温度既能抑制微生物生长繁殖，又能防止蔬菜、水果间隙结冰，避免在冰融时因水分溢出而造成蔬菜、水果的腐败。蔬菜、水果大量上市时可用冷藏或速冻的方法。采用 $^{60}$Co-γ 射线辐照洋葱、土豆、苹果、草莓等可延长其保藏期。

防霉剂、杀虫剂、生长调节剂等化学制剂在蔬菜、水果贮藏中的应用越来越广泛，可延长贮藏期限并提高保藏效果，但同时也增加了污染食品的机会。

1）果蔬的冷却　　果蔬的热容量大，水分含量高（约90%），在贮存前应进行冷却，使果蔬内热量能迅速散出，延缓后熟作用和抑制微生物的生长繁殖，因而延长果蔬的保藏时间。果蔬冷却温度一般在5℃左右或稍低，相对湿度保持在85%~95%。

2）果蔬的贮存　　果蔬的贮存主要有冷藏、窖藏、气调贮存等方法。冷藏是将冷却的果蔬放在温度为-1~1℃，相对湿度为90%的冷藏间贮存；窖藏是将果蔬放在温度为0~1℃的井窖、棚窖内贮存；气调贮存是用人工调节贮库内空气中二氧化碳和氧的含量，控制果蔬的呼吸作用，从而延长保藏期限。

## 三、果蔬品质变化的判定

果蔬卫生标准包括生食蔬菜的卫生标准和水果卫生标准。生食蔬菜的卫生标准又分蔬菜汁卫生标准及腌制品卫生标准。水果卫生标准又分果汁标准、饮料标准和添加剂标准。

1）蔬菜品质判定　　蔬菜鲜度感官指标见表7-4-1。

表7-4-1　蔬菜鲜度感官指标

| 指标 | 优质 | 次质 | 变质 |
| --- | --- | --- | --- |
| 色泽，气味 | 表面润泽光亮，无黄叶 | 失去水色光泽，老叶多，枯黄 | 呈腐臭气味 |
| 组织状态 | 鲜嫩，外形饱满，无伤痕，无病虫害，无烂斑 | 梗硬，外形萎蔫，有少量病虫害、烂斑和空心，挑选后可用 | 严重霉烂，亚硝酸盐含量增多，有毒或严重虫蛀，空心，不可食 |

我国蔬菜卫生标准（2762—2012）规定亚硝酸盐含量≤4mg/kg。

2）水果品质判定　　水果鲜度感官指标见表7-4-2。

表7-4-2　水果鲜度感官指标

| 指标 | 优质 | 次质 | 变质 |
| --- | --- | --- | --- |
| 色泽，气味 | 表皮色泽光亮，有固有的清香味 | 光泽较暗，清香味减退 | 变味 |
| 组织状态 | 具有典型果形，肉质鲜嫩、清脆，无机械外伤和病虫害 | 表皮较干，不够丰满，肉质鲜嫩度差，营养减少，有小烂斑点，有少量虫蛀，去除腐烂、虫伤部分后仍可食用 | 严重腐烂，虫蛀，不可食用 |

### ❖ 对问题的解答

**问题解答1：我们吃的蔬菜与水果放心吗？**

在主要食用农产品中，除粮食外，2012年农业部在全国150个大中城市对蔬菜、畜禽产品、水产品、果品、茶叶等五大类产品开展了4次农产品质量安全例行监测，共检测102个品种，抽样近4万个，检测参数87项。

对蔬菜中甲胺磷、乐果等农药残留例行监测结果显示，2012年蔬菜的检测合格率为97.9%，较上年增长0.5个百分点，再创历史新高，实现了自2006年以来连续7年保持上升的好势头（图7-4-1）。监测数据显示，自2008年以来，全国蔬菜产品抽检合格率连续5年在96.0%以上，农药残留超标情况明显好转，表明我国蔬菜总体质量状况呈现"逐步向好"的发展态势。

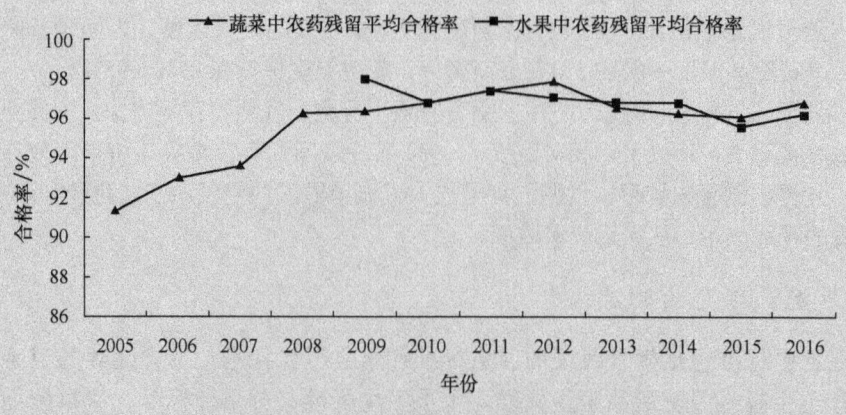

图7-4-1　2005～2016年我国蔬菜、水果中农药残留平均合格率

自 2009 年起，农业部首次将果品纳入例行监测。2012 年水果检测合格率为 97.1%，较 2009 年下降了 0.9 个百分点。监测结果表明，我国水果质量虽然在总体上保持较高的水平，但尚不稳定，应引起相关农产品监管部门的重视。

2015 年上半年，国家食品药品监督管理总局采取随机抽查的方式，在全国范围内抽检了 33 252 批次食品样品，在抽检的 24 类食品中，粮、油、肉、蛋、乳等 5 类大宗日常消费品的合格率都高于平均水平（96.3%）。其中，蔬菜及其制品的样品合格率为 95.2%。

**问题解答 2**：你吃的白菜年龄有多大？

2012 年 4 月 28 日晚，山东广播电视台电视生活频道曝光了山东省潍坊市青州在大白菜贮运过程中喷洒甲醛溶液保鲜的事件。随后多家媒体，包括新华网、人民网以及各大门户网站以"山东菜贩用甲醛保鲜大白菜"为题进行了转载、引用或实地采访，引起社会广泛关注。本来只是山东青州一地的事件，在媒体广泛报道下，甲醛白菜成为山东蔬菜的代名词，引发 2012 年山东省食品安全第一重大网络舆情事件。

甲醛事件的传播过程，先是从地方媒体曝光，后引起央级媒体关注，央级媒体进行转载后，引起全国范围内媒体的转载关注，从而将事件推向高潮，全国范围内的相关部门开始引起高度重视，开始有针对地进行监管。正如《人民日报》时评所评论食品安全事件处于"曝光—查处—治理"一样，网络传播给食品安全事件曝光提供了一个新的通道。使用甲醛保鲜的做法一直就存在，使用其对海鲜、熟肉制品、竹笋、腐竹等前期有的媒体已经曝光过多次，但是未在全国范围内进行传播，也没有引起各地政府的监管部门的注意，而此次甲醛白菜事件的曝光，原因为何？一是由于曝光媒体在当地比较有名。二是曝光涉及的食品非常普遍，大白菜可谓是日常生活中最普遍的蔬菜。尤其是在北方老百姓的餐桌上更是占据了绝对的比例。竟然是这种蔬菜上面喷洒了老百姓闻之色变的甲醛溶液。如此的对比显得格外刺眼，从而给广泛传播提供事件基础。三是央级媒体的关注，新华网连发两文，对甲醛白菜事件进行描述，而人民网的转载引爆了事件在全国范围内的蔓延。四是食品安全问题频发，食品安全问题一波接一波，甲醛白菜只不过是为人们日常调侃的顺口溜上增加了素材而已。五是当地政府应对不利，没有及时回应，而后期的回应显得过于单薄，这是最重要的一个原因。

事件并没有停留在白菜问题上，正如《生活帮》近半年来的曝光食品一样，甲醛不只应用在白菜上。2012 年 5 月 6 日报道的甲醛山药迅速提醒广大群众，甲醛是用来保鲜的，迅速将矛头指向了山药并引起了广泛关注。

2012 年 5 月 11 日，《人民日报》发表《人民日报时评：食品监管应主动前置》预示着关于甲醛白菜事件已经进入到尾声，人们的关注点已经由对事件本身过渡到对事件发生的根源进行思考，同时也预示着，对于蔬菜行业，对于保险行业，会有进一步更加完善的管理措施出台。

## 主要参考文献与推荐阅读

洪巍，吴林海，等. 2013. 中国食品安全网络舆情发展报告 2013. 北京：中国社会科学出版社

蒋云升. 2008. 烹饪卫生与安全学. 3版. 北京：中国轻工业出版社
王绪卿，吴永宁. 2005. 色谱在食品安全分析中的应用. 北京：化学工业出版社
吴林海，王建华，朱淀，等. 2013. 中国食品安全发展报告2013. 北京：北京大学出版社
曾庆祝，吴克刚，黄河. 2012. 食品安全与卫生. 北京：中国质检出版社，中国标准出版社
张小莺，殷文政. 2012. 食品安全学. 北京：科学出版社
Chen JS. 2013. The Chinese experience in total diet studies. *In*: Moy GG, Vannoort RW. Total Diet Studies. New York: Springer
Chen JS. 2013. Linking nutrition surveys with total diet studies. *In*: Moy GG, Vannoort RW. Total Diet Studies. New York: Springer

# 第八章 烹饪工艺卫生

❖ **教学目标**：了解各类烹饪原料在烹饪加工过程中的卫生问题，理解科学烹饪的卫生学基础。

### （一）知识教学目标
1. 了解各类原料的初加工工艺技术。
2. 了解蒸煮工艺方法及存在的卫生问题。
3. 了解煎炸工艺方法及存在的卫生问题。
4. 了解熏烤工艺方法及存在的卫生问题。
5. 了解冷菜中存在的卫生问题。

### （二）能力培养目标
1. 掌握原料在初加工过程中产生的卫生问题以及避免方法。
2. 掌握各种烹饪加工工艺技术，培养科学、合理烹饪膳食的能力。

## 第一节 烹饪初加工工艺卫生

❖ **问题导入：**
1. 贝类等软体动物是否有毒？什么是"红潮"现象？
2. 黄花菜中毒表现有哪些？如何才能正确食用黄花菜？
3. 烂的白菜是否可以食用？

### 一、鲜活类原料的初加工卫生

常用于烹饪的鲜活原料是指新鲜的蔬菜、水产品、家畜类、家禽类及野生动植物等。这些鲜活原料无论新鲜与否，都或多或少地带有能使人体致病的细菌以及不能食用的部分，如泥土、污物、枯叶、老根等，一般都不能直接用来烹饪，必须根据烹饪制作的要求并按其种类、性质进行不同的初步加工处理。鲜活原料选料后，进行宰杀、摘剔、去杂、洗涤、获得适合于烹饪应用的净料的过程，称为鲜活原料的初步加工。

鲜活原料的初步加工在整个烹饪工作中占有极其重要位置。它是烹调或面点制作过程前必须进行的准备工作，是烹饪技术制作必不可少的组成部分。

初步加工的内容主要包括宰杀、摘剔、剖剥、拆卸、洗涤和初步熟处理等。鲜活原料初步加工的好坏直接影响着菜点的色、香、味、形、质、养。因此，对鲜活原料进行初步加工时，必须符合以下要求。

首先，保证原料的清洁卫生。鲜活原料在市场购进时，一般都带有污秽、杂物，多数还带有一些不能食用的部分，因此必须经过刮削、摘剔加以清除并洗涤干净，尤其对于一些生食的原料，如黄瓜、生菜、萝卜等，必须采取适当的措施，将细菌杀死，方可食用。总之，加工后的原料确保清洁卫生。

其次，保持原料的营养成分。各种原料所含的营养成分，在初步加工时应尽可能地加以保存，避免不必要的浪费。例如，多数鱼在初步加工时须刮净鱼鳞，但新鲜的鲫鱼和白鳞鱼则不可刮去鳞片，因为它们的鳞片中含有一定量的脂肪，加热后溶于鱼体内，可增加鱼的鲜美滋味，鳞片柔软且可食用。对于新鲜的蔬菜，既要摘剔干净，又不能将可食部分过多地舍去。总之，在保证经加工的原料符合其质量要求的前提下，要尽可能地保存原料的营养成分。

再次，满足菜肴的感官要求。鲜活原料在进行初步加工时，必须根据其性质和烹制菜肴的要求，采取正确的加工方法，使制成的菜肴在色、香、味、形诸方面不受影响。例如，为了除去新鲜蔬菜的苦涩味和保持颜色碧绿，可通过焯水达到目的，但焯水后必须用凉水浸透，否则在高温的作用下叶绿素会被氧化而使蔬菜的色泽变黄。宰杀鸡、鸭时，血必须放尽，否则会使鸡、鸭肉色泽变红，影响菜品的质量。用于制作"干烧黄鱼""红烧黄花鱼"等菜肴在取内脏时，不宜将鱼的腹剖开，而需要从口腔中卷出，因剖腹取内脏的鱼加热后其腹部收缩较大，鱼体显得瘦小，从而影响菜肴形态的完美。因此，应根据其烹制菜肴的质量要求决定采用加工的方法。鱼类体内的血液和腹腔内的黑衣带有较重的腥味，加工时务必清除干净。动物内脏在初步加工时，须采用"盐醋搓洗、里外翻洗"等方法处理，去净黏液和污物并经过恰当地焯水，以除去异味，确保菜肴口味的正常。鲜活原料的初步加工，只有根据原料的不同性质，采取相应措施，认真加以处理，才能确保菜肴的色、香、味、形不受影响。

最后，注意原料的合理利用。原料洗涤过程中，既要除尽污秽和不能食用的部分，还要使用合理，注意节约，做到物尽其用。切不可将可食的部分去掉、造成浪费，如"鲨鱼"的头骨加工干制后成为名贵的"明骨"；虾的卵可干制成"虾籽"；雌性乌鱼的缠卵腺，加工后成为"乌龟蛋"；鸡胗、鸭肝、鸭肠加工后均可用于烹制菜肴。只要正确、合理地加工各种原料，就能降低成本，增加效益。

### （一）禽类原料的初加工

家禽的初步加工，主要有宰杀、浸泡、褪毛、开膛取内脏及内脏洗涤等。

**1. 宰杀**

宰杀鸡、鸭、鹅前，先准备一盛器，盛器内放少许食盐及适量清水（冬季可用温水）。以鸡为例，宰杀时用左手捏住鸡翅，小指勾住鸡的右腿，把鸡颈弯转，以大指和食指紧紧捏住鸡颈骨后面的皮。右手在下刀处，一般在第一颈骨处，拔去少许颈毛，持刀割断气管和食管（刀口不宜过大）。宰杀后，用右手握住鸡头，使鸡身下倾，将盛器放在下面盛血，使血流尽。否则肉质变红，影响色泽和口味。血放完后，用筷子在鸡血盛器内搅动一下，使血与盐水混合均匀，待其凝结。

**2. 褪毛**

鸡宰杀后，将死鸡放入 70～80℃ 的热水中烫过，先褪粗毛，后褪细毛。先褪头、颈上的毛，后褪身翅、腿毛，再扯掉鸡脚上的粗皮，扯掉嘴壳，最后将鸡浸入冷水中拔尽绒毛，但应注意褪毛时水温不宜过低或过高，用力不宜过大，否则毛不易褪或扯破外皮。鸭、鹅的褪毛方法，一般是在宰杀后放入六七成热的水内，先按顺毛褪翅，再按倒毛褪颈毛，直至褪完全身的毛后，再放入冷水内拔尽细毛。一般老鸭宜八成热的水烫后，用木棍左右搅动，则毛可自然脱落。此外，鸭肛门骨上有两根叉肠、骚肠，臭味很大，宰杀时可拉出，连同后毛肉一齐割掉，但做烤鸭时，则可以不除去，以免油汁流失。

**3. 开膛取内脏**

开膛取内脏的方法，可视烹调的需要而定。较常用的有腹开、肋开和背开三种。

（1）腹开。先在鸡颈右侧的脊椎骨处开一刀口，取出嗉囊，再在肛门与肚皮之间开一条6～7cm长的刀口，由此处轻轻拉出内脏，然后将鸡身冲洗干净。凡用于剁块制作菜肴，以及剔鸡后批片、切丝、切丁制作的菜肴，均可采用腹开。

（2）背开。由鸡的脊骨处剖开取出内脏。背开适用于整鸡（鸭）制作菜品，如清蒸鸡、清蒸鸭、红扒鸡等。习惯上整鸡（鸭）制作的菜品装盘时均为腹部朝上，采用背开的方法取内脏，使鸡上席后既看不见刀口，又使鸡显得丰满，较为美观。

（3）肋开。在鸡或鸭的右肋下开一刀口，然后从开口处将内脏取出，同时取出嗉囊，冲洗干净鸡身即可。肋开主要用于烤鸡或烤鸭。鸡、鸭不在腹部或背部开刀，烤制时不致漏油，使鸡、鸭的口味更加肥美。

以上三种方法，操作时均应注意勿碰破鸡肝和鸡胆。鸡肝为烹调菜肴的上等原料，破碎后无法使用；鸡胆苦味较重，破碎后，鸡肉可因染胆汁而出现苦味，影响质量。

（二）水产品原料的初加工

水产品一般指咸水和淡水产的鱼类、虾类、蟹类，贝类及软体类动物。这些原料含有丰富的蛋白质、脂肪、维生素，是人类不可缺少的食物，是烹调中的很重要的原料。由于水产品的种类繁多，性质各异、烹饪中使用方法也各不相同，因而初步加工方法也较为复杂，必须认真加工，精益求精。

**1. 鱼类原料的初加工**

根据鱼的不同种类，加工方法大致可分为去鳞、去腮、去内脏、褪沙、剥皮、泡烫、宰杀、摘洗等步骤。

> ❖ **案例：鲭鱼中毒**
>
> 鲭鱼亚目的鱼类（如青花鱼、金枪鱼、蓝鱼和飞鱼等）在捕获后易产生组胺，该物质为强生物活性物质，摄入后使机体发生中毒。其他鱼类如沙丁鱼、凤尾鱼和鲕鱼中毒也与组胺有关。
>
> 组胺为碱性物质，烹饪鱼类时加入食醋可降低其毒性。对易于形成组胺的鱼类来说，要在冷冻条件下运输和储藏，防止其腐败变质产生组胺。
>
> ❖ **案例：雪卡鱼中毒**
>
> 雪卡鱼中毒泛指食用热带和亚热带海域珊瑚礁周围的因食用毒藻类而被毒化的鱼类而引起的食鱼中毒现象，比较常见的海洋鱼类有梭鱼、黑鲈和真鲷等。
>
> ❖ **案例：鱼卵和鱼胆中毒**
>
> 我国能产生鱼卵毒素的鱼有10多种，其中包括淡水石斑鱼、鳇鱼和鲶鱼等。鱼卵毒素为一类毒性球蛋白，具有较强的耐热性，100℃约30min的条件使毒性部分被破坏，120℃约30min的条件能使毒性全部消失。
>
> 一般而言，耐热性强的鱼卵蛋白毒性也强，其毒性反应包括恶心、呕吐、腹泻和肝脏损伤，严重者可见吞咽困难、全身抽搐甚至休克等现象。
>
> 鱼胆毒素含于鱼的胆汁中，是一种细胞毒和神经毒，可引起胃肠道的剧烈反应、肝肾损伤及神经系统异常。胆汁中含有毒素的鱼类有草鱼、鲢鱼、鲤鱼、青鱼等我国主要的淡水经济鱼类。

### 2. 虾的初步加工

剪去额剑、触角、步足、沙肠等。龙虾将虾卵保留，烘干后可制成虾子，是鲜美的调味料。

出肉：用挤和剥的方法。

### 3. 蟹的加工

清水中静养，吐出泥沙，然后用软毛刷刷净表面的泥沙，最后挑起腹脐，挤出粪便，用清水洗净即可，加热前用线绳将蟹足捆扎，防止蟹足脱落。

出肉：螃蟹骨缝较多，生出肉达不到目的，必须采用熟出法。

> ❖ **案例：螺类和软体动物的毒素**
>
> 蛾螺科贝类（接缝香螺、间肋香螺和油螺）唾液腺毒素的主要成分是四甲胺，为箭毒样神经毒，其中毒的症状是后脑部头痛、眩晕、平衡失调、眼痛、呕吐和荨麻疹，通常几小时后可恢复正常。
>
> 乌贼和章鱼的唾液腺是其捕食工具和防御性武器，含有一种神经性蛋白毒素——头足毒素，对神经有阻断和麻痹作用。
>
> 鲍鱼的内脏器官含有一种称为 Pyropheophorbidea 的毒素，是海草叶绿素的衍生物，一般在春季聚集在鲍鱼的肝脏中。这种毒素具有光化活性，是一种光敏剂。如果有人吃了含有这种化合物的鲍鱼（如日本北部居民有吃盐腌鲍鱼的习惯），然后又暴露于阳光中的话，该物质会促使人体内的组氨酸、酪氨酸和丝氨酸等胺化合物的产生，从而引起皮肤的炎症和毒性反应。鲍鱼毒素的中毒症状为脸和手出现红色水肿，但不致死。
>
> 海兔又名海珠，是一种生活在浅海中的贝类。常见的种类有蓝斑背肛海兔和黑指纹海兔。海兔体内的毒腺又称为蛋白眼，能分泌一种略带酸性的乳状液体，具有令人恶心的气味，从中提取出的海兔毒素是一种芳香异环溴化合物。在海兔皮肤组织中所含的有毒物质是一种挥发油，对神经系统有麻痹作用。所以，误食其有毒部位，或皮肤有伤口时接触海兔，都会引起中毒。
>
> 海参是珍贵的滋补食品，大部分可食用海参的海参毒素很少，而且少量的海参毒素能被胃酸水解为无毒的产物，所以，一般人们常吃的食用海参是安全的。但有少数海参含有毒物质，溶血作用很强，可引起人类中毒，较常见的有紫轮参、荡皮海参等。

### （三）畜产品原料的初加工

（1）修整：是为了去除畜肉上能使微生物繁殖的任何损伤、淤血、污秽物等，再用清水冲洗，使外观清爽整洁。

（2）整理与清洗：副产品原料又称下水或杂碎，主要包括头、尾、蹄、内脏、血液、公畜生殖器等。

（3）分割：按照原料的不同部位和质量等级进行分割与归类，使原料符合所制菜肴的品质要求和卫生要求，多方位体现原料的品质特点，扩大原料在烹饪中的使用范围，调整或缩短原料的成熟时间，提高菜肴的质量，满足不同人群对菜肴的多种需求。

## 二、植物原料的初加工卫生

蔬菜的用途较广，既可做主料又可做辅料。加工方法简单。蔬菜原料的初加工方法如表 8-1-1 所列。

表 8-1-1 蔬菜原料的初加工

| 类别 | 品种 | 初加工方法 |
| --- | --- | --- |
| 叶菜类蔬菜 | 青菜、水芹、豆苗、草头、韭菜等 | 一般采用摘和切的方法，先摘取老帮老叶、黄叶、烂叶，切去老根，然后洗净 |
| 茎菜类 | 莴苣、菜薹、藕、姜、慈姑、马蹄、洋葱、竹笋等 | 主要用刮、剜、切的方法，先将外皮筋膜等刮去，切去不用部分，再剜去腐败、有害的部位，洗净即可 |
| 根菜类蔬菜 | 白萝卜、胡萝卜、山药、番薯等 | 一般采用刮和切的方法。先用刀刮去菜的老皮和根须，然后切去根等，洗净即可 |
| 果菜类 | 丝瓜、南瓜、冬瓜、辣椒、毛豆、扁豆、黄豆芽、绿豆芽等 | 瓜果类一般要掰掉尖部，顺势撕去老筋，洗净即可。茄果类一般要去蒂，部分瓜果蔬菜要去皮，然后洗净 |
| 花菜类 | 花椰菜、青花菜、黄花菜等 | 刮去锈斑，去掉老叶、老茎，洗净即可 |

**1. 植物原料的初加工原则**

（1）摘剔加工：摘、剥、削、撕、刨、刮、剜等方法。

（2）洗涤加工：清水冲洗、盐水（20～30g/L）洗涤、高锰酸钾溶液（2～5g/L）洗涤；用氯亚明水溶液、过氧乙酸水溶液、尤氯净水溶液、84消毒液、次氯酸水溶液等浸泡后再冲洗干净。

（3）去皮加工：如表 8-1-2 所示。

表 8-1-2 蔬果去皮方法

| 去皮方法 | 加工措施 | 使用原料 |
| --- | --- | --- |
| 人工去皮 | 用削、刨、撕、剥等方法将原料去皮 | 一种主要的去皮方法，多用于形态圆小或细长的原料，如牛蒡、芋头等 |
| 机械去皮 | 利用旋转刀片手工旋转进行去皮 | 梨子、苹果、萝卜等 |
| 沸烫去皮 | 原料如沸水（或采用蒸汽）中短时间加热烫制，冷却去皮 | 桃、番茄、枇杷、核桃仁等 |
| 碱液去皮 | 原料入热碱液中，用竹刷搅拌去皮 | 莲子、芡实及大量的土豆、胡萝卜的去皮 |
| 油炸去皮 | 原料入温油锅中加热浸炸，熟后轻搓去皮 | 花生、核桃仁、松仁等 |

**2. 植物原料的保鲜原则**

（1）加工后的植物原料注意保色和保鲜：原料去皮后，含有的单宁与氧结合发生褐变而使原料变色，应迅速烹调。

（2）原料去皮后，用水浸泡的方法保存，既可保色，也可保鲜，浸泡时间不宜长，否则营养流失较多。

> ❖ **案例：竹笋的问题**
>
> 竹笋的肉质脆嫩，因含有大量的氨基酸、胆碱、嘌呤等而具有非常鲜美的风味。但同时，有的品种因草酸含量较高，或含有酪氨酸生成的类龙胆酸，从而具有苦味或苦涩味。因此，鲜竹笋在食用之前，一般均需用水煮及清水漂洗，以除去苦味，突出鲜香，并有利于钙质吸收。

## 三、干货原料初加工卫生

干制品（干制原料）是指新鲜烹饪原料经过干制后的产品。主要有植物性干制品（干竹笋、食用菌类、金针菜、百合、海带等)、动物性干制品(水产干料——鱼翅、鱼肚、鱼皮、鱼唇、鱼骨、鲍鱼、鱿鱼等；陆生动物干品——驼掌、驼峰、鹿筋、牛鞭等)。

干料涨发就是根据制作菜肴的目的要求，采取相应的方法使干料的组织蓬松、吸水回软，达到切配烹调状态的加工过程。由于干料的性质差别太大，使用要求各不相同，其涨发方法多种多样。即使是一种干料，也可采取数种发料方法、多道涨发工序。无论涨发哪一种干料，采用何种方法，多少道工序，要想达到涨发目的，最终都必须使干料吸水回软。

传统的涨发方法归纳为水渗透扩散发料法和膨松吸水发料法(表8-1-3)。

表8-1-3 干料涨发方法

| | | 自然水浸发 | |
|---|---|---|---|
| | 冷(温)水浸发 | 碱液浸发(碱粉) | |
| 水渗透涨发 | 热水涨发 | 煮发 | 水油发 |
| | | 焖发 | |
| | | 泡发 | |
| | | 蒸发 | |
| 热膨胀涨发 | 油介质 | 油发 | 水渗透涨发 |
| | 砂介质 | 砂发 | |
| | 盐介质 | 盐发 | |
| | 干热空气介质 | 热膨化发 | |

鲜活的动植物原料体内含有大量的水，含水量多的原料容易腐败，不易长时间储藏。为了较长时间的储藏和运输方便，人们把一些适宜于脱水干制的原料加工成干料，但这些干料不能直接使用，必须补给水分尽量恢复原状后方可使用，所以用水来浸泡干料，使水沿着原来体内水分蒸发而出的通道进入干料体内。由于水的渗透扩散作用使干料体积逐渐膨润且变得软韧，基本上恢复原状，以供烹调之用。

❖ **案例：见表8-1-4**

表8-1-4 案例

| 图片 | 说明 |
|---|---|
| | 这种碧绿鲜嫩的海带，是不法经营者用印染化工染料"连二亚硫酸钠"和"碱性品绿"等进行泡、染加工出来的"毒海带" |
| | 这些水嫩、新鲜的海鲜，是不法经营者用化工原料加工出来的"毒海鲜"<br>浸泡、加工海鲜水发产品的化工原料主要有：工业火碱、亚硫酸铁、过氧化氢、甲醛等，可缩短水发时间，使水发货发得更大，重量增加3～4倍，看上去更新鲜、更白、口感更好，并可以延长保存时间 |

续表

| 图片 | 说明 |
|---|---|
| 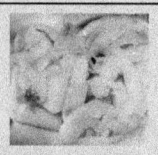 | 这些看上去雪白、鲜嫩的牛百叶，是不法经营者用化工原料加工出来的"毒百叶"<br>手法：火碱涨发＋甲醛定型 |

> ❖ **实践应用：鱼翅的涨发**
> 沸水煮焖、褪沙、冷水浸发后去翅骨，流动清水浸漂并保持在0～5℃（表8-1-5）。
>
> 表8-1-5　鱼翅的涨发
>
> | 品种 | 来源 | 特点 | 煮焖时间 |
> |---|---|---|---|
> | 天九翅 | 鲸鲨的鳍 | 皮肉嫩不耐火，翅针爆开后，翅沙会藏于肉膜中，影响品质 | 煮5min便可熄火焖（背鳍） |
> | 群翅 | 犁头鳐的鳍 | 翅身厚，翅针粗壮，肉膜薄 | 煮20min便可熄火焖2h |
> | 黄胶翅 | 大型鲨鱼 | 胶质重，翅针粗，肉膜较厚 | 煮1h再浸冷水 |
> | 珍珠群翅 | 小型鲨鱼 | 沙粒黄而粗，翅身不大，翅针粗，肉膜不太厚 | 煮30～40min再熄火焖 |
> | 油翅 | 小型鲨鱼 | 鱼翅体小沙薄，翅针质嫩而肉膜少，易散而不成形 | 用40℃左右的温水浸发即可 |
>
> 可能的安全问题：极细沙粒的卷入；使用铁锅和铜锅遇含硫蛋白质发生化学反应，使鱼翅表面出现黑色、黄色斑点，影响成品质量；不及时换水而导致鱼翅变质。
>
> 烹饪原料经干制，失去了大量水分，组织细胞和细胞内部原先占有的空间缩小，组织细胞变得紧密，体积明显缩小。尤其是某些含胶质丰富、结缔组织多的动物性原料，变得坚硬、不易吸水回软，或因吸水速度过于缓慢。人们常常分两步来发制，即称膨松后吸水的方法。膨松法就是以食油或粗盐作为传热介质，把干料组织细胞内和细胞间的水分汽化，使其细胞内和细胞间的排列由紧密、干瘪变得膨胀、松脆，达到便于吸水回软的程度。
>
> 可能的安全问题：蛋白质的一些弱键断裂，导致蛋白质结构的破坏；油脂的高温氧化、聚合等；盐粒、沙粒中的杂质渗入等；虫蛀干料的问题；灰尘、杂质的混入等。

## 四、冷冻原料的初加工卫生

使冻品融化恢复到新鲜状态就是解冻。原料冻结造成细胞组织受到损伤，蛋白质变性，解冻后失去了重新吸水的能力，水分未被组织细胞充分重新吸收，容易造成汁液的流失。减少汁液流失的措施有以下几种。

（1）提高冻结速度，降低和稳定冻藏温度。缓慢冻结的食品解冻后其水分（汁液）损失明显高于速冻食品；冻结温度低比冻结温度高的食品解冻损失的水分少；恒温冻结比变温冻结的食品质量高。

（2）控制解冻的速度和温度。缓慢解冻和低温解冻比快速解冻和高温解冻对食品的影响小。冻肉解冻时一定要采取缓慢解冻的方法，使冻结肉中的冰品逐渐融化成水，并渗透到肌肉组织中去，尽量不使肉汁流失，以保持肉的营养和风味。如果高温快速融化

（如加热、放在热水中融化等），会使肉汁来不及向肌肉内部组织渗透而流失，使肉的品质下降。不可用自来水冲洗，更不可用热水浸泡，否则解冻时间虽短，但肉汁流失太多，肉质下降。例如，在0℃的低温水中解冻10h，肌内组织状态基本上完全复原；在30℃下经过30min快速解冻，大部分水还滞留在细胞外，几乎不能恢复组织结构。

根据原料的种类和用途，解冻可以采用下列三种不同的形式。

（1）完全解冻。待烹调原料的冰晶体全部融化后再加以后期的进一步处理。多数的烹调原料，其冰结点最高在-1℃。所以当冻品温度升至-1℃时，即可认为已完全解冻。

（2）半解冻。冻品原料在解冻时，表面和内部的温度不同，为保证原料的新鲜度，只要便于加工，便可进行加工。

（3）高温解冻。烹调原料在较高温度下，与烹制同时进行的解冻方法。冻结的蔬菜如果不经解冻就烹煮，大多数能保持较大体积、较好形态和质地。需要注意的是，大多数冻结蔬菜烹调所需要的时间比相应的新鲜蔬菜短。烹调时应尽可能少加水。

解冻介质包括热水、蒸汽、空气、油等。

### ❖ 实践应用

在0℃的低温水中解冻8~10h，肌肉组织状态基本上完全复原；在30℃下经过30min快速解冻，大部分水还滞留在细胞外，几乎不能恢复组织结构（表8-1-6和表8-1-7）。

表8-1-6　解冻方法

| 解冻手段 | 具体操作方法 |
| --- | --- |
| 空气解冻 | 静止空气解冻、流动空气解冻 |
| 水解冻 | 静水解冻、流水解冻、淋水解冻、盐水解冻、随冰解冻、真空水蒸气凝结解冻 |
| 电解冻 | 低频电流解冻、高频电解质加热解冻 |
| 压力解冻 | 加压流动空气、高压（400MPa）解冻 |
| 组合解冻 | 各种解冻方法联合起来 |

表8-1-7　白条肉空气解冻

| | 解冻室温度/℃ | 湿度/% | 解冻时间/h | 解冻后中心温度 |
| --- | --- | --- | --- | --- |
| 冬春 | 12~16 | 90 | 18~20 | 10℃以下 |
| 夏秋 | 18~20 | 90 | 14~17 | 10℃以下 |

### ❖ 对问题的解答

**问题解答1：** 贝类等软体动物是否有毒？什么是"红潮"现象？

贝类自身并不产生毒物，当它们通过食物链摄取某些海藻或与藻类共生时，如原膝沟藻、涡鞭毛藻、裸甲藻及其他一些未知的海藻，就变得有毒，引起人类食物中毒。易受感染的有蚝、牡蛎、蛤、油蛤、扇贝、紫鲐贝和海扇等贝类软体动物。主要的贝类毒素包括麻痹性贝类毒素和腹泻性贝类毒素两类。

近年来，在我国及其他一些国家的沿海地区频繁发生"红潮"现象，是指在海洋中某些甲藻和原膝沟藻呈暴发性的快速生长使海水变红的现象。

由于毒化贝和非毒化贝在外观上无任何区别，因此，必须根据"红潮"发生地域和时期的规律性对海产贝类作严格的监控。贝类毒素不易被加热所破坏，对贝类食品要有"如果怀疑，就扔掉"的观念。

**问题解答 2**：黄花菜中毒表现有哪些？

食用鲜黄花菜后 12～30min，长者 4～8h 可发病，主要症状为恶心、呕吐、腹痛，中毒严重会导致死亡。

正确的烹调加工方法：鲜黄花菜的烹调去毒过程比较复杂，所以卫生部门建议食用干黄花菜，不要食用鲜黄花菜。如果在加工鲜黄花菜时要注意不能直接炒，必须在开水中煮透、煮软后挤出水分，然后再用清水漂洗几次炒食。

**问题解答 3**：烂的白菜是否可以食用？

白菜中所含的硝酸盐本来是无毒的，但是因腐烂后，硝酸盐会还原成有毒的亚硝酸盐。亚硝酸盐能使血液里的低铁血红蛋白氧化，变成高铁血红蛋白，使血液丧失携带氧的能力而引起人体缺氧。如果人吃了烂白菜，在 2～3h 内就会出现头晕、头痛、恶心、呕吐、心慌、气短及皮肤紫绀等中毒症状。

## 第二节　蒸煮工艺卫生

❖ **问题导入**：
1. 吃火锅或麻辣烫的安全问题。
2. 汽烹法和水烹法的差异比较。

烹制，指运用各种加热手段，使原料由生变熟的过程。它是菜肴制作的关键工序，是临灶操作的中心环节。火候是烹制的中心内容。烹制技术可以看作是火候的技术。

$$火候＝温度场＋时间$$

中国烹饪传统加热技法包括烤、煮、蒸、炸、煎、炒、熘 7 种方法。现在常用以下几种。

油烹法。油烹法是以食油作为传热媒介，将原料制成菜肴的烹调方法，如炒、爆、炸、熘、烹、煎、拔丝、挂霜等。

水烹法。水烹法是指菜肴原料的主要成熟过程以水作为传热媒介的烹调方法，如氽、涮、烩、煮、焖、烧、炖、扒、卤、酱、灼、浸、冻、煨、蜜汁、软熘等。

汽烹法。汽烹法是指菜肴原料的主要成熟过程以水蒸气作为传热媒介的烹调方法，如蒸、隔水炖。

固体烹法。固体烹法是指菜肴原料的成熟过程以固体物质如金属（铁锅底、铁板）、食盐粒、砂粒、卵石等固体等作为传热媒介的烹调方法，如焐、焗、烙、炮、炙等。

以辐射为主兼有热空气对流烹法。此法为依靠非明火热源（如电磁波中的远红外辐射和微波加热法、烧热的砖等形成的热空间）加热菜肴原料使其成熟的烹调方法，如烤、熏、炕等。

其他烹法。有些烹调方法所采用的传热媒介难以归为上述各类，如泥烤、竹筒烤等。

混合烹法。在菜肴制作时很多菜肴的主要成熟过程采用的是多种传热媒介配合加热的方法。

烹制的有利作用包括杀菌消毒，保证菜肴食用安全；分解养分，便于人体消化吸收；生馥溢香，促进菜肴风味形成；调和滋味，帮助菜肴美味定型；增色定型，改善菜肴外观形态；确定质地，满足菜肴质感要求。烹制的不利变化包括热处理不当，可产生营养素损失，形成有害热解产物等，如原料中水分的挥发引起体积缩小、形态干瘪、嫩度下降；长时间较高温度加热，蛋白质会深度变性，口感硬涩、老柴；脂肪、糖类、蛋白质的水解；油脂氧化分解与聚合、烘烤、焦糖化作用、羰氨反应引起的致癌物产生。

对高温烹制工艺的着眼点在于正确理解高温工艺的基础上，控制食品质量变化和达到消毒杀菌要求。工艺要点是利用适宜热源，通过水、汽、油及金属工具等介质，对食品进行热处理。对危害人体健康的微生物、寄生虫、毒素等，加热几乎是唯一有效的措施。热处理的温度，通常考虑消毒杀菌有效（尤其是耐热的肉毒杆菌）、蛋白质变性与淀粉糊化等必要温度，从65℃开始；超高温瞬间加工（如"爆"）在杀菌效果相同的情况下，最大限度地保存营养、减少有害热解产物的形成。温度过高，如190℃以上的煎烙食物蛋白质和加热250℃以上的食用油脂，将有诱变性杂环胺及有害性脂肪酸聚合体产生，应注意避免。最好少用或不用反复高温处理过的油脂（表8-2-1）。

表8-2-1 部分肉类的成熟标准

| 肉的种类 | 成熟程度 | 颜色变化的说明 | 内部温度/℃ |
| --- | --- | --- | --- |
| 牛肉 | 半熟 | 中心为玫瑰红色，向外逐渐呈桃红色。渐变为暗灰色，外皮棕褐色，肉汁鲜红 | 60 |
|  | 中熟 | 中心为浅粉红色，外皮及边缘为棕褐色，肉汁浅桃红色 | 70 |
|  | 全熟 | 中心为浅灰褐色，外皮色暗 | 80 |
| 羔羊肉 | 中熟 | 浅粉红色，肉汁浅粉红色 | 70 |
|  | 全熟 | 中心为浅褐灰色，质地硬实而不松散，汁清 | 80～82 |
| 小牛肉 | 全熟 | 质地硬实，不松散，汁清，浅粉红色 | 74 |
| 猪肋条、腰肉 | 全熟 | 中心为浅灰色 | 77 |
| 猪肩胛肉及鲜火腿 | 全熟 | 中心为浅灰色 | 85 |

## 一、烧煮工艺卫生

烧煮，又称水煮、水烹法，水烹法是以水为热媒来加热原料的一种湿烹法。

焯水，是以水作传热媒介对原料进行初步熟处理的方法。它的主要目的是除去原料带有的各种异味，可使蔬菜色泽鲜艳、质感脆嫩，并可去除或减弱其原有的苦涩、辛辣味道或一些特殊气味；可使畜禽类原料的血污排出、腥膻气味消除；可使不同性状的多种原料一起烹制时成熟度达到一致；可使原料便于其他加工（如去皮、改切等）。根据所选用的水温，焯水分为冷水焯、沸水焯。

**1. 冷水焯**

将原料放入冷水锅中加热至一定程度时，捞出洗涤后备用。

适用范围：腥膻臊等异味较重、血污较多的一些动物性原料。如果这类原料在水沸后下锅则原料表层的蛋白质会因骤然高温而凝固收缩使结构紧密，原料内部的血污和一些异味物质不易排出，所以需用冷水逐步加热，让原料中的的异味物质和血污逐步溶解在水中，便于除去。

注意事项：①不同异味的原料分别焯水，避免"串味"。②控制好原料的焯水时间。③焯水过程中需勤翻动原料，使原料受热均匀。

**2. 沸水焯**

将原料放入沸水锅中加热至一定程度时，捞出备用。

适用范围：①体积薄小或细长的需要保持色泽鲜艳，口感脆嫩的蔬菜类原料，如芹菜、韭黄、鲜辣椒、莴笋、绿豆芽、白菜等。这类原料含水溶性物质，如果原料入冷水锅中加热，因加热时间长，细胞膜破裂，使原料内的一些水溶性物质流失，对原料的营养、色泽、质地都有影响，所以蔬菜类的原料一般需沸水短时间的加热。②腥味小、血污少的动物性原料。

烧煮的有利作用：①水的比热大，导热性能好，能形成均匀的温度场，在常压下温度最高可达到100℃，使原料受热均匀，既可以杀菌消毒，使原料受热成熟，可做菜，可制汤；又有利于原料组织的分解形成滑嫩、酥烂的质地，尤其是对含结缔组织较多的原料。②水具有溶解能力强的特点，可以溶解成味物质，形成菜肴的味道，不影响原料的本味；又有利于原料的入味和原料之间滋味的融合，还有助于调色料的调色。③水的化学组成比较单一，化学性质比较稳定，并且无色、无味、无臭。因此，它长时间受热不会产生对人体有害的物质，也不会对原料本身风味带来不利影响。

烧煮的不利作用：①无法使原料表面褐变上色，不利于形成菜肴的色泽。②在常压下温度最高只有100℃，由于沸点低，原料成熟慢。③会引起原料中水溶性营养素的流失。④一些水中的溶解物质，可能会因长时间受热而生成有毒有害物质。

> ❖ **实践应用：味精的增鲜**
>
> 味精在烹调中主要用于味淡菜肴的增鲜，使用时须与食盐配合，酸甜类菜肴一般不用。
>
> 味精的最佳溶解温度为70~90℃。在一般烹调加工条件下较稳定，但长时间处于高温下，易变为焦谷氨酸钠而使鲜味丧失，对人体有致癌作用。另外，在碱性条件下，味精会转变为谷氨酸二钠，鲜味丧失；在酸性条件下，溶解度降低，而使呈鲜能力下降甚至消失。
>
> 对策：菜肴即将出锅前加入；火锅类将味精加入蘸料食用。
>
> ❖ **实践应用：氽和涮**
>
> 氽，将鲜嫩原料迅速投入多量热（沸）汤（水）中，变色即熟，调味成菜的方法称为氽。在以水为介质的制熟的成菜方法中，氽水法较快，所取原料必须十分细嫩鲜美，且料形为片、丝或茸缔所制小球体之状，以菜制汤，以汤为主，是汤菜的专门方法。氽的原料主要是畜类一级瘦肉、禽类胸脯及鱼、虾、贝类与肝、腰之类等，无上浆过程。一般用它汤为汤基，加热至沸后投料氽制。一般老韧性、新鲜度较差、熟料或有异味的原料不宜制氽菜。
>
> 涮，也称烫，是指由食用者将备好的原料夹入沸汤中，来回晃动至熟的烹调方

法。所用炊具以火锅为主，锅中备汤水（一般先调好味），供涮制用。原料涮熟后，食用者可根据各自的口味蘸调制食用。

问题：因汆和涮的原料一般新鲜无异味、质嫩易熟，往往会因加热度不足而造成杀菌不彻底、蛋白质变性不足等问题。

### ❖ 实践应用：烧、扒

烧，是将经过初步熟处理的菜肴原料加适量汤（或水），用旺火烧沸，改中小火烧透入味，再旺火收汁成菜的烹调方法。有红烧、白烧、老烧、干烧、软烧等。

问题：红烧时可能因熬制糖色过度受热，带来安全问题。

扒，在烧、蒸、炖基础上进一步将原料整齐排入锅内或扣碗加热至极酥烂覆盘、勾以流芡的制熟成菜方法称为扒。扒形容极烂、难以直立成形，在菜的形制上极为完整、整齐，风味清新而又肥厚。扒菜原料一般使用高级山珍海味、整只肥禽或完整畜蹄、头、尾，蔬菜则选用精选部分，如菜心、笋尖、蒲菜等。在色泽上，有红扒、白扒之分，所谓红扒，即加酱油的扒，有冰糖扒、京葱扒之法；白扒则用白汁奶汤扒制的方法。在形式上又有整扒与散扒之别。整扒即整形原料；散扒即块、条状整齐排列的扒法。

问题：扒的原料必须先经过汽蒸、焯水、过油等处理后再扒制，焖要达到质地酥烂，可能会出现原料过度受热的问题。

### ❖ 实践应用：煮、炖、煨

煮，将体小易熟的原料置锅中直接加入汤（水）旺火加热至沸调味成熟的成菜方法称为煮。煮是最普通常用的方法之一。在大多数情况下，煮法是以汤做菜，汤菜并重，半汤半菜。无勾芡过程。加热时间较短，一般为5~30min，以入味成熟为度。老韧性原料则需经预热加工后才能用于煮制。在质感上，煮的制品不需酥烂而要软、嫩。煮是一种便利的加热方法，通常将食料入锅，加汤加热至沸，调味即成。短时的沸腾程度强于煨，使汤汁与菜料极为碰和，汤厚醇鲜，菜料质纯软嫩，为菜汤、菜一体。

炖运用小火长时间恒温加热，使汤温保持在90~100℃，汤面不能过于沸腾，原料内含氮浸出物能被充分溶出，呈氨基酸或多肽式形成存在于溶液中。由于汤接近微沸，对组织结构的变形破坏力较小，原料内脂肪难以乳化，呈油滴溢出悬浮于汤面，变性沉淀的蛋白较少，很少有小微粒从组织上脱落，肉中胶原溶而不溢，因此，汤质清鲜醇净，肉质酥烂但不碎是炖菜的主要特点。炖的良好封闭环境，如桑皮纸、盖盘等封口，又使鲜味物质挥发减少，较高地保持了菜肴的原汁原味。

煨，将富含脂肪、蛋白质的老韧性动物原料经炸、煎、炒、焯后置于（陶、砂）容器中，加多量水用中等火力加热，保持锅内沸腾至汤汁奶白、肉质酥烂的制熟成菜方法。

问题：会引起原料中水溶性营养素的流失。

### ❖ 实践应用：烩和蜜汁

烩，是将几种菜肴原料混合在一起，加汤水用旺火或中火加热成菜的烹调方法。适用于多种动植物原料，烩制前原料需改切成大小相近的形状，并经焯水、过油等初步熟处理，个别鲜嫩易熟的原料也可生用。

蜜汁，又称蜜炙，是以白糖与蜂蜜（有时加冰糖）加清水将菜肴原料加热进味，制成带汁甜菜的烹调方法。

问题：烩时几种菜肴原料可能出现相克的问题，蜜汁时可能因火候掌握不当而出现焦化现象。

## 二、蒸制工艺卫生

蒸制，又称汽蒸、汽烹法，是指以蒸汽为传热介质，将已加工好的原料，入笼（柜）内加热成半成品的一种初步熟处理。汽蒸中原料半成品加工的好坏，直接与成菜质量有关，其操作技术性较高，特别是对某些造型工艺菜的半成品的加工，如果对火力、笼内温度、加热时间等控制不好，就会导致菜肴制作失败。

蒸制可使原料质感酥软湿润而形态完整美观；可有效地保持原料的原汁、原味和原形并减少营养素流失。

### ❖ 对问题的解答

**问题解答1：吃火锅或麻辣烫的安全问题？**

火锅或麻辣烫，其底料比可口可乐的配方更神秘。火锅或麻辣烫汤卤中除了高汤、牛油、辣椒末、姜末、花椒、郫县豆瓣、永川豆豉、川盐、绍酒、醪糟汁外，一些不法的"火锅或麻辣烫底料"加工厂，用食品包装石蜡代替大部分牛油，甚至有人把罂粟壳作为火锅或麻辣烫配料。

**问题解答2：汽烹法和水烹法的差异比较？**

（1）水蒸气比水的传热强度大。每克水蒸气凝结为同温度的水时，可释放出大约542cal的热量，每克水温度降低1℃时，仅能释放出1cal的热量。再则，水蒸气通常在有一定密闭性的空间内对原料加热，压力往往会大于1个大气压，所以其加热温度比常压下的水要高一些，因此蒸制的灭菌作用更强。

（2）汽烹法能保持菜肴的原汁原味，减少营养素的流失。水蒸气作为热媒不会像水那样在加热时与原料间发生剧烈的物质交换，所以能将原料本身的风味成分很好地保存其中，并减少原料中水溶性营养素损失。

（3）水蒸气传热防止热源与菜肴直接接触，避免味精等高温破坏，具有卫生条件好、有助于菜肴定形等特点。

（4）蒸制可产生水蒸气蒸馏的作用，使不易挥发的化学性污染物蒸发而脱离菜肴本体，减少原料中污染物残留的危害。

## 第三节　煎炸工艺卫生

### ❖ 问题导入：

1. 薯条在炸制过程中主要产生哪种有害物质？
2. 食用油脂在煎炸时有何变化？

油烹法是以食用油脂作传热媒介来加热原料的一种烹制方法。油的传热和水的传热相似，都是以对流的方式进行。用油量不同，原料受热的情况不同。在少量的油中（油没有淹没原料）油只会对原料的下部加热，热量由下向上传输。在多量的油中，原料表面受热均匀，热量由表向里传输。

油烹法中油温的识别和运用是一个重要的方面。根据原料性状和烹调要求，用一定的油温来加热原料，才能达到满意的效果（表8-3-1）。

表 8-3-1 油烹法中油温的识别

| 油温 | 猪油（精制）/℃ | 菜籽油（精制）/℃ | 豆油（萃取粗制）/℃ | 豆油（萃取精制）/℃ |
|---|---|---|---|---|
| 一成 | 42.2 | 48.5 | 49.7 | 50.6 |
| 二成 | 62.4 | 77.0 | 79.4 | 81.2 |
| 三成 | 86.6 | 105.5 | 109.1 | 111.8 |
| 四成 | 108.8 | 134.0 | 138.8 | 142.4 |
| 五成 | 131.0 | 162.5 | 168.5 | 173.0 |
| 六成 | 153.2 | 191.0 | 198.2 | 203.6 |
| 七成 | 175.5 | 219.5 | 227.9 | 234.2 |
| 八成 | 197.6 | 248.0 | 257.6 | 264.8 |
| 九成 | 219.8 | 276.5 | 287.3 | 295.4 |
| 十成 | 242.0 | 305.0 | 317.0 | 326.0 |

用油煎炸的菜肴，除有松脆的口感之外，还会产生特有的诱人香气。其香气的形成，除了原料成分在高温下的各种变化之外，还有煎炸油本身的自动氧化、水解、分解的作用。油脂变化的产物主要为多种羰基化合物。这些产物自身可参加构成菜肴的煎炸香气，同时可与原料中的氨基化合物反应，生成多种其他的呈香物质，以形成煎炸菜肴之香。用不同的油脂煎炸同一原料可获得不同的香气，这主要与各油脂的脂肪酸组成不同和所含风味成分不同有关。

一、食用油脂的卫生

食用油脂主要来源于植物油脂和动物油脂，绝大多数食用油脂是安全的，但是部分油脂存在安全问题。

花生极易受到黄曲霉污染。某些不法商家为牟取暴利利用劣质花生或过期霉变花生压榨生产花生油，这些劣质花生油中的黄曲霉毒素大大超过国家规定的允许量标准，对身体危害极大。

长期食用生棉籽油，会因其中的游离棉酚、棉酚紫和棉酚绿三种物质而引起慢性中毒。菜籽油中含有较高的芥酸，可使动物心肌中脂肪聚积，心肌单核细胞浸润，并导致心肌纤维化，另外可引起动物生长发育障碍和生殖功能下降。

生产厂家为除去植物油中的非甘油酯类化合物，通过八道程序精炼植物油，使其变为无色无味的一级油。因此植物油本身对人体健康有益的维生素E、卵磷脂等营养元素也不可避免地被"精炼掉"了。

食用油脂中的主要成分为甘油酯，油脂由于含有杂质或在不适宜条件下久藏而发生的一系列化学变化和感官性状恶化,发生油脂酸败。油脂酸败与紫外线、氧、油脂中水分和组织残渣、微生物污染等因素有关,也与油脂本身的不饱和程度有关。铜、铁、锰可促进脂肪酸的氧化过程。不饱和脂肪酸碳链断裂生成的醛、酮类化合物和低级脂肪酸及酮酸,使油脂带有强烈的刺激性臭味。食用油脂中的还有非甘油酯类化合物,如磷脂、甾醇、蜡、黏蛋白、色素及维生素等,对于食用油脂的质量影响较大。例如,磷脂具有乳化性和抗氧化性,可延缓油脂的自动氧化,但在保管时磷脂会发生自然水化现象,产生大量油脚沉淀,并在煎熬时产生大量泡沫,经焦化后形成黑褐色沉淀物,从而影响食用油脂的质量和使用,如蜡和黏蛋白可引起油脂的混浊,使透明度降低,质量下降。

丙烯酰胺主要在高碳水化合物、低蛋白质的植物性食物加热(120℃以上)烹调过程中形成,如炸薯条、炸土豆片等。80～140℃为丙烯酰胺生成的最佳温度;在加工温度较低,如用水煮时,丙烯酰胺的水平相当低。水含量也是影响其形成的重要因素,特别是烘烤、油炸食品最后阶段水分减少、表面温度升高后,丙烯酰胺形成量更高(表8-3-2)。

表8-3-2  不同食品中丙烯酰胺的含量(24个国家的数据)

| 食品种类 | 样品数 | 均值/(μg/kg) | 最大值/(μg/kg) |
| --- | --- | --- | --- |
| 谷类 | 3 304(12 346) | 343 | 7 834 |
| 水产 | 52(107) | 25 | 233 |
| 肉类 | 138(325) | 19 | 313 |
| 乳类 | 62(147) | 5.8 | 36 |
| 坚果类 | 81(203) | 84 | 1 925 |
| 豆类 | 44(93) | 51 | 320 |
| 根茎类 | 2 068(10 077) | 477 | 5 312 |
| 煮土豆 | 33(66) | 16 | 69 |
| 烤土豆 | 22(99) | 169 | 1 270 |
| 炸土豆片 | 874(3 555) | 752 | 4 080 |
| 炸土豆条 | 1 097(6 309) | 334 | 5 312 |
| 冻土豆片 | 42(48) | 110 | 750 |
| 糖、蜜(以巧克力为主) | 58(133) | 24 | 112 |
| 蔬菜 | 84(193) | 17 | 202 |
| 煮、罐头 | 45(146) | 4.2 | 25 |
| 烤、炒 | 39(47) | 59 | 202 |
| 咖啡、茶 | 469(1 455) | 509 | 7 300 |
| 咖啡(煮) | 93(101) | 13 | 116 |
| 咖啡(烤,磨,未煮) | 205(709) | 288 | 1 291 |
| 咖啡提取物 | 20(119) | 1 100 | 4 948 |
| 咖啡,去咖啡因 | 26(34) | 668 | 5 399 |
| 可可制品 | 23(23) | 220 | 909 |
| 绿茶(烤) | 29(101) | 306 | 660 |
| 酒精饮料(啤酒、红酒、杜松子酒) | 66(99) | 6.6 | 46 |

注:括号中的数为不同国家统计的样本数

正常油脂中的脂肪酸绝大多数为顺式脂肪酸，由于含有较多的不饱和脂肪酸而不十分稳定。饱和脂肪稳定性提高、保鲜期延长，色泽为蓝白色或蛋黄色，无臭无味，其可塑性、乳化性、起酥性和稠度都优于一般的油脂，因此，油脂工业大量生产氢化油，并进一步制成人造奶油、起酥油等制备食品。油脂氢化时产生高达80%左右反式脂肪酸。

人造奶油含反式脂肪酸最高为31.9%，起酥油含反式脂肪酸最高为38.4%。植物油由于高温及长时间加热，有可能产生一定量的反式脂肪酸。

因此，下列烹饪食物或油脂相对的含有较多的反式脂肪酸。

（1）油炸食品：炸鸡、炸薯条、油豆包、油豆腐、油条、盐酥鸡、甜甜圈等。

（2）酥油、植物酥油、烤酥油、白油、硬化油及利用这类油品制成的派类或酥皮点心食品。

（3）饼馅油、涂抹油、色拉酱。

（4）烘培用油制品：酥点、小西点、松饼、部分烘烤面包。

（5）洋芋片。

食用油脂掺杂使假主要有两种手段：一是将一种价格低的食用油脂添加到另一种价格较高的食用油脂中，如通常见到的将棉籽油添加到芝麻油中，或是将棕榈油添加到花生油中，牟取差价获得利益。这种掺伪虽然违反了商业法规会受到工商部门的处罚，但是对人们食用不会造成健康方面的影响。另一种制假是不法分子将废弃食用油脂（如泔水油、反复煎炸后变质油等），甚至是有毒的工业用油等经过处理，掺杂作为食用油脂。

## 二、煎炸工艺卫生

### （一）过油——原料初步熟处理方法

为某种固形、增色、起香的预热需要，将原料置于油锅中加热成为半制成品，在传统上称之为"过油"，即原料在油锅中经过达到上述目的。不同的油温可使食料产生不同的质度。过油为某些菜肴所要特意表达的脆、嫩、酥、香奠定基础，这实际上是运用炸或煎的方法进行预熟加工。由于油温对被加热食料的质感形成十分重要的影响，因此，对油温不同温度级的认识是十分重要的。一般来说，油温的卫生与安全温度不超过230℃。并以此为界，作十分油温计。

过油包括滑油、走油、走红等。

滑油，又称划油、拉油，加热油温一般为四成至六成，具体运用时可随热源火力大小、加热时间长短、滑油原料性状、投入原料多少及油脂与原料的比例等因素灵活掌握。它多用于对小型原料，如虾仁等，或者改切成片、丁、丝、条的原料，进行初步熟处理。滑油的原料一般质地细嫩，大多经过上浆，有的也不需"着衣"而直接滑油，如家常豆腐中的豆腐、虎皮鸽蛋中的鸽蛋等。

走油，也称为炸，加热油温一般在七成以上，具体运用时，根据影响火候的诸因素灵活掌握。它多用于整形的鸡、鸭等和大块的原料，如方肉、蹄膀等动物性原料，并多采用热料下油锅的方式，即经水煮或汽蒸后立即控净汤水，趁热炸。

走红，又称红锅，是使原料上色、入味的初步熟处理方法。

过油时应该注意如下问题：①滑油要抖散分开原料、防止黏结成团或者脱壳。②走油以上色、固形、结壳为度，不宜深炸，而使之过于成熟，不利于后序制熟加工的进行。

③注意对油色使用的控制，做到清料清油，有色浑油的综合运用。防止淡色变深，深色却淡的现象。

问题：过油环节由于温度较低、时间较短，一般不良影响很小；但此过程油脂接触大量的水分，可能会加剧油脂的水解、氧化。

## （二）炸

将菜、点生坯投入多量食用油中加热，使之变性成熟直接成菜的制熟方法，皆称为炸法。包括清炸、干炸、软炸、酥炸、松炸、卷包炸、香炸等。

干炸即选用新鲜细嫩原料，腌渍后挂脆性糯糊的炸法。由于成品炸后外壳特别光滑干爽而名。脆糊一般有鸡蛋与面糊、米粉糊、镶粉糊和淀粉糊等。此类糊不加膨松剂。黏结紧密平实、结壳硬脆。为增加酥性可在糊中加少量精炼植物油。

软炸即使原料保持鲜嫩软滑的炸。软炸要求较低油温（240～360℃），短时间加热或使油不直接与被炸原料接触，从而实现其软嫩而香的风味。

香炸即选用新鲜细嫩的原料，腌渍后上浆拍粉的炸法。香炸由于外层又粘了一层香型粉屑物而增添了浓郁的香气。香炸菜品一般采用蛋粉浆，粉屑物有咸面包屑、干淀粉、芝麻、苏打咸饼干粉、椰茸、玉米片屑、麦片等。其菜肴生坯一般是片、条和球形及球形变体。

酥炸使原料实现外酥脆而里软烂的炸法。酥炸需较高油温，但原料在许多情况下则需要预热加工，使之熟烂，如蒸、煮、烧等。着衣酥炸的外层须挂以酥质的糊，如金酥糊、醪面糊、苏打糊、油酥糊等。

松炸即选用新鲜细嫩厚料腌渍后挂蛋泡糊的炸法。蛋泡糊即将蛋清抽打成泡沫状加干淀粉或米粉或者精白面粉调搅而成的糊，故又称高丽炸。高丽炸成品要求壳层乳白，外形饱满，气室密布，松散而表层略脆。炸时油温一般控制在120～160℃，温低易含油或脱壳，温高则易焦黄。

炸制存在的问题：炸的过程因用油量大（可浸没原料），加热温度高，烹调菜肴的汤汁均挥发掉，因此，制品的香气浓郁，"问题物质"的产生也较多。

## （三）炒

滑炒中主要煸炒对象是辅料，主料则经过上浆滑油过程。待辅料在锅中勾芡，即将滑油的主料汇入锅中，翻勺裹芡，速度较快，断生即可。采用兑汁勾芡可使菜肴具有光滑细嫩的质感。

软炒先将主料出滑，经调味拌脆，再用蛋清团粉上浆，用中温火力炒至凝结成形制熟的方法。一般来说，软炒所需温度为90～130℃（锅温），低则易使原料碎，高则易使原料发黄或过于松胀而萎塌。软炒菜肴色泽洁白、光亮油润、质极嫩、入口即化。

熟炒用熟料炒制成菜的方法。熟炒的基本操作仍是煸炒，又称熟煸。通常所指宫保、回锅之类，皆属熟炒。一般鱼、虾及上等肌肉都不用于熟炒。就肉类而言，熟料次于生料，因此在调味上要求稍重于生料，常用酱、胡椒、姜、蒜、辣椒等刺激强的调味品形成熟炒风味特征。熟炒用料，一般取其六七成烂即可，不可硬也不宜过烂。熟料外部水分较多，需煸去水汽起香，因此，比生煸更注重煸，熟炒是对生炒范围的扩大，对原料的综合利用，取长补短，丰富菜肴品种具有重要的意义。

问题：炒法操作过程短，温度较低，"问题物质"产生少。但应注意原料自身的安全问题（如干煸豆角）和味精的加入时间，软炒谨防糊底。

**（四）爆**

爆，在一定程度上和炒法相似，又称爆炒。爆是将加工成小型的片、丁、粒或花刀形状的原料，经上浆、滑油或先水氽后过油，再烹入事先用调料、清汤和淀粉兑成的综合调味汁，旺火快速成菜的烹调方法，包括油爆、葱爆和火爆等。

（1）油爆即将原料急炸后兑汁勾芡炒熟的爆法。适用于对一些脆嫩性原料，如鱿鱼、鳝鱼、肝尖和螺蚌等，大多采用花刀切块形或薄片。

（2）葱爆和火爆。将原料经腌渍入味、辅以葱段投入高温小油锅中迅速煸炒翻拌成熟的方法为葱爆。若将锅烧至近红，油热近燃，锅中有火苗上腾投入原料者，则谓之火爆。

问题：爆法操作符合超高温瞬时杀菌的特点，"问题物质"产生少。但应注意原料自身的安全问题，并保证原料断生（火候），注意味精的加入时间。

**（五）烹**

烹，将切配好的菜肴原料用调料腌渍入味，裹薄浆、挂糊或拍粉（也有不上浆挂糊的），或者先将原料煮或蒸熟烂；入油锅用旺火炸至金黄色，外酥脆、里鲜嫩，或者将原料煎至两面金黄色成熟；再炝锅投入主料，随即烹入兑好的调味汁（调味汁多不加淀粉），利用高温使调味汁中水分快速汽化，呈味物质渗入菜肴原料并黏附于原料表面，最后翻锅成菜的烹调方法，有醋烹、清烹、炸烹、煎烹等方法。

依据预热加工，烹分炸烹与煎烹两类，在干湿性质上又有干烹与清烹两种形式。炸烹与清烹也可干烹，煎烹则主要是干烹。

炸烹即炸后烹法。炸烹主要以小料形原料，如块、条、片、丝、丁等为对象，有利于在加热中迅速结壳和吸汁。一般来说，炸烹是烹菜中的主要内容，故有"逢烹必炸"之说。具有迅速方便、大众化的特点。烹时，先要将葱小料煸香、将调成的兑汁烹下（即泼入炸料里）快翻收汁淋明油出锅。炸烹以烹汁定味，而无需补充调味，一般以咸鲜微酸和小糖醋微辣为主要味型特征。其又可分为干烹和清烹。

煎烹即煎后烹，将味汁或清水直接烹入煎锅中，于煎制过程中收干。煎烹菜肴一般以烹汁定味，若烹清汤（水），则需补充调味。在煎烹中以贴、塌两法最为典型。贴即将扁平底面结构的原料底部拖糊（浆），紧贴锅底煎其一面，烹汁（水）加盖收干成熟的方法。贴菜皆属于干烹类型。塌将扁平体原料挂糊或拍粉后煎制两面金黄，烹以味汁收干的方法。塌基本以味汁定味，也可补充调味。

问题：烹是在油炸基础上的一种操作，过程温度高、时间长、"问题物质"多。煎、贴、塌由少量油慢火加热，受热时间较长，尤其是加工菜肴量加大时，残油受热时间更长，"问题物质"产生较多；易糊底，导致更严重的安全问题；味精无法最后加入，易产生焦谷氨酸钠。

**（六）熘**

熘，有时称"溜"，是指将切配后的丝、丁、片等小型原料或整型原料，经油滑、油炸、蒸、煮的方法加热成熟后，粘裹或浇淋上较多甜酸卤汁（也称熘汁）或将原料投入芡汁中翻拌成菜的烹调方法，包括脆熘、滑熘、软熘、糖醋熘、醋熘等方法。

熘与烹的区别在于，烹法在调味阶段淋较稀的调味汁，而熘则淋较稠的调味汁。

问题：脆熘是在油炸基础上的一种操作，过程温度高、时间长、"问题物质"多。

### （七）拔丝和挂霜

甜菜的烹制方法在菜肴原料的成熟方式上主要是炸，以蔗糖、饴糖或蜂蜜等调制而成，依据成品的状态，有拔丝、挂霜和蜜汁之分。

问题：原料炸制的过程加热温度高，"问题物质"的产生较多；熬糖过程（尤其是拔丝和蜜汁），由于火候不当，可能会过度焦糖化而产生致癌物。

> ❖ **对问题的解答**
>
> **问题解答1**：薯条在炸制过程中主要产生哪种有害物质？
>
> 瑞典人发现"一些富含淀粉的食品，经过煎炸烤等高温加工处理后会产生含量不等的丙烯酰胺"，其中土豆制成的薯条或薯片含的丙烯酰胺最多。而丙烯酰胺是致癌杀手，按照世界卫生组织制定的标准，每个成年人每天从饮水中吸收的丙烯酰胺量不应超过1μg，而每千克薯条中平均含丙烯酰胺1000μg。可如今薯条、薯片还是很多人的零食挚爱，因它香脆、热量高、食用方便。
>
> **问题解答2**：食用油脂在煎炸时的变化？
>
> 食用油脂在高温下、空气中自动氧化，生成酮、酮酸以及过氧化物，产生酸败臭，而使油脂的食用价值降低。尤其使用铁锅时，铁离子催化加速食用油脂的变化。
>
> 煎炸油经常反复使用，煎炸温度一般可高达185~200℃或更高。煎炸油在这一温度下进行着复杂的氧化、聚合和环化反应，从而产生一系列酮环氧化物、过氧化物、脂肪杂环化合物及大量的脂质自由基。另外，食品长时间煎炸会使食品轻微碳化，其中有脂肪酸和氨基酸在高温反应过程中形成的苯并（a）芘化合物。

## 第四节　烟熏烤制工艺卫生

> ❖ **问题导入：**
> 1. 烧烤类食品的安全隐患是什么？
> 2. 熏烟中的有害成分有哪些，对其制品有哪些影响？

### 一、烤制工艺卫生

烤制，也称焙烤。是将原料腌制入味后，利用柴草、木炭、煤、天然气、煤气等燃烧的热量或电热、远红外线的辐射热，使原料成熟的烹调方法。

烤制烹调菜肴通常先将生料进行适当的处理：整只或大块的动物性原料需经烫皮、涂糖上色、晾皮等处理。有的还需要用其他物品（如猪网油、黄泥等）包裹起来。然后再进行烤制。烤制过程中一般不进行调制，原料需要在烤前先进行腌渍处理，如江苏叉烤鱼；有的在烤制成熟后还需要带味碟上席，如北京烤鸭、广东烤乳猪、新疆烤全羊等。

成菜特点：色泽红亮美观、形态完整、皮酥肉嫩、香气浓郁醇厚。

烤一般需使用特制的烤炉，根据设备的差异，烤又分为明炉烤、暗炉烤等。

明炉烤系指敞口式火炉或火盆对原料烤制的方法。明炉烤设备简单，出火力分散，辐射热不易达到原料的背面，因此烤时需不断地、有规则地调换烤皿，仗之受热均匀，呈色一致。明炉烤对烤较小形原料以及对较大形原料重点部分的烤透具有的良好的效果。

射热具有较强的方向性，原料受热会不均匀，因此需经常转动。

暗炉烤将原料置于密闭的烤炉中烤熟的方法，如北京烤鸭暗火炉。所谓的"烘"和"焗"就是暗炉烤。暗炉烤制时，炉内除了辐射热之外，还有对流的热空气的作用，因此温度比较稳定，原料受热均匀，烤制时间较短。

远红外线比一般热辐射具有更强的穿透能力，可以在更短的时间内将原料加热至熟，有无损烤菜的特点。凡采用暗炉烤的菜肴均可采用远红外烤炉烤制。

微波烹调法，是利用微波将菜肴原料加热成熟的烹调方法，能在较短的时间内将原料加热成熟，很好地保持原料原有的色、香、味、形和营养价值，但无法形成炸、烤所产生的色泽和香气。

如果微波与远红外线配合，可用于制作烤菜。

## 二、烟熏工艺卫生

烟熏，是烤的一种变格技法，是在密闭的烤炉里，将燃料和熏料混合不完全燃烧，利用含有小分子呈香物质的烟气作为传热介质，这些香味物质黏附在原料表面形成独特的风味效果。

**1. 烟熏的作用**

发色：①褐变形成色泽；②发色剂形成色泽。

呈味：①原料成分及烟熏过程形成制品特殊的烟熏风味；②吸附作用产生的香气和滋味。

防止腐败变质：烟熏温度对于烟熏抑菌作用有较大影响。温度为30℃、浓度较淡的熏烟对细菌影响不大；温度为43℃、浓度较高的熏烟能显著降低微生物数量；温度为60℃时不论淡的或浓的熏烟都能将微生物数量下降到原数的0.01%。还可预防氧化。

**2. 改进的烟熏技术**

（1）由外室生烟，在烟雾被引入烟熏室之前，用具有较强吸附作用的过滤材料加以过滤，将多环芳烃随同烟尘除去。

（2）控制生烟温度在400~600℃。

（3）在食品与热源之间设置接收器，不让油脂与热源直接接触。

（4）使用去除了多环芳烃的烟熏液，将食品先置于盐水中煮15min，沥干后淋拌上烟熏液，置烤炉中烘烤10~15min即成，确保熏制条件稳定，产品质量易于控制。

### ❖ 对问题的解答

**问题解答1**：烧烤类食品的安全隐患是什么？

美拉德反应除形成褐色素、风味物质和多聚物外，还可形成许多杂环化合物，有促氧化物和抗氧化物、致突变物和致癌物及抗突变物等。

杂环胺：烤鱼或烤牛肉炭化表层中提取的化合物具有致突变性，这类物质主要是复杂的杂环胺类化合物，如咪唑喹啉和甲基咪喹啉。

在烤制富含蛋白质的食物时，蛋白质的降解产物——色氨酸和谷氨酸首先形成一组多环芳胺化合物，如色胺热解产物（Trp-p-1和Trp-p-2）和谷胺热解产物（Glu-p-1）。致畸研究发现，色胺和谷胺的热解产物对大鼠、仓鼠和小鼠均有致突变性。

大量实验数据表明，烧烤温度高达400~600℃，食品成分在这一温度下会产生苯并（a）芘。

**问题解答2**：熏烟中的有害成分有哪些，对其制品有哪些影响？

熏烟是植物性材料如不含树脂的阔叶树叶、茶叶、竹叶，以及松柏枝等缓慢燃烧或不完全氧化产生的蒸汽、气体、液体和微粒固体的混合物，较低的燃烧温度和适当的空气供应是缓慢燃烧的必要条件。

熏烟中对制品产生风味、发色作用及防腐效果的有关成分，主要是不完全氧化产物包括挥发性成分和微粒固体如碳粒等，以及水蒸气、$CO_2$等组成的混合物。人们已分离出200多种化合物，一般认为最重要的成分有酚、醇、有机酸、羰基化合物和烃类等。

酚：从熏烟中分离并鉴定的酚类有20多种，都是酚的各种取代物，如愈疮木酚，邻、间、对位甲基酚或甲氧基取代物等。酚在鱼肉类烟熏制品中有三种作用：形成特有的烟熏味；抑菌防腐作用；抗氧化作用。

醇：熏烟中醇的种类很多，有甲醇、乙醇及多碳醇等。醇主要作为挥发性物质的载体；对风味的形成并不起任何作用；醇的杀菌作用极弱。

有机酸：熏烟中存在有含1~10碳的简单有机酸，熏烟蒸汽箱内的有机酸含1~4碳，5~10碳的有机酸附在熏烟内的微粒上。有机酸有微弱的防腐能力；能促进烟熏表面蛋白质凝固，形成良好的外皮。

羰基化合物：包括戊酮、戊醛、丁醛、丁酮等，一些短链的醛酮化合物在气相内，有非常典型的烟熏风味和芳香味。羰基化合物与肉中的蛋白质、氨基酸发生美拉德反应，产生烟熏色泽。

烃类：主要指产生的多环芳烃类，其中至少有两类二苯并蒽和苯并（a）芘。熏制食品（熏鱼、熏香肠、腊肉、火腿等）中主要的毒素和致癌物是多环芳烃，如苯并（a）芘。熏制所用的木材燃烧时产生的烟和脂肪燃烧时产生的烟是熏制食品中多环芳烃的主要来源。特别是烟熏温度在400~1000℃时，苯并（a）芘的生成量随温度的上升而急剧增加。烟熏时产生的苯并（a）芘直接附着在食品表面，随着保藏时间的延长而逐步深入到食品内部。烃类与防腐和风味无关；这两种物质一般附着在熏烟的固相上，可以被清除掉。

## 第五节　冷菜工艺卫生

❖ **问题导入**：
1. 三文鱼的营养价值，以及目前市场上三文鱼存在的问题。
2. 冷菜拼摆常见的卫生问题及对策。

冷菜，又称为凉菜、冷盘、冷荤，是中国菜肴中别具特色的一大类别，是酒席中不可缺少的内容。一般情况下，冷菜是酒席上与食用者接触的第一道菜，素有菜肴"脸面"之称，具有先入为主的作用。因此，冷菜拼摆的好坏直接影响着整个酒席的质量。如果刀工精细，拼摆又富有艺术性，整个冷盘色、香、味、形、器等俱佳，就能引起食用者旺盛的食欲，对整体酒席留下良好的印象。反之，刀工粗糙，拼摆不当，即使热菜烹制得再好，也会影响人们对整桌酒席的评价。

## 一、冷菜的加工烹制方法

根据风味特色，冷菜可分为两大类型：一类是以醇香、酥烂、味厚为特点，烹制方法以卤、酱、煮、烧为代表；另一类是以鲜香、脆嫩、爽口为特点，烹制方法以拌、炝、腌、泡为代表。

### （一）以可食性生料为基础的加工法

1) 生拌法　　如酸辣黄瓜、姜汁莴笋、生鱼片等脆性原料。

拌是将可食的生料或晾凉的熟料，用刀切成丝、丁、片、条等，加入调味品拌制成菜的烹调方法。

（1）烹调程序：①选料加工，选用新鲜无异味，受热易熟，质地细嫩，滋味鲜美。②拌前处理，炸制—煮制—焯水—氽制—腌制—生料直接拌制。③拌的方式，生拌、熟拌、生熟拌。④装盘调味，拌味装盘、装盘淋味、装盘蘸味。

（2）操作要领：①拌制菜肴一律用植物油，经炼熟晾透后再用。②炸制处理的原料，应先将原料码味，掌握好口味和色泽。③原料尽可能除去腥膻异味。④适合焯水的原料，都是新鲜细嫩，受热易熟的蔬菜。⑤腌制原料只需放入精盐，抖散即可，不可反复搅拌，以免破坏色泽。⑥拌制菜肴，不论是何种味型，都应以复合味为标准。

（3）注意事项：①生熟拌的凉菜，装盘时要将熟料盖在生料上。②浇汁类菜肴要讲究技巧，要表现出原料的色彩。

2) 炝醉法　　如醉虾、醉蟹、腐乳炝虾等。

炝——将切配成小型的原料，以滑油或焯水成熟后，沥干水分，趁热加入调味品，调拌均匀成菜的烹调方法。特点：色泽美观、质地脆嫩、醇香入味。

（1）烹调程序：①选择切配，应选用新鲜、细嫩、清香和富有质感特色的原料。加工时要去筋。加工成细小形状或自然型。②滑油炝制（滑炝），原料上浆后，滑油捞出，使原料滑嫩。炝入花椒油、芝麻油及胡椒粉等调味品，拌匀。③焯水炝制（普通炝），原料焯熟，沥干水分，炝入花椒油、芝麻油及胡椒粉等调味品，拌匀。

（2）操作要领：①刀工成形要均匀、大小一致。②一般动物性原料以热炝为好。

（3）注意事项：①原料滑油、焯水的火候要适中。②原料在炝拌味时，应待渗透入味后，才能装盘。

3) 泡渍法　　如四川泡菜、泡藕片等。

### （二）生料熟制的烹制法

（1）酱卤法是将初加工的原料，放入酱汁或卤汤中烧沸，转用中小火煮至成熟后捞出的烹调方法。

（2）油炸法：①直接油炸成熟——适于肉类、鱼类、薯类等动植物，酥脆干香，外焦里嫩，清爽无汁。②油炸卤浸，油炸后在卤汁中浸泡入味；具有色泽红亮、细嫩滋润、醇香味浓的特点。适于鸡、鱼、豆制品、鸡蛋等。

（3）汽蒸法：①放汽蒸，蛋黄糕、蛋白糕等。②不放汽蒸，蒸咸鱼、蒸腊鸡腿等。

### （三）以熟料为基础的烹调法

1) 拌炝法　　就是将原料经过加热处理成熟后，再与调味料拌和。

2）糟腌法　腌指将原料浸入卤汁中，或加入以盐为主的调味品拌和，排除原料部分水分和异味，使调味汁渗透入味成菜的烹调方法。特点：色泽鲜艳、鲜嫩清香，醇厚浓郁。

（1）烹调程序：①选料加工，新鲜、质地细嫩的原料。加工成小形或自然性。②腌制方式：盐腌、酒腌、糟腌。

（2）操作要领：①未经刀工处理的原料精盐撒放要均匀，中途要常翻动，使味渗透均匀。②酒腌的原料要清洗干净，以保证卫生质量。③糟腌要求原料质地细嫩。

（3）注意事项：①饭店、餐厅与一般食品店的腌制品不同。饭店、餐厅用料新鲜，而食品店不同。②酒腌分红醉（用酱油）、白醉（用盐）。原料不同分生醉与熟醉。

3）熟醉法　先焯水后醉、先蒸后醉和先煮后醉。

4）熟泡发　新式冷菜加工方法，源于泡菜的制法，不用植物料，而用动物料，称"荤料泡菜"，如泡椒凤爪、泡墨鱼子、泡椒鸭掌、泡海三鲜等。方法为：①调制泡菜盐水。②原料熟处理：水煮、烫至五六成熟捞出。主食加姜葱，投凉待用。③入坛泡制：鸡爪类2h、猪耳等5h、鹅肠类20～30min、腰花类30～60min、虾蟹类20～30min、鸡冠类80～100min。

5）挂霜法　水与糖的比例以（1∶3）～（1∶4）为宜；原料处理。

6）脱水法　肉松、菜松等。

7）冻制法　①凝胶冻法：富含胶原蛋白的动物性原料，如水晶肴蹄、冻羊羔、鱼冻等。②琼脂冻法：用于植物类、水果类的冻菜。

## 二、冷菜烹制的原料成分变化解析

经过初步熟加工处理实现杀菌消毒，保证菜肴食用安全；生鲜原料直接成菜，有利于保存营养成分和天然风味。

部分烹制方法有利于提高成菜的食用安全性，如糖、盐等物质产生高渗透压，可降低原料的水分活度，造成微生物细胞的质壁分离现象，使细胞内蛋白质变性，杀死或抑制微生物活动；同时高渗透压可抑制酶的活力，达到保藏目的。糖、盐还有调味功能。

### （一）冷菜用调味品的作用

冷菜烹制过程中使用的调料称为辅助原料，包括调味料（盐、糖、味精、核苷酸、酱油、酱类、食醋、料酒等）和香辛料（葱、姜、蒜、辣椒、花椒、大料、丁香、大小茴香、桂皮、月桂叶、黑白胡椒、肉豆蔻、白芷、香叶、复合调味粉等）。

八角、葱、胡椒、糖、味精、盐（水溶性）等，它们不仅呈味、赋香，而且有杀菌功能，还含有多种维生素（如葱头含大量B族维生素）。

麻辣味调味品的呈味物质中，辣味的呈味成分主要是辣椒碱、椒脂碱、姜黄酮、姜辛素、烯丙基异硫氰酸酯及大蒜素等，麻味的呈味成分主要是山椒素。这些化合物具有极强的杀菌能力，大蒜素和洋葱中提取的有机硫衍生物均能抑制恶性肿瘤细胞活性。

白酒、黄酒等在中餐烹调中应用广泛，具有去腥解腻、增香增色、消毒杀菌、除膻的作用。白酒等蒸馏酒中可能存在的有害物质包括甲醇、杂醇油、醛类、氰化物、铅和锰等，烹制菜肴应注意选择品质优良的酒类原料。

### （二）生食水产类菜肴的工艺卫生

为品尝鱼虾之鲜美，很多人喜欢生食，常用餐饮行业酒渍法中的生醉方法对活蟹、活虾进行醉制或蘸芥末生吃的方法。生吃鱼虾必须选择无污染水域的鲜活原料，注意卫生，确保安全。

> ❖ **实践应用：虾肠去除**
>
> 虾的背部有虾的肠子，有的很黑，有的颜色很淡，里面杂质比较多，其中有沙或其他脏东西，食用前应去掉。
>
> 去虾肠，先掐头，用剪刀把壳剪掉，然后把黑头一挑就可以了。如果不去壳，只去头的话，先把虾的头掐掉，肉里会探出虾线的黑头，用指头或镊子把它揪出来或用牙签从虾尾数起的第二节横穿过去，轻轻挑起，虾线很容易便出来了。
>
> ❖ **实践应用：醉蟹的食用**
>
> 世界上所有的蟹或多或少都含有有毒物质或致敏物质，因此，活蟹应在清水中静养吐泥沙、刷净表面泥沙、挤出粪便等可能带来安全性问题的成分；注意死蟹的安全性问题；醉制应利用酒精含量较高的白酒来浸渍原料。

### （三）生食蔬菜类菜肴的卫生

新鲜细嫩、受热易变味的脆性蔬菜原料，如黄瓜、生菜、葱、蒜等，经常采用拌制、泡渍、沾酱等方法生食，如东北人喜爱的"沾酱菜"。

为防止肠道致病菌和寄生虫卵污染，生食蔬菜时应清洗干净，有的需要消毒。

为防止蔬菜施用农药的危害，应选择严格执行有关农药安全使用的各项规定（尤其是不准使用高毒农药）的新鲜蔬菜。

为防止蔬菜的酚、砷、有害金属、亚硝酸盐的污染，应选择符合绿色食品、有机食品基地标准的新鲜蔬菜。

### （四）熟制冷菜的卫生

熟制后的动物原料制成的冷菜，只要加热时间足够，其安全性是可以保证的，如辣、酱、卤、酥、冻、熏等。而拌、炝、腌（尤其是盐渍中的"荤料泡菜"熟泡），由于肉料受热时间短而使杀菌和蛋白质变性不彻底，或泡制时间长而产生过多杂菌，可能带来潜在的安全性问题。

> ❖ **实践应用："荤料泡菜"**
>
> 肉料水煮或烫至七八成熟捞出，投凉后控净水分放入坛中，加入溶解调味料（可根据需要额外加姜葱等）的泡菜汁泡制，鸡爪类2h、猪耳等5h、鹅肠类20～30min、腰花类30～60min、虾蟹类20～30min。
>
> ❖ **实践应用：白斩鸡**
>
> 鸡肉富含营养物质，味道鲜美，在中国烹饪中被创制出五花八门的菜肴。其中的白斩鸡，带血丝的肉中衬托出鸡肉的鲜嫩和美味，再佐以各种考究的油、酱和辅料，令饕餮大快朵颐。未经烧熟煮透的鸡肉中含有较多的微生物，如沙门氏菌等，存在食品安全隐患。

### （五）冷菜的卫生控制

冷菜加工最容易出现问题的地方是生熟混杂、交叉污染。因此，冷菜必须由专人在符合卫生要求的专用加工间，用专用工具，专用的消毒、冷藏设备进行加工，这是保证冷菜卫生的"硬件"条件。非操作人员不得擅自进入冷菜加工专用间，不得在专间内从事与凉菜加工无关的活动。

冷菜加工的原料必须符合卫生要求；供加工凉菜用的蔬菜、水果等食品原料，未经清洗处理的，不得带入凉菜间。

冷菜烹制过程必须达到卫生要求；加工前应认真检查待配制的成品凉菜，发现有腐败变质或者其他感官性状异常的，不得进行加工。

冷菜加工完成后应立即食用。

> ❖ **实践应用：冷菜加工的消毒**
> 冷菜加工间内应设有工具、容器、手、水果、蔬菜等的洗刷、消毒用设备，随时进行洗刷消毒。
> 操作人员要穿工作服、戴工作帽和口罩，在加工直接入口的食品前除彻底洗手外，还要用75%的酒精棉球涂擦消毒双手。
> 每餐（或每次）使用前应进行加工间的空气和操作台的消毒。消毒可使用紫外线，照射不少于30min。
> ❖ **实践应用：冷菜加工的专用工具和设备**
> 冷菜加工间内应配备齐全专用的刀、案板、盆、盘、抹布、拖把等工具，严禁与其他操作间的工具混用。
> 冷菜加工间内设足够的冰箱、冰柜，专供存放冷菜及原料用。

### （六）冷菜拼摆的卫生控制

冷菜拼摆（尤其是工艺冷菜），通过垫底、盖边、装刀面、整形、点缀、调整修改后，完成"单拼""双拼""三拼""四拼""六拼""什锦拼"等类型的既重食用性又重艺术性的拼盘或花色象形盘。

冷菜拼摆装盘坚持以食用为本、风味为主、装饰造型为辅的原则；坚持形式为内容服务，提倡从原料出发来考虑造型；坚持简洁、明快的原则，不宜精雕细琢搞复杂的构图；坚持符合食用、卫生、效率、节约、适度的原则。

冷菜拼摆装盘的基本要求：刀工要整齐；色泽要和谐；味汁要恰当；盛器要协调；用料要合理。

冷菜一装入盛器就将直接面对食用者，因此，必须强调此时冷菜的食品安全问题的不可逆转性、保证冷菜食品安全的重要性。

> ❖ **对问题的解答**
> **问题解答1：** 三文鱼的营养价值，以及目前市场上三文鱼存在的问题。
> 细嫩鲜美的三文鱼，富含ω-3脂肪酸等不饱和脂肪酸，能有效提升高密度脂蛋白胆固醇、降低血脂和低密度脂蛋白胆固醇，防治心血管疾病，ω-3脂肪酸更是脑部、视网膜及神经系统所必不可少的物质，有增强脑功能、防治老年痴呆和预防视力减退

的功效。三文鱼享有"水中珍品"的美誉。

三文鱼的的颜色与其营养价值成正比,颜色越深,虾青素含量越高,营养价值越高。为增加三文鱼的可爱粉红色,饲养者在饲料中加入色素(少数使用天然虾青素喂养,和野生三文鱼价值相当,大多数使用合成虾青素),饲养者还在饲料中加入抗生素,提高三文鱼的抗病性。

**问题解答2**:冷菜拼摆常见的卫生问题及对策(表 8-5-1)。

表 8-5-1 冷菜拼摆常见的卫生问题及对策

| 常见问题 | 出现原因 | 对策 |
| --- | --- | --- |
| 接触污染 | 操作人员手不洁净,带有杂菌 | 严格依照操作规范和个人卫生规范执行;最好带上消毒过的薄胶皮手套、戴口罩操作 |
|  | 未经消毒的工具直接接触菜肴 | 工具消毒 |
|  | 未经消毒的盛器直接接触菜肴 | 选用已消毒并烘干的盛器 |
|  | 用未消毒的抹布揩擦盘边 | 不得用抹布揩擦盘边 |
| 降落污染 | 拼摆过程中,空气中的细菌或灰尘降落 | 冷拼间最好设负氧离子发生器或静电除尘器 |
|  | 锅底(盆底)靠近盛器或用手勺敲锅(盆) | 在可以完成操作的情况下,远离盛器 |
| 繁殖污染 | 制备好的拼摆材料贮存放置过程中微生物繁殖达到超标数量 | 严格按贮存规范执行;菜肴盛装完成后经紫外线消毒后再上席 |

## 主要参考文献与推荐阅读

冯玉珠. 2005. 烹调工艺学. 北京:中国轻工业出版社

黄刚平. 2007. 烹饪营养卫生学(高等职业教育规划教材). 南京:东南大学出版社

黄玉军,王劲. 2008. 烹饪原料知识. 北京:旅游教育出版社

骆淑波. 2008. 烹饪营养与卫生. 大连:东北财经大学出版社

彭景,蒋云升. 2000. 烹饪营养与卫生. 北京:中国轻工业出版社

王亚伟. 2006. 烹饪营养与卫生. 北京:北京大学出版社

赵廉. 2008. 烹饪原料学. 北京:中国纺织出版社

郑昌江. 2012. 饮食营养卫生的理论与应用. 南京:江苏教育出版社

周晓燕. 2001. 烹调工艺学. 北京:中国轻工业出版社

# 第九章　餐饮企业卫生管理

❖ **教学目标**：使学生掌握运用饮食卫生学基本知识进行餐饮业卫生管理的技术和方法。掌握 HACCP 餐饮食品安全管理体系的原理与方法。

**（一）知识教学目标**
1. 了解餐饮企业卫生管理的内容及意义。
2. 了解 HACCP 餐饮食品安全管理体系的知识和方法。

**（二）能力培养目标**
1. 掌握进行餐饮企业卫生管理的初步能力。
2. 掌握运用 HACCP 餐饮食品安全管理法规解决问题的能力。

为保证食品安全，在我国有许多法律和法规监督及管理食品的生产、加工和销售服务活动，以保证食品的卫生和安全，如《中华人民共和国食品安全法》《中华人民共和国野生动物保护法》《中华人民共和国环境保护法》《中华人民共和国刑法》《中华人民共和国行政处罚法》等。本章内容依据卫生部 2005 年 8 月 2 日发布、2005 年 10 月 1 日起施行的《餐饮业和集体用餐配送单位卫生规范》和 2008 年 10 月 22 日发布、2009 年 5 月 1 日起施行的中华人民共和国国家标准《GB/T 27306—2008 食品安全管理体系 餐饮业要求》编写。

餐饮企业需要根据国家的卫生法规，制定内部的具有可操作性的卫生管理制度，实现包括采购、验收、保管、发放、初加工、烹调、保存、服务、清洁等环节，涉及厨房、库房、餐厅、外环境等场所和从经理到员工的全方位、立体化的餐饮企业卫生管理。

## 第一节　餐饮业的卫生管理

❖ **问题导入**：
1. 某饭店自建成以来苍蝇不绝，令管理者伤透脑筋。饭店工作人员检查时未发现问题，一直以来束手无策。分析其原因并提出解决办法。
2. 原料新鲜度的感官鉴别方法有哪些？
3. 食源性疾病的交叉污染途径有哪些？

### 一、餐饮业加工经营场所卫生管理

餐饮卫生与加工原料，加工和服务的设施、设备、用具等硬件，从业人员的健康状况、卫生素养和操作都有关。因此，餐饮卫生管理就是对事、对物和对人的管理。

1）对事的管理　　主要对原料加工操作和菜点服务过程以及经营场所等其他事物的运作进行监督管理。主要包括：建立完善的、切实可行的卫生制度和监督保障措施，有严格的卫生操作要求；原料采购和加工制作、餐厅服务等环节严格操作规范，遵守各项制度，防止交叉污染，改进传统的不合理工艺，按要求处理废弃物、废水等。

2）对物的管理　　对餐饮经营场所的环境、所有设施设备进行管理。包括饭店选址、建筑结构、厨房和餐厅布局是否合理，各种卫生设施和设备，餐具、地面等的材料都要符合《食品卫生法》《餐饮业食品卫生管理办法》《饮食建筑设计规范》等的规定。

3）对人的管理　　对餐饮业从业人员的健康、劳动和卫生教育的管理。包括：为餐饮从业人员（烹饪操作人员、餐厅服务人员、酒店管理人员等）定期进行健康检查，确保其无传染病，并持有健康证；改善从业人员的劳动条件，提供必要的卫生设施；对餐饮从业人员经常性地开展各种形式的卫生教育，增长其卫生知识，提高其自觉遵守卫生法规和卫生程序的觉悟。

## 二、烹饪原料采购、贮存卫生管理

### （一）烹饪原料采购与验收卫生管理

采购是餐饮管理的一个重要内容，尤其是烹饪原料的采购，如果购入的原料质量低劣，与采购计划规格不符、不卫生或霉烂腐败变质，轻则无法保证菜品质量，重则可引起食物中毒，破坏酒店的信誉和声望，从而降低企业竞争力。同时，采购又是餐饮管理的一个重要内容，是进行餐饮生产活动前的一项必不可少的准备餐饮经济活动的起点。加强对采购工作的管理，在适时、适量、适质、适价、经济合理上多下工夫，可以降低成本费用，加速资金局转，节约资金占用，提高饭店的经济效益。总之，采购的主要目的是从合适的供应商处以合适的价格收购到符合质量和数量要求的物资。其目标是保证质量和价值的前提下，最大限度地节约资金投入。

在采购人员需要即时判断原料质量，而又不能进行理化检验时，烹饪原料品质的感官鉴定方法就十分重要。感官鉴定法通过人的感觉器官，根据原料外部固有品质的变化对原料的质量进行鉴别，包括视觉鉴定、嗅觉鉴定、味觉鉴定、听觉鉴定和触觉鉴定。

（1）视觉鉴定：利用人的眼睛对原料的形态、色泽变化以及清洁程度等进行观察，判断其质量优劣的方法，适用于所有原料。视觉鉴定应在光线明亮、背景亮度大的环境下进行视觉检验，最好是日光。

（2）嗅觉鉴定：利用人的鼻子对原料的气味进行辨别，判断其是否变质的方法。嗅觉鉴定注意原料正常气味与异味的区别。

（3）味觉鉴定：利用人的口腔和舌头对原料的味道进行辨别，判断其质量是否改变的方法。味觉鉴定只适用于可直接入口的调味品、果蔬及烹饪半成品的检验，不可检验已发生变质的原料、酸碱等。

（4）听觉鉴定：利用人的耳朵对原料拍击或摇动后发出的声音来判断原料是否变质的方法，如鉴别原料的脆嫩度、酥脆度及新鲜度等。

（5）触觉鉴定：利用人的手来检验原料的重量、质地（弹性、韧性、脆嫩度、细腻度等），判断其质量优劣及变化程度的方法。

验收的作用是对采购的原料进行检查，对它们的质量和数量加以评价，对价格予以检查，然后决定是收下还是退货。一位合格的验收员知道验收中发现了问题应该如何处理，并且向发货人当面指出问题并监督其改正。可以说验收这一关比采购更重要。一旦验收者在发货清单上签了字，原料在法律上就算被接收，与发货人不再有关系，所以酒店在选择验收员时应仔细挑选、慎重任用，同时建议应对验收人员进行相应的岗前培训。

烹饪原料品质鉴定的依据和标准分为以下几个方面。

（1）原料的内在品质。原料的内在品质包括原料的形状、质地、颜色、气味、味道、化学成分、内部组织结构特点等属性。如果原料的内在品质发生了变化，则说明其固有品质发生了变化，质量下降。

（2）原料的纯度和成熟度。原料的纯度指该种原料占成品的比例，成熟度指该种原料达到自然成熟状况的程度。原料的纯度越高质量越好，原料的成熟度要求适中。掌握好各种原料的纯度和成熟度，可以合理地使用原料，体现出原料的最佳特点。适合烹饪的成熟度，非动植物的生理成熟度。

（3）原料的新鲜度。原料的新鲜度指原料采收、运输、贮藏、销售到使用的过程中质量的变化程度。原料的新鲜度越高，质量越好。对原料新鲜度的鉴定是烹饪行业常用的方法。

（4）原料的卫生程度。原料的卫生程度指原料表面黏附的污秽物、虫及虫卵、寄生虫、微生物、农药等污染程度，原料腐败变质程度，被虫蛀、鼠咬的破坏程度，可引起人体发生食物中毒的各种有害物质的含量。

**（二）烹饪原料贮存与供应卫生管理**

饭店采购原料通常是成批购进。部分原料购进与使用时间有一定间隔，这就存在着贮藏保鲜的问题。原料保存不当会使其固有的新鲜品质下降，影响菜品的质量，给饭店造成不必要的经济损失。

贮藏中烹饪原料的质量变化主要包括以下几个方面。

（1）原料自身酶的作用：植物性原料的呼吸作用、后熟作用、发芽和抽薹、蒸腾作用；动物性原料的僵直期、成熟期、自溶期、腐败期。

（2）外界微生物导致原料的腐败、发酵和霉变等现象。

（3）光线、温度、湿度、空气、二氧化碳、压力、渗透压、异味物质、金属盐、酸碱度、氧化剂等理化因素对烹饪原料质量的影响。

贮存保管室的卫生要求：第一，清洁卫生。贮存保管室要清洁、通风、防潮、防湿、防霉并经常打扫卫生，消灭贮存室内的鼠害、虫害。第二，合理堆码。贮存室内的所有烹饪原料应摆放在摆放在离墙体至少5cm离地面15cm的地方，分类存放，并摆放整齐，这样做的目的是有助于通风。第三，分类存放，分开贮存。烹饪原料贮存时应分类贮存，如果有条件应该分开贮存。要考虑到各类原料的相互影响，原料、半成品、成品分开贮存，有特殊气味的原料如海产品与容易吸收气味的原料如面粉等分开贮存；食品与非食品分开贮存，长时间放置的原料要与短期贮存的原料分开贮存。第四，温度与时间的控制。食品贮存室应把时间与温度的组合关系安排好，一般贮存温度控制在10~21℃。第五，防止污染。食品贮存室应远离污染源，以防止食品受到污染，贮存室方向应朝北，并设置防光窗帘，以防光线直射加速食品腐败变质。

### 三、厨房卫生管理

1）厨房的布局要合理　　厨房一般包括初加工间（又称杂物间）、切配间、冷菜间、烹调间、面点间和洗涤间以及出菜和回收餐具窗口等。

为了保持厨房以及食品从原料到成品的卫生，首先要合理布置好各操作间和设备的方位，既有利于操作和保障食品卫生质量，又方便厨房卫生的清扫。

为了保持食品从原料到成品的卫生，要求做到不准垃圾、炉灰进入厨房特别是烹调间，无关人员不得在厨房中穿行或停留，房间的配置应是主食加工一条线、副食品加工一条线和餐具洗涤、消毒一条线。保证食品原料入口、垃圾污物出口、工作人员出口和进餐人员出入口畅通，并做到生熟食品分开，避免交叉污染。

2）厨房的卫生设备要齐全　①下水道设备。初加工间和洗涤间都应有独立的下水道，并在下水道上方安装油脂分离装置以回收废油。厨房地面要有坡度，便于冲刷和干燥。②冷藏设备。冷库应自成系统，与其他房间隔绝。生熟食品要分开冷藏，设备要定期洗刷。因厨房中的冷藏食品贮存期较短，故温度一般可设在6℃以下。③洗涤设备。除了设置足够数量的洗涤池、洗手池外，还必须设置脚踏式流水洗手池或感应式流水洗手池，供备餐间操作人员洗手。为防止擦手毛巾引起污染，应使用热空气烘手机等。④除油烟、通风设备。为了降低厨房的温度、湿度，排除烹饪时散发的气味、蒸气和油烟等，应在厨房里或炉灶上方安装排气扇和抽油烟机等设备。这些设备必须保持清洁，以免影响设备的效能。为通风而打开的窗户必须装有纱窗，以防昆虫飞入。⑤照明设备。厨房内安有足够亮度的照明设备，以防止加工食品时发生意外。灯光应避免阴影，利于发现和扫除污物。⑥工作面。工作面必须用结实耐用、容易洗净的材料制成。这类材料要求不吸水，也不会被食品残余物腐蚀，不锈钢或硬质塑料是理想的材料。最好不采用木制工作面，因为木质面很容易被污染，而且又不便于洗涤，但许多地方仍喜欢用硬木作切菜板，使用硬质塑料板或压缩橡胶等卫生制品可能还需要一个适应过程。制备生、熟食物须使用不同的切菜板，以免发生交叉感染。若工作面发生碎裂、产生裂缝、出现划痕，应及时更换。因为破损的工作面会藏匿食物残渣和病原生物等。⑦废弃物处理装置。食品企业或酒店应装有由高速切削系统构成的废弃物处理装置，以便将废弃物切碎，利于排入下水道。盛装垃圾的塑料袋或垃圾桶应及时清理、及时运走。⑧卫生室。要有包括冲洗式厕所、浴室、更衣室和休息室在内的卫生室，并注意该室的空气严禁进入厨房和餐厅等房间。

## 四、餐厅卫生管理

餐厅卫生包括两个方面：一是日常性清洁卫生；二是餐厅进食条件的卫生。

1）日常性清洁卫生　日常性清洁卫生的工作范围包括地面、桌面、墙壁、门窗和玻璃窗等，清洁方法一般提倡湿式清洁法，重点是清除桌面、地面油污和保持座位排列整齐，但严禁在顾客用膳时清扫地面。

2）餐厅进食条件卫生　人的进食活动，受精神和身体等多种因素影响。进食者精神愉快、情绪开朗，可增进食欲；若精神郁闷、忧伤，餐厅污秽，食品感官很差必定会降低食欲，甚至危害健康。因此餐厅进食条件的好坏对用餐者健康的影响是十分重要的，一般应注意以下几方面：①餐厅环境好。餐厅应光线充足、美化适当、音乐适宜、清洁卫生等。②服务态度好。服务人员应做到主动、热情、耐心、周到。③服务质量好。不但菜点的感官性状良好，而且还应保证价格合理。

## 五、设施、设备、工具、餐具卫生管理

饮食行业每天接待大量进餐者，其中难免有传染病患者或健康带菌者，如果餐饮具

洗涤不彻底、消毒不严格，就会带有各种病菌。这些带病菌器具，就成为人群传染病的媒介。因此，把好餐饮器具的消毒关，是防止"病从口入"、保障人民身体健康的一个重要措施。

1) 洗涤剂的种类和性能　　洗涤剂应该具备以下特点：①洗涤性能强，能充分乳化疏水性的油脂，又有一定亲水性，容易被水冲掉；②在容器上的残留对人安全无毒；③排放后容易被分解，不造成对环境的污染。

2) 餐饮具的消毒方法　　餐饮经过洗涤冲刷以后，仅仅只能除掉上面的脏物和油污，而不能达到彻底灭菌的目的，所以餐饮具的消毒就显得非常重要。常用的消毒方法：①物理消毒法。煮沸后保持2min以上的煮沸消毒法、100℃蒸汽蒸10min以上的蒸汽消毒法、远红外或电烤消毒箱在120℃下15～20min的干热消毒法和紫外线消毒法。②化学消毒法。0.1%～0.2%漂白粉、0.2‰新洁尔灭、1‰高锰酸钾、0.2%过氧乙酸、95%乙醇的烧灼消毒、75%乙醇的擦拭消毒等。注意讲解化学消毒剂的选择和高锰酸钾消毒后生成的二氧化锰可能污染器具的问题。③洗碗机＝热力消毒＋机械冲刷＋消毒剂。

总之，容器具和餐具无论采用哪种消毒方法，一经消毒就要放在清洁的餐具架上干燥备用，不应再用布揩擦，以免再受到新的污染，并做好防尘、防苍蝇工作。拿取餐厨具时，要拿柄、把手或餐具边缘，避免餐具受污染。任何缺口的盘子、玻璃杯或损坏的器皿必须扔掉，因为即使采用有效的洗涤方法，也不容易从器皿的破损处除掉细菌。

3) 餐饮具的卫生要求　　菜肴在烹调制作过程中应注意烹饪用具的卫生，否则会引起生熟的交叉污染及寄生虫卵的污染。生熟食品的交叉污染，包括容器、用具、抹布、手等。具体必须做到六分开：①开生和细加工分开。开生（指鸡、鸭、鱼等的开膛）所用的刀、墩、案、抹布和细加工的刀、墩、案、抹布必须分开使用。因为禽类、鱼类的内脏和身上有病原细菌，特别是禽类的沙门氏菌，如不分开使用，则会污染到其他食品。②加工洗涤与细加工分开。蔬菜的加工洗涤，也必须与细加工的刀、墩、案、池、筐分开，既防止蔬菜沾上油腻，不易洗净，又避免蔬菜上的寄生虫卵污染。③生熟分开。切用生料和熟食的刀、墩、案、抹布更要分开。饭店餐馆及大型食堂冷菜拼切、摆盘应专门设立冷食间，非本间人员禁止入内。即使不具备条件设专用的小型餐馆、食堂，也必须严格做到专人、专墩、专案、专刀、专抹布等，这样才能保证熟食物不被污染。④解冻泡料分开。肉食、水产、禽类等的冰冻原料，必须经过水浸解冻，冰冻融解后方可加工。在解冻过程中各种冰冻原料必须要分池泡解，以免相互串味和污染。⑤餐具分开。盛装熟食的碗、碟、盘等各种餐具应做到专用，不随便扯用，更不能混用。⑥用具分开。在菜肴、面点制作过程中，免不了要使用各种容器来盛装食物，最好是生熟分开专用，不互相扯用、混用。若不能做到达一点，也要把盛过食物的容器用开水烫洗后，再来装盛熟食品。

## 六、餐饮业从业人员卫生管理

餐饮企业从业人员包括：厨房工作人员（如厨师）、餐厅工作人员（如服务员）和企业管理人员。其中，厨房工作人员和餐厅服务人员的卫生管理是重点。

根据《食品卫生法》第二十六条规定和《餐饮业和集体用餐配送单位卫生规范》第五章"从业人员卫生要求"第三十八条至第四十一条规定，餐饮企业从业人员的基本卫生要求包括健康管理、卫生知识培训、个人卫生要求和工作服卫生管理等方面。另外，餐饮企业从业人员还应该在个人卫生习惯、操作卫生规范方面严格要求，方能够保障饮食卫生安全。

餐饮业从业人员良好的卫生习惯包括：①保持双手清洁。必须在工作开始前，大小便后，中途离开岗位、休息或饮食后，接触生肉、蛋、蔬菜及不干净的餐具、容器后，捡拾污物或直接处理废弃物后，洗手后经过两小时又继续烹饪、加工时，用正确的洗手程序洗手并消毒。②注意衣帽整洁。保持白衣、白帽和白口罩的整洁，平时对制服上松动的扣子和标志经常检查，禁止佩戴珠宝和首饰等易掉落的物品，头发不得露于帽外。③重视操作卫生。不浓艳化妆、涂抹指甲油、喷洒香水；工作时不得抽烟、吃零食、挖耳、揩鼻涕，不得面对食品打喷嚏或咳嗽；不得接触不洁物品，手外伤时不得接触食品或原料，经过包扎治疗戴上防护手套后，方可参加不直接接触食品的工作；操作间不得带入或存放个人生活用品。④养成良好习惯。衣着整洁，不乱丢物品，不随地吐痰；勤理发、勤洗澡、勤换衣和勤剪指甲；及时冲洗、清扫、消毒工作场所。

### ❖ 对问题的解答

**问题解答1：** 某饭店自建成以来苍蝇不绝，令管理者伤透脑筋。饭店工作人员检查时未发现问题，一直以来束手无策。分析其原因并提出解决办法。

*分析：* 苍蝇多一定有其来源，常见来源：①饭店与外界敞开连通，苍蝇自由进出；②饭店内部有垃圾堆放场；③饭店附近有垃圾站（场）、城市垃圾通道、废渣场、屠宰场、有污染的工厂、厕所、水沟渠且污染严重；④饭店附近经常有腐败之物。

*解决问题：* 分析苍蝇来源之后，饭店工作人员扩大搜索范围，发现距饭店不足20m的地方常年杂草丛生，饭店排出的污水汇集此处，蚊蝇孳生。为此，饭店修建下水道排放污水，清除杂草并修建水泥地面，封闭饭店与外界的敞开口，苍蝇之患遂绝。

**问题解答2：** 原料新鲜度的感官鉴别方法有哪些？

原料的新鲜度一般通过原料的外观形态、色泽、水分、重量、质地、气味等感观性状表现出来。

（1）形态变化：根据原料的形态特征与固有形态的差别，判别新鲜度。

（2）色泽变化：根据原料的颜色、光泽与固有颜色、光泽的差别，判别新鲜度。

（3）水分变化：根据原料水分丧失时出现的表面萎蔫、皱缩、形态和结构改变、质地和味感变化，判别新鲜度。

（4）重量变化：根据鲜活原料重量减轻和干货制品重量增加的程度，判别新鲜度。

（5）质地变化：根据原料的坚实饱满、富有弹性和韧性的特征发生改变的程度，判别新鲜度。

（6）气味变化：根据原料特有气味改变，而出现怪味、臭味、酸味、甜味等异味的程度，判别新鲜度。强调凡不属于该原料本身的气味都称为异味。

**问题解答3：** 食源性疾病的交叉污染途径有哪些？

交叉污染指通过生食品、食品加工者、食品加工环境或工具把生物的、化学的污染物转移到食品的过程。常见的交叉污染途径有：①成品和原料、半成品存放中相互接触（包括食品中汁水的接触）。②装成品和原料、半成品的工用具、盛器混用。③操作人员接触原料、半成品后双手未经消毒即接触成品。④生熟交叉污染。

## 第二节 HACCP 餐饮食品安全管理体系

❖ **问题导入：**
1. 请详细说明热食类、冷荤类以及凉菜类食品的 HACCP 方案。
2. 请对冷菜加工的各个环节进行危害分析。
3. 举例说明洗碗过程中遇到的困难以及解决方法。

近年来，我国餐饮业的食品安全问题受到社会和媒体越来越多的关注，究其原因，主要是在饭店、餐馆（厅）、连锁经营的餐饮业、食堂等发生的食物中毒事件越来越多，食源性疾病暴发影响人群众多，社会负面影响大。

食源性疾病主要是由餐饮加工过程中食材贮存或烹饪方法不当引起的。因此，如何从源头控制食源性疾病，确保就餐者的身心健康，就成了餐饮从业者的重要课题。国家颁布的《餐饮业和集体用餐配送单位卫生规范》和《GB/T 27306—2008 食品安全管理体系 餐饮业要求》，以法规和国家标准的形式，规范了建立和实施 HACCP 食品安全管理体系的基本原则与方法；国家认证认可监督管理委员会发布了《食品安全管理体系认证专项技术要求：食品安全管理体系 餐饮业要求（FSMS-07：2007）》，对餐饮业进行食品安全管理体系认证提出了专项技术要求。

HACCP 强调先分析餐饮制造过程中可能出现的危害，并在餐饮制造过程中寻找关键控制点给予控制。餐饮企业采用 HACCP 体系，把餐饮制备视为从食材购买、验收、储存、调理、制备到供餐等，均需经由危害分析评估、控制的一个全过程，必须强调使最终成品不致发生危害，保证食物安全的预防性观念。

20 世纪 70 年代初，美国 Pillsbury Company（菲尔斯伍利公司）为满足美国航天局生产一种"100% 不含有致病微生物和病毒的宇航食品"的要求而提出和实施了危害分析关键控制点（hazard analysis and critical control point，HACCP），作为一种食品卫生安全控制技术和方法，被认为是最经济、最有效的食品安全控制系统和质量管理体系。联合国粮食及农业组织（FAO）和 WHO 向各国推广 HACCP 系统，还特别制定了发展中国家应如何应用 HACCP 的建议和工作策略。

HACCP 的基本含义是为防止食物中毒或其他食源性疾病的发生，对食品生产加工过程中造成食品污染发生或发展的各种危险因素进行系统和全面的分析；在此基础上，确定能有效地预防、减轻或消除各种危险的关键控制点，并在关键控制点上对危害因素进行控制，同时监测控制效果并进行校正和补充。

HACCP 体系的关键所在是事前预测和判别食品安全潜在的问题，在每一个可能存在的危险点上建立控制措施和具体的防范方法，并从记录中确认这种校制过程是有效的。在问题发生前做好预防措施，而不再是以一般性地检查去防止和发现食品潜在的安全危害。可见，运用 HACCP 管理体系来加工生产安全的食品，对于最后的检验已经不是特别重要，人们对食品卫生质量的关注由终产品转向了整个生产过程。事实证明，HACCP 管理体系确实能很好地预防食品安全问题的发生。如果把 HACCP 管理体系运用于餐饮菜点的烹饪过程中，同样可以有效控制菜点安全问题的出现，从而提高顾客的满意度。

　　HACCP 由 HA 和 CCP 两大部分组成：一是 hazard analysis 部分，也就是危害分析，可以简称为 HA，是对敏感性（易污染、腐败变质的）原材料、关键操作环节以及有碍食品卫生的各种原因进行鉴别和判定。二是 critical control point 部分，也就是关键控制点，可以简称为 CCPP，是指加工过程中对食品的安全及卫生起决定性作用的、若失去控制将产生严重危害的环节。这些环节通过现场操作人员对其实施预防或采取措施，将食品的危害性减少到最低限度，从而达到最终产品有较高安全性的目的。HACCP 作为一个系统的管理方式，其关键在于把食品加工过程视为一种系统工程，从原料到成品消费，整个过程都要确保安全。它包括原料的采购、验收、储存、加工、流通，每一个环节都要经过危害分析评估。显然，如果食品加工和流通整个过程的每一个环节都能确实执行 HACCP 的管理方式，那么最后提供的食品一定是安全无害的。

　　1）危害分析（conduct a hazard analysis，HA）　　危害分析是 HACCP 系统方法的基本内容和关键步骤。通过对既往资料进行分析、现场观测、采样检验等方法，对食品生产过程中食品污染发生发展的各种因素进行系统的分析，发现和确定食品中的有害污染物以及影响其发生发展的各种因素。危险因素是指对健康有危害的生物性、化学性或物理性污染物，以及温度、湿度、食品酸化程度、发酵时间、腌制食品的盐浓度和腌制时间、真空包装形成的厌氧环境不充分等影响食品卫生质量的因素。生物性因素主要有细菌、霉菌、病毒、寄生虫，细菌和霉菌毒素及动植物天然含有的有毒成分；化学性因素主要有农药、金属、环境污染物、食品添加剂、洗涤剂、生物激素、天然动植物毒素；物理性因素主要有放射性污染和异物。对烹饪加工整个过程，也就是从包括原料的采购、初加工处理，到切料、配份、烹制，到最终把菜肴提供给客人为止，进行全过程评估分析，从而对其中可能发生的危害性明确鉴定、识别出来。例如，糕点生产中的危害有原辅料质量、制熟方法（烤、炸、蒸）的工艺水平和技术保障、成品包装材料卫生；糕点保管储存时期的危害有回潮、发哈、发霉、老化。

　　2）加工过程关键控制点确定　　关键控制点是对一个或多个危险因素实施控制措施的环节，它既可能是一个工艺流程，也可能是某一加工场所或设备。关键控制点的确定主要取决于：①食品加工过程中可能存在的危害种类及其严重性和危险性；②产品经过的生产加工过程；③食品的生产方式。在烹饪加工过程中，是对可能发少危害的某一点的步骤或加工程序，制订相应的措施加以控制，有效地预防或完全避免该危害。例如，糕点的回潮将导致发霉，是影响质量的关键，而回潮与包装的完好与否、空气湿度直接相关。

　　3）建立控制程序　　对所确定的关键点进行标准的控制，建立关键限值（CL）。

　　4）建立关键控制点的监控体系　　按确定的关键控制点的标准、监测方法和监测程序，对关键点实施监测，进行控制，并做好控制中原始记录，以备查确认。

　　5）建立纠正措施　　在控制过程中发现有不符合标准时，应及时对此加以纠正，使之能在控制的范围内运用。对未达到控制标准的控制措施进行修订和替代。

　　6）建立有效记录制度　　实施过程中必须建立有效的书面记录，对控制过程进行原始条件记录，并保存档案。

　　7）建立确认程序　　证明 HACCP 体系运行的有效性（表 9-2-1）。

表 9-2-1  HACCP 实施步骤

| HACCP 原理 | HACCP 实施步骤 | |
|---|---|---|
| | 建立 HACCP 小组 | 步骤 1 |
| | 产品描述 | 步骤 2 |
| | 识别预期用途 | 步骤 3 |
| | 制作流程图、现场确认流程图 | 步骤 4、步骤 5 |
| 原理 1 危害分析 | 列出所有可能的危害;实施危害分析;考虑控制措施 | 步骤 6 |
| 原理 2 关键控制点的确定 | 确定关键控制点 | 步骤 7 |
| 原理 3 设定关键控制点的极限值 | 对每个 CCP 点确定关键限值 | 步骤 8 |
| 原理 4 设定关键控制点监控程序 | 对每个关键控制点建立监视系统 | 步骤 9 |
| 原理 5 当关键控制点失控时,建立纠偏程序 | 建立纠偏程序 | 步骤 10 |
| 原理 6 建立验证程序以确定 HACCP 有效运行 | 建立验证程序 | 步骤 11 |
| 原理 7 建立有效记录及文件保存系统 | 建立文件和记录保持 | 步骤 12 |

## ❖ 对问题的解答

**问题解答 1**:请详细说明热食类、冷荤类及凉菜类食品的 HACCP 方案(表 9-2-2~表 9-2-4)。

表 9-2-2  热食类食品 HACCP 方案表

| 关键控制点 | | 显著性危害 | 关键限值 | 控制方法 | 频率 | 负责人 | 纠偏行动 | 记录 | 审核 |
|---|---|---|---|---|---|---|---|---|---|
| 原料验收 CCP1 | 化学性危害 | 农药残留 | 按国家标准 | 验收种植产品(粮食、蔬菜、水果)时索取检验证明 | 每批 | 收货人 | 拒绝收购 | 入库记录 | 复查每天记录 |
| | | 兽药残留 | 按国家标准 | 验收养殖产品(肉类、水产、禽类)时感官检查,索取动物检疫证明 | 每批 | 收货人 | 拒绝收购 | 入库记录 | 复查每天记录 |
| | | 食品添加剂与食品辅助剂 | 按国家标准 | 按照《食品添加剂使用卫生标准》的规定采购和使用,购买时索取检验证明 | 每批 | 收货人 | 拒绝收购 | 入库记录 | 复查每天记录 |
| | | 化学毒物 | 按国家标准 | 采购定型包装食品从市场正当渠道进货,索取检验证明 | 每批 | 收货人 | 拒绝收购 | 入库记录 | 复查每天记录 |
| | | 重金属 | 按国家标准 | 采购定型包装食品从市场正当渠道进货,索取检验证明 | 每批 | 收货人 | 拒绝收购 | 入库记录 | 复查每天记录 |
| | | 天然毒素 | 按国家标准 | 采购水产品(鱼类、贝类)从有捕捞证明的供货商进货或从市场正当渠道进货 | 每批 | 收货人 | 拒绝收购 | 入库记录 | 复查每天记录 |
| | 生物性危害 | 动物疫病 | 按国家标准 | 采购肉类、禽类产品时感官检查,索取动物检疫证明 | 每批 | 收货人 | 拒绝收购 | 入库记录 | 复查每天记录 |
| | | 致病菌 | 按国家标准 | 采购定型包装的调味品,索取检验证明 | 每批 | 收货人 | 拒绝收购 | 入库记录 | 复查每天记录 |
| 烹饪(热处理)CCP2 | | 致病菌 | 表面温度大于 90℃ 持续 2min | 用眼观察加热温度和时间 | 每批 | 操作员 | 重新加工 | 烹饪记录 | 每天 |
| 上碟 CCP3 | | 致病菌 | 常温放置不超过 2h | 用眼观察放置时间 | 每批 | 操作员 | 重新加工 | 上碟时间记录 | 每天 |

**表 9-2-3　冷荤食品 HACCP 方案表**

| 关键控制点 | 显著性危害 | 关键限值 | 控制方法 | 频率 | 负责人 | 纠偏行动 | 记录 | 审核 |
|---|---|---|---|---|---|---|---|---|
| 原料验收 CCP1 | 化学性危害：兽药残留 | 按国家标准 | 验收养殖产品（肉类、水产、禽类）时感官检查，索取动物检疫证明 | 每批 | 收货人 | 拒绝收购 | 入库记录 | 复查每天记录 |
| | 生物性危害：动物疫病 | 按国家标准 | 采购肉类、禽类产品时感官检查，索取动物检疫证明 | 每批 | 收货人 | 拒绝收购 | 入库记录 | 复查每天记录 |
| 烹饪（热处理）CCP2 | 致病菌 | 表面温度大于 90℃ 持续 2min | 用眼观察加热温度和时间 | 每批 | 操作员 | 重新加工 | 烹饪记录 | 每天 |
| 熟食贮存 CCP3 | 致病菌 | 常温存放不超过 2h，低于 10℃ 冰箱存放不超过 12h | 用眼观察时间和温度 | 每批 | 操作员 | 重新加工 | 熟食贮存记录 | 每天 |
| 切配 CCP4 | 致病菌 | 洗手消毒 1 次 /h，刀、砧板等用具消毒 1 次 /h | 手、用具清洗、消毒时间 | 每批 | 操作员 | 对产品进行评估，提出处理意见 | 消毒记录 | 每天 |

**表 9-2-4　凉菜类食品 HACCP 方案表**

| 关键控制点 | 显著性危害 | | 关键限值 | 控制方法 | 频率 | 负责人 | 纠偏行动 | 记录 | 审核 |
|---|---|---|---|---|---|---|---|---|---|
| 原料验收 CCP1 | 化学性危害 | 农药残留 | 按国家标准 | 验收蔬菜，索取检验证明 | 每批 | 收货人 | 拒绝收购 | 入库记录 | 复查每天记录 |
| | | 化学毒物 | 按国家标准 | 采购定型包装食品从市场正当渠道进货，索取检验证明 | 每批 | 收货人 | 拒绝收购 | 入库记录 | 复查每天记录 |
| | | 重金属 | 按国家标准 | 采购定型包装食品从市场正当渠道进货，索取检验证明 | 每批 | 收货人 | 拒绝收购 | 入库记录 | 复查每天记录 |
| | 生物性危害 | 致病菌 | 按国家标准 | 采购定型包装的调味品，索取检验证明 | 每批 | 收货人 | 拒绝收购 | 入库记录 | 复查每天记录 |
| 消毒 CCP2 | 致病菌 | | 按国家标准要求的浓度和时间 | 消毒剂配备比例和消毒时间 | 每批 | 操作员 | 如消毒剂比例不对或消毒时间不够，重新消毒 | 消毒记录 | 每天 |
| 切割 CCP3 | 致病菌 | | 洗手消毒 1 次 /h，刀、砧板等用具消毒 1 次 /h | 手、用具清洗和消毒时间 | 每批 | 操作员 | 对产品进行评估，提出处理意见 | 消毒记录 | 每天 |
| 贮存 CCP4 | 致病菌 | | 常温存放不超过 2h，低于 10℃ 冰箱存放不超过 12h | 用眼观察时间和温度 | 每批 | 操作员 | 重新加工 | 熟食贮存记录 | 每天 |

**问题解答 2**：请对冷菜加工的各个环节进行危害分析（表 9-2-5）。

**表 9-2-5　冷菜危害分析表**

| 操作步骤 | 潜在危害 | 控制措施 | CCP（是/否） |
|---|---|---|---|
| 原料采购 | 畜肉及内脏有瘦肉精残留 | 正规渠道定点采购，并索证验收 | 是 |
|  | 蔬菜有机磷农药残留 | 每天用农药速测卡检测 | 是 |
|  | 生吃海产品的致病菌残留 | 海产品原料鲜活，采购和使用前均有专人验收 | 是 |
|  | 其他原料可能被致病菌污染 | 正规渠道定点采购，并索证验收 | 否 |
| 原料存放 | 致病菌繁殖 | 控制存放温度、时间，分类存放；控制海产品养殖，避免死亡及即将死亡 | 否 |
| 清洗加工 | 致病菌污染、繁殖 | 流水清洗，控制清洗时间 | 否 |
|  | 蔬菜有机磷农药残留 | 浸泡（控制浸泡时间） | 否 |
| 二次清洗加工 | 致病菌污染 | 生吃海产品和果蔬类分别在专用冷菜间内进行；使用净水彻底清洗 | 否 |
| 烹调热加工 | 致病菌残留 | 彻底加热，注意加热温度、时间 | 是 |
| 容器、餐具 | 致病菌污染 | 生熟容器有明显标志，熟食容器使用前进行热力消毒 | 是 |
| 冷菜间存放 | 致病菌污染、繁殖 | 使用独立的冷菜间，避免与海产品混用；使用专用熟食冰箱存放；控制存放温度与时间；隔夜食品彻底加热 | 是 |
| 切配装盘 | 致病菌污染、繁殖 | 在专用冷菜间进行；使用专用刀板，刀板使用前后彻底清洗，使用前用乙醇烧灼；使用热力消毒过的餐具；装盘后控制存放时间和温度。生制类冷菜装盘后立即供应 | 是 |
| 供应 | 服务员污染 | 服务员注意操作卫生 | 否 |
| 从业人员 | 从业人员带菌造成致病菌污染 | 从业人员上岗前体检；定期岗位培训；专人烹调，冷菜间内专人加工；每次上岗前询问患病情况；加工前洗手消毒，加工时戴口罩 | 是 |

**问题解答 3**：举例说明洗碗过程中遇到的困难及解决方法（表 9-2-6）。

**表 9-2-6　洗碗过程中的困难及其解决方法**

| 现象 | 原因 | 建议采用的方法 |
|---|---|---|
| 碗碟不干净 | 清洗剂不足 | 使用足够的清洗剂以确保彻底除去污垢 |
|  | 洗碗水的温度太低 | 将水温保持在推荐范围内以确保食品残留物的溶解，同时也有利于热量的积累（消毒） |
|  | 清洗和冲洗的时间不够 | 在清洗或冲洗过程中提供足够的时间（时间应该用定时器或传送速度自动控制） |
|  | 清洗不当 | 打开冲洗和清洗喷嘴以维持适当的喷雾压力和流动条件；保持排水道畅通；预先刮去碗上的污垢等尽量保持清洗水的清洁度；及时更换罐中的清洗用水 |
|  | 隔板放置不当 | 隔板或架子要按照大小和类型正确放置；银器必须预先浸泡并放置于银架台上，不必分类或遮盖 |
| 形成薄膜 | 水的硬度高 | 对水进行软化处理，使用适当的清洗剂；检查清洗、冲洗水的温度（在推荐温度范围以上的水温可能会引起沉淀性泡沫） |

续表

| 现象 | 原因 | 建议采用的方法 |
|---|---|---|
| 形成薄膜 | 清洗剂过量 | 使冲洗用水保持足够的压力和体积；喷雾角度不当有可能导致洗涤溶液残留到最后的冲洗阶段 |
| | 清洗或冲洗设备的方法不当 | 经常清洗设备以防止污垢积累；使水有足够的冲洗压力和流出体积 |
| 形成油脂膜 | 低 pH；清洗剂用量不足；水温太低；清洗设备操作不当 | 保持足够的碱度使油脂皂化；检查清洗剂和水温；打开所有的冲洗喷嘴以确保喷淋（关闭冲洗喷嘴有可能干扰水箱中水的流出）；及时更换水箱中的水 |
| 出现泡沫 | 清洗剂不溶解或水中固体悬浮 | 改用低泡清洗剂或减少水中污物含量 |
| 出现条纹 | 水中碱浓度；水中含高度不溶性污物 | 降低碱浓度（最高为 300~400mg/L）；选择一种合适的冲洗添加剂以消除条纹；采取外部处理的方法减少污物含量 |
| | 设备的清洗或冲洗过程不当 | 使冲洗水保持适当的压力和流量；用于冲洗的碱性清洗剂必须彻底从盘子上冲洗掉 |
| 出现斑点 | 冲洗水的硬度 | 对水进行软化处理；使用其他冲洗添加剂 |
| | 冲洗水的温度太高或太低 | 检查冲洗水温；迅速干燥碗碟或使盘子上的水自然晾干而不是流干 |
| | 冲洗和贮存之间的时间不够 | 改用低泡清洗剂；采用合理方法减少水中的污物含量 |
| | 食品污垢 | 清洗前尽量去除污垢；在清洗循环中，碳水化合物、蛋白质和脂肪的降解可能会产生泡沫；及时更换水箱中的水 |
| 咖啡、茶、金属污点 | 采用的清洗剂不当 | 对食用色素或金属污点，特别是使用塑料盘时，通常需要采用含氯清洗剂才能除去这些污点 |
| | 设备的清洗方法不当 | 打开所有喷淋、冲洗喷嘴；防止设备中出现泡沫或其他沉淀物，因为这些物质在后续清洗循环中易产生泡沫 |

## 主要参考文献与推荐阅读

冯玉珠．2005．烹调工艺学．北京：中国轻工业出版社

黄玉军，王劲．2008．烹饪原料知识．北京：旅游教育出版社

吕胜平，徐玲，夏予勇．2005．HACCP 系统在餐饮业冷菜食品管理中的应用．职业与健康，21（1）：42-44

骆淑波．2008．烹饪营养与卫生．大连：东北财经大学出版社

杨家琦．2005．餐饮业建立和实施 HACCP 体系的可行性分析．口岸卫生控制，9（6）：4-7

赵廉．2008．烹饪原料学．北京：中国纺织出版社

郑昌江．2012．饮食营养卫生的理论与应用．南京：江苏教育出版社

周晓燕．2001．烹调工艺学．北京：中国轻工业出版社

邹翔．2005．餐饮业 HACCP 实用教程．北京：中国轻工业出版社